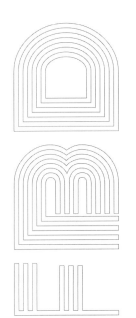

动物源食品安全丛书

食源性疾病

（第三版）

主　编
[英] Christine E. R. Dodd
[英] Tim Aldsworth
[美] Richard A. Stein
[美] Dean O. Cliver
[美] Hans P. Riemann

主　译｜王君玮　张喜悦

FOODBORNE DISEASES
THIRD EDITION

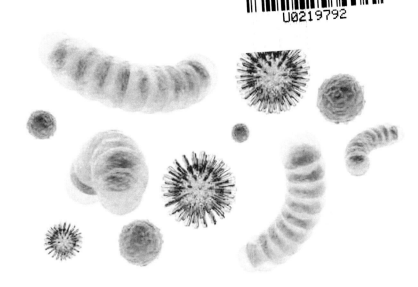

U0219792

中国轻工业出版社

图书在版编目（CIP）数据

食源性疾病：第三版/（英）克里斯蒂娜·E. R. 多德（Christine E. R. Dodd）等主编；
王君玮，张喜悦主译 . --北京：中国轻工业出版社，2021.4
ISBN 978-7-5184-3288-2

Ⅰ. ①食… Ⅱ. ①克… ②王… ③张… Ⅲ. ①食源性疾病 Ⅳ. ①R595.7

中国版本图书馆 CIP 数据核字（2020）第 234169 号

注意

本书涉及领域的知识和实践标准在不断变化。新的研究和经验拓展我们的理解，因此须对研究方法、专业实践或医疗方法做出调整。从业者和研究人员必须始终依靠自身经验和知识来评估和使用本书中提到的所有信息、方法、化合物或本书中描述的实验。在使用这些信息或方法时，他们应注意自身和他人的安全，包括注意他们负有专业责任的当事人的安全。在法律允许的最大范围内，爱思唯尔、译文的原文作者、原文编辑及原文内容提供者均不对因产品责任、疏忽或其他人身或财产伤害及/或损失承担责任，亦不对由于使用或操作文中提到的方法、产品、说明或思想而导致的人身或财产伤害及/或损失承担责任。

责任编辑：江 娟 王 韧 靳雅帅
策划编辑：江 娟 责任终审：张乃东 整体设计：锋尚设计
责任校对：朱燕春 责任监印：张 可

出版发行：中国轻工业出版社（北京东长安街 6 号，邮编：100740）
印 刷：三河市万龙印装有限公司
经 销：各地新华书店
版 次：2021 年 4 月第 1 版第 1 次印刷
开 本：787×1092 1/16 印张：30
字 数：622 千字
书 号：ISBN 978-7-5184-3288-2 定价：120.00 元
邮购电话：010-65241695
发行电话：010-85119835 传真：85113293
网 址：http://www.chlip.com.cn
Email：club@ chlip.com.cn
如发现图书残缺请与我社邮购联系调换
200482K1X101ZYW

撰稿人

W. Alali

Hamad Bin Khalifa University, Doha, Qatar
哈马德·本·哈利法大学，多哈，卡塔尔

T. Aldsworth

Coventry University, Coventry, United Kingdom
考文垂大学，考文垂，英国

K. Bliven

Uniformed Services University of the Health Sciences, Bethesda, MD, United States
健康科学统一服务大学，贝塞斯达，马里兰州，美国

A. Bosch

Enteric Virus Laboratory, University of Barcelona, Barcelona
肠道病毒实验室，巴塞罗那大学，巴塞罗那，西班牙

F. Bruschi

Università di Pisa, Pisa, Italy
比萨大学，比萨，意大利

A. E. Bulboacă

"Iuliu Hatieganu" University of Medicine and Pharmacy, Cluj-Napoca, Romania
尤利乌哈蒂加努医药大学，克鲁日-纳波卡，罗马尼亚

M. Chirilă

"Iuliu Hatieganu" University of Medicine and Pharmacy, Cluj-Napoca, Romania
尤利乌哈蒂加努医药大学，克卢日-纳波卡，罗马尼亚

I. F. Connerton

University of Nottingham, Sutton Bonington Campus, Loughborough, Leicestershire, United Kingdom
诺丁汉大学，萨顿-伯宁顿校区，拉夫堡，莱斯特郡，英国

P. L. Connerton

University of Nottingham, Sutton Bonington Campus, Loughborough, Leicestershire, United Kingdom
萨顿-博宁顿校区，诺丁汉大学，拉夫堡，莱斯特郡，英国

C. E. R. Dodd

University of Nottingham, Loughborough, Leicestershire, United Kingdom
诺丁汉大学，拉夫伯勒，莱斯特郡，英国

L. Doyle

Liam Doyle Associates, Waterford, Ireland
利亚姆柯南道尔联合公司，沃特福德，爱尔兰

P. M. Fratamico

U. S. Department of Agriculture, Agricultural Research Service, Wyndmoor, PA, United States

美国农业部农业研究服务局，温德穆尔，宾夕法尼亚州，美国

M. Fredriksson-Ahomaa

University of Helsinki, Helsinki, Finland

赫尔辛基大学，赫尔辛基，芬兰

E. Garcia

University of California, Davis, CA, United States

加利福尼亚大学，戴维斯，加利福尼亚州，美国

W. A. Gebreyes

Ohio State University, Columbus, OH, United States

俄亥俄州立大学，哥伦布，俄亥俄州，美国

M. A. Gómez-Morales

Istituto Superiore di Sanita, Rome, Italy

罗马萨尼塔高等教育学院，罗马，意大利

C. Graziani

Istituto Superiore di Sanità, Rome, Italy

高等卫生学院，罗马，意大利

M. W. Griffiths

University of Guelph, Guelph, ON, Canada

圭尔夫大学，圭尔夫，安大略，加拿大

G. Habing

Ohio State University, Columbus, OH, United States

俄亥俄州立大学，哥伦布，俄亥俄州，美国

S. L. Hefle

University of Nebraska, Lincoln, NE, United States

内布拉斯加大学，林肯，林肯州，美国

S. Hoffmann

U. S. Department of Agriculture Economic Research Service, Washington, DC, United States

农业经济研究服务部，华盛顿，华盛顿特区，美国

K. A. Ito

UC Laboratory for Research in Food Preservation, Dublin, CA, United States

UC 食品保存研究实验室，都柏林，加利福尼亚州，美国

E. A. Johnson

University of Wisconsin – Madison, Madison, WI, United States

威斯康星-麦迪逊大学，麦迪逊，威斯康星州，美国

J. L. Jones

Gulf Coast Seafood Laboratory, Dauphin Island, AL, United States

墨西哥湾岸区海产品实验室，多芬岛，亚拉巴马州，美国

V. K. Juneja

ARS, Eastern Regional Research Center, Wyndmoor, PA, United States

ARS 东部地区研究中心，温德摩尔，宾夕法尼亚州，美国

D. E. Katz

Hebrew University School of Medicine, Jerusalem, Israel

希伯来大学医学院，耶路撒冷，以色列

M. Koopmans

Erasmus Medical Centre, CA Rotterdam, The Netherlands

伊拉斯谟医疗中心，鹿特丹，荷兰

R. G. Labbe

University of Massachusetts, Amherst, MA, United States

马萨诸塞州大学，阿姆赫斯特，马萨诸塞州，美国

K. A. Lampel

Food and Drug Administration, Laurel, MD, United States

美国食品药品监督管理局，劳雷尔，马里兰州，美国

S. Le Guyader

Ifremer Nantes Laboratoire Santé Environnement et Microbiologie, Nantes, France

伊弗雷默·南特卫生、环境和微生物实验室，南特，法国

C. Losasso

Istituto Zooprofilattico Sperimentale delle Venezie, Padova, Italy

实验动物预防研究所，威尼斯，帕多瓦，意大利

I. Luzzi

Istituto Superiore di Sanità, Rome, Italy

高等卫生学院，罗马，意大利

N. G. Parkinson

University of California Davis, Davis, CA, United States

加利福尼亚大学戴维斯分校，戴维斯，加利福尼亚州，美国

P. Pasquali

Istituto Superiore di Sanità, Rome, Italy

高等卫生学院，罗马，意大利

C. E. D. Rees

University of Nottingham, Nottingham, United Kingdom

诺丁汉大学，诺丁汉，英国

A. Ricci

Istituto Zooprofilattico Sperimentale delle Venezie, Padova, Italy

实验动物预防研究所，威尼斯，帕多瓦，意大利

E. Scallan

Colorado School of Public Health, Aurora, CO, United States

科罗拉多公共卫生学院，奥罗拉，科罗拉多州，美国

G. Scavia

Istituto Superiore di Sanità, Rome, Italy

高等卫生学院，罗马，意大利

E. J. Schantz[†]

H. Schraft

Heidi Schraft Lakehead University, Thunder Bay, ON, Canada

湖首大学，桑德贝，安大略，加拿大

J. L. Smith

U. S. Department of Agriculture, Agricultural Research Service, Wyndmoor, PA, United States

美国农业部农业研究服务局，温德穆尔，宾夕法尼亚州，美国

R. A. Stein

New York University School of Medicine, New York, NY, United States and Department of Natural Sciences, LaGuardia Community College, City University of New York, Long Island City, NY, United States

纽约大学医学院，纽约，纽约州，美国；自然科学系，拉瓜迪亚社区学院，纽约城市大学，长岛，纽约州，美国

G. C. Stewart

University of Missouri, Columbia, MO, United States

密苏里大学，哥伦比亚，密苏里州，美国

S. Suzuki

Ehime University, Matsuyama, Ehime, Japan

爱媛大学，松山，爱媛县，日本

C. M. Taylor

Edinburgh Napier University, Edinburgh, United Kingdom

爱丁堡纳皮尔大学，爱丁堡，英国

S. L. Taylor

University of Nebraska, Lincoln, NE, United States

内布拉斯加大学，林肯，内布拉斯加州，美国

M. Usui

Rakuno Gakuen University, Ebetsu, Hokkaido, Japan

酪农学园大学，江别，北海道，日本

C. K. Winter

University of California, Davis, CA, United States

加利福尼亚大学，戴维斯，加利福尼亚州，美国

T. Wittum

Ohio State University, Columbus, OH, United States

俄亥俄州立大学，哥伦布市，俄亥俄州，美国

▋ 译者人员

主　译　王君玮　张喜悦

副主译　赵　格　王　琳　曲志娜

译　者　（按姓氏笔画排序）

王方昆　（山东农业大学）

王　娟　（中国动物卫生与流行病学中心）

王君玮　（中国动物卫生与流行病学中心）

王　琳　（中国动物卫生与流行病学中心）

刘宝涛　（青岛农业大学）

刘俊辉　（中国动物卫生与流行病学中心）

刘立恒　（江西农业大学）

朱立贤　（山东农业大学）

朱丽萍　（齐鲁工业大学）

曲志娜　（中国动物卫生与流行病学中心）

邹　明　（青岛农业大学）

陈兆国　（中国农业科学院上海兽医研究所）

宋建德　（中国动物卫生与流行病学中心）

张喜悦　（中国动物卫生与流行病学中心）

赵　格　（中国动物卫生与流行病学中心）

徐　莹　（中国海洋大学）

颜世敢　（齐鲁工业大学）

主　审　郑增忍　（中国动物卫生与流行病学中心）

主译简介

王君玮

博士，研究员，现任中国动物卫生与流行病学中心致病微生物监测室主任、农业农村部畜禽产品质量安全风险评估实验室（青岛）常务副主任、农业农村部动物及动物产品卫生质量监督检验测试中心副主任、中国海洋大学、青岛农业大学硕士生导师。主要从事动物源性致病微生物风险监测、溯源、评估与预警技术研究。曾任中国动物卫生与流行病学中心国家外来动物疫病诊断中心副主任、动物产品安全监测室主任。目前兼任：世界动物卫生组织（OIE）动物源性食品安全定点联络人，国务院食品安全委员会专家委员会委员，食品安全国家标准审评委员会微生物专业委员会委员，农业农村部全国兽药残留与耐药性控制专家委员会委员，中国合格评定国家认可委员会（CNAS）生物安全专委会委员、主任评审员，国家病原微生物实验室生物安全专委会委员等职。

1987.9 至 1992.6，1998.9 至 2001.6，2004.9 至 2008.6 分别在南京农业大学、吉林农业大学、南京农业大学兽医专业和预防兽医学专业学习，并分别获学士、硕士和博士学位。1992 年以来，一直在中国动物卫生与流行病学中心（原农业部动物检疫所）从事动物疫病检测和诊断技术研究等工作。2007 年 3～9 月，作为援非项目驻巴马科专家组组长在非盟非洲动物资源局（AU/IBAR）工作，协助马里共和国、多哥共和国、贝宁共和国、加纳共和国 4 个国家建设兽医诊断实验室网络，完善其动物传染病防控体系。近年来，主持或参与省部级课题、职能专项 10余项，先后出版《非洲猪瘟》等专（译）著 10 余部（其中主编 7 部），参编技术培训 DVD 教材1 套，主持或参与标准制定 4 项，以第一作者或通讯作者发表研究论文 50 余篇。

张喜悦

博士，副研究员，1998 年本科毕业于河南农业大学畜牧兽医专业，2001 年硕士研究生毕业于吉林农业大学，2008 年博士研究生毕业于吉林农业大学，师从何昭阳先生。2001 年起一直任职于中国动物卫生与流行病学中心，曾参与沙门菌等食源性疾病的研究工作，现于食源性致病微生物部门任职，对相关食源性疾病有较为深入的了解。曾于美国宾夕法尼亚州匹兹堡大学医学院进行一年半博士后工作，具有较好的英语应用能力。

原著序

　　一直以来，世界各国人民都深受食源性疾病的困扰。目前，有些食源性疾病的确在一些地区，至少在某些区域得到了有效控制，但是新发或再发疾病仍时有发生。我们尽管对沙门菌病、霍乱、肉毒梭菌毒素中毒等疾病有了广泛的认知，但是这些疾病的发生并没有减少。事实上，这些疾病给许多国家都带来了越来越多的问题，并对民众健康以及食品生产和国际贸易产生重大影响。

　　食源性疾病的发生受许多因素的影响，包括环境因素、社会因素以及所在地区的经济状况等。食源性疾病及其流行病学涉及食品生产、加工和配送的整个生产链。居民社区的卫生状况水平对食源性疾病的发生有着重要影响。同时，在发达国家和发展中国家，人们也越来越认识到饮食习惯和文化对食源性疾病发生所起的作用。城镇化加速、技术进步，人、动物和食品的国际流动，食品加工更加集约化，食品配送链的延伸以及民众生活习惯的改变，这些因素都需要对食源性疾病流行病学研究的传统方法进行相应改变。

　　从国家和国际层面适当地进行规划、组织、管理和实施食品卫生计划项目将有助于食源性疾病的预防。除了食品安全外，还可以从多个方面改善公共卫生状况，比如提升食品的质量和数量，减少欺诈、掺假，防止恶意抛售等。这些卫生计划项目成功与否很大程度上依赖于公众参与。事实上，公共教育也确实是决定食品卫生水平有效且持续改善的基础。

　　许多人需要接受关于食品暴露的危害以及食品卫生措施的教育和培训，包括厨师、在家做饭的人、食品生产人员、食品生产商、分销商、管理人员以及其他食品工作人员，当然也包括食品检验员、食品卫生管理员、技术人员、公共卫生人员和实验室人员等。

　　教育和培训必须考虑能引起食源性疾病的病原体种类，包括传染性的病原体或毒素。这些病原体或其他物质的种类非常多，包括细菌、病毒、朊病毒、真菌毒素、寄生虫、化学药品以及放射性核素等。此外，也有很多与食物有关的行为因素，可能还有文化或心理生理学的因素，或者来自于大众信仰某些食物具有促进健康或提神的特性的因素。

　　食品安全问题是各国民众普遍关心的话题。食源性疾病的暴发可能会在社区引起很大的情绪反应。社区的这些情绪反应有时会转化为政治问题，尤其是在大众媒体报道不当或过度报道时，问题会更加严重。

　　本书由具有丰富经验的多位作者共同撰写完成。书中对我们目前理解的与食品有关的传染性病原或毒素均进行了深入阐述，一定会被全世界的读者所接受。祝本书取得圆满成功。

MVDr Zdeňek Matyáš 教授

退休荣誉教授

捷克布尔诺兽医与药科大学

前兽医公共卫生局局长

世界卫生组织

瑞士日内瓦

译者序

　　食源性疾病是影响食品安全的重要因素之一。近年来，食源性致病感染和毒素中毒事件时有发生，公众不断提高对这一潜在威胁的认知。尤其 2019 年 12 月底以来，肆虐全球的新型冠状病毒肺炎（Corona Virus Disease 2019，COVID-19）疫情目前仍然没有停止的迹象，多起疫情疑似与受新型冠状病毒污染的生鲜产品或食品包装有关。因此，食源性疾病比以往任何时候都更加受到关注。

　　食源性疾病的发生受环境、社会、经济、地域等诸多因素的影响。伴随着全球贸易一体化进程加速推进，食源性疾病伴随着食物链的散播比以往更加快速、广泛，一旦暴发造成的危害也更加严重。*Foodborne Diseases*（third Edition）由来自美国、加拿大、意大利、日本等食源性疾病领域的国际知名专家撰写，提供了食源性疾病病原体、生物毒素等风险因素与食源性疾病发生相关的最新知识，阐述了疾病病原体与宿主反应的最新机制，给出了多种食源性致病菌的最低感染剂量信息，旨在为关注食源性疾病及其全球影响的读者提供翔实的技术参考。

　　本书由中国动物卫生与流行病学中心致病微生物监测室、农业农村部畜禽产品质量安全病原危害风险评估团队组织翻译。翻译团队成员来自中国海洋大学、齐鲁工业大学、青岛农业大学、山东农业大学、江西农业大学和中国农业科学院上海兽医研究所等科研院所，均长期从事食源性致病菌、寄生虫、生物毒素、食品安全等领域的监测、科研和教学工作，具有丰富的专业经验积累。

　　《食源性疾病》（第三版）的译校者以高度的责任心、专业素养和敬业精神完成了译校任务，但受水平所限，难免会有不妥之处，敬请读者指正，并提出宝贵意见。

　　本书由十三五国家重点研发专项课题"畜禽养殖和屠宰过程中重要人畜共患食源性病原微生物风险评估关键技术和预警模型研究"（2018YFD0500505）资助出版。

译者

2020 年 11 月

▍前言

《食源性疾病》第一版于1990年问世，是基于迪安·O.克利弗（Dean O. Cliver）博士组织协调的威斯康星大学麦迪逊分校教授的一门课程。所以，大多数作者都是参加过这门课程授课的老师。这本书显然应用非常广泛，部分原因是，这本书的编辑风格可以使受专业英语能力所限的读者能够领会书中的内容。

《食源性疾病》第二版由迪安·O.克利弗（Dean O. Cliver）博士和汉斯·P.里曼（Hans P. Riemann）博士合作完成，并于2002年出版发行。他们承诺对书中内容进行更新并拓宽编著者的范围，同时试图服务于第一版的相同的读者群，结果第二版非常受欢迎。

《食源性疾病》第三版于2014年出版。自第二版出版以来，我们对食源性疾病有了更深入的了解。因此，书中内容需要进行大量修订以便反映出在食源性疾病方面取得的巨大进展。这次修订有两个关键指导原则。一是食源性疾病已经成为全球性共同关注的问题，这些食源性疾病伴随着食物链的散播比以往更加广泛。正因为如此，食源性疾病在很多国家时有暴发，而且每次暴发往往涉及更多的国家，传播的速度也更快，且比以前暴发时更加难以识别。因此，更加有必要从全球角度来理解食源性疾病。二是需要增强对疾病病原体与宿主反应的作用的认识。正因如此，作者在编写本书时已经包含了对该领域当前状况的理解，也考虑到一些特殊的病原体。虽然这样，作为编者，我们还是努力保持本书一贯的易读性以及与之前版本相关的高质量。我们要感谢本书的所有作者，因为他们在书稿编写中做出了非常卓越的贡献，并在编辑过程中体现出对我们的耐心。我们希望《食源性疾病》第三版能像前两版一样对读者有所帮助并受到读者的欢迎。

C. E. R. Dodd

T. Aldsworth

R. A. Stein

目录

6　志贺菌

7　致病性大肠杆菌

10 产气荚膜梭菌

11 弧菌

12　单核细胞增生李斯特菌

15 寄生虫

16 食品中自然产生的有毒物质

17 海产品毒素

18 葡萄球菌食物中毒

21　真菌毒素

22　化学中毒

23　饮食与癌症

24 乳糜泻

25 鱼：玉梭鱼和油鱼

致谢

1

食源性疾病的疾病过程

S. L. Taylor

内布拉斯加大学，林肯，内布拉斯加州，美国

1.1 食源性疾病过程的分类

食源性疾病可分为五大类：感染性疾病、中毒性疾病、食物代谢性紊乱、过敏性疾病和个体特质性疾病。感染性疾病和中毒性疾病会影响到每个人，但食物代谢性紊乱、过敏性疾病和个体特质性疾病只影响某些个体，因此有时将这三类食源性疾病统称为个体对食物的不良反应。

1.2 消化道的结构和功能

1.2.1 消化道的解剖学和消化功能

消化道或胃肠道（尤其是小肠）是食源性感染源的主要作用部位。感染性病原体与食物通过胃肠道一起摄入，所有食源性疾病均始于胃肠道。因此，我们首先简要回顾一下胃肠道的解剖学和生理学知识。

胃肠道或消化道是一条中空的管道，始于口，止于肛门（图 1.1），其长度是人身高的几倍。食物通过被称为内腔的中空部分移动，从理论上讲，内腔实际上是位于机体外部的，由黏膜层与机体内部分离。胃肠道有许多层，其中一些由平滑肌组成，通过节律性收缩（蠕动）使肠道内容物通过内腔；消化道的某些区域由括约肌（控制食物通过的环形肌肉）分隔。

胃肠道的主要生理功能是消化和吸收。消化是将食物分解成可被吸收或纳入体内成分的过程。食物通过口腔进入，由牙齿咀嚼并与唾液混合，唾液可滋润食物，润滑消化道上部，并提供淀粉酶，该酶是一种将淀粉降解为可吸收的糖亚基的消化酶。

食道是从口到胃的管道。食物通过节律性收缩和重力作用通过食道，食道底部的括约肌允许食物进入胃，也防止消化液和食物反流回食道。

在胃肠道的下部准备好接收和处理食物之前，胃部分起着贮存器的作用。成人的胃可以容纳 1~2L 的食物和液体。胃还产生盐酸和胃蛋白酶（一种蛋白水解酶），并将它们与食

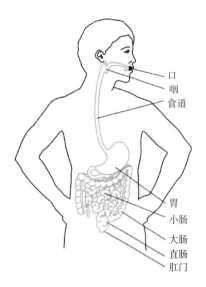

图 1.1　消化道的器官

如果铺平，小肠的吸收表面大约有 $200m^2$，相当于一个网球场的大小。

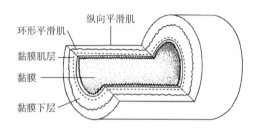

图 1.2　小肠的剖面模式图

经许可转载 [P. L. Smith，1986. Gastrointestinal physiology. In: Rozman，K.，Hanninen，O.（Eds），Gastrointestinal Toxicology. Elsevier，New York，pp. 1–28.]

物混合。消化首先从胃开始，除少量的水、酒精和某些药物之外，胃很少发挥吸收功能。数小时后，内含物通过幽门（另一个括约肌）排空进入小肠。

小肠是消化食物和吸收营养的主要场所，分为十二指肠、空肠和回肠三个部分，消化主要发生在十二指肠（小肠的第一部分）。十二指肠接收从胰腺分泌的消化脂肪、碳水化合物和蛋白质的酶。十二指肠也接收胆汁，胆汁由肝脏分泌出来并储存在胆囊中，可使脂肪乳化，以便于消化和吸收。

营养物质的吸收贯穿整个小肠。小肠的横截面如图 1.2 所示。小肠有大量的指状突起（绒毛）伸入肠腔，因而有很大的可供吸收的表面积。可以将数以百万计的绒毛排列在小肠表面的场景想象成一个内衬有毛巾的管子。图 1.3 显示了一个带有绒毛隐窝的绒毛放大图。从绒毛中伸出的是更小的微绒毛，它含有许多参与营养吸收的酶和受体。卷曲表面比平坦光滑的表面增加了约 600 倍的吸收面积，

吸收是通过绒毛尖端附近的柱状上皮细胞（图 1.3）进行的，图中描述了柱状上皮细胞作为肠上皮层一部分的形状和位置。绒毛隐窝中的前体细胞分化为成熟的吸收细胞。绒毛顶端细胞的半寿期较短，它们不断脱落到肠腔中，并被从隐窝迁移过来的细胞所取代。覆盖绒毛的上皮层还包含各种特化细胞，其中最常见的是杯状细胞（图 1.3），该细胞分泌黏附在绒毛外表面的黏蛋白。内分泌细胞也存在于上皮层，并分泌胃肠（GI）激素。固有层是表面上皮细胞正下方的区域，固有层包含吞噬细胞，如巨噬细胞、淋巴细胞和浆细胞，它们可以防御外来微生物或蛋白质的入侵。

每个绒毛都含有毛细血管网，毛细血管将水溶性营养物质输送到血液中，而乳糜管（淋巴系统的终端部分）则负责运输消化过程中的脂溶性产物，淋巴最终流入血液。小肠通常会吸收食物中 90% 或更多的能量，矿物质和维生素等微量营养素的吸收效率略低。

大肠（或结肠或直肠）是消化道最后的主要部分，作为固体废物的收集室，内容物通

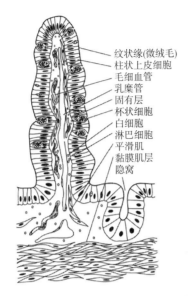

图 1.3 小肠的绒毛（带有相邻的隐窝，
显示出细胞多样性）

纹状缘(微绒毛)
柱状上皮细胞
毛细血管
乳糜管
固有层
杯状细胞
白细胞
淋巴细胞
平滑肌
黏膜肌层
隐窝

常在这一部分停留 24h 或更长时间。细菌在结肠中大量繁殖，部分原因是其内容物移动缓慢，细菌以食物中剩余的大量营养素为食。一些细菌代谢的产物被结肠吸收。食物中多达 10% 的能量是从大肠吸收的。细菌可以合成一些重要的微量营养素，包括维生素 K 和一些 B 族维生素。由于在大肠中几乎没有氧，所以大肠管腔内的细菌是专性或兼性厌氧菌。

1.2.2 液体平衡

腹泻一词源自希腊语，意为"流过"。腹泻是指粪便的频率、流动性（稠度）或体积发生变化。胃肠道中水分分泌和吸收机制的部分紊乱，导致粪便中水分流失的增加。在将腹泻视为体液平衡紊乱之前，我们先来看看胃肠道中正常的液体流量。图 1.4 所示为正常的成年人胃肠道内液体平衡，除了每天 14L 的可变但可量化的液体总输入外，还

有恒定的水和钠经小肠黏膜流出。在正常、健康的成年人中，每日流入流出的总量可高达 50L。小肠远端的液体流动有利于吸收：当内容物进入结肠时，14L 的体积已减少至 1.5L。肠内容物在盲肠和升结肠中进一步浓缩。正常粪便中的水量仅为 0.1~0.2L/d。结肠实际吸收水分的能力，是其正常情况下吸收水分能力的三倍。因此，在某些腹泻情况下，进入结肠的水量远超过其水分吸收能力。即使出现腹泻，粪便中排出的水也只占进入肠道的液体总量的一小部分。

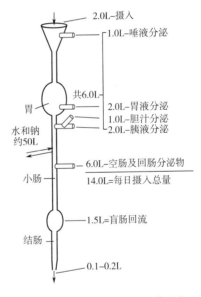

2.0L-摄入
1.0L-唾液分泌
共6.0L
胃
2.0L-胃液分泌
1.0L-胆汁分泌
2.0L-胰液分泌
水和钠
约50L
6.0L-空肠及回肠分泌物
14.0L-每日摄入总量
小肠
1.5L-盲肠回流
结肠
0.1-0.2L

图 1.4 胃肠道内正常的液体平衡

腹泻可以定义为粪便含水量的增加，至少涉及四种机制（图 1.5）：①溶质吸收不良。②溶质分泌增加。③肠道结构异常。④肠动力改变。

暴饮暴食、酶或胆汁酸缺乏，或摄入吸收不良的离子（如某些泻药中的离子）可导致溶质吸收降低，这种"渗透性"腹泻可能发生在小肠或大肠中，或二者兼而有之。

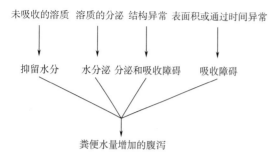

图 1.5　腹泻机制

大量的水和各种离子（尤其是钠离子），通常在肠黏膜中双向转运。十二指肠允许水和钠的被动运输，主要是从血液进入内腔。空肠吸收钠、氯化物和碳酸氢盐来对抗上皮的电化学梯度。在回肠中，钠和氯化物逆电化学梯度被主动吸收，而碳酸氢盐逆电化学梯度被分泌出来。扰乱这些过程可能导致电解质和水的分泌异常，引起"分泌性"腹泻。细菌肠毒素经常干扰肠道电解质的运输，刺激电解质和水的分泌。结肠在分泌性腹泻中的作用较小。

肠道结构异常时会通过干扰营养物质的吸收或渗出过程而导致粪便量增加。小肠吸收上皮细胞的损伤会损害其对营养物质的吸收。这导致肠腔内未吸收的溶质增加，并导致渗透性腹泻。严重的黏膜损伤可导致细胞等结构物质释放入管腔，并增加管腔内容物的高渗性。在这两种情况下，由于离子泵载体位于已受损的上皮细胞中，因此机体可能会丧失逆电化学梯度的电解质的主动吸收能力。

虽然运动能力增强并不是导致大多数腹泻的唯一原因，但它可能在其他类型的腹泻中发挥作用。正常情况下，腔内内容物流量增加可通过多余的黏膜吸收表面积进行补偿，但如果流量增加与细胞损伤引起的黏膜吸收

表面积减少相结合，就会发生腹泻。同样，在渗出性或分泌性腹泻中，液体体积的增加会刺激肠道运动。

吸收不良的问题更常见于小肠，而炎症问题通常见于大肠。腹泻的发病机制通常与其发生的部位部分相关（表 1.1）。

表 1.1　腹泻的发病机制

器官	损伤
小肠	液体和电解质的吸收减少
	营养吸收不完全
	液体和电解质的分泌增加
大肠	液体和电解质的吸收减少

表 1.2 总结了食源性传染病引起腹泻的病理生理学。在腹泻的很多潜在机制中，食源性感染只涉及少数。作用机制不同，腹泻的粪便特征也不同。如果电解质平衡被破坏，粪便将是水状的；严重的病例，由于粪便中水与固体的比例很高，有时称其为米汤粪便。如果发生了严重的黏膜损伤，通常会观察到血液进入粪便，由于有血，大便呈黑色或红色。恶臭的粪便通常是脂肪吸收不良的标志。

表 1.2　食源性感染腹泻病原的病理生理机制

具有正常黏膜渗透性的异常电解质和水传输
细菌肠毒素和内毒素刺激分泌
黏膜通透性异常
对液体和电解质的渗透性增加
入侵的细菌
肠毒素
血浆蛋白通透性异常或蛋白丢失性肠疾病
由病毒、细菌或寄生虫引起的黏膜结构损伤

1.2.3　免疫功能

在肠道相关淋巴组织（GALT）中，活性细胞分布在整个胃肠道中，并分为三个基本部位：派尔集合淋巴结（Peyer's Patches，派尔斑）、黏膜本身和肠系膜淋巴结。派尔斑主要位于回肠，但也散布在整个小肠中。派尔集合淋巴结含有巨噬细胞和淋巴样细胞，主要是 B 细胞（50%～70%）和 T 细胞（11%～40%）。派尔集合淋巴结的外层由柱状上皮细胞和扁平细胞（M 细胞）组成。M 细胞在摄取（通过内吞作用）以及将抗原运输到派尔斑的淋巴细胞和巨噬细胞中起着关键作用。M 细胞没有溶酶体，并且不修饰抗原，只是简单地将其从管腔中输送至其他细胞。

图 1.6 描绘了派尔斑 M 细胞的作用机理。人类的阑尾也有类似于派尔斑的结构。肠黏膜是 GALT 的另一个重要部位。固有层包含巨噬细胞和淋巴细胞（B 和 T 细胞，包括成熟的浆细胞；裸细胞，包括 K 细胞或称为杀伤细胞；NK 细胞，或称为自然杀伤细胞）。固有层的淋巴细胞与上覆的上皮细胞相互作用。黏膜表面的上皮细胞之间也有淋巴细胞，这些淋巴细胞的起源和性质尚不确定。血液或淋巴液中的淋巴细胞偶尔会在肠腔中发现。

肠系膜淋巴结是 GALT 的另一个主要组成部分。它们是肠绒毛和派尔斑排出的淋巴收集点。肠系膜淋巴结不断受到抗原刺激，并包含许多大的生发中心。肠系膜淋巴结的髓质中含有大量成熟的浆细胞，而皮质中则含有大量 T 细胞。

肠道相关的免疫反应涉及许多细胞类型。巨噬细胞参与抗原的加工和运输。B 淋巴细胞是体液（产生抗体）免疫反应的介质，而 T

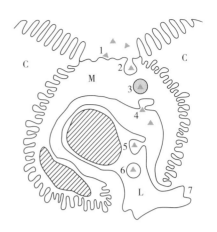

图 1.6　肠 M 细胞对抗原的摄取和转运示意图

1—抗原黏附于 M 细胞表面　2—胞吞作用

3—吞噬体的形成　4—胞吐进入细胞间隙

5—被淋巴细胞摄取　6—吞噬体的形成

7—淋巴细胞迁移　C—上皮细胞　L—淋巴细胞

经许可转载［Naukkarinen, A., Syrjanen, K. J., 1986. Immunoresponse in the gastrointestinal tract. In: Rozman, K., Hanninen, O. (Eds), Gastrointestinal Toxicology. Elsevier, New York, pp. 213-245.］

细胞负责细胞介导的反应。浆细胞由 B 细胞成熟分化而来，它合成并分泌一个具有特定抗原位点的特异性抗体分子。T 淋巴细胞可以调节（帮助或抑制）B 细胞的活性。T 细胞也可以对抗原敏感，直接参与细胞免疫。K 细胞在抵抗细菌和寄生虫方面非常重要，它们识别与抗体结合的抗原并破坏这些抗原-抗体复合物。NK 细胞无须事先对抗原致敏，也不依赖于抗原-抗体复合物而自发发挥杀伤活性。单核吞噬细胞作为抗原递呈细胞或细胞毒性细胞，在体液或细胞免疫中起着重要的辅助作用。这些吞噬细胞还可以分泌许多生物活性物质，包括前列腺素和干扰素。肠道肥大细胞可分泌多种药理活性物质，这些物质可引起局部过敏反应。肥大细胞也能吞噬细菌，肥大细胞在过敏性疾病中的主要作用将在后面讨论。

暴露于抗原时，胃肠道中会发生两种类型的免疫反应：抗体介导（体液）和细胞介导的反应。B 细胞作为浆细胞，产生几种不同类型的抗体：IgG、IgM、IgA、IgD 和 IgE。IgG 抗体是血清中最普遍和最重要的抗体，而 IgA 在肠道免疫中起着重要作用。大多数固有层的浆细胞产生 IgA，产生 IgA 的细胞数量是产生 IgG 的细胞数量的 20～30 倍；唾液腺中的浆细胞也主要产生 IgA。IgA 和 IgM（较轻程度）被分泌到腔内并附着于上皮表面，针对特定抗原产生抗体介导的免疫。真正的食物过敏则涉及肠内异常产生的过敏原特异性 IgE 抗体（见 1.6）。

细胞介导免疫在胃肠道中的研究较少。对触发抗原具有特异性的细胞毒性 T 细胞参与细胞介导反应。细胞介导的反应可能在控制胃肠道某些病毒和细菌的感染方面很重要。乳糜泻，也称为麸质敏感性肠病，可能涉及异常的细胞介导免疫反应（见 1.6.4）。

1.3 感染

感染是由在炎症部位存在的、活性的、通常能繁殖的微生物引起的疾病。食源性感染时，人们将活的微生物与食物一起摄入，引起感染所需的剂量因微生物种类而异，微生物通常会在胃肠道或身体其他器官中繁殖从而产生感染性疾病。它也可能会随着宿主的不同特性而发生一些改变。

1.3.1 相关病原类型

与食源性感染有关的微生物包括细菌、病毒、立克次体、原生动物和寄生虫。涉及食源性感染的常见细菌有沙门菌、弯曲杆菌和产气荚膜梭菌。在食源性感染中较少涉及的细菌包括单核增生李斯特菌、大肠杆菌（包括大肠杆菌 O157：H7）、小肠结肠炎耶尔森菌、志贺菌、霍乱弧菌、副溶血性弧菌、蜡状芽孢杆菌和 A 型链球菌。病毒被确定为食源性疾病病原体的频率低于细菌，然而与其他微生物相比，病毒引起食源性疾病的病例数量要大得多（有关此问题的进一步讨论，请参阅第 14 章）。病毒更难从食物中恢复活性，这可能是其在食源性疾病中发病率降低的部分原因。食源性病毒的例子有诺瓦克肠胃炎病毒（诺如病毒）和甲型肝炎病毒。

原生动物和寄生虫在美国也引起食源性感染，在其他国家也很常见。可以通过食物传播的原生动物病原体包括蓝氏贾第鞭毛虫和溶组织内阿米巴。历史上，食源性感染有关的寄生虫包括蛔虫（旋毛虫）、绦虫（牛肉绦虫）和吸虫（布氏姜片虫）。最近，刚地弓形虫、环孢虫和隐孢子虫在美国被广泛地认为与食源性和水源性疾病有关。

1.3.2 发病机理

1.3.2.1 作用部位

由于感染性微生物是通过食物摄入的，因此它们必须通过胃肠道，并可能在到达其他组织之前引起症状。一些食源性疾病病原体可以侵入肠道组织，从肠道组织进入血液和其他身体组织。这些微生物可能引起也可能不会引起胃肠道症状。基于病原特性、剂量和其他因素，这些病原体可能攻击人体内任何组织或器官。

1.3.2.2 症状

食源性感染的症状取决于感染病原的性质和剂量，以及受感染的器官或组织。由于微生物往往必须在肠道或其他受感染的组织中繁殖，症状的出现通常会延迟 8h 到几天，这取决于初始剂量和感染微生物的生长特性。症状的延迟出现，是食源性感染的一个特征，可使感染与中毒区分开来。由于胃肠道常常是食源性感染的作用部位，胃肠道症状如恶心、呕吐和腹泻是感染性发作中最常见的症状。

a. 胃肠道症状

关于体液平衡，这在前面腹泻中已经讨论过。另一个主要的胃肠道症状是呕吐。呕吐的驱动力来自腹肌和膈肌的收缩，推动胃和小肠上部的内容物通过食道和口腔排出。呕吐由作用于平滑肌的植物性神经系统和作用于骨骼肌的中枢神经系统共同控制。大脑中的一个中枢控制着呕吐反射。

呕吐与多种疾病有关，不仅仅是食源性感染，某些类型的中毒也会引起呕吐。胃肠道感染通常会引起呕吐，因为胃肠道中含有大量的受体，这些受体能发出信号并刺激大脑中的呕吐中枢。大多数呕吐受体位于胃肠道，尤其是十二指肠，它被称为恶心器官。胃的快速排空，小肠的急性扩张以及小肠黏膜的炎症或应激均可刺激这些受体。细菌产生的毒素可以刺激这些腹部受体，与发出呕吐中枢信号的神经元相互作用，或直接刺激化学感受器触发区，该区域位于大脑第四脑室底部靠近椎管开口处。例如，某些生长在食物中的金黄色葡萄球菌产生的肠毒素与腹部的植物性神经系统受体相互作用，并在摄入有害食物后 6h 内引起恶心和呕吐（第 18 章）。化学

感受器触发区直接对血液中的化学物质产生反应，其在与有毒化学物质相关的呕吐中，比在与传染病相关的呕吐中起着更重要的作用。一旦呕吐中枢受到刺激，就会通过大脑发送神经脉冲到横膈膜和腹部，并发生呕吐。

呕吐应与反流区别，反流还涉及从口中吐出先前吞咽的食物，但反流并不需要神经反射。它常因食道括约肌功能不全，或因运动或体位改变所造成的腹内压力，导致某些物质通过括约肌的约束而释放。

b. 其他症状

与食源性传染病有关的其他症状太多，无法详细讨论。食物中的一些传染源只会引起胃肠道症状，如霍乱弧菌引起霍乱，导致严重的水样腹泻，但它不会侵入肠道组织或其他组织（第 11 章）。只有极少数或在防御能力受损的个体中会引起肠外症状。例如，单核增生李斯特菌可引起败血症、死产和其他肠道外问题，只攻击孕妇、老年人或免疫功能低下的个体（第 12 章）。小肠结肠炎耶尔森菌通常只引起腹泻和腹痛等肠道症状（第 9 章），偶尔也会引起肠道外症状，如关节炎。然而，有些生物体会经常引起肠道外感染，如甲型肝炎病毒会在肝脏中引起症状（第 14 章）。

1.3.2.3 感染性微生物的一般特征

感染性微生物必须具备某些特性才能引起食源性疾病。首先，它们必须能在体内存活；微生物必须能在胃的酸性条件和各种消化酶的作用下生存，才能在活性条件下到达其作用部位。许多微生物无法在胃的酸性条件下生存，但当它们与食物一起被摄入时，食物的缓冲能力降低了胃酸性，增加了它们生存的可能性。如果作用部位在肠道外，微生物必须能够

穿透黏膜屏障并以活性状态到达作用部位。由于感染通常需要微生物在体内增殖，因此微生物必须能够在胃肠道腔内或机体其他组织部位内自我繁殖。在肠腔的定植要求微生物能够与肠道内菌群进行有效竞争，这在存在大量细菌的结肠中尤为重要。微生物还必须能够抵御机体的任何防御机制。感染性微生物可分为侵入性和非侵入性两类，一些感染性细菌产生肠毒素，来介导它们对宿主的影响。

1.3.2.4 侵入性感染

侵入性感染是由微生物穿透组织并可能在细胞内繁殖引起的。在与食源性感染相关的侵入性细菌中，一个典型的例子是志贺菌（第6章），还有沙门菌、小肠结肠炎耶尔森菌、弯曲杆菌、一些肠致病性大肠杆菌（特别是O157∶H7血清型）和单核增生李斯特菌（更多细节见相关章节）。病毒是侵入性的（第14章），一些原生动物和许多寄生虫也是侵入性的。原生动物中，溶组织内阿米巴入侵组织而非细胞，而刚地弓形虫则入侵细胞并在细胞内繁殖。旋毛虫是侵入性寄生虫的一个很好的例子。尽管这些微生物可以侵入肠道外组织，并在肠外部位造成损害和症状，但它们必须首先侵入肠组织，并常常引起肠道症状。关于寄生虫感染的描述详见第15章。

侵入性微生物通过破坏肠黏膜引起腹泻，导致结构完整性丧失和电解质、体液平衡的破坏。如果入侵发生在小肠，结果通常是水样腹泻，例如，沙门菌通常会入侵回肠。如果入侵发生在结肠，结果有可能是血性腹泻。志贺菌通常侵袭结肠，志贺菌病的症状，从轻度水样腹泻伴有轻度急性炎症，到重度痢疾伴有弥漫性溃疡性病变导致的大量失血等（第6章）。

细菌入侵肠道细胞会导致除腹泻以外的其他症状。针对入侵细菌的炎症反应可引起发热、发冷和里急后重。肠道细胞受损会导致营养吸收改变和免疫系统异常。腹痛、痉挛、恶心和呕吐也常与肠道侵入性感染相关。

如果入侵引发了更多的散播性感染，那么侵袭其他身体组织后，也会导致许多其他症状。某些类型的侵入性细菌（如伤寒沙门菌），会在血液中存活和繁殖，导致败血症，并危及生命。

侵入性感染通常有两个阶段：穿透和繁殖。侵入性细菌一旦侵入肠黏膜，它们要么开始在细胞内繁殖，要么被输送到肠外组织。志贺菌穿透结肠上皮细胞并繁殖产生炎性病变，严重时也可能侵入固有层。小肠结肠炎耶尔森菌侵入派尔斑并繁殖。志贺菌和小肠结肠炎耶尔森菌很少，但严重时也可扩散到其他组织。侵入性细菌必须能在侵入细胞的微环境中生存和繁殖。

对于侵入性细菌，肠毒素和细胞毒素有时可能在感染的发病机理中起次要作用。肠毒素引起肠液流失，但不改变肠道形态，而细胞毒素则是在引起肠液流失的同时，也严重改变肠道形态。细胞毒素可能参与了侵入性感染过程时肠黏膜的损害。

1.3.2.5 非侵入性感染

一些食源性感染细菌无法穿透细胞并在细胞内繁殖。一些食源性原生动物（例如蓝氏贾第鞭毛虫，也称为十二指肠贾第鞭毛虫，见第15章）和寄生虫，也会在没有真正穿透肠道组织的情况下致病。

非侵入性感染细菌必须能够在肠腔内存活和增殖。这些细菌通常在小肠中定植，因为小肠中竞争细菌的数量远远低于结肠。细菌通过黏附在肠道表面进行分裂，并产生肠毒素，且不会由于肠道蠕动而与其他腔内物质一起被清除。细菌通过表面柔性纤丝与微绒毛表面的糖残基相互作用进行特异性黏附。

这些非侵入性细菌，如霍乱弧菌（第11章）和产肠毒素的大肠杆菌（第7章），会产生介导疾病症状的肠毒素。因为这些细菌无法到达其他组织，所以通常仅有肠道症状（主要是腹泻）。霍乱弧菌产生的肠毒素是一种分子质量为84000u的蛋白质，肠毒素增加了腺苷酸环化酶的活性，该酶导致隐窝上皮细胞主动分泌氯离子，并阻止绒毛尖端上皮细胞吸收钠离子和氯离子。肠腔内渗透压增加，需通过分泌更多的水进行平衡。霍乱患者可能大量腹泻、脱水，严重时导致死亡。产肠毒素的大肠杆菌产生一种与霍乱肠毒素几乎相同的热不稳定性毒素。而一些产肠毒素大肠杆菌产生一种热稳定性更小的肠毒素，它能激活鸟苷酸环化酶，而不是腺苷酸环化酶，这些机制将在后面的章节中进行更详细的讨论。

1.3.3 防御机制

感染并不总会引起疾病。无症状个体的胃肠道中可能少量存在病原性细菌、病毒、原生动物或寄生虫。因为有许多可以预防疾病的防御机制，所以人类可以耐受其胃肠道中的微生物。只有在防御机制不堪重负的情况下，感染才会致病。

1.3.3.1 肠道因素

肠黏膜是阻止潜在感染性细菌进入体内的物理屏障（一个细胞厚度）。肠道受损的个体比肠道上皮完整的个体更容易受到肠道感染。

肠道微生物菌群提供了额外保护。现有的细菌相当稳定，并且非常有效地竞争营养物质。一些细菌会释放抑制性物质到管腔中，如某些结肠细菌会产生对其他细菌有抑制作用的挥发性脂肪酸。

杯状细胞沿肠上皮间歇性分布，产生黏液，阻止细菌在小肠中定植。感染性微生物必须穿透这一黏液屏障，才能到达具有黏附受体的上皮表面。一些感染性细菌通过产生酶来水解黏液，从而使自己通过黏液屏障。其他感染性细菌通过其他途径穿透黏膜屏障。对于某些感染性细菌来说，细菌的运动性与其毒力有关，这些活动的细菌可能只是简单地穿透了黏液层。

胆汁酸是胆固醇的降解产物，对某些细菌有抑制作用。胆汁酸由肝脏经胆管分泌至十二指肠，其主要功能是帮助消化和吸收脂肪和脂溶性维生素。有些传染性细菌对胆汁酸具有抵抗力。当细菌在小肠内过度生长时，一些细菌会水解胆汁酸，导致脂肪吸收不良和脂肪泻（一种产生恶臭气味的脂肪性腹泻）。

肠蠕动也是一种保护机制。健康成年人从摄入食物到排泄废物的正常时间为24~72h，这种持续运动往往会清除腔内潜在的感染性微生物。

饮食可以通过促进或抑制生长而对病原菌产生一定的影响。高纤维饮食可能强行留住细菌细胞，阻止其进入黏膜表面。同样，高纤维饮食的体积利于排出废物和刺激蠕动。

1.3.3.2 吞噬作用

吞噬作用是一种极其重要的防御机制，是指某些细胞（吞噬细胞）吞噬并消灭感染微生物及其毒素的过程。吞噬细胞有几种类型：白细胞，包括中性粒细胞、单核细胞和嗜酸性粒细胞，随血液循环；其他吞噬细胞（称为巨噬细胞）位于组织中。巨噬细胞分布于整个胃肠道，但在回肠派尔集合淋巴结中尤为普遍。白细胞也可侵入固有层。

吞噬过程如图 1.7 所示，黏附在细胞膜上的细菌细胞或大分子通过内吞作用吞噬。细胞膜实际上包围着微粒或大分子，并被挤压，形成一个包含外来物质的液泡，含有大分子的液泡称为吞噬体，然后与称为溶酶体的细胞器融合。溶酶体含有多种水解酶，包括蛋白酶、脂肪酶、糖酶等，它们能够破坏某些传染性微生物及其毒素。溶菌酶是巨噬细胞溶酶体的组成酶之一，对细菌细胞可能具有重要的杀伤作用，但是巨噬细胞和白细胞最重要的杀伤机制是氧化作用。这些机制涉及由巨

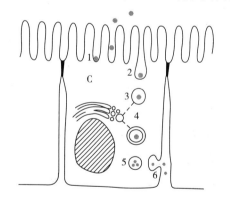

图 1.7　肠道上皮细胞（C）中吞噬作用的示意图

1—大分子黏附在微绒毛上皮表面上　2—胞吞作用

3—吞噬体的形成　4—吞噬溶酶体的形成

5—残留的液泡中含有未降解的物质

6—胞吐进入细胞外空间

经许可转载［Naukkarinen, A., Syrjanen, K. J., 1986. Immunoresponse in the gastrointestinal tract. In: Rozman, K., Hanninen, O. (Eds), Gastrointestinal Toxicology. Elsevier, New York, pp. 213 – 245.］

噬细胞和白细胞产生的过氧化氢或自由基，例如过氧阴离子、单态氧或羟自由基，以这种方式杀死的微生物可以通过溶酶作用被消化。有些微生物具有耐药性，因此能够在巨噬细胞内存活。

1.3.3.3　免疫机制

免疫机制在预防感染中非常重要。消化道是人体主要的淋巴器官之一。由于消化道直接暴露于环境抗原，因此通常是对致病微生物进行免疫防御的最初器官。肠道是使免疫功能细胞敏化的主要场所，这些免疫功能细胞随后被聚集到体内的其他组织和器官。免疫反应在最初接触抗原时会有所延迟，通常只有在表现某些症状后才发生。一旦获得了对感染微生物的免疫力，免疫防御机制在控制同一微生物的后续感染方面就显得至关重要。

GALT 最重要的组成部分是附着在肠上皮表面的抗体，这些抗体中和病毒，阻止细菌增殖，并防止肠毒素进入其作用部位。分泌型 IgA 结合在肠上皮细胞表面，防止细菌黏附，从而限制了其定植和穿透的机会。IgA 还可以中和霍乱弧菌等细菌产生的肠毒素。体液免疫和细胞介导的免疫反应都参与了病毒感染的防御。对于在黏膜内复制的病毒，分泌型 IgA 抗体可以阻止黏附和复制。对于侵入性病毒，血清中的 IgG 可能很重要。寄生虫感染常诱导抗寄生虫 IgE 抗体合成，这些抗体与肥大细胞膜上受体结合，与寄生虫抗原相互作用，引起局部过敏反应。胃肠道的寄生虫感染往往是持续性的，这表明仅凭免疫防御机制不足以控制此类感染。

1.4　中毒

中毒是由危险剂量的有毒化学物质引起的

疾病状态，既不是介导免疫（过敏）的结果，也不是遗传缺陷（代谢紊乱）的结果。与感染不同的是，毒物是没有活性的，而感染是有活性的有机生物参与的。所有的化学物质在一定剂量下都是有毒的，但只有那些在一定剂量和暴露环境下产生明显不良反应的化学物质才对健康有害。因此，对于化学中毒，提供有关接触剂量和暴露情况的信息是非常重要的。

1.4.1 相关毒物类型

食源性毒物可以是天然的，也可以是合成的。有些天然毒物是各种动物、植物或微生物物种中正常不可或缺的成分。还有一些天然毒物被更恰当地归类为食物的天然污染物，因为它们源自细菌或霉菌等，有时会污染食品。食品中的天然毒物将在第 16 章中详细阐述。

食品中的合成毒物是有意或无意地进入食品中的人造化学物质。农药（杀虫剂、除草剂等）和食品添加剂都是有意添加到食品中的化学物质。这些合成化学物质在适当使用时，在食物中所含的剂量通常是无害的；然而，如果使用不当，这些化学物质的剂量过大，可能会产生危害。例如工业化学品中的多氯联苯（PCB），是无意中进入食品的合成化学品。化学中毒将在第 22 章中介绍。

食源性毒物可根据其作用方式进一步分类。例如，马铃薯中的天然成分龙葵碱是一种神经毒素，因为它能够抑制乙酰胆碱酯酶的活性，乙酰胆碱酯酶是一种对神经传递至关重要的酶。对硫磷和马拉硫磷都是合成杀虫剂，具有同样的作用方式。另一个例子是黄曲

霉毒素，一种由于某些霉菌生长而产生的天然污染物，是致癌物。更多关于霉菌毒素的信息见第 21 章。

1.4.2 发病机理

1.4.2.1 作用部位

化学毒物有许多不同的作用位点。一些影响几种组织和器官，而另一些是组织特异性的。表 1.3 列出了可能受影响的主要器官和组织，以及影响这些部位的食源性有毒物质的例子。中毒比感染更容易影响远离胃肠道的身体部位。

表 1.3 食源性毒物的作用位点

毒物影响组织部位	毒物名称
血液成分	亚硝酸盐
脑	软骨藻酸
胃肠道	葡萄球菌肠毒素
	单端孢霉烯真菌毒素
心	芥酸（菜籽油）
肾	赭曲霉素
肝	黄曲霉毒素
	乙醇
肺	百草枯
	蛤蚌毒素
	肉毒毒素
骨骼系统	铅
皮肤	组胺
	单端孢霉烯真菌毒素

1.4.2.2 症状

食源性中毒可产生许多不同的症状，这取决于毒物的性质和剂量、作用机制和受影响的靶器官。症状还可能随着年龄、性别、营养状

况、其他疾病状态的存在以及个体的差异而不同。

接触食源性毒物可以是急性的也可以是慢性的。急性接触包括一次性摄入毒物，也可以是短时间内多次接触毒物。例如，在摄入有毒蘑菇后几分钟内或在摄入葡萄球菌肠毒素后几小时内就会发生疾病（第18章）。慢性接触包括长期摄入食物中的有毒物质，有时是终身摄入，但不是每天摄入。长期接触的一个例子是长期摄入致癌污染物，如黄曲霉毒素（第21章）。

影响也分为急性和慢性。急性症状在接触毒物几分钟到几小时后出现，而慢性症状需要很长时间才能出现。摄入葡萄球菌肠毒素引起的呕吐是急性反应的一个例子，而接触黄曲霉毒素引起的肝癌则是一种慢性效应。接触食源性毒物的急性反应只有在急性接触之后才会发生。慢性影响可由急性或慢性接触引起。黄曲霉毒素通过长期接触会产生慢性影响。但急性接触也可能造成慢性影响。食用被汞污染的食物的人会出现神经系统问题。

食源性中毒和感染的发病时间之间有一个重要的区别。急性中毒的症状通常在食用受污染的食物后几分钟到几小时开始出现。食源性感染的发病时间会延迟8h到几天。这种差异在区分食源性疾病暴发的许多潜在原因时往往至关重要。

1.4.2.3 毒素特性

食源性毒素必须在食物经储存、保存和准备后，仍能保持其毒性。食品加工和制备过程通常对破坏或去除毒素很重要。许多食源性毒素是热稳定性的。

食源性毒素必须保持其毒性，直到到达其作用位点。首先，它们必须经受住消化过程。如果毒素作用于肠道之外的其他部位，则它必须能够穿过肠道屏障并找到到达靶器官和作用部位的途径（图1.8）。亲脂性毒素（如黄曲霉毒素），很容易穿过细胞脂质膜。水溶性毒素通常只会以非离子化形式通过，这取决于胃肠道的pH。有些毒素利用营养物质的载体系统通过，例如铅（Pb）通过钙（Ca）的载体系统进入循环。一些毒素沉积在体内，骨骼是铅（Pb）的储存库，而脂肪组织是许多亲脂毒素的储存场所。毒素也可以通过肾脏（尿液）、胆汁或粪便排出，排尿是许多毒素排出的常见途径，尿液是一种水性介质，所以亲脂毒素必须代谢成更亲水的形式以便与尿液相溶。并非所有毒素都能靠新陈代谢排出，一些食源性毒素以原毒素的形式存在，并被代谢（生物激活）成毒性更强的形式，例如黄曲霉毒素在肝脏中被生物激活。

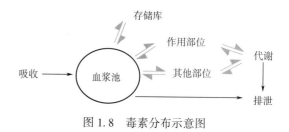

图1.8 毒素分布示意图

毒素通常以相当低的浓度干扰关键的生化过程，毒素的剂量必须超过人体对化学物质解毒的能力。

1.4.3 防御机制

只有当化学药品的剂量超过人体排毒或消除毒素的能力时，才会发生不良反应。机体会采用多种防御机制来预防食源性中毒。

1.4.3.1 肠道因素

纤维能结合并捕获有毒物质，通过粪便将毒素排出体外。另一种清除胃肠道中有害物质的方法是呕吐。肠内细菌代谢、解毒或生物活化某些食源性有毒物质，肠道蠕动限制了潜在毒性化学物质在肠腔中的停留时间。完整的肠壁能为防止食源性中毒提供保护，而已存在的肠损伤会促进食源性毒素的吸收。

1.4.3.2 吞噬作用

在预防中毒方面，吞噬作用的重要性远不及预防感染。此外，一些毒素会损害吞噬细胞的功能，增加二次感染的机会。

1.4.3.3 免疫机制

毒素作为抗原时能引起免疫反应，而许多低分子质量毒素不能作为抗原。一些可以作为半抗原通过与蛋白质结合引起免疫反应。蛋白质毒素可以直接作为抗原。体液免疫反应在抵抗蛋白质毒素方面可以发挥重要作用。

1.4.3.4 酶防御机制

抵抗化学中毒的主要防御机制是酶解毒。大多数化学物质都可以通过酶代谢的方式解毒，尽管这种防御机制在高剂量下会被压制。参与解毒的特异性酶会因化学物质、给药方式、剂量和接触频率的不同而变化。

a. 酶反应的一般类型

涉及食源性化学物质解毒的酶反应可分为两个不同的"阶段"：第一阶段反应包括氧化、还原和水解；第二阶段反应主要是涉及第一阶段反应产物的偶联反应。通常，酶代谢产物更易溶于水，因此比其前体更容易排出体外。

肝脏是食源性化学物质进行酶解毒的最重要的器官，其次是肾脏和肠道。一些最重要的酶定位于细胞内的滑面内质网上。

b. 影响新陈代谢的因素

许多因素都会影响酶解毒作用（表1.4）。我们通常对人类的食源性中毒更感兴趣，但是当评估某些其他物种中食源性化学物质的潜在毒性时，不同物种中解毒作用的不同就显得尤为重要。酶诱导可以发挥特别重要的作用。包含细胞色素 P450 的单加氧酶系统，暴露于其多种底物时，均可诱导其酶水平的升高。随后，由于这种关键酶水平的升高，其他底物也可以被更有效地代谢。

表1.4 影响酶解毒机理的因素

物种	疾病状态	酶抑制剂
品种	营养状况	海拔
年龄	给药途径	重力
性别	饮食	剂量大小
一天中的时间	怀孕	给药形式
季节	酶诱导物	

1.5 食物代谢性紊乱

食物代谢性紊乱是由于接触食物中某种化学物质而引起的一种疾病状态。由于某些人代谢该化学物质的能力方面表现出某些遗传缺陷，或者因为该化学物质对其代谢过程产生某些异常影响，因此这种化学物质对某些人来说是有毒的，以下是两个示例。

1.5.1 乳糖不耐受

乳糖不耐症是由于肠黏膜中缺乏乳糖酶或 β-半乳糖苷酶引起的。乳糖是牛奶中的主要糖，只有先将其水解为半乳糖和葡萄糖才能被吸收。由于酶缺乏，未消化的乳糖进入结肠并被结肠细菌代谢。食用乳制品后数小时之内就会发生腹部绞痛、肠胃气胀和泡沫性腹泻，通常是自限性的。

乳糖不耐症是一种遗传性状。有症状的乳糖不耐症可能出现在儿童早期，但也可能在以后出现。美国白人乳糖不耐症的患病率为6%~12%，但在希腊人、阿拉伯人、犹太人、美国黑人、日本人和其他亚洲人等族群中，乳糖不耐症的患病率可能达60%~90%。

乳糖不耐症的常规治疗方法是避免食用乳制品，但只有受影响严重的患者才需完全避免食用乳制品。许多人在饮食中可以耐受部分乳糖，因此可以舒适地食用少量牛奶。乳糖不耐症的人通常能耐受奶酪和酸奶，因为这些产品含有消化乳糖的细菌。这些人也可以在市场上买到乳糖水解奶。

1.5.2 豆类中毒（蚕豆病）

蚕豆病是某些人食用蚕豆或吸入蚕豆花粉后所患的一种急性溶血性贫血，主要症状是典型的溶血性贫血：苍白、疲劳、呼吸困难（呼吸短促）、恶心、腹痛和/或背部疼痛、发烧、发冷。极少人会有更严重的症状，包括血红蛋白尿、黄疸和肾功能衰竭。发病时间为5~24h，一般在摄入大豆或停止吸入花粉后立即自行恢复。当蚕豆开花、空气中有花粉、市场上售卖可食用蚕豆时，蚕豆病比较普遍。

蚕豆病影响红细胞中6-磷酸-葡萄糖脱氢酶（G6PDH）缺失的个体。蚕豆含有多种氧化剂，包括蚕豆嘧啶葡萄糖苷（Vicine）和伴蚕豆嘧啶核苷（Convicine），它们会损害敏感个体的红细胞。这是一种代谢紊乱，其中的食源性化学物质对宿主的新陈代谢产生异常影响。G6PDH缺陷是全世界人类最常见的遗传缺陷之一。它在以色列的东方犹太人社区、撒丁岛人、塞浦路斯希腊人、美国黑人和某些非洲人口中特别普遍，但在北欧国家、北美印第安人和爱斯基摩人中几乎不存在。然而，该病仅发生在世界上食用蚕豆地区的易感人群中，主要在地中海地区、中东、中国和保加利亚。

1.6 过敏

食物过敏是由于接触某种特定的（通常是蛋白质类的）化学物质引起的疾病状态，某些个体对这种化学物质具有高度的敏感性（超敏反应），这是有免疫学基础的。就像代谢性食物紊乱一样，食物过敏仅影响人群中的某些个体。在美国，患病率从成人的不足1%到婴儿为4%~8%。

1.6.1 相关食物类型

表1.5列出了最常见的致敏食物。在全世界范围内，90%以上的食物过敏都是由这些食物引起的。然而，任何含有蛋白质的食物都有可能引起过敏反应。医学文献中已经描述了160多种不同的过敏性食物。牛奶是婴儿中最常见的过敏性食物，可能是因为它是最常见的食物。鸡蛋和花生也是美国婴儿中常见的过敏性食物。在美国，成年人中最常见的引起过敏的食物是花生和甲壳类动物。许多婴儿在出生后的头几年里对食物过敏，长大后症状就消失了。牛奶和鸡蛋过敏情况通常会消失，而花生过敏则会持续存在。目前耐受性发展的机制尚

不完全清楚。特定食物过敏的流行程度取决于食物固有的免疫原性和食物被消费的频率。因此，特定食物过敏的流行率可能因国家或文化的不同而不同，这取决于饮食模式。例如，大豆和海鲜在日本是常见的致敏食物，而榛子过敏在欧洲国家很普遍。

表 1.5　常见过敏食物

牛奶	鱼	树坚果（杏仁、核桃等）
甲壳纲（虾、蟹、龙虾）	花生	小麦
鸡蛋	大豆	

这些食物中的过敏原通常是蛋白质，尽管低分子质量物质有时也会起到过敏原的作用。例如青霉素（一种可引起某些人过敏的抗生素），如果其用于治疗某些动物疾病时，可能会出现在某些食物中。虽然大多数食物过敏原是蛋白质，但食物的许多蛋白质中，只有少数是过敏原。目前仅确定了少数食物过敏原。例如，牛奶中最常见的过敏原是酪蛋白、β-乳球蛋白和 α-乳清蛋白，然而对牛奶过敏的个体对这些特定牛奶蛋白的敏感性各不相同。许多致敏性食物含有多种过敏原，例如，花生含有 3 种主要的过敏原，大多数对花生过敏的人都知道这 3 种过敏原。

某些食物中存在交叉反应的过敏原。例如，大多数对甲壳类动物过敏的人对所有甲壳类动物（虾、蟹、龙虾、小龙虾）都有反应。甲壳类动物的过敏原已被确认为原肌球蛋白，是一种主要的肌肉蛋白。显然，原肌球蛋白的氨基酸序列在所有甲壳类动物中都是非常相似的，这足以解释所观察到的交叉反应。然而，尚未观察到普遍相关物种之间的交叉反应。花生是豆科植物，但是大多数花生过敏者仅对单一豆类物种敏感，而对其他豆类（例如绿豆、大豆和豌豆）不敏感。

也有对其他豆科植物的过敏反应，但受影响的个体通常仅对许多豆科植物物种中的一种或几种敏感。

1.6.2　发病机理

食物过敏是对食物成分的异常免疫反应。在食物过敏的免疫机制中，最重要的是 I 型反应，即速发超敏反应（图 1.9）。这些反应的发作时间非常短，起初是 B（浆）细胞接触致敏性食源性蛋白时，在辅助 T 细胞的参与下产生过敏原特异性 IgE。IgE 附着在组织肥大细胞和/或循环嗜碱性细胞的外膜表面，肥大细胞和嗜碱性细胞因此被致敏；随后暴露在过敏原中会导致这些细胞释放出过敏介质。过敏原使肥大细胞膜表面的两个 IgE 分子形成交联，导致肥大细胞脱颗粒。肥大细胞和嗜碱性粒细胞的颗粒含有数十种过敏性疾病的介质，特别是组胺。组胺被释放到血液中，并与组织受体发生反应。过敏反应的症状（表 1.6）取决于受影响的组织受体。抗组胺药可以通过抑制组胺与其组织受体之间的相互作用来阻断过敏反应。

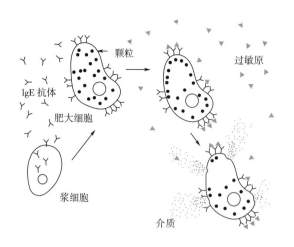

图 1.9　速发超敏反应的生化机制

经许可转载 [Taylor, S. L., 1987. Allergic and sensitivity reactions to food components. In: Hathcock, J. N. (Ed.), Nutritional Toxicology, vol. 2. Academic Press, Orlando, FL, pp. 173-198.]

食物过敏可能伴有多种症状（表 1.6），但大多数反应仅涉及其中少数几种。胃肠道反应很常见，罕见的危及生命的症状包括过敏性休克、喉水肿、支气管收缩（哮喘）和低血压。

表 1.6　食物过敏反应症状

胃肠道症状	呼吸道症状
恶心	鼻炎
呕吐	哮喘
腹泻	喉水肿
皮肤症状	**其他症状**
荨麻疹	过敏性休克
湿疹或特应性皮炎	低血压
血管性水肿	头疼

由于过敏原与肥大细胞和嗜碱性粒细胞结合的特异性 IgE 相互作用，导致大量组胺和其他过敏性疾病介质的释放，因此食物过敏者对过敏食物的耐受性极低。食物过敏原的

阈值剂量尚不明确，可能因人而异。但是，毫克量的有害食物足以在最敏感的个体中引起不良反应。过敏反应的严重程度可能会随着摄入的致敏食物剂量的增加而成比例增加。

1.6.3　防御机制

对食物过敏的人显然对这种食源性疾病没有有效的防御能力，但保护机制在其他个体中起作用，主要是肠道内的保护机制。蛋白消化酶的存在是一种保护机制，尽管大多数食物过敏原对蛋白质水解具有抵抗力。肠壁的通透性也是一个关键因素，一般认为婴儿更容易对食物过敏，因为他们的肠壁更容易渗透食物蛋白质。分泌型 IgA 是另一种抵抗食物过敏的肠道防御系统。分泌到肠腔中的同源 IgA 可以在过敏原到达致敏的肥大细胞和嗜碱性细胞之前与之发生反应，这种阻断性抗体应答是婴儿在成长过程中开始摆脱食物过敏的机制之一。由肠道免疫系统介导的口服食物蛋白质的耐受性的发展显然是一个重要现象，因为所有的饮食蛋白质对人类免疫系统而言都是外来物，除了产生口服耐受外，还将诱导不良反应。

1.6.4　乳糜泻可能是一种食物过敏

乳糜泻的特征是由于小肠上皮细胞受损而导致营养吸收不良。当易感人群食用小麦、黑麦、大麦和黑小麦中的蛋白质组分时，肠道损伤就会发生。敏感个体对谷物蛋白表现出异常的免疫反应，但调控这种免疫应答的细胞和分子机制尚未完全阐明。异常的细胞介导免疫反应肯定与炎症和细胞毒性

事件有关，这些事件导致吸收上皮层损伤。症状包括腹泻、腹胀、体重减轻、贫血、骨痛、慢性疲劳、虚弱、肌肉痉挛以及儿童生长障碍。乳糜泻在第24章有更详细的讨论。

1.6.5 食物过敏的治疗

虽然食物过敏可以用抗组胺药等药物治疗，但该治疗方法只有在症状发作后才有效，并不能用药物进行预防性治疗。真正治疗食物过敏的主要手段是避免特定饮食。简单地说，病人必须小心避开那些引起过敏反应的食物。一些由过敏食物制成的产品可能不含致敏蛋白，例如，花生油通常不含蛋白质，不会引起花生敏感者的过敏反应。回避饮食会因交叉反应而变得复杂。例如许多对虾（常见食用虾）过敏的人也会对其他甲壳类动物过敏（如螃蟹和龙虾），但通常可以食用其他海鲜，如软体动物或鳍类鱼。

1.7 特质性疾病

与食物过敏和食物代谢性紊乱一样，特质性反应通常只影响人群中的某些个体。特质性反应是指那些通过未知机制对食物产生的个体性不良反应，表1.7列出了其中一些反应。

1.7.1 未经证实的特质性反应

这些反应存在的证据很少。在某些情况下，唯一的证据是医学文献中的轶事报道，而这些报道没有经过质疑研究或其他诊断证据所证实；这些报告在很大程度上应被视为猜测。

在其他情况下，这种关系在很大程度上已经被证明是错误的，但是公众可能会坚持认为这种反应是由于某种特定食物成分造成的。一个很好的例子就是儿童多动症行为和食用色素之间的关系。对多动症儿童进行了几项对照挑战研究，没有一项研究证实了最初的假设。尽管如此，一些家长仍然认为食用色素是引起多动症的常见原因。

另一个例子是归因于 FD&C Yellow #5（柠檬黄）的哮喘。最初研究似乎在一小部分哮喘患者中证实了柠檬黄与哮喘之间存在关系。然而，其他临床挑战性研究未能证实这些初步发现，柠檬黄在哮喘病因中的作用还未明确。

有时由于所描述状态的主观性质，很难证明这些关系。表1.7中列出的最主观的投诉之一是中国餐厅综合征（CRS）。CRS 的特征是一系列主观症状，不同程度的描述为上胸、颈部和面部的烧灼感、紧绷感或麻木感，从进食中餐几分钟之内开始，至多持续几个小时。偶尔也会出现其他症状，如头晕、头痛、胸痛、心悸、虚弱、恶心和呕吐。在所有这些症状中，只有呕吐才是客观、易于观察的症状。尽管许多人声称对味精（MSG）敏感并提供了 CRS 的病史，但试图证实 MSG 与 CRS 之间的关系挑战性试验已经失败。失败的部分原因可能是缺乏客观衡量症状的能力。然而，另一种可能是：CRS 不是由于味精引起，而是由于中餐中的某些其他物质引起的。蜡状芽孢杆菌呕吐毒素是可能的原因之一（第20章）。

表 1.7　与食物相关的特质性反应示例

反应	涉及食物或成分
偏头痛	巧克力
哮喘	FD&C Yellow #5（柠檬黄）
	亚硫酸盐
多动症	食用色素
攻击行为	糖

1.7.2　经过验证的特质性反应

一些特质性反应已经得到很好的证实。然而，由于人们不了解反应机理，故它们属于特殊范畴。从表 1.7 可以看出，最好的例子是亚硫酸盐诱发的哮喘。

在一小部分哮喘患者中，摄入亚硫酸盐与引发哮喘反应之间的联系已经通过对照、双盲挑战研究得到了坚定的证实。哮喘反应发生在摄入触发剂量亚硫酸盐后几分钟内，有时会很严重。对亚硫酸盐过敏的哮喘患者摄入了亚硫酸盐食品造成了几个病例的死亡。亚硫酸盐诱导敏感个体哮喘反应的机制尚不清楚。据了解，只有一小部分哮喘患者有危险，占所有哮喘患者的 1%~8%。含亚硫酸盐食物的挑战研究表明，某些含亚硫酸盐食物（如莴苣）比其他含亚硫酸盐食物（如虾或脱水土豆）更容易引起敏感个体的哮喘反应。食物中残留的亚硫酸盐水平和亚硫酸盐的形式（游离的或与其他食物成分结合的）对确定反应的可能性很重要。

1.8　结论

尽管食物很少传播疾病，但几种已知的途径可以引起食源性疾病。尽管有些人患食源性

感染疾病和中毒性疾病的风险比其他人更大，但是每个人对感染性疾病和中毒性疾病都是易感的。感染是由于进食了含有可在体内繁殖的活生物体的食物，有时会引起疾病。中毒是由于吃了含有有毒物质的食物而引起的。除了这些常见的食源性疾病之外，还有其他一些疾病只影响部分人群。当食物中含有消费者高度敏感的物质时，就会发生过敏（通常是一种不良的免疫机制），而代谢紊乱（其中一些被称为不耐受）则涉及某些个体无法处理而其他个体可成功消化的食物成分。特质性疾病是一种可能由食物成分引起，也可能不是由食物成分引起，并以一种我们尚未了解的方式影响少数人的疾病。尽管已经描述了进食可能带来的各种危害，但我们应该清楚的是，不进食则具有更大的危害，而且进食导致疾病发生的概率很低。

参考文献

Carpenter, C. C. J., 1982. The pathophysiology of secretory diarrheas. Medical Clinics of North America 66, 597-609.

Metcalfe, D. D., Sampson, H. A., Simon, R. A. (Eds.), 1997. Food Allergy-Adverse Reactions to Foods and Food Additives, second ed. Blackwell Scientific, Boston, MA.

Rozman, K., Hanninen, O. (Eds.), 1986. Gastrointestinal Toxicology. Elsevier, New York.

Strombeck, D. R., 1979. Small Animal Gastroenterology. Stonegate, Davis, CA.

Taylor, S. L., Hefle, S. L., 2001. Food allergy. In: Bowman, B. A., Russell, R. M. (Eds.), Present Knowledge in Nutrition, eighth ed. ILSI Press, Washington, DC, pp. 463-471.

食源性疾病的流行病学、费用与风险分析

S. Hoffmann[1], E. Scallan[2]

1 农业经济研究服务部，华盛顿，华盛顿特区，美国

2 科罗拉多公共卫生学院，奥罗拉，科罗拉多州，美国

2.1 引言

食源性疾病是由于摄入受污染的食物而引起的疾病。已经发现有 250 多种不同的食源性危害，包括传染性细菌、病毒和寄生虫以及非传染性化学物质和毒素。这些危害因子中有许多通常会引起腹泻和呕吐，但是对所有的食源性疾病而言，并不具有单一的临床综合征。这些危害因子来源于从食品的固有成分到食品生产、加工或制备过程中的无意（或故意）添加。此外，大多数食源性危害因子可以通过食物以外的其他途径传播，包括通过水或接触感染的农场动物、宠物和人类传播。与食源性疾病相关的疾病比例取决于危害因子和食品处理方式，只有少数食源性疾病仅通过食物传播。例如，单核细胞增生李斯特菌几乎完全是食源性的，而大肠杆菌 O157：H7 感染可通过摄入被污染的食物或水，或与受感染的动物或人直接接触而获得。

确定疾病是否是食源性疾病可能很困难，因为这种疾病可能在接触病原体后的几天甚至几周内都不会发病，并且可能会错误地归咎于最近吃过的一餐。确定疾病是否为食源性传播的一种方法是在患者食用的食物样本中找到导致疾病的病原体，这并非总是可能的，因为可能没有剩余食物，或者可能不存在这种分析技术来检测病原菌。另一种确定疾病是食源性疾病的方法是，在没有其他相同之处、仅有吃了相同食物的人群中发生了一系列疾病。近年来，有时通过从分布在广泛地理区域的病例中分离出的病原体的"分子指纹"来确定病例聚类。

食源性疾病是世界范围内的重要公共卫生问题，对旅行、贸易和发展具有重要影响。世界卫生组织（World Health Organization，WHO）统计，2010 年全世界有 31 种食源性危害，导致 6 亿食源性病例和 42 万死亡病例（Havelaar et al.，2015）。这些食源性疾病和死亡中有许多是由腹泻引起的，这是导致全球

儿童死亡的主要原因。调查发现，低收入国家/地区的每十万人口的负担要比高收入国家高得多，范围从撒哈拉以南非洲低收入地区的每十万人口 1300 伤残调整生命年（Disability Adjusted Life Year, DALYs, 注1）到高收入北美国家的每十万人口 35 DALYs，这表明食源性疾病在很大程度上是可以预防的疫病（WHO，2015）。尽管如此，食源性疾病仍是发达国家的重要问题。美国疾病预防控制中心（CDC）估计，美国每年有 1/6 的人患有食源性疾病，其中 3000 人死亡（Scallandie et al.，2011a，2011b）。加拿大卫生部估计，每年有 1/8 的加拿大人因食源性感染而生病（Thomas et al.，2013）。2010 年的估算显示，澳大利亚人平均每 5 年经历一次食源性疾病发作（Kirk et al.，2014）。Mangen 等（2015）估计，食源性疾病每年在荷兰造成的疾病费用达 4.68 亿欧元。对于新西兰，Lake 等（2010）估计，6 种主要病原体每年造成的疾病损失达 8600 万新西兰元。Vaillant 等（2005）估计法国有 23 种病原体引起约 75 万例食源性疾病。

食源性疾病发病率的估算为有效管理食源性疾病所需的其他类型分析提供了基础。通过安全生产和处理食物可以预防食源性疾病，结果是食品安全控制通常针对特定食品上的特定病原体。有效的食品安全政策要求具有找准资源的能力，这些资源可以最有效地减少食源性疾病的风险。这需要有关不同食源性疾病的相对影响的信息，以及控制成本的信息。食物来源归因，将全部食源性疾病划分为一组特定食物来源性疾病。

很难直接比较不同食源性疾病的影响，因为食源性疾病的严重程度从几天的自限性腹泻到慢性肾脏疾病甚至死亡，其严重程度各不相同。一些病原体具有高传染性，但仅引起轻度疾病，而另一些病原体的发病率低，但死亡率高。已经开发了货币和非货币指标，从而可以比较生理影响差异很大的食源性疾病的影响。货币措施也可以用于成本效益分析中，以评估干预措施的成本是否符合预期的健康益处。风险分析提供了一种结构化的方法，可以指导有关食源性疾病风险的评估、管理和交流。所有这些分析都建立在流行病学和发病率估计的基础上。

2.2 食源性疾病的流行病学

流行病学是研究人群中疾病的发生和分布以及影响疾病模式的因素的一门学科。食源性疾病通常具有季节性和地理特征，在具有某些人口统计学特征的人群中，或者食用特定食物的人群中，其报道不成比例。流行病学已开发出相关方法，用于监测人群疾病、估计疾病的总体发生率以及确定这些疾病的可能原因。

描述性流行病学检查疾病的特征并询问：谁生病、出现什么症状、症状何时开始、疾病在哪里发生以及有多少人生病？以图形方式绘制此信息会产生一条流行曲线（图 2.1），其中症状发作的日期显示在 x 轴上，病例数显示在 y 轴上。

注1：伤残调整寿命年是指从发病到死亡所损失的全部健康寿命年，包括因早死所致的寿命损失年和伤残所致的健康寿命损失年两部分。

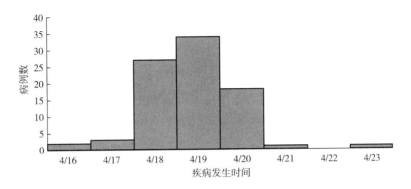

图 2.1 流行病学曲线示例

注：2011 年 4 月，Y 国，根据发病日期，与在餐厅 A 进餐有关的食源性疾病 X 的流行曲线（$n=86$）。

潜伏期是从暴露至症状发作的时间。如果暴露于致病因素是在单个地点和某个时间（源点）发生的，则流行曲线可能会出现一个明显的峰值。同样，疾病的地理分布也可以在地图上显示。最后，描述性流行病学研究还包括受影响个体的特征，如年龄和性别。

分析流行病学比较了已暴露或患者与未患病的人。通常，使用访谈或问卷调查来收集疾病和健康个体的数据，以便确定暴露和未暴露个体或发病和健康个体之间的差异，并将其用于识别可能导致疾病的因素，特别是可能与疾病相关的摄入食物的类型。食源性疾病流行病学中常用的分析研究包括队列研究和病例对照研究。

队列研究评估了一组定义谨慎的人群中疾病的发生率，并且当暴发与特定人群（例如婚礼聚会、教堂晚餐）相关联时，经常用于暴发调查。队列研究中使用的统计方法涉及发病率和相对风险的计算。发病率是指在疾病暴发期间暴露于疾病中而生病的个体比例。可以针对暴发期间暴露的所有人计算出发病率，也可以针对暴露程度不同的人群计算出发病率，例如，食用某种食物的人群的发病率。通过将暴露组的发病率除以未暴露组的发病率来计算相对危险度。例如，如果有 23 人在参加教堂晚宴后患上弯曲菌病，其中包括吃鸡肉的 50 人中的 20 人，和未吃鸡肉的 30 人中的 3 人，那么吃鸡肉者中（暴露）患病的相对风险与未吃鸡肉的人（未暴露）相比为（20/50）/（3/30），即 4，这意味着吃鸡肉的人生病的可能性是未吃鸡肉的人的 4 倍。相对风险为 1 意味着接触和未接触的人患疾病的可能性相同，而相对风险小于 1 则表明接触对疾病具有保护作用。率比是一种类似的衡量方法，它使用发病率而不是病例构成比。

与队列研究不同，病例对照研究从患有该疾病的患者开始，然后将其特征与一群没有疾病（对照）的人进行比较，以了解是否存在潜在的危险因素。在病例对照研究中，病例通常与不患病的个体（对照）的年龄、性别和地域等特征相匹配。病例对照研究常用于食源性疾病暴发调查，并已用于检测偶发（非暴发性）食源性病原体病例的风险因素。比值比是典型的病例对照研究中使用的关联指标。它比较了病例暴露的概率与对照（非患病的人）暴露的概率。例如，如果我们采访 50 名患有弯曲菌病的患者（病例），20名表示他们在发病前一周吃了鸡肉，而50名对照中只有10名，那么优势比是（20/30）/（10/40）或（20×40）/（10×30）或2.7。因此，病例组食用鸡肉的比例，是对照组的2.7倍。与相对危险度一样，比值比为1表示没有关联，而比值比小于1表示暴露是保护性的。病例对照研究对于低频率的疾病很有用，因为在这种情况下，对整个人群或同类人群的分析将难以进行。

分子流行病学包括在分子水平上研究感染性病原的特定属性。食源性感染的分子亚型分析方法包括脉冲场凝胶电泳、多位点可变数目串联重复分析、多位点序列分型和全基因组测序。这些技术有助于确定一组个体是否感染相同或不同的微生物菌株或亚型。在特定时间段或地理区域内具有相同微生物菌株或亚型的一组个体的鉴定，可能暗示着集群或暴发。分子亚型也有助于提供进一步的证据，证明所涉及的食物介质与正在研究的疾病有关。

当两个或两个以上的人在摄入共同食物后经历类似的疾病时，就属暴发性食源性疾病。术语"暴发"与术语"流行"同义，前者使用频率更高，更多是指地方性流行病。当描述一组在时间或地点上聚在一起，但需要进一步调查以确定是否可以追溯到共同原因并构成暴发的病例时，也可以使用术语"聚类"。某些引起严重疾病的病例，例如肉毒毒素中毒，即使是偶发（单一发生）的食源性疾病，也可以记录为暴发。病例是指根据微生物学、临床或流行病学数据证明发病的个人。如果该疾病是孤立事件，而不是公认的暴发

流行部分，则被认为是零星病例。疾病的发病因素（或起因）称为疾病的病因。

危险因素是在流行病学研究中确定的与疾病发展密切相关的事件、行为和特征。危险因素不一定是引起疾病的充分原因。它可能仅仅是与疾病有关的东西。请勿将其与风险分析和危害分析相混淆，后者将在后面的部分中进行介绍。

2.2.1 用于研究食源性疾病的流行病学方法

食源性疾病监测和食源性疾病暴发调查对于了解食源性疾病流行病学和解释造成疾病发生的各种因素至关重要。经对食物或临床标本进行实验室分析而确认的流行病学数据，并结合对食物制备方法进行的研究，可提供最强的证据用以溯源疾病，而流行病学监测和暴发数据通常是采取行动的唯一可用依据，如应对疫情暴发、保护公众的政府行动。

2.2.1.1 食源性疾病监测

公共卫生监测可被定义为对公共卫生行动进行系统持续地收集、分析、解释和发布数据。虽然疾病监测可以包括不断收集和监测各种来源（例如，就诊、住院记录、死亡证明数据）的发病率和死亡率数据，但大多数食源性疾病监测数据都依赖于对感染病例的实验室诊断。由于许多食源性感染和中毒都具有相似的症状，因此通常需要进行实验室诊断以确定是哪种病原引发的疾病。

监测为制定和评估预防食源性疾病的干预措施提供了重要信息。通过跟踪一段时间内的疾病数量，监测系统可以识别群体、地理和

时间的趋势。通过根据个人特征以及在何处、何时暴露于引起疾病的病原体——人（如性别、年龄、种族/民族）、地点（如位置、地理）和时间（如季节、年份）——来描述患有实验室诊断疾病的患者，监测报告可以提供有关潜在暴露和高风险人群的重要信息。监管者、决策者、健康教育者和其他人员可以使用此信息来制定和确定旨在减少疾病发生率的干预措施。通过持续的监测，可以评估这些干预措施的成效。

监测对于发现食源性疾病暴发也至关重要。及时通报病例可以提醒地方和国家卫生当局暴发食源性疾病的可能，但是，只有在该地区多个机构的病例报告，由一个公立卫生机构进行整理的情况下，才可以识别出零星的暴发。快速有效的暴发调查对于确保我们的食品安全至关重要。调查人员不仅可以从市场上找到不安全的食物并从市场上移除不安全的食物（如通过召回受污染的食品），而且调查还可以提供有关出了什么问题的重要信息，以便制定法规或其他改变来预防将来的疾病。

食源性疾病监测通常由地方、区域和国家的公立卫生部门进行，他们收集疾病诊断报告。食源性疾病监测系统通常是更广泛的系统的一部分，该系统要求临床医生或临床实验室向相关公共卫生当局报告法定报告疾病的情况。对法定报告疾病的监测可以发现那些寻求医疗救助并得到诊断的人员的感染。这些系统高度依赖当地的临床条件和微生物诊断技术，因此可能会漏掉那些非常规检测的病原体（如诺如病毒、产气荚膜梭状芽孢杆菌，分别见第14章和第10章）。报告延迟和报告不足很常见。重要的是，大多数食源性疾病监测系统都会对所有疾病进行监测，而不是试图确定通过食物传播的比例。

在许多国家会常规进行食源性病原体的进一步表征。进一步的表征需要考虑对常见病原菌种引发的更广泛的暴发进行检测。在美国，临床实验室于1962年开始将从人体中分离出的沙门菌菌株送到州公立卫生实验室进行血清分型。沙门菌分型对检测稀有血清型的暴发最有效，因为在报告病例数很少的稀有血清型中，病例的少量增加更为明显。食源性感染的分子分型方法的引入——包括脉冲场凝胶电泳、多位点可变数目串联重复分析、多位点序列分型和全基因组测序——增强了对低水平、地理上分散的暴发的检测。通过实时比较细菌菌株的"分子指纹"，公立卫生官员可以迅速识别出地理上分散的并不明显的集簇，并评估它们引发食源性疾病暴发的可能性。随着越来越多的食品被大量生产和广泛分发，识别地理上散发疫情的能力变得越来越重要。病原体的亚型还可以提供感染来源和风险因素的重要信息。

监测系统还可以监测肠道细菌中抗生素耐药性的发生率。现在，许多国家/地区都对沙门菌、弯曲杆菌和其他人类、动物和食物中食源性病原体的耐药性进行了监测。这些信息可供参与控制高抗性菌株的公立卫生专业人员、制定治疗方案的临床医生，以及负责评估动物或环境中使用的抗生素与人类病原体产生的耐药关联性的监管机构使用（请参阅第4章）。

2.2.1.2　食源性疾病暴发调查

对食源性疾病暴发的调查是地方和国家

各级公共卫生人员开展的一项核心活动。调查食源性疾病暴发最令人信服、最明显的理由是：实施控制暴发的措施，以防止其他病例并阻止当前的暴发。如果及早发现疫情，可以采取控制措施制止疫情并防止进一步发生。但是，在很多情况下，暴发在被识别之前就已经结束了。即使再也没有其他人暴露于传染源，出于多种其他原因，仍可能需要调查疫情。

暴发调查的结果可能会导致政策、实践或程序发生变化，以防止将来类似的发病或暴发。有时，一次暴发会产生巨大影响，但通常需要进行一系列暴发调查，以记录问题，并建立改变现状的案例。暴发调查可以确定新的媒介和传播方式。暴发调查还提供了一个很好的机会，可以研究和了解更多新近认识到的疾病，包括疾病的自然史、疾病的临床范围以及处于该疾病最高风险和危险因素中的人群。对于已知的食源性疾病，暴发调查可能会提供一个机会，以评估现有的预防策略或新的流行病学和实验室技术的实用性。尽管与暴发相关的疾病仅占所有食源性疾病的一部分，但食源性暴发调查提供了有关引起疾病的病原体、食物和食物-病原体组合的重要信息。

食源性疾病的暴发主要通过两种方式进行检测：当有人注意到异常数量的疾病病例并向公共卫生部门发出警报时，就会发现许多食源性疾病暴发。此警报可能来自卫生保健工作者、托儿所或疗养院的工作者或生病的患者或群体。通过这种方式可以检测到许多聚集性的、局部的暴发。公共卫生官员在查看常规收集的公共卫生监视数据，并注意到超出给定地点和时间预期的异常病例数时，也可能发现暴发。

成功的暴发调查需要一支跨学科的暴发调查团队。暴发调查团队的规模和组成各不相同，但几乎总是需要流行病学、实验室以及相互之间知识和技能的沟通。作为调查的一部分，调查人员将建立病例定义并确定尽可能多的病例，以了解暴发的全部程度。暴发病例的定义，定义了在暴发中什么样的病例应该被计入，并且应该与监测病例的定义也有所不同。暴发病例的定义应包括临床发现以及时间、人员和地点的限定。

在暴发中，流行曲线的形状（图 2.1）是通过按症状发作时间绘制病例数的方式，表明常见暴露的可能性和疾病传播的性质。如果一群人在吃了相同的受污染的食物后生病，则将这种暴发称为同源或点源暴发。在点源暴发中，受感染人群的病例数突然而迅速地增加，随后逐渐下降。这表明从摄入到生病的时间段，通常与特定疾病的潜伏期相似。人与人的接触将导致更长的发作时间（连续传播性流行病）。最早病例是第一个表明暴发存在的患者，而原发病例则是任何直接从受污染的食物中感染疾病的患者。如果病原体也可以从一个人传播到另一个人（如大肠杆菌 O157），则继发病例是通过接触原发病例而感染该疾病，也可能是由食源性暴发引起的。

汇总与暴发有关的报告病例症状可给出初步诊断，这需要通过实验室对临床样品的检测来确认。流行病学分析研究（如病例对照研究或队列研究），通常用于检验与可能的暴露或危险因素相关的假设。通常，暴发调查还包括对食物制备方法的直接观察（作为环境评估的一部分）以及对临床和食物样品的实验室分析。大多数暴发都涉及一系列复杂的事件，这使解释变得困难；统计程序通常用于支持这些解释。

所有高收入国家都有国家报告系统，该系统收集有关食源性暴发和暴发调查结果的信息。这些报告通常包括病原体、暴发的规模和严重程度（如生病和住院的人数、症状类型），如果确定的话，也包括涉及的食物载体和导致暴发的因素（如交叉污染）。暴发监测可提供与疾病最常相关的食物、特定病原体与特定食物的关联，以及造成暴发的因素的重要信息，而在其他情况下则无法获取这些重要信息。除了任何监测系统均可预期的漏报之外，食源性疾病的暴发也可能未被识别，因此也就未被报告，即使在个体中已检出疾病，也可能被错误归类为"零星"病例。

2.2.2 食源性疾病总体发生率的估计

对食源性疾病引起的发病、住院和死亡总发生率的评估为进行相关分析提供了基础，该分析可用于指导食品安全策略，确定干预措施的优先级，并可以估算疾病负担或减少疾病的成本和支出。因此，许多国家进行了研究以补充监测并评估食源性疾病对人类健康的总体影响（Flint et al.，2005）。2015 年，世界卫生组织发布了全球食源性疾病发病率和负担估计数。估计食源性疾病的总发病率需要开发可综合许多不同类型信息的方法，如病例监测、基于人群的调查、已调查的暴发监测、专家意见以及住院率和死亡率统计。

确定食源性疾病的总体发病率具有挑战性，因为大多数食源性疾病的诊断或报告不

足，并且直接测量是不实际的。此外，未知或无法识别的病原体很可能会因为污染食物而导致其他重要疾病。确实，许多重要的食源性病原体，例如弯曲杆菌和大肠杆菌 O157，仅在最近几十年才被发现。

食源性疾病必须发生几个要素才能报告给公共卫生监督部门。首先，患病的个人必须为自己的病寻求医疗服务。其次，卫生保健专业人员必须要求患者提供粪便样本或其他标本，并且患者必须同意提交标本。第三，实验室必须检测并确定病原体。最后，必须将实验室诊断出的病例报告给监测体系。这些挑战在监测金字塔中以图形方式表示（图 2.2）。

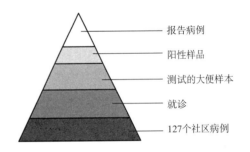

图 2.2　监测金字塔

整个要素链都发生的情况很少见。食源性疾病的症状通常是轻度和短暂的（如几天的粪便稀溏），患者可能不会就医。甚至那些寻求医疗服务的患者也可能无法正确诊断。可能无法收集临床样本，并且疾病被错误地归因于"24h 流感"。当收集样品时，分析通常限于实验室常规测试的少数细菌。由毒物、病毒、细菌或寄生虫引起的种类繁多的可能的食源性疾病，使得综合分析和准确检测耗时、昂贵且通常不可行。即使确定了病原体，也可能不会将疾病报告给公共卫生监督部门。如果错过任何一个监测要素，则将无法诊断或报告疾病。

许多国家使用"疾病负担金字塔"的方法估计已知食源性病原体的发病率。该方法基于重建监测金字塔或重建步骤，这些步骤是将疾病纳入基于实验室的监测中所必需的步骤（即患者必须就医、标本必须提交实验室检测、实验室必须检测、鉴定致病病原体以及必须将疾病报告给公共卫生当局）。来自研究的数据用于估计对监测漏报的频率、寻求医疗服务的患者比例、提交标本的比例、实验室针对特定病原体进行检测的频率以及实验室检测的敏感性。使用这些数据，疾病负担金字塔方法可以估计传统诊断中由于诊断不足和报告不足而漏诊的病例所占的比例。这允许从实验室确诊的病例数（在疾病负担金字塔的顶部）进行推断，以估计社区中的疾病病例总数（在疾病负担金字塔的底部）。为了进行推断，对每个监测步骤计算乘数，即比例的倒数。例如，如果寻求医疗服务的比例为25%，则此监测步骤的乘数将为4（即每1例寻求医疗服务的患者，估计对应有4例患者）。

由任何监测程序无法常规发现的其他病原体引起的感染，需要利用其他方法来估计疾病。例如，弓形虫引起的疾病通常使用血清学数据进行估计，估算血清异常并发展为临床疾病的人群百分比。通过将由诺如病毒引起的所有急性胃肠炎的平均比例应用于估计急性胃肠炎中诺如病毒疾病数。通过从急性胃肠炎疾病总数的估计值中减去已知病原体的估计疾病病例数，可以得出由未知原体引起的疾病数量的估计数。要估计由食源性疾病引起的疾病病例数，研究者必须估计由食物传播的疾病比例。

尽管许多研究仅关注一种或有限数量的食源性因素，但美国、加拿大、澳大利亚和英国的研究，估计了食源性疾病的总体发病率。美国疾病预防控制中心（CDC）在2011年发布了有关在美国消费的受污染食品引起的食源性疾病数量的新估算（即国内获得的食源性疾病）（Scallan et al.，2011a；2011b）。通过食物传播的主要已知病原体和未明确病原体加在一起，估计每年引起4780万例疾病，导致12.7839万例患者住院治疗和3037例死亡。在由已知病原体引起的900万例疾病中，诺如病毒感染被认为是导致食源性疾病最多的病因，而非伤寒沙门菌属感染所致疾病则是住院和死亡的主要原因。据估计，有7种病原体——弯曲杆菌属、产气荚膜梭菌、大肠杆菌O157、单核细胞增生李斯特菌、非伤寒沙门菌、诺如病毒和弓形虫——是导致90%的家庭感染食源性疾病、住院和死亡的主要已知病原体。

澳大利亚的一项研究估计，2010年澳大利亚有1720万例肠胃炎病例，其中32%据估计是食源性的（即每人发作0.3次）（Hall et al.，2005年）。诺如病毒、肠致病性大肠杆菌、弯曲杆菌属和沙门菌属引起的疾病最多。在加拿大，据估计每年有400万例家庭患食源性疾病，与30种已知病原体和未明确病原体有关（Thomas et al.，2013）。诺如病毒、产气荚膜梭菌、弯曲杆菌属和非伤寒沙门菌是主要病原体，约占已明确病原体总数的90%。在英国，所有传染性肠道疾病（包括通过食物传播的病原）的发病数估计每年为1700万例（即每年约有25%的人口患病）（Tam et al.，2012）。最常见的食源性病原体是诺如病毒、札如病毒、弯曲杆菌属和轮状病毒。

世界卫生组织估计，2010 年有 31 种食源性病原体导致 6 亿食源性疾病和 42 万例死亡（Havelaar et al.，2015）。引起食源性疾病最常见的是腹泻病原，即诺如病毒和弯曲杆菌属。非伤寒沙门菌能引起大量死亡。与食源性疾病死亡相关的其他全球性主要病因是伤寒沙门菌、猪肉绦虫、甲型肝炎病毒和黄曲霉毒素。5 岁以下儿童食源性疾病负担的比例最大（40%）。

2.2.3　将疾病归因于特定食物

预防食源性疾病的工作重点放在食品或生产过程上，而不是特定的病原体上。更好地了解不同食物接触途径对食源性疾病的相对贡献，可以帮助工业界和政府确立预防这些疾病的目标。关于不同食品风险的信息也可以用来帮助消费者了解如何处理食品安全，并可以帮助易感人群做出更明智的饮食选择（Batz et al.，2005）。政府和食品生产商、加工商和市场营销者，都关注食品在从食物到餐桌的食物供应链中受到污染的环节。

迄今为止，已开发出 6 种基本的食物来源归因方法。3 种是分析疾病监测数据的流行病学方法。比较暴露评估和结合微生物溯源的微生物分型是另外两个可靠的微生物学方法。最后，在缺乏数据的地方，正使用第 5 种方法，即正式的专家征求意见，作为填补资料数据空白的系统手段。Pires 等（2009）综述了归因方法及其应用。

微生物食物来源归因的流行病学方法最终取决于监测数据。暴发调查提供了有关食源性传染病的食物原因的最直接证据。暴发调查人员试图确定暴发是否是食源性的，如果是，则由哪种食物引起暴发。在美国，调查仅能确定 40% 的暴发性食源性疾病的食物来源。即使被识别，许多食物（如玉米饼或砂锅菜）也是由多种成分组成的。来源归因研究已经开发出了识别污染多成分食品的成分的方法（Painter et al.，2009）。一些病原体倾向于引起更多的零星病例，而不是相关疾病的暴发。如果引起暴发的食物与引起零星发病的食物不同，则基于暴发调查的归因可能会产生偏差。在美国、加拿大、欧盟以及拉丁美洲和加勒比地区，已经使用暴发数据进行了国家或地区的来源归因研究（Ravel et al.，2009；Greig 和 Ravel，2009；Pires et al.，2010；Pier et al.，2010；Painter et al.，2013）。

有 3 种主要的流行病学方法用于尝试确定散发疾病的原因：病例对照研究、病例系列研究和生态研究。所有这些都已用于归因研究，然而病例对照研究是迄今为止使用最广泛的。病例对照研究比较了患有特殊食源性疾病的人群与其他未患病的相似人群，以试图统计并确定暴露的差异，从而可以解释患病人群的病因。在实践中，病例对照研究更多地用于估计食源性特定疾病的总病例比例，而不是将食源性病例归因于特定食物暴露（Mølbak 和 Neimann，2002；Domingues et al.，2012a，2012b；Petrignani，2015；但也请参考 Stafford et al.，2008；Mughini - Grasand van Pelt，2014）。个体病例对照研究提供了某种关联迹象；许多研究的荟萃分析可以提供更可靠的归因估算。病例系列研究可以在一组患有相同疾病但没有配对对照组的患者中寻找常见的危险因素。它们曾用于肉毒毒素中毒溯源到家庭罐头食品（Sobel et al.，2004）和将创伤弧菌感染溯源到牡蛎的食用（Shapiro et al.，1998）中。生态研究依靠对散发疾病数据的统计分析，通过暴露途径（如食物）寻找疾病的变异，例如，通过食物统计来控制可能影响疾病模式的其他因素（Williams et al.，2014）。

在归因中使用的微生物亚分型利用了微生物的变异性和在亚分型方面取得的进展，以使患病人群中的微生物亚型与所食用食物及其来源相匹配。该方法依赖于识别"亚型指标"的能力，这些"亚型指标"完全或几乎完全是从一种食物来源中所分离的。与该亚型相关的人类感染归因于该来源。归因估计基于每个阳性样本来源的比例以及该亚型引起的疾病发生率。该方法依赖于从时间和空间相关来源收集样本的能力（Pires et al.，2009）。丹麦首先开发了微生物亚分型方法，该方法具有广泛的微生物采样系统，可对农场中的牲畜和加工厂的肉进行微生物采样，并收集人群分离株。这是一个快速发展的研究领域，迄今为止已主要成功地用于沙门菌和弯曲杆菌。已经在欧洲、北美、澳大利亚和新西兰进行了相关研究（参见 Hald et al.，2004；Mullner et al.，2009；Little et al.，2010；Guo et al.，2011；Toyofuku et al.，2011；Ranta et al.，2011；Barco et al.，2013；De Knegt et al.，2015）。

比较暴露评估的目的是根据已知的传播途径，将人类疾病的发病率与预期暴露的比例进行划分。该方法依赖于收集有关传播途径中病原体流行率的数据以及估计病原体预

期剂量。传播途径可能是食源性的而不是其他如直接接触动物的暴露途径，也可能是可引发食源性疾病的不同的食物暴露途径。剂量-反应关系也可用于预测在给定暴露的水平下，预期的疾病水平（稍后讨论）。从概念上讲，比较暴露评估与风险评估非常相似，但是，与传统的微生物风险评估相比，比较暴露评估的模型更为粗略，但涵盖的危害范围更大（Evers et al.，2008）。

专家启发是用于开发归因估算的最终方法。按照惯例，建模人员会使用自己的判断来填补正式建模所需信息的空白。专家启发提供了一种结构化的、透明的替代方法，可以借鉴其他科学家的知识。专家启发建立在认知心理学研究的基础上，该心理学研究了个体对不确定结果的判断中潜在的偏见。已经开发出几种方法来纠正常见的偏见（Aspinall，2010；Morgan，2014）。研究表明，群体动力对共识决策的影响存在偏见，因此放弃了召集专家小组和制定共识判断的早期做法，而倾向于由多位专家单独进行启发（Morgan，2014）。专家启发已用于各种建模环境中，包括评估核事故或火山喷发的可能性，评估气候变化模型的参数以及预期的保险登记率。在美国、加拿大和荷兰进行了有关食物归因的专家启发研究，这是世界卫生组织估算全球食源性疾病负担的一部分（Hoffmann et al.，2007；Havelaar，2008；Davidson，2011；Hoffmann et al.，2007；Hoffmann et al.，2016 年）。在没有其他方法所需数据的情况下，专家启发提供了一种开发归因估计的方法。它还提供了一种方法，可以对其他方法可能存在的局限性进行观察。例如，对美国食品来源归因的专家启发显示，

食品安全专家认为，家禽在引起食源性弯曲杆菌病方面的作用要比基于疫情调查数据分析的归因估计所显示的作用大得多（Batz et al.，2012）。

2.3 评估食源性疾病的社会影响

对食源性疾病的发病、住院和死亡的发生率的估计并不能完整地说明各种食源性疾病对患者的影响。食源性暴露导致的健康后果从几天的轻度腹泻到肾衰竭、重大健康缺陷、癌症和死亡等。如果没有其他信息，就无法确定导致大量相当轻度疾病的食源性病原（如诺如病毒）对人群的影响究竟是大于还是小于像创伤弧菌这样的致病菌所造成的影响。在美国，创伤弧菌病发病率虽低，但死亡率高。健康评估方法提供了一种手段，利用这个手段可以比较具有多种健康表现的疾病对社会的相对影响。

健康评估方法有两种：一种方法是用货币来衡量对健康的影响；另一种方法称为健康相关生活质量（HRQL）指数的非货币指数来衡量对健康的影响。货币和非货币负担的衡量标准在所解决的问题上有所不同。货币和非货币健康评估方法都提供了一种对不同疾病影响进行排名的方法。两种方法中的任何一种都可以为分析提供信息，哪些备选措施将最能减轻食源性疾病的负担。二者都可用于评估备选措施的成本效益，即如何从有限的预算中获得最大的健康改善。可以使用货币方法来考虑所采取的特定措施，以减少食源性疾病风险的收益是否超过了行动措施的成本。健康值评估也有助于向广大受众宣传食源性疾病的危害。重要的是要考虑哪种类型的措施对所针对的受众最有意义。公共卫生受众可能更倾向于 HRQL 指数。政策制定者和公众可能会发现发生率和货币衡量更有意义。

政府越来越多地将健康值评估用于规则制定和食品安全工作。立法机关希望监管机构制定有关如何实施法律的细节。在大多数先进的工业经济体中，至少从 1980 年初起，监管机构就在提出一项主要法规时要求进行成本效率分析或成本效益分析（英国女王财政部，2003；美国 OMB，2003；新西兰财政部，2005年；澳大利亚联邦，2006；加拿大财政委员会，2007；美国 EPA，2010；Torriti 和 Löfstedt，2012；经济合作与发展组织，2014）。在 2017年之前的 10~15 年中，政府机构越来越多地寻求有关相对风险的信息，以更好地用于其食品安全工作（Buchanan，2011）。例如，2010 年底美国通过的《食品安全现代化法案》，指示 FDA 使用基于风险的方法来管理进口食品安全。

2.3.1 货币性计量

经济学家利用个人为降低患病风险的支付意愿（WTP），来衡量降低这些风险的行动的效益。这种做法是基于经济学的基本假设，即个人是改善自己福利的最佳判断者，他们在使用有限资源方面的权衡，反映了从这些支出中获得的收益的价值。个人为了保护自己的健康而制定的 WTP，反映了他们相对于其他竞争性需求和期望而言对健康保护的重视。在公众认为是否值得采取某项行动时，公共决策者需要以非常直接的方式知道这一点。

经济模型表明，个人为降低疾病风险而采取的 WTP 可以分解为以下几个组成部分（Harrington 和 Portney，1987）。

- 治疗疾病的费用。
- 原本会花在其他活动上的生病时间的价值。
- 支付意愿减少非致命疾病带来的痛苦和伤害的风险。
- 支付意愿减少因疾病死亡的风险。
- 为保护自己免受疾病侵害而采取行动的费用。

通常，与发病率相关的所有因素都会随疾病的严重程度和持续时间而变化。与发病率相关的成分之和等于支付意愿，以降低非致命疾病的风险。对这些成分中的某些进行了更多的研究。人们对支付意愿进行了大量的研究，以降低死亡率，这一方面是因为支付意愿的重要性，另一方面因为大多数估算是为了将死亡事件与先前的发病率分开，所以，所有死亡都可以使用相同的支付意愿值。目前正在研究将支付意愿的估计值与死亡之前的发病率分开，从而降低死亡风险的做法在经验上是否有效。由于发病率差异很大的实际原因，关于支付意愿降低发病率的研究很少。对所有发病结果有必要进行大量研究，需要花费大量经费。因此，支付意愿估算被广泛用于评估死亡风险的减少或死亡人数的减少（Robinson，2007）。此外，还可以使用其他方法来估计降低非致命疾病风险对社会成员的价值。

如果没有可用的支付意愿估算值，则可将对疾病的财务影响的估算值用作替代指标。对发病率影响的财务估计称为评估健康影响的"人力资本"或"疾病成本"方法。在实践中，疾病成本估算通常仅包括医疗费用和因病而浪费的时间机会成本，以损失的工资来衡量。它们通常不包括休闲或花在家庭活动上的时间价值。它们通常也无法包括他人花在照顾病人身上的无偿时间的价值。如前所述，它们不包括为避免疾病带来的痛苦的支付意愿。结果导致在大多数情况下，人力资本或疾病成本的估计值低估了预防疾病的支付意愿。

统计生命的价值

从人群的角度来看，个人死亡或发病风险的小幅下降，促进了发病或预期死亡数的减少。如果能将 100 万人口中的 1 个人的年死亡风险降低 1/100 万，那么每年就可以防止该群体中的 1 个人过早死亡，或者挽救 1 个"统计生命"。总的来说，这种死亡风险略微降低的人口支付意愿称为"统计生命的价值"或 VSL。

许多政府机构，包括美国农业部（USDA）、美国环境保护局和英国食品标准局，都使用 VSL 来评估预防过早死亡的价值，并使用人力资本或疾病成本计量来评估其预防发病的价值。更为保守的方法可能会质疑 VSL 估计的经验可靠性，而不是理论有效性，所以使用人力资本方法来评估非致命和致命结果。人力资本方法使用劳动力市场生产率损失的估值，作为降低死亡风险的 WTP 的近似值，就像它使用治疗成本加生产率损失作为 WTP 的近似值以降低非致命疾病的风险一样。在荷兰、澳大利亚和新西兰进行的有关食源性疾病经济负担的研究中，以及美国疾病预防控制中心的大多数健康经济学分析中都使用了这种方法。估计 VSL 的研究数量不断增加，这表明它是一个可靠的估计方法，在政府政策分析中对 VSL 的使用也有所增加。

估算货币计量的方法可以使用显示性偏好研究和陈述性偏好研究两大类方法来估计个人的 WTP 以降低死亡风险或非致命疾病风险。显示性偏好研究使用有关人们所采取的可能影响其患病或死亡风险的行动数据。陈述性偏好研究使用调查来询问人们为减少健康风险将支付或要做的事情。

显示性偏好研究依赖于我们都会做出影响我们生病或死亡风险的决定这一事实。购买哪种类型的汽车，住在哪里或吃什么的选择都会影响我们受伤、生病或死亡的风险。经济学家使用这些选择的数据来估算 VSL。研究最广泛的选择，是涉及因事故风险和工资而异的工作选择，或因价格和风险而异的交通选择（Viscusi 和 Aldy, 2003; Andersson, 2005）。执行良好的显示性偏好研究，会密切控制除伤害、疾病或死亡风险以外的，影响工资或价格的因素。

陈述性偏好研究，使用调查来询问人们有关 WTP 的信息，以减少健康风险。有很多方法可以做到这一点。二分式选择调查向受访者提出了一系列问题，即他们是否会为能明显减少健康风险的产品或计划支付特定金额。离散选择实验（DCE）调查要求受访者从一组具有不同特征的产品中进行选择。在 DCE 健康评估调查中，健康风险和成本始终

是每种产品的两个特征。

两种方法都有其优点和局限性。相较于显示性偏好研究，陈述性偏好研究提供了更大的灵活性来反映实际感兴趣的风险，并且可以更清楚地传达所衡量的风险，但被批评为是衡量假设的而非实际的支付意愿。显示性偏好健康评估研究了实际选择，但无法知道人们实际上对选择涉及的风险了解多少。此外，有数据的实际市场环境通常无法准确反映所评估的风险。例如，在美国联邦空气污染政策的成本效益分析中使用的显示性偏好 VSL 估算主要基于对中年男性的劳动力市场研究，而空气污染政策通常最有利于老年人和儿童、少年。

2.3.2 非货币性计量

HRQL 指数提供了一种比较了不同结局的疾病，并汇总了不同类型疾病之间的健康负担，而没有将影响货币化。HRQL 衡量了疾病对预期寿命以及不同健康状态的质量和持续时间的影响。已经开发了两种主要的 HRQL 度量标准：质量调整生命年（QALY）指数和伤残调整生命年（DALY）指数。开发 QALY 是为了提供一种评估替代药物治疗方案成本效益的方法（Weinstein et al., 2009）。开发

DALY 是为了提供一种衡量疾病负担的手段，是衡量主要类别疾病的全球负担的一部分（Murray，1994；IHME，2010）。现在，二者都用于评估食源性疾病对人群健康的影响。

HRQL 计量结合了该疾病导致的预期寿命损失和非致死性疾病在剩余寿命期间生活质量下降的度量。QALY 和 DALY 都以 0 至 1 的等级对生活质量进行评级。在 QALY 量值上，1 是完全健康，0 是死亡，结果可能比死亡更糟（<0）。在 DALY 量值上，1 是死亡，0 是完全健康（Gold et al.，2002）。已

开发了卫生实用程序或残障权重，用于衡量人群疾病状态相对于健康如何降低生活质量。图 2.3 给出了关于 QALY 和 DALY 的简化方式。

已经使用多种方法来开发实际的 QALY 估计值。在 QALY 分析中，通常使用通用问卷 [例如，EuroQol-5D（EQ-5D）、6D 标准表（SF-6D）和健康效用指数（Health Utilities Index，HUI）] 来测量健康效益权重（Whitehead 和 Ali，2010 年）。

QALY 估计举例

在美国和欧洲广泛使用 EQ-5D，因为它相对易于使用，并且已经进行了全国代表性的调查以提供偏好权重。表 2.1 显示了 EQ-5D 三级问卷。它使用三点式严重性量值，从五个方面（运动、自我护理、日常活动、疼痛/不适和焦虑/抑郁）表征健康对生活质量的影响。较新版本的 EQ-5D 使用五点式严重性等级。表 2.2 显示了美国因环孢子虫感染引起的急性疾病的健康状况描述和 QALY 评分（Batz et al.，2014）。每个健康状态都是用口头描述，然后使用 EQ-5D 量值以五个数字序列表示，例如，11221。健康状况为 11221 的人在走动、洗衣服或穿衣服时不会遇到问题，在做日常动作时会遇到一些问题，并有中度疼痛或不适，但并不焦虑或沮丧。从言语健康状态描述到数字描述的过程，最好通过调查关注健康状态的患者来完成，但是由于资源的限制，通常是由经验丰富的临床医生组成的小组来完成的。Shaw（2005）对美国人群进行了一项有代表性的调查，用于估计 EQ-5D 三级量值描述的 243 个可能的 EQ-5D 三级状态的偏好权重。该调查的结果估计与 11221 健康状态相关的 QALY 偏好权重为 0.816（Shaw，2005）。这仅略低于美国人群 0.8810 的基线 QALY 权重。与轻度腹泻有关的每例 QALY 损失是人口基线的减少量：（0.881-0.816=0.065）×疾病持续时间（一年的一小部分）（Batz et al.，2014）。美国正在进行一项新的全国调查，以估计 EQ-5D-5L HRQL 值。

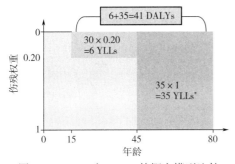

图 2.3　DALY 和 QALY 的概念模型比较

注：* YLLs 指疾病负担中早死所致生命损失。

两种灰色区域的总和是与该示例健康状态关联的伤残调整生命年（DALY）。最暗的灰色区域是由于过早死亡而造成的 DALY。中等灰色区域是由于发病造成的 DALY。浅灰色区域表示与此健康状态相关的 59 个质量调整生命年（QALY）。

表 2.1　EQ-5D 三级生活质量水平和其评分标准

生活质量水平	生活质量水平赋分		
	1	2	3
行动	行动没有问题	行动有问题	卧床不起
自理	能够自理	自己洗衣穿衣有些问题	不能自己洗衣穿衣
日常活动（如工作、家务、学习、休闲）	日常活动没问题	日常活动有些问题	无法进行日常活动
疼痛/不适	没有疼痛或不适	中度疼痛或不适	极度疼痛或不适
焦虑/抑郁	不焦虑或抑郁	中度焦虑或抑郁	极度焦虑或沮丧

引自 Batz，M.，Hoffmann，S.，Glenn Morris Jr.，J.，2014. Disease-outcome trees，EQ-5D scores，and estimated annual losses of quality-adjusted lifeyears（QALYs）for 14 foodborne pathogens in the United States. Foodborne Pathogens and Disease 11（5）：395-402.

表 2.2　健康状况、健康状况描述和环孢子虫病的 EQ-5D 评分

赋分	健康状况名称	健康状况描述
1	无需就诊，完全康复	轻度胃肠炎、腹泻（通常为水样）、食欲不振、体重大量减轻、胃痉挛、恶心、厌食，预计持续10~12周，无需医生就诊
2	就诊，完全康复	有腹泻症状的中度胃肠炎（经实验室诊断），有时粪便中存在卵囊，需要就医
3	症状严重，住院治疗	通常为水样腹泻的严重肠胃炎、食欲不振、体重严重减轻、胃痉挛、恶心，预计持续一个月，需要就诊和住院
4	住院后恢复	严重症状住院后初步康复，但有后遗症
5	死亡	死亡

续表

赋分	健康状况	概率	病例数	病程	EQ-5D 分值	HRQL 值	每例 QALY 损失	QALY 总损失
1	无需就诊	88.30	10073	4 天	11121	0.827	0.0006	6
2	就诊	11.60	1323	6 天	21222	0.708	0.0028	4
3	住院、严重	0.10	11	6 天	22322	0.437	0.0078	0
4	住院后的康复	0.10	11	19 天	11212	0.833	0.0025	0
5	死亡	0.00	0	按年龄	—	—	—	—
	总计	—	11407	—	—	—	0.00088	10

引自 Batz, M., Hoffmann, S., Glenn Morris Jr., J., 2014. Disease-outcome trees, EQ-5D scores, and estimated annual losses of quality-adjusted life years (QALYs) for 14 foodborne pathogens in the United States. Foodborne Pathogens and Disease 11 (5)：395-402.

货币化的质量调整生命年（QALYs）

更具争议性的问题是 QALY 是否可以货币化并用于成本效益分析。美国 FDA 使用了这种方法。试图货币化 QALY 的动机是：它一种可以提供廉价的方法来估算非致命疾病所引起的疼痛和痛苦或效用损失，而这种损失无法通过疾病成本估算来获得，并且无需采取新的措施就可以完成。初步调查研究发现：由于 QALY 工具（如 EQ-5D）可用于描述几乎任何健康状态的严重程度。因此，如 QALY 工具所描述的那样，对 WTP 进行估计以预防经历不同疾病状态的可能性，这与对每种疾病进行常规 WTP 研究相比，可能会提供一种更灵活、廉价的评估这些健康状态的方法。例如，如果有 11221 EQ-5D 健康状态的 WTP 估值可用，则该值可用于 11221 描述的任何疾病后果的严重性。

遗憾的是，经济学文献已经提出了严肃的问题，即目前 QALY 的货币化计算方式是否与经济理论实际情况不符（IoM, 2006；Cropper et al.,

2007；NRC, 2008）。当前的方法假设，QALY 货币价值的估算可以从较大的死亡风险中得出，也可以基于负责确定医疗选择是否具有成本效益的机构咨询委员会设定的阈值得出。Hoffmann 和 Anekwe（2013）阐述了这场辩论的简要过程。新兴的研究机构使用离散选择实验调查来估计 WTP 以确定偏好，从而防止使用 QALY 工具所述的健康结果，这可能提供了一种与经济措施一致的质量调整生命年（QALYs）货币化方法。

2.3.3 疾病建模

评估食源性疾病影响的工作的主要部分，是开发人们所体验到的结果的模型。这些模型称为"疾病结果树"，以发病、住院和死亡的发生率估算为基础，并提供了更多细节。在典型模型中，患有食源性疾病的患者可分为四大类：不去看医生的患者、去看医生的患者、住院者和死亡的患者。住院病例的严重程度可能有所不同，例如，有些患者可能会出现败血症，而有些则可能没有。此外，某些疾病会导致长期并发症。开发这些模型所需的信息来源广泛，包括原始数据、系统综述、常规文献综述以及医学参考文献中的疾病描述。只有在没有可用数据的情况下才进行假设。假设背后的原因，以及所用信息源的文档应予以清楚地描述。理想情况下，研究团队应该包括经济学家、医师或流行病学专家，并由专家顾问小组审核建模的选择。

疾病结果树示例

美国农业部经济研究服务局（ERS）的最新估算得出的加拿大环孢子虫病的结果树示例如图 2.4 所示（Hoffmann et al.，2015）。与其他很多食源性传染病一样，只有一小部分被感染的患者患病严重到需要住院。大多数住院病例没有严重腹泻以外的并发症，但几乎 15% 的住院病例会出现肾脏并发症，在少数病例中，这些并发症导致慢性疾病，最终可能导致死亡。总共有 1% 的住院患者是由于急性疾病或由于慢性肾脏疾病而死亡。为了使用 QALY 工具描述健康结果或估算人们预防疾病的 WTP，需要对每种健康结果的症状以及死亡和慢性病的年龄分布进行更详细的描述。

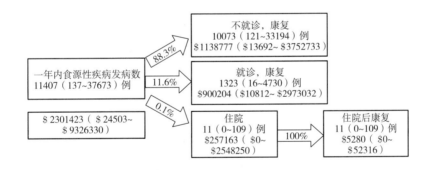

图 2.4　疾病结果树平均病例数和经济负担估计值（2013 年，单位：美元，可信区间为 5%~95%）

引自 Hoffmann，S.，Maculloch，B.，Batz，M.，May 2015. Economic Burden of Major Foodborne Illnesses Acquired in the United States，EIB-140. U. S. Department of Agriculture，Economic Research Service.

2.3.4　近期负担估计

估计食源性疾病经济负担的努力始于 20 世纪 80 年代末和 90 年代（Todd，1989；Razem 和 Katusin-Razem，1994；Buzby 和 Roberts，1996）。自本书第二版出版以来，在估计食源性疾病负担方面已取得重大进展（对于货币和非货币估计都是如此）。在美国，针对其进行估计的疾病数量已大大增加。荷兰现在也可以得到全面的估计，并且许多国家也可以得到主要病原体的估计值（Tariq et al.，2011）。现在可以得到全球主要食源性疾病负担的估计数，这使我们首次了解到这一问题在全球范围内的重要性及其相对于主要人口其他健康问题的重要性。已经针对一种或几种病原体进行了许多研究（McLinden et al.，2014）。以下讨论着重于2006—2016年中发表的研究，这些研究包括多种危害，可用于报告风险等级和优先级设定工作。

2.3.4.1 美国

近年来，已经发表了一些对美国食源性疾病经济负担的研究。所有这些研究均基于CDC 2011年对美国食源性病原体暴露所致的生病、住院和死亡病例的估计。

USDA ERS是对食源性疾病进行经济评估的先驱之一（Buzby和Roberts，1996），该小组继续推动该领域的发展，并致力于对美国主要食源性疾病负担进行系列经济估算。他们使用VSL评估死亡人数，并使用疾病成本方法来估计非致命发病率。ERS估计，在美国可导致95%以上食源性疾病的发病、住院和死亡的已鉴定的15种病原体，在2013年造成了155亿美元的负担（95%的不确定性区间，48亿~363亿美元）（Hoffmann et al.，2012，2015）。ERS网站包含这15种病原体的每一种疾病结果树，并详细列出了健康结果经济成本和每个案例经济负担的电子表格（ERS，2016）。

FDA的研究人员或以前与FDA有隶属关系的研究人员还发表了对美国食源性疾病经济影响的估算（Scharff，2012；Minor et al.，2015）。其中包括美国疾病预防控制中心针对其开发的

所有31种病原体的估计值，以及无法确定病因的食源性疾病发病率的CDC评估。他们使用WTP指标估算死亡人数，并使用医疗费用加上货币化QALY评估非致命疾病。FDA统计，2015年以美元计，美国所有食源性传染病每年造成的经济负担为320亿美元（90% UI，140亿~650亿美元），其中130亿美元（90% UI，50亿~260亿美元）归因于不确定的病原体。FDA还统计，食物过敏原和两种主要海洋毒素会造成35亿美元的额外负担（90% UI，5071000~75亿美元）（Minor et al.，2015）。Scharff估计，2012年，美国所有传染性食源性疾病造成的负担为777亿美元（90% UI，286亿~1446亿美元），其中450亿美元归因于未确定的病原体（Scharff，2012）。这些估算值之间的主要差异在于：FDA建模中未知病原体所引起的疾病不如Scharff估计的严重。Scharff研究表明，使用货币化QALYs可以使其食源性疾病负担估算值比使用疾病成本方法评估发病率负担的估算值提高34%（Scharff，2012；Hoffmann和Anekwe，2014）。

三项研究报道通过使用HRQL计量估算了美国食源性疾病的负担。Batz等（2012）使用EQ-5D估算出USDA ERS经济负担，估算中包括15种主要食源性病原体，每年造成61000 QALYs的损失。Batz等（2012）将这些负担估算值归因于特定的食物暴露。Minor等（2015）使用EQ-5D估计所有食源性传染病原体的总QALY损失达5.27万（90% UI，1.74万~11.81万），其中4.96万是美国疾病预防控制中心确定的引起食源性疾病的31种病原体所致。Scallan等（2015）估计了与美国11种主要食源性病原体相关的DALY。

2.3.4.2　荷兰

Mangen 等（2015）估计了 14 种主要食源性病原体的 DALY 负担和疾病成本。他们使用纯人力资本度量标准来衡量经济负担，该度量标准使用非致命疾病的疾病成本估算值和死亡人数所导致的生产力损失值。他们估计，2011 年的疾病负担为 1.39 万 DALYs，疾病总费用为 4.68 亿欧元，其还将这些负担和发病率估计值归因于特定的食物暴露。

2.3.4.3　新西兰

Lake 等（2010）估计了新西兰的 6 种主要食源性病原体的 DALY 负担和疾病成本。他们将人力资本估算用于非致命和致命的结果。其估计以 2006—2007 年的经济价值和 2000—2005 年流行病学数据为基数，每年的疾病负担为 1510 个伤残调整生命年（95% UI，740 ~ 2780 个 DALY），疾病总费用为 8600 万新西兰元（95% UI，6100 万~1.15 亿新西兰元）。

2.3.4.4　国际

在过去的十年中，食源性流行病学和负担估计的主要成就之一是对全球主要食源性疾病负担估计的发展。由世界卫生组织协调的这项国际合作是有史以来第一次对全世界因 31 种主要食源性病原体和化学危害而引起的疾病和死亡的年发生率进行估算（Havelaar et al.，2015）。该研究使用 DALY 作为疾病负担的量度，以确保研究结果与其他疾病总体负担的研究结果可以进行比较。研究者对全球 14 个亚区域的食源性疾病发病率和负担进行了估计。这 31 种危害在 2010 年总共造成了 6 亿例食源性疾病（95%UI，4.2 亿~9.6 亿例），42 万例死亡（95%UI，31 ~ 60 万例）和 3300 万 DALY（95%UI，2500 万 ~ 4600 万）。因此，食源性疾病被列为全球传染病的前五位病因之一，并根据负担程度将其列为疾病十大来源之一（表 2.3）。

表 2.3　全球食源性疾病和其他重大疾病负担的比较

疾病	DALYs	研究
饮食风险因素	2.54 亿	IHME Global Burden
未改善的水和卫生设施	2.11 亿	of Disease（2010）
艾滋病毒/艾滋病	8200 万	
疟疾	8200 万	
空气污染	7600 万	
结核	4900 万	
艾滋病毒/艾滋病	9200 万	WHO Global Health
疟疾	5500 万	Observatory（2012）
结核	4400 万	
食源性疾病	3300 万	WHO Global Burden of Foodborne Disease（2015）

注：研究之间的方法差异会影响 DALY 估算值。

引自 Havelaar, A. February 9, 2016. The Global Burden of Foodborne Disease: Results and Perspectives of WHO's Foodborne Disease BurdenEpidemiology Reference Group. International Association of Food Protection Webinar. <https://www.foodprotection.org/events-meetings/webinars/the-global-burden-of-foodborne-disease-results-and-perspectives-of-who-s-foodborne-diseaseburden-ep/>.

2.4　食源性疾病风险分析

　　风险分析提供了政府和行业用来评估、管理和交流风险的框架。风险分析的三个组成部分——风险评估、风险管理和风险交流——已发展成为独特的、相互影响的学科（图2.5）。风险评估涉及对因暴露于危害而产生不利影响的可能性和严重性进行建模。风险管理是管理这些风险的过程，但还涉及为管理决策提供信息所需的分析。风险交流的目的是增进利益相关方之间对风险的理解和风险信息的交流（NRC，2009）。

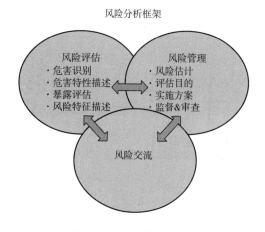

风险分析框架

图2.5　风险分析的组成

引自 Fazil, A., 2005. A primer on risk assessment modeling: focus on seafood products. United Nations, Food and Agricultural Association. FAO Fisheries Technical Paper 462.

　　20世纪70年代，随着现代环境法规的出现，风险分析成为一门科学（Ruckelshaus，1983）。风险评估最初是用来评估化学或放射危害的风险（NAS，1983）。20世纪90年代中期，人们开始研发食源性微生物危害风险的评估方法（Buchanan，1995；Buchanan 和 Whiting，1996；

Todd，1996；Jaykus，1996）。现在，微生物风险评估在高收入国家为食品安全政策信息提供方面发挥着核心作用（Hoffmann，2010）。

　　人们意识到需要保护科学（风险评估）的客观性，而不受管理或政治的影响，这促进了将风险评估与风险管理分开的实践。欧洲食品安全局竭尽所能，在不同地方的组织中维持这些职能。但是，人们也认识到在风险管理者和风险评估者之间进行交流的合理需要。过去，这种方法没有奏效，风险评估未能提供风险管理者需要解决问题的相关信息，或者提供了一些在管理分析中无法使用的模型结果。对风险如何产生和传播的建模过程中，当需要人类行为模型时，也有一种趋势，将社会科学视为管理职能的一部分。我们可以预期，随着时间的推移，风险评估、风险管理和风险交流之间的关系将不断进行调整，以提高整体风险分析的有效性。

2.4.1　风险评估

　　风险评估提供了一个框架，可以系统、客观地组织有关风险的可用信息。应用于食品安全时，它评估对人类健康不利影响发生的可能性和严重性。它通常分为四个部分（图2.6）：危害识别确定了危害与人类疾病之间的联系；暴露评估是确定食用有害物质（在食源性疾病中）以及可能食用的有害生物物质数量的概率；危害特性描述是对与危害相关的不良影响的性质评估，这可能包括剂量-效应评估；风险特征描述结合了来自危害识别、危害特性描述和暴露评估的信息，并估计了不利健康影响的可能性和严重性。

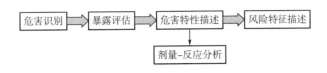

图 2.6　风险评估的组成

引自 Fazil, A., 2005. A primer on risk assessment modeling: focus on seafood products. United Nations, Food and Agricultural Association. FAO Fisheries Technical Paper462.

食源性疾病危害是指食品中存在的生物、化学或物理因素，或者食物的性质，如果不加以控制，这些因素和性质则可能会引起疾病或伤害。风险是指危害可能导致疾病的可能性。风险估算是一个数字，描述了危害将导致疾病的可能性。这不同于风险因素（本章前面已描述），风险因素是可能导致疾病发展的条件，通常通过流行病学技术进行识别。

风险评估采用不同的形式，具有不同的应用。它可以是定量或定性的。风险评估的输出可以包括风险估计和有关风险评估基础假设的信息以及围绕风险估计的不确定性范畴。除了提供风险估算以供管理人员考虑外，风险评估还可以识别知识库中的空白，确认决定食品生产至消费途径安全性的最重要的因素，确定控制风险和管理危害的有效策略，并为研究提供指导。人们日益认识到，风险评估的细节可能会随评估目的的不同而不同。

风险评估在食源性疾病中最早的应用之一是美国政府对食用鲜蛋和蛋制品与肠炎沙门菌血清型肠炎关系的研究（Whiting 和 Buchanan, 1997；FSIS, 1998）。研究构建了一个表述鸡蛋生产、运输、存储、准备和食用不同方面的模型。然后详细开发模型的每个部分，以反映细菌（如果存在）可能发生的情况。最后预测了人类最终的暴露量和所导致疾病的严重性。定量微生物风险评估模型基于统计原理，并使用概率分布来增强预测的准确性。该模型可用于预测疾病预防的各种行动的相对影响。

2.4.2　风险管理与交流

自 1990 年以来，风险分析在食品安全策略、管理和交流中的应用不断发展和增多。除了正式风险评估的开发和应用扩大（见 www. FoodRisk. org）之外，越来越多地依赖风险分析为广泛的管理和政策决策提供依据，同时强化食源性风险的交流。《粮食及农业组织（FAO）/食品法典指南》鼓励建立以风险为基础并以风险科学信息（包括风险评估结果）为依据的食品安全管理和监管体系。世界各地加工厂内的食品安全管理都依赖于基于风险的管理方法，例如危害分析和关键控制点（HACCP）系统（Ropkins, 2000；FAO/WHO, 2006b）。风险排序和优先次序被越来越多地作为一种手段，聚集政府的执法和规范工作，并帮助政府确定风险交流目标（Taylor, 2011；Humphrey, 2012）。风险排序通常仅查看健康风险的排序。风险优先级划分通常涉及其他考虑因素，例如，控制风险的可行性和成本。自 2000 年以来，大多数高收入国家已经改革了重要的食品安全法规（Hoffmann 和 Harder, 2010；Taylor, 2011；Ribera 和 Knutson, 2011；

Straus，2011；Humphrey，2012）。在所有这些改革努力中，基于风险的食品安全管理方法发挥着基础性作用（Hoffmann 和 Harder，2010）。原因之一是所有高收入国家都是世界贸易组织的成员，并且是有关国际贸易的《卫生与动植物检疫措施协定》签署国。该贸易协定鼓励签署国将其国家食品安全标准建立在国际（即《食品法典》）标准的基础上，但允许签署国设定不同的国家标准以保护公众健康，只要这些标准得到科学风险评估的支持即可。这项规定旨在防止保护本国工业免受外国竞争的法规，同时还允许采取各种合理的国家行动来保护公众健康。

2.5 食源性疾病的未来和疾病的预防

我们生活在经济和人口迅速变化的时代，人们比以往任何时候都更加喜欢全球化旅行。食品供应链正在变得越来越多样化，并且正在快速变化。与此同时，我们也看到了更多的大规模生产的食品和更多的手工食品，以及更多的本地食品和全球食品市场扩张。新的农业和食品技术有很好的前景，但也有可能出现新的安全问题。快速增长的世界人口需要食物，这将使现有资源更加紧张，但食物最重要的是要提供营养而不是致病。所有这些发展为食源性疾病的发现、调查、控制和预防提出了新的挑战。

将来，很可能会识别出新的病原体，新的诊断策略将识别出一些当前未被发现的病原体，并将继续发现新的食物媒介。当前已经控制的问题，可能会随着食品生产、加工和制备方法的改变而再次出现。加强人类食源性疾

病的公共卫生监测，对于识别和研究这些新挑战，为预防食源性疾病的控制策略提供必要的信息等都至关重要。

确保食品供应安全的人力和财力总是有限的。这意味着随着食品安全挑战的增长和变化，我们必须更加明智地使用已有的资源来管理它们。风险分析，以及基于食源性疾病高效控制方法的集中精力，可以帮助我们最大限度地利用这些资源。我们经常认为科学技术的进步是解决诸如食品安全之类问题的关键，这是至关重要的，但是管理这些问题的方法的进步也同样重要。本章的目标是为食品安全提供新知识或从更技术性的角度初步介绍流行病学、风险分析和经济学是如何有助于更好地管理食品供应安全的。

[免责声明]

本文所表达的观点仅是作者个人的观点，并不一定代表 ERS 或 USDA 的观点。

参考文献

Andersson，H.，2005. The value of safety as revealed in the Swedish car market：an application of the hedonic pricing approach. Journal of Risk and Uncertainty 30，211-239.

Aspinall，W.，2010. A route to more tractable expert advice. Nature 463，294-295.

Bansback，N.，Brazier，J.，Tsuchiya，A.，Anis，A.，2012. Using a discrete choice experiment to estimate health state utility values. Journal of Health Economics 31，306-318.

Barco，L.，Barrucci，F.，Olsen，J. E.，Ricci，A.，2013. *Salmonella* source attribution based on microbial subtyping. International Journal of Food Microbiology 163，193-203.

Batz, M., Doyle, M., Morris Jr., J. G., Painter, J., Singh, R., Tauxe, R., et al., 2005. Attributing illness to food. Emerging Infectious Disease 11, 993-999.

Batz, M., Hoffmann, S., Morris Jr., J. G., 2012. Ranking the disease burden of 14 pathogens in food sources in the United States using attribution data from outbreak investigations and expert elicitation. Journal of Food Protection 75, 1278-1291.

Batz, M., Hoffmann, S., MorrisJr., J. G., 2014. Disease-outcome trees, EQ-5D scores, and estimated annual losses of quality-adjusted life years (QALYs) for 14 foodborne pathogens in the United States. Foodborne Pathogens and Disease 11, 395-402.

Buchanan, R., December 2010/January 2011. Understanding and Managing Food Safety Risks. Food Safety Magazine.

Buchanan, R., Whiting, R., 1996. Risk assessment and predictive microbiology. Journal of Food Protection 59, 31-36.

Buchanan, R., 1995. The role of microbiological criteria and risk assessment in HACCP. Food Microbiology 12, 421-424.

Buzby, J., Roberts, T., 1996. ERS updates: U. S. foodborne disease costs for seven pathogens. Food Review 19, 20-25.

Commonwealth of Australia, Department of Finance and Administration, 2006. Handbook of Cost-Benefit Analysis, Financial Management Reference Material No. 6. Canberra, Australia.

Cropper, M., Greenstone, M., Hanemann, M., Helfand, G., Pizer, W., Chestnut, L., et al., 2007. Advisory on EPA's Issues in Valuing Mortality Risk Reduction. U. S. E. P. A. Scientific Advisory Board. EPA-SAB-08-001.

Davidson, V., Ravel, A., Nguyen, T., Fazil, A., Ruzante, J., 2011. Food-specific attribution of selected gastrointestinal illnesses: estimates from a Canadian expert elicitation survey. Foodborne Pathogens and Disease 8, 983-995.

Domingues, A. R., Pires, S. M., Halasa, T., Hald, T., 2012a. Source attribution of human salmonellosis using a meta-analysis of case-control studies of sporadic infections. Epidemiology and Infection 140, 959-969.

Domingues, A. R., Pires, S. M., Halasa, T., Hald, T., 2012b. Source attribution of human campylobacteriosis using a meta-analysis of case-control studies of sporadic infections. Epidemiology and Infection 140, 970-981.

Evers, E. G., Van Der Fels-Klerx, H. J., Nauta, M. J., Schijven, J. F., Havelaar, A. H., 2008. *Campylobacter* source attribution by exposure assessment. International Journal of Risk Assessment and Management 8, 174-190.

Flint, J. A., Van Duynhoven, Y. T., Angulo, F. J., DeLong, S. M., Braun, P., Kirk, M., et al., 2005. Estimating the burden of acute gastroenteritis, foodborne disease, and pathogens commonly transmitted by food: an international review. Clinical Infectious Diseases 41, 698-704.

Food and Agricultural Organization World Health Organization (FAO/WHO), 2006a. Food Safety Risk Analysis: A Guide for National Food Safety Authorities. FAO Food and Nutrition Paper 87.

FAO/WHO, 2006b. Guidance to Governments on the Application of HACCP in Small And/or Less-developed Food Businesses. No. 86. Food & Agriculture Org.

FSIS. *Salmonella* Enteritidis Risk Assessment *Shell Eggs* and *Egg Products* Final Report, 1998. Available from http://www.fsis.usda.gov/OPHS/risk/index.htm.

Gold, M., Stevenson, D., Fryback, D., 2002. HALYS and QALYS and DALYS, Oh My: similarities and differences in summary measures of population Health. Annual Review of Public Health 23, 115-134.

Greig, J. D., Ravel, A., 2009. Analysis of foodborne outbreak data reported internationally for source attribution. International Journal of Food Microbiology 130, 77-87.

Guo C., Hoekstra R. M., Schroeder C. M., Pires S. M., Ong K. L., Hartnett E., Naugle A., Harman J., Bennett P., Cieslak P., Scallan E., Rose B., Holt K. G., Kissler B., Mbandi E., Roodsari R., Angulo F. J., Cole, D., 2011. Application of Bayesian techniques to model the burden of human salmonellosis attributable to U. S. food commodities at the point of processing: Adaptation of a Danish model, (2011) *Foodborne Pathogens and Disease* 8, 509-516.

Hald, T., Vose, D., Wegener, H., Koupeev, T., 2004. A Bayesian approach to quantify the contribution of animal - food sources to human salmonellosis. Risk Analysis 24, 255-269.

Hall, G., Kirk, M., Becker, N., Gregory, J., Unicomb, L., Millard, G., et al., 2005. Estimating foodborne gastroenteritis, Australia. Emerging Infectious Disease 11, 1257-1264.

Harrington, W., Portney, P., 1987. Valuing the benefits of health and safety regulation. Journal of Urban Economics 22, 101-112.

Havelaar, A., Vargas Galindo, A., Kurowicka, D., Cooke, R., 2008. Attribution of foodborne pathogens using structured expert elicitation. Foodborne Pathogens and Disease 5, 649-659.

Havelaar, A. H., Kirk, M. D., Torgerson, P. R., Gibb, H. J., Hald, T., Lake, R. J., et al., 2015. World Health Organization global estimates and regional comparisons of the burden of foodborne disease in 2010. PLoS Medicine 12, e1001923.

Her Majesty's Treasury, 2003. The Green Book: Appraisal and Evaluation in Central Government. Treasury Guidance, London.

Hoffmann, S., 2010. Ensuring food safety around the globe: the many roles of risk analysis from risk ranking to microbial risk assessment. Risk Analysis 30, 711-714.

Hoffmann, S., Anekwe, T., 2014. Making Sense of Recent Cost-of-Foodborne-Illness Estimates. Economic Information Bulletin 118. U. S. Department of Agriculture, Economic Research Service, Washington, D. C..

Hoffmann, S., Batz, M., MorrisJr., J. G., 2012. Annual cost of illness and quality-adjusted life year losses in the United States due to 14 foodborne pathogens. Journal of Food Protection 75, 1292-1302.

Hoffmann, S., Harder, W., 2010. Food safety and risk governance in globalized markets. Health Matrix: Journal of Law-Medicine 20, 5-54.

Hoffmann, S., Fischbeck, P., Krupnick, A., McWilliams, M., 2007. Using expert elicitation to link foodborne illnesses in the United States to foods. Journal of Food Protection 70, 1220-1229.

Hoffmann, S., Maculloch, B., Batz, M., 2015. Economic Burden of Major Foodborne Illnesses Acquired in the United States. Economic Information Bulletin-140. U. S. Department of Agriculture, Economic Research Service, Washington, D. C.

Hoffmann, S., Aspinall, W., Devleesschauwer, B., Cooke, R., Corrigan, T., Havelaar, A., et al., 2016. World Health Organization Estimates of the Relative Role of Specific Foods in Causing Major Foodborne Enteric Diseases Around the World: Findings from a

Structured Expert Elicitation. (USDA Economic Research Service Discussion Paper).

Humphrey, J., 2012. Convergence of us and EU production practices under the new FDA food safety modernization act. The World Economy 35, 994–1005.

Institute of Medicine, National Academies of Science, 2006. Valuing Health for Regulatory Cost-effectiveness Analysis. In: Miller, W., Robinson, L., Lawrence, R. (Eds.). National Academies Press, Washington, D. C.

Institute for Health Metrics and Evaluation (IHME), 2013. Global Burden of Disease 2010. Seattle, Washington.

Jaykus, L. A., 1996. The application of quantitative risk assessment to microbial food safety risks. Critical Reviews in Microbiology 22, 279–293.

De Knegt, L. V., Pires, S. M., Hald, T., 2015. Attributing foodborne salmonellosis in humans to animal reservoirs in the European Union using a multi-country stochastic model. Epidemiology and Infection 143, 1175–1186.

Kirk, M., Ford, L., Glass, K., Hall, G., 2014. Foodborne illness, Australia, circa 2000 and circa 2010. Emerging Infectious Diseases 20 (11), 1857–1864.

Lake, R., Cressey, P., Campbell, D., Oakley, E., 2010. Risk ranking for foodborne microbial hazards in New Zealand: burden of disease estimates. Risk Analysis 30, 743–752.

Little, C., Monteiro Pires, S., Gillespie, I., Grant, K., Nichols, K., 2010. Attribution of human *Listeria monocytogenes* infections in England and Wales to ready-to-eat food sources placed on the market: adaptation of the Hald *Salmonella* source attribution model. Foodborne Pathogens and Disease 7, 749–756.

Mangen, M., Bouwknegt, J. M., Friesema, I., Haagsma, J., Kortbeek, L., Tariq, L., et al., 2015. Cost-of-illness and disease burden of food-related pathogens in The Netherlands, 2011. International Journal of Food Microbiology 196, 84–93.

McLinden, T., Sargeant, J., Thomas, M. K., Papadopoulos, A., Fazil, A., 2014. Component costs of foodborne illness: a scoping review. BMC Public Health 14, 1.

Minor, T., Lasher, A., Klontz, K., Brown, B., Nardinelli, C., Zorn, D., 2015. The per-case and total annual costs of foodborne illness in the United States. Risk Analysis 35, 1125–1139.

Mølbak, K., Neimann, J., 2002. Risk factors for sporadic infection with *Salmonella enteritidis*, Denmark, 1997–1999. American Journal of Epidemiology 156, 654–661.

Morgan, M. G., 2014. Use (and abuse) of expert elicitation in support of decision making for public policy. Proceedings of the National Academy of Sciences 111, 7176–7184.

Mughini-Gras, L., van Pelt, W., 2014. *Salmonella* source attribution based on microbial subtyping: does including data on food consumption matter? International Journal of Food Microbiology 191, 109–115.

Mullner, P., Jones, G., Noble, A., Spencer, S., Hathaway, S., French, N., 2009. Source attribution of food-borne zoonoses in New Zealand: a modified Hald model. Risk Analysis 29, 970–984.

Murray, C., 1994. Quantifying the burden of disease: the technical basis for disability-adjusted life years. Bulletin of the World health Organization 72, 429.

New Zealand Treasury, 2005. Cost Benefit Analysis Primer. Version 1. 12, Wellington.

National Research Council, 1983. Risk Assessment in the Federal Government: Managing the Process. National Academy Press, Washington, DC.

National Research Council, 2008. Estimating Mortality Risk Reduction and Economic Benefits from Controlling Ozone Air Pollution. Committee on Estimating Mortality Risk Reduction Benefits from Decreasing Tropospheric Ozone Exposure. National Academies Press, Washington, D. C.

National Research Council, 2009. Science and Decisions: Advancing Risk Assessment. National Academies Press, Washington, DC.

Organization of Economic Cooperation and Development, 2014. Regulatory Indicators Survey Results, Measuring Regulatory Performance. http://www. oecd. org/gov/regulatory-policy/ ria. htm.

Painter, J. A., Ayers, T., Woodruff, R., Blanton, E., Perez, N., Hoekstra, R. M., et al., 2009. Recipes for foodborne outbreaks: a scheme for categorizing and grouping implicated foods. Foodborne Pathogens and Disease 6, 1259-1264.

Painter, J. A., Hoekstra, R. M., Ayers, T., Tauxe, R. V., Braden, C. R., Angulo, F. J., et al., 2013. Attribution of foodborne illnesses, hospitalizations, and deaths to food commodities by using outbreak data, United States, 1998—2008. Emerging Infectious Disease 19 (3), 407-415.

Petrignani, M., van Beek, J., Borsboom, G., Richardus, J. H., Koopmans, M., 2015. Norovirus introduction routes into nursing homes and risk factors for spread: a systematic review and meta-analysis of observational studies. Journal of Hospital Infection 89, 163-178.

Pires, S. M., Evers, E., van Pelt, W., Ayers, T., Scallan, E., Angulo, F., et al., 2009. Attributing the human disease burden of foodborne infections to specific sources. Foodborne Pathogens and Disease 6, 417-424.

Pires, S. M., Vigre, H., Makela, P., Hald, T., 2010. Using outbreak data for source attribution of human salmonellosis and campylobacteriosis in Europe. Foodborne Pathogens and Disease 7, 1351-1361.

Ranta, J., Matjushin, D., Virtanen, T., Kuusi, M., Viljugrein, H., Hofshagen, M., et al., 2011. Bayesian temporal source attribution of foodborne zoonoses: Campylobacter in Finland and Norway. Risk Analysis 31, 1156-1171.

Ravel, A., Greig, J., Tinga, C., Todd, E., Campbell, G., Cassidy, M., et al., 2009. Exploring historical Canadian foodborne outbreak data sets for human illness attribution. Journal of Food Protection 72 (9), 1963-1976.

Razem, D., Katusin-Razem, B., 1994. The incidence and costs of foodborne diseases in Croatia. Journal of Food Protection 57, 746-752.

Ribera, L., Knutson, R., 2011. The FDA's Food Safety Modernization Act and its Economic Implications. Choices 26.

Robinson, L., 2007. How U. S. government agencies value mortality risk reductions. Review of Environmental Economics and Policy 1, 283-299.

Ropkins, K., Beck, A., 2000. Evaluation of worldwide approaches to the use of HACCP to control food safety. Trends in Food Science and Technology 11, 10-21.

Ruckelshaus, W., 1983. Science, risk, and public policy. Science 221, 1026-1028.

Ryan, M., Gerard, K., Amaya - Amaya, M. (Eds.). 2007. Ryan, M., Gerard, K., Amaya - Amaya, M. (Eds.), 2007. Using Discrete Choice Experiments to Value Health and Health Care, vol. 11. Springer Science & Business Media.

Scallan, E., Hoekstra, R. M., Angulo, F., Tauxe, R., Widdowson, M., et al., 2011a. Foodborne illness acquired in the United States—major pathogens. Emerging Infectious Disease 17, 7–15.

Scallan, E., Griffin, P., Angulo, F., Tauxe, R., Hoekstra, R., 2011b. Foodborne illness acquired in the United States—unspecified agents. Emerging Infectious Disease 17, 16–22.

Scallan, E., Hoekstra, R. M., Mahon, B., Jones, T., Griffin, P., 2015. An assessment of the human health impact of seven leading foodborne pathogens in the United States using disability adjusted life years. Epidemiology and Infection 143, 2795–2804.

Scharff, R., 2012. Economic burden from health losses due to foodborne illness in the United States. Journal of Food Protection 75, 123–131.

Shapiro, R. L., Altekruse, S., Hutwagner, L., Bishop, R., Hammond, R., Wilson, S., et al., 1998. The role of Gulf Coast oysters harvested in warmer months in *Vibrio vulnificus* infections in the United States, 1988–1996. Journal of Infectious Diseases 178, 752–759.

Shaw,J., Johnson, J., Coons, S., 2005. US valuation of the EQ–5D health states: development and testing of the D1 valuation model. Medical Care 43, 203–220.

Sobel, J., Tucker, N., Sulka, A., McLaughlin, J., Maslanka, S., 2004. Foodborne botulism in the United States, 1990–2000. Emerging Infectious Diseases 10, 1606–1611.

Stafford, R. J., Schluter, P. J., Andrew, J. W., Kir, M. D., Hall, G., Unicomb, L., et al., 2008. Population–attributable risk estimates for risk factors associated with *Campylobacter* infection, Australia. Emerging Infectious Diseases 14 (6), 895–901.

Strauss, D. M., 2011. An analysis of the FDA food safety modernization act: protection for consumers and boon for business. Food and Drug Law Journal 66 (3), 353–376.

Tam, C. C., Rodrigues, L. R., Viviani, L., Dodds, J. P., Evans, M. R., Hunter, P. R., et al., 2012. Longitudinal study of infectious intestinal disease in the UK (IID2 study): incidence in the community and presenting to general practice. Gut 61 (1), 69–77.

Tariq,L., Haagsma, J., Havelaar, A., 2011. Cost of illness and disease burden in The Netherlands due to infections with Shiga toxin–producing *Escherichia coli* O157. Journal of Food Protection 74, 545–552.

Taylor, M., 2011. Will the Food Safety Modernization Act help prevent outbreaks of foodborne illness? New England Journal of Medicine 365, e18.

Thomas, M., Murray, R., Flockhart, L., Pintar, K., Pollari, F., Fazil, A., et al., 2013. Estimates of the burden of foodborne illness in Canada for 30 specified pathogens and unspecified agents, circa 2006. Foodborne Pathogen Disease 10, 639–648.

Todd, E., 1989. Costs of acute bacterial foodborne disease in Canada and the United States. International Journal Food Microbiology 9, 131–326.

Todd, E., 1996. Risk assessment of use of cracked eggs in Canada. International Journal of Food Microbiology 30, 125–143.

Torriti, J., Löfstedt, R., 2012. The first five years of the EU impact assessment system: a risk economics perspective on gaps between rationale and practice. Journal of Risk Research 15, 169–186.

Toyofuku, H., Pires, S. M., Hald, T., 2011. *Salmonella* source attribution in Japan by a microbiological subtyping approach. EcoHealth 7, S22–S23.

Treasury Board of Canada, 2007. Canadian Cost–Benefit Analysis Guide. Regulatory Proposals, Ottawa, Ontario.

U. S. Department of Agriculture, Economic Research Service (ERS), 2016. Cost Estimates of Foodborne Illnesses. accessed March 31, 2016www. ers. usda. gov/data–products/cost–estimates–of–foodborne–illnesses. aspx.

U. S. Department of Agriculture, Food Safety and Inspection Service (FSIS), 1998. *Salmonella enteritidis* Risk Assessment: Shell Eggs and Egg Products. Accessed at: http://www. fsis. usda. gov/OPHS/risk/index. htm? redirethttp=true May 18, 2016.

U. S. Environmental Protection Agency, December 17, 2010. Guidelines for Preparing Economic Analyses. Washington, D. C. .

U. S. Office of Management and Budget, 2003. Circular A–4. Regulatory Impact Analysis: A Primer. Washington, D. C. .

Vaillant, V., de Valk, H., Jourdan–Da Silva, N., King, L., Delmas, G., Goulet, V., 2005. Foodborne infections in France. Foodborne Pathogens and Disease 2 (3), 221–232.

Viscusi, W. K., Aldy, E., 2003. The value of a statistical life: a critical review of market estimates throughout the world. Journal of Risk and Uncertainty 27, 5–76.

Weinstein, M., Torrance, G., McGuire, A., 2009. QALYs: the basics. Value in Health 12, S5–S9.

Whiting, R., Buchanan, R., 1997. Development of a quantitative risk assessment model for Salmonella enteritidis in pasteurized liquid eggs. International Journal of Food Microbiology 36, 111–125.

Williams, M., Ebel, E., Golden, N., Schlosser, W., 2014. Temporal patterns in the occurrence of *Salmonella* in raw meat and poultry products and their relationship to human illnesses in the United States. Food Control 35, 267–273.

Whitehead, S., Ali, S., 2010. Health outcomes in economic evaluation: the QALY and utilities. British Medical Bulletin 96, 5–21.

WHO, 2015. WHO Estimates of the Global Burden of Foodborne Diseases. Switzerland, Geneva.

WHO, 2012. Global Health Observatory. http:// apps. who. int/gho/data/node. imr. DALYSTOTAL? lang=enAccessed May 18, 2016.

食物链中的传播途径

R. A. Stein[1]，M. Chirilă[2]

1 纽约大学医学院，纽约，纽约州，美国；自然科学系，拉瓜迪亚社区学院，
纽约城市大学，长岛，纽约州，美国

2 尤利乌哈蒂加努医药大学，克卢日–纳波卡，罗马尼亚

3.1 引言

在历史上很长一段时间内，人们认为疾病是由鬼魂、超自然力量或神灵惩罚造成的，并通过宗教仪式和祭祀来消除疾病（Patwardhan et al.，2015；Peset，2015）。用巫术、宗教力量、地震、彗星和流星等影响因素来解释传染病的传播（Chakrabarti，2010；Karamanou et al.，2012）。19世纪中期，虽然人们已经接受了天花和梅毒等传染病具有传染性的观点，但关于某些疾病（如霍乱和伤寒）的来源，仍存在大量争论，"瘴气理论"成为解释霍乱传播的主要模型（Tulodziecki，2011）。瘴气理论在19世纪早期仍然很流行，它认为腐烂和有机物的分解会产生新的化合物，这些化合物释放到空气中，并对人体产生毒性（Halliday，2001；Julia and Valleron，2011；Tulodziecki，2011）。

1853—1854年，伦敦霍乱暴发期间，流行病学创始人之一约翰·斯诺（John Snow），将霍乱的死亡率与水源联系起来，这是了解粪–口传播途径的关键步骤。斯诺从总登记处申请并拿到了死亡率报告，基于两个不同的数据库得出结论（Koch 和 Denike，2009）。除了探访受霍乱影响的住宅以确定死者使用的水井，斯诺还绘制了他们的住所和公共水井的位置图（Koch 和 Denike，2009；Newsom，2006）。基于1854年8月和9月发生的578例霍乱病例的地图，斯诺得出结论，布罗德街的水井附近有更多的死亡病例，这条街在20世纪30年代改称布罗德维克街（Koch，2009；Newsom，2006；Ramsay，2006）。这证实了他关于霍乱通过受污染的水传播的理论，该理论与当时流行的观点相反，即与霍乱是通过空气传播的观点相反（Shiode et al.，2015）。1854年9月8日，虽然在斯诺的建议下，市政府拆除了水井抽水泵的手柄，但当时疫情已经消退（Newsom，2006；Paneth，2004）。斯诺的证据并没有说服医学界，但他仍然坚持认为饮用受污染的水是霍乱的起因，该理论直到1866年才

被接受（Ramsay，2006）。

3.2 传播途径总则

食源性病原体每年影响全球 1/3 的人口。在美国，食源性病原体每年影响国家总人口的 1/6，即约 4800 万人（Dhama et al.，2013；Kalyoussef，Feja，2014；Schlundt et al，2004）。已报道了超过 250 种的食源性疾病，它们可能是由生物病原（细菌、病毒、原生动物和其他寄生虫以及朊病毒）、化学物质或预先形成的毒素引起的（Epp 和 Parker，2009；Kalyoussef 和 Feja，2014）。一些食源性病原体，如伤寒沙门菌，没有动物贮存宿主，仅导致人类疾病；而另一些，如大肠杆菌、肠炎沙门菌，可由动物宿主贮存并传播给人类（见第 5 章和第 7 章）。人们低估和漏报了食源性和水源性疾病，尤其是病毒引起的感染，其重要性已得到越来越多的认可（第 14 章）。许多食源性病原体也可通过其他途径传播，其得到重视也在很大程度上与此有关（Hall et al.，2008）。此外，病程较短的食源性疾病通常不寻求医疗帮助，因此，这些疾病往往没有报告（第 2 章）。

普遍认为，人口老龄化和全球流动性增加是导致食源性传染病负担加重的两个因素（Koopmans et al.，2002）。食品供应的全球化和集中化，以及食品运输距原产地越来越远，使得调查食源性疾病暴发的难度越来越大（Kalyoussef 和 Feja，2014）。缺乏症状和体征的个体摄入污染的食物后，人们可能不记得他们在患病前一段时间内吃过的所有东西，而且许多食品含有多个来源的多种成分，这使识别已受污染和正受污染的成分更具挑战

性（第 2 章）。

以下几组人群更容易患上食源性疾病，包括免疫抑制患者或艾滋病毒感染人群、移植受体人群、癌症患者、肝脏或肾脏疾病患者、老人、孕妇、幼童和服用某些药物如质子泵抑制剂的人群（Lund 和 O'Brien，2011）。

虽然大多数食源性疾病暴发在局部地区，但美国越来越多的疫情涉及多个州，这主要是由于食品迅速和广泛的分发造成的（Crowe et al.，2015）。来源于疾病控制和预防中心（CDC）的食源性疾病疫情监测系统的数据显示，2010—2014 年，向美国 CDC 报告的 120 起多个州食源性疾病暴发病例占所有食源性疾病暴发报告的 3%，但造成了 11% 的疾病、34% 的住院和 56% 的食源性疾病暴发相关死亡病例（Crowe et al.，2015）。此外，2011 年 5 月，德国发现了由产志贺毒素的大肠杆菌（STEC）O104：H4 引起的疫情，并最终影响了 16 个国家的 4000 多人（MMWR，2013）。这是自肠出血性大肠杆菌（EHEC）被确认为人类疾病的病因后最严重的疫情，非常多的患者出现了溶血性尿毒症综合征（Beutin and Martin，2012）。虽然最初的调查指向德国一个农场的生豆芽，但随后的调查确定了从埃及进口的大量葫芦巴种子是暴发的源头（MMWR，2013）（第 7 章）。

食品污染可能发生在几个环节，包括动物饲养、植物生长和收获的环境，生产过程如运输、加工或搬运中，或者是由于个人准备或食用食物造成的交叉污染（Hall et al.，2008）。例如，运输和社群压力增加了猪的鼠伤寒沙门菌粪便排菌（Callaway et al.，2006；Marg et al.，2001）。这可以解释为细菌通过激活生长

和毒力基因表达，以应对宿主应激相关的儿茶酚胺类物质的能力（Bearson 和 Bearson，2008；Stevens et al.，2009）。

为了可视化粪-口病原体通过环境到达新宿主的路径，人们开发了 F-图模型，该模型提出了腹泻类疾病可以通过食物、苍蝇、场地、手指和液体传播的观点，并在建立传染病环境传播的多途径架构中发挥了关键作用（Curtis et al.，2000；Eisenberg et al.，2012；Kawata，1978；Wagner 和 Lanoix，1958）。排泄到环境中的大多数病原体通常会死亡。然而，它们中的一些会接触到手指、液体和新的宿主（如苍蝇），以及用于准备食物或进餐场所的地板或表面。在这些地方，病原体可以污染食物并感染新的人类宿主，所有这些传播途径都可以通过改变内部卫生习惯阻断（Curtis et al.，2000）。该模型设想了两种类型的屏障来减少疾病传播：初级屏障级别的预防传播可以防止病原体进入环境，而这些举措是预防疾病传播的最有效干预措施；在二级屏障水平上预防传播包括采取措施防止已经进入环境的病原体繁殖和污染新宿主（Curtis et al.，2000）。

3.3 灌溉用水

由于水是食品生产、加工和制备的重要组成部分，病原体可以通过灌溉用水或清洗、准备食品的废水或受污染的水传播（Kalyoussef 和 Feja，2014）。病原体在灌溉水中的存活时间取决于污染的程度，一般来说，与细菌和原生动物相比，寄生虫和病毒的存活率更高，它们通常可以在人类宿主体外存活数月至数年

（Steele 和 Odumeru，2004）。一项检测李斯特菌从土壤转移到生菜可食用部分的研究发现，春季时该菌至少能在土壤中存活 9 周。当细菌通过堆肥或地面灌溉污染时，存活率是类似的。但这种污染是通过直接接触、内化还是通过载体发生的尚不清楚（Oliveira et al.，2011）（第 12 章）。2005 年，瑞典暴发了一场产 VT 毒素大肠杆菌引起的疾病，135 人患病，其中 11 人出现溶血性尿毒综合征，生菜成为最可能的致病原因。灌溉用水样品 stx2 基因检测呈阳性，受感染个体的细菌与灌溉点上游的牛的细菌具有相同的脉冲场凝胶电泳（PFGE）图谱（Soderstrom et al.，2008）。2002 年的另一次暴发中，美国 26 个州的 510 人感染了纽波特沙门菌，2005 年 16 个州的人也感染了同一菌株。在第二次暴发期间进行的病例对照研究，确定了发病与食用番茄有关。这些番茄可以追溯到弗吉尼亚州的东海岸，在那里用于灌溉的池塘水样品中分离出了同样的菌株（Greene et al.，2008）（第 5 章）。

从污染的水或土壤中，大肠杆菌和沙门菌可被带到生菜叶片中（Franz et al.，2007），喷洒在田间种植的生菜叶片表面的大肠杆菌 O157：H7，可被内化到叶片中（Erickson et al.，2010）。与此相关的是，来自牛、羊和猪粪便的大肠杆菌可以在草地上存活至少 5~6 个月，这为其污染动物、植物或水提供了机会（Avery et al.，2004）。一项使用免疫荧光和扫描电子显微镜的研究报告称：在萝卜种子被大肠杆菌 O157：H7 污染后，可在萝卜的外表面、子叶的内部组织和气孔中检测到细菌（Itoh et al. 1998）。大肠杆菌 O157：H7 可从粪肥污染的土壤和灌溉水中传播到生菜植株，并可从其内

部组织中分离到活菌（Solomon et al.，2002）。一项在混入单核增生李斯特菌的土壤中种植萝卜的研究报告称：3 个月后，一些样本呈李斯特菌阳性反应（Van Renterghem et al.，1991）。另一项研究表明，当土壤混入人诺如病毒的替代物——小鼠诺如病毒和杜兰病毒时，病毒可通过根部内化，并到达草莓植株的叶片和果实部分（DiCaprio et al.，2015）。

在捷克、芬兰、波兰和塞尔维亚进行的一项跨国研究，通过监测一组人类和动物肠道病毒，确认了食物链的污染途径。在这项研究中，研究人员从灌溉用水、动物粪便、食品加工者的手、农场的厕所、加工厂的传送带以及销售点的覆盆子或草莓中采集样本。在灌溉用水、厕所、食品处理人员手上的拭子以及销售点的覆盆子和草莓样本中，均发现了人类腺病毒。尽管目前还不清楚与食物相关的腺病毒暴发情况（第 14 章），但灌溉用水和食品处理人员手上的病毒表明，它们可能作为载体，使人类致病性病毒进入食物链（Maunula et al.，2013 年）。

2000 年 5 月，英国新鹿农业展览场的一个瞭望营地的 20 人感染了大肠杆菌 O157，造成疫情暴发。一项调查显示，大约有 300 只羊在此放牧，对 28 只动物进行检测，其中 17 只感染了大肠杆菌 O157。脉冲场凝胶电泳（Pulsed Field Gel Electrophoresis，PFGE）无法区分来自动物、人类和环境来源中的分离菌，体外研究表明，该菌可以在野外存活约 105d（Ogden et al.，2002）。

3.4　人畜共患性疾病传播

许多引发食源性疾病的病原体可直接从动物传播给人类，例如，猪肉绦虫是世界上大部分地区的地方病（Gilman et al.，2012）。人类是唯一的猪肉绦虫终末期宿主，人类在肠道中携带成年绦虫，而猪是中间宿主，通常在肌肉中携带幼虫（Coral-Almeida et al.，2015）（第 15 章）。人类可以在绦虫的"正常周期"中通过食用受污染的生猪肉或未煮熟的猪肉被感染，并发展成绦虫病（Del Brutto，2013；Murrell，2013；Wu et al.，2016）。猪通过摄入人绦虫携带者粪便中的活性卵而患上猪囊虫病（Coral-Almeida et al.，2015）。"异常传播"期间，如绦虫携带者对食物处理不当，人类可能会通过粪便污染意外摄入绦虫虫卵，成为中间宿主，发展为人类囊虫病（Del Brutto，2013；Garcia 和 Del Brutto，2000）。

虽然食源性和水源性传播常常与戊型肝炎暴发有关（第 14 章），但人们认为猪和其他动物是病毒的贮存宿主，人类感染则和与动物的直接接触或食用动物产品有关（Casas 和 Martin，2010；Cossaboom et al. 2016；Meng，2013）。轮状病毒也可以从动物传染给人类（第 14 章），这一点得到了试验和流行病学证据的支持（Cook et al.，2004）。

另一种人畜共患的食源性传播疾病是在 1986 年引起关注的，当时在英国、爱尔兰和其他几个欧洲国家及日本和加拿大流行的牛海绵状脑病（BSE）影响了大约 20 万头牛。在英国，该流行病在 1993 年 1 月达到高峰，之后急剧下降（Nathanson et al. 1997）。人们认为肉骨粉（MBM）是牛的感染源，MBM 是从牛开始断奶时定期喂养的富含蛋白质的添加剂，BSE 暴发后期的 MBM 禁令减少了 BSE 的传播（de Vos 和 Heres，2009）。羊瘙痒病是一种由致命朊病毒引起的神经组织退化疾病，在英国羊身上发现这种疾病已经超过 250 年了（Nathanson et al.，1997；Taylor 和 Woodgate，2003；Woolhouse et al.，2001）。至少在 20 世纪中期，特别是 1970 年后，在欧洲和美国，肉骨粉一直被定期喂给成年牛，尤其是奶牛（Ramasamy，2004）。与肉牛相比，奶牛食用了更多的肉骨粉，这就解释了在英国暴发的疯牛病中，奶牛疯牛病的发病率明显更高的原因（Bradley 和 Wilesmith，1993 年）。

朊病毒能够抵抗传统的病毒灭活方法，并且对消毒、灭菌、紫外线辐射、福尔马林和酸性条件具有极强的抵抗力（Dormont，2002；Gibbs et al.，1978；Giles et al.，2008；Jung et al.，2003；Prusiner，1998）。它们能在 200℃ 的干热条件下存活 1~2h（Jung et al.，2003），在中性 pH 条件下 5% 的十二烷基硫酸钠（SDS）中煮沸 15min（Taylor，1999）和在 2mol/L 的氢氧化钠中，会导致大量但不完全的失活（Taylor，1999）。

牛宰杀后，需要进行炼油，以从动物组织中分离出来融化的脂肪（动物油脂）。传统上，该过程需进行加热处理，加热也有杀菌效果（Nathanson et al.，1997；Taylor 和 Woodgate，2003）。19 世纪，人们发现提取动物油脂后残留的富含蛋白质的物质可以作为饲喂动物的膳食补充剂（Taylor 和 Woodgate，2003）。从动物组织中分离动物脂肪需要应用有机溶剂和高热，在 20 世纪 70 年代燃料价格上涨后，这一过程变得效率低下，再加上更严格的卫生和安全法规，导致有机溶剂的使用量下降。这一点，再加上从高温分炉炼油到低温连续处理的变化，使得感染因子可以在炼油过程

中更好地存活下来（Almond，1998；Brewer，2001；Nathanson et al.，1997）。在 20 世纪 70 年代中期至 80 年代初，有机溶剂制备 MBM 的比例从 70% 下降到 10% 后，朊病毒蛋白的失活效果较低，人们认为这是导致首批 MBM 污染的原因（Almond，1998；Nathanson et al. 1997）。上述因素同样是朊病毒（该病毒耐热但可被酯类溶剂灭活）保持其感染性的原因（Brewer，2001）。在美国没有发生这种逐步去除有机溶剂的过程，美国的炼油使用的是高温处理脂肪组织法，且不使用有机溶剂（Brewer，2001）。苏格兰的例子也说明了使用有机溶剂提取过程的相关性，该地区仍然使用有机溶剂，其疯牛病的发病率很低。1988—1989 年，来自英格兰南部的奶牛群中有 12.6% 患有疯牛病，而在苏格兰只有 1.8%（Nathanson et al.，1997）。

人类通过饮食接触 BSE 病原，与变异型克雅病（vCJD）相关，该病最早于 1996 年在英国报道（Grobben et al.，2005）。充分的流行病学和实验室证据，包括菌株分型，表明疯牛病和人类 vCJD 均是由相同的朊病毒变体引起的（Collinge et al.，1996；Brown et al.，2001；Belay 和 Schonberger，2002；Collee et al.，2006）。

朊病毒疾病是由 PrP^{Sc} 在大脑中的积聚引起的，PrP^{Sc} 是宿主细胞朊病毒蛋白 PrP^C 的一种变异亚型。这两种蛋白质具有相同的氨基酸序列，但在二级结构上有所不同，PrP^{Sc} 比 PrP^C 具有更高的 β-折叠和更低的 α-螺旋（Liemann 和 Glockshuber，1998）。人类对朊病毒疾病的遗传易感性因素之一，是 PRNP 基因第 129 位点的多态性。这个位置可能是甲硫氨酸或缬氨酸。截至 2011 年，除了 1 名个体不同

外，所有 vCJD 患者在第 129 位点的密码子上都是甲硫氨酸（Mead et al.，2009；Colby 和 Prusiner，2011）。另一个传染性海绵状脑病即库鲁病，一种神经组织退化性疾病，报道于巴布亚新几内亚，潜伏期有时可超过 50 年，并通过传统的"内食"（指的是吃掉亲戚尸体的肉，而不是吃敌人，吃敌人则称为"外食"）传播（Gajdusek，1977；Colby 和 Prusiner，2011；Liberski，2013）。库鲁病仅限于 Foré 语的族群和与其相邻族群的成员，对库鲁病族群的非通婚族群没有影响。在 Foré 语中，"库鲁病"一词的意思是"因恐惧或寒冷而颤抖"（Liberski，2013）。20 世纪 50 年代，"内食"现象逐渐消失后，库鲁病的发病率开始下降（Collinge et al.，2006）。研究检查库鲁病易感性的分子遗传基础，发现年轻人组群在 129 密码子处多为甲硫氨酸，而缬氨酸纯合和杂合子则在老年人组群中常见，且幸存者在这个位置几乎均不是甲硫氨酸（Liberski，2013）。该密码子的杂合性与老年患者和较长的潜伏期有关（Mead et al.，2008）。人们认为，杂合子是由于蛋白质异二聚体之间更难相互作用而得到保护，而同源蛋白之间相互作用使纯合子患者更容易患病（Palmer et al.，1991）。

3.5 食源性病原体通过昆虫传播

昆虫是公认的食源性病原体媒介，它们与腐烂物质的联系，以及它们的内生性（进入建筑物的能力）和共生性（与人类有相同的栖息地），这些行为习惯造成了苍蝇、蟑螂和蚂蚁传播食源性疾病的能力（Pava-Ripoll et

al.，2015）。巴西一家市立医院对蚂蚁群落的研究发现了几种与蚂蚁有关的细菌，包括大肠杆菌和沙门菌（Pesquero et al.，2008）。另一项研究为在西班牙的多个建筑物中捕获蟑螂进行检测，发现了几种与该昆虫有关的细菌，包括沙门菌（医院）、大肠杆菌（食品工业的工厂和家庭护理）和肠杆菌（医院、餐饮机构、杂货店和食品工业工厂）（Garcia et al.，2012）。对来自印度西南部南卡那拉地区的医院、住宅、杂货店、动物棚和餐馆收集到的蟑螂进行检测后发现，超过 4% 的蟑螂携带了多种沙门菌（Devi and Murray，1991 年）。

关于苍蝇与食物相关的卫生风险知识相对有限，但总体而言，在一些苍蝇的肠道中发现的食源性病原体比体表高 3 倍（Pava-Ripoll et al. 2012）。家蝇可能通过 4 种不同的方式传播病原体：通过体毛和身体表面、脚上的腺毛、吐出的呕吐物以及消化道（Rosef 和 Kapperud，1983）。苍蝇作为食源性病原体携带者的危险是因为观察到它们一天中每隔 4～5 分钟就排便一次（Rosef 和 Kapperud，1983）。成年家蝇能够将细菌从食物传播到卵中，其中一些细菌也会传播给第一代成虫（Pava-Ripoll et al.，2015）。

2005 年在中国台湾西北部农场进行的一项研究从苍蝇和猪粪便样本中分离 114 株沙门菌。在苍蝇和猪粪便样本中均存在的 4 种血清型中，已知的 18 种 PFGE 图谱中有 8 种同时存在于两种样本中，表明了苍蝇作为载体的可能性（Wang et al.，2011）。

为了研究澳大利亚灌木蝇在三种不同环境中的细菌数量，科学家们在澳大利亚的一个养牛场、一个城市购物中心停车场和一个烧烤场捕获苍蝇。每只苍蝇的细菌数量，在养牛场环境中最高，在城市环境中最低。94%的沙门菌和87%的志贺菌分离株中检测到多重耐药菌，强调了这些苍蝇作为食源性传播抗生素耐药性媒介的潜力（Vriesekoop 和 Shaw，2010）。

2006 年，德国多马根进行了一项研究，在饲养家畜的地方捕获了 12 种苍蝇，包括狗窝、鸡舍、牛棚、马棚和猪圈。家蝇为优势种，占所有蝇类的 43%。捕获的所有个体蝇均携带多种微生物，包括潜在的致病性和非致病性微生物，其作为载体的能力已通过将活蝇体内的微生物成功转移到血琼脂平板中得到证实（Forster et al.，2007）。

为了评估家蝇将细菌转移到清洁表面的能力，使用荧光大肠杆菌污染糖-乳水溶液、牛排和土豆沙拉，并对转移到苍蝇身上的细菌进行定量。从糖-乳水溶液、牛排和土豆沙拉中分别检测到 43%、53%和 62%的细菌，受污染的苍蝇能够将细菌转移到无菌瓶的内表面（De Jesus et al.，2004）。

在欧盟国家，肉鸡中弯曲杆菌的流行，意味着从鸡群中消除弯曲杆菌已被确定为一项紧迫的公共卫生重点工作（第 8 章）。多项研究表明，苍蝇作为一种媒介，使公共卫生举措更具挑战性（Bahrndorff et al.，2013）。家蝇是最常见的携带弯曲杆菌的蝇类（Bahrndorff et al.，2014；Hald et al. 2008）。弯曲杆菌感染的季节性特点为 5 月和 6 月发病率增加，据推测，这反映了人类直接或间接接触了蝇类，且这些蝇类被人类、鸟类或动物粪便污染，或被生食污染。一项针对 1989 年和 1999 年在英格兰和威尔士的不同环境温度下

家蝇幼虫发育所需时间的研究，发现每周的弯曲杆菌感染人数和家蝇幼虫发育周期之间有很强的关联。当家蝇幼虫发育时间不足 3 周时，人弯曲杆菌感染的病例周期（该周期内的病例为平均每天 170 例）超过 7d（Nichols，2005）。

一项研究探索了蝇网干预对鸡群弯曲杆菌流行的益处，该研究在丹麦日德兰半岛的肉鸡鸡舍中发现，阻止苍蝇进入鸡舍的蝇网，降低了鸡弯曲杆菌的群阳性率，从 2003—2005 年的约 41%（没有蝇网）到 2006—2009 年的约 10%（有蝇网）（Bahrndorff et al.，2013）。尽管弯曲杆菌感染率和苍蝇数量通常在夏季达到高峰，但在安装了蝇网的房屋中，弯曲杆菌阳性率在夏季并没有出现高峰（Bahrndorff et al.，2013；Nichols，2005）。

3.6　食品加工环境

食品加工环境中的病原体可能有多个来源，包括受污染的食品、食品制备设备表面或食品加工人员（Todd et al.，2009）。在食品加工或制备的每个地点，多种因素都可能造成污染和传播。例如，在厨房环境中，微生物病原体可以从商业食品中引入，并通过厨房用具、烹饪不足、储存不当，造成食物交叉污染，（Hall et al.，2008；Vogt 和 Dippold，2005）。

食品加工人员是病原体的重要贮存宿主。一项在葡萄牙一家食品公司志愿者中进行的研究发现，对于金黄色葡萄球菌，约 20%的人有鼻内定植，约 11%的人有手部定植，约 6%的参与者同时表现出鼻和手的定植，经 PFGE 图谱分析，其中一些人在两个位置有相

同的菌株（Castro et al.，2016）。食品加工工人可能直接或通过污染物污染食品（Sharps et al.，2012）。对 2005—2011 年丹麦发生的 191 起诺如病毒和札如病毒疫情的分析显示，34% 的疫情与食品制备或供应过程中的污染有关，但其中 64% 的食品加工者无症状（Franck et al. 2015）。

已报道了涉及食品工作人员的几类疫病暴发。最典型的暴发情景是受感染的食品加工工人污染了食品或食品表面（Todd et al.，2007）。1990 年 11 月，蓝氏贾第鞭毛虫（也称为十二指肠贾第鞭毛虫，第 15 章）疾病暴发，感染了美国康涅狄格州一家公司的雇员，并导致 18 例实验室确诊病例和 9 例疑似病例。病例对照研究表明，为员工食堂供应的生蔬菜切片是由受感染的食品处理人员准备的。虽然这名员工在准备三明治时总是戴着手套，但有人见过其在准备沙拉用的蔬菜时不戴手套（Mintz et al.，1993 年）。1998 年 9 月，据报告在美国堪萨斯州的萨利纳，在参加一所小学午餐聚会的人群和若干社区成员中暴发了弯曲杆菌疫情。发病与食用肉汁或菠萝有关，而且这两种食品都是在为其他 6 所学校提供服务的厨房里准备的，但这 6 所学校都没有暴发疫情。该疫情暴发可追溯到一名患有腹泻的食堂员工，并从该员工和 8 名午餐聚会人员身上分离出了具有相同 PFGE 图谱的菌株。4 名社区成员在同一时间发病，但他们的感染菌株的 PFGE 图谱不同。这是首次在美国弯曲杆菌暴发的流行病学分析中使用了 PFGE 分析，它揭示了学校病例是一次暴发的结果，而社区成员感染的是不相关的零星感染（Olsen et al.，2001 年）（有关弯曲杆菌流行病学的更多信息，请参见第 8 章）。

某些疫情中，在多个地点工作的食品加工工人可能会污染其工作地点的食品。2012 年 2 月 24 日，菲律宾长滩卫生与公众服务部报告了最初的 3 例鼠伤寒沙门菌疫情。前三例经培养确认的病例分别发生在 3 岁和 1 岁的两个姐妹身上，症状分别开始于 1 月 20 日和 1 月 24 日，另一名 83 岁的男子在 2 月 2 日开始发病。三株细菌的 PFGE 图谱检测结果无明显差异（第 2 章）。经调查，发生在 4 个月内的 19 例病例（15 例确诊，4 例疑似），所有分离菌株均具有相同的电泳图谱。最初的流行病学调查集中在同一社区的几家餐馆和杂货店，多名感染者在那里就餐和购物，但没有取得重大发现。2 月 27 日，一个邻近的司法管辖区报告了一例病例，该病例的 PFGE 图谱与暴发菌株相匹配，该患病人员报告说，在过去 24h 内，其在一家餐厅用餐，该餐厅位于同一社区，其他多例病例也在此用餐。餐馆老板还拥有另一家餐馆，两名感染人员曾提及这家餐馆。在环境卫生检查期间，老板提到两名厨师同时在这两家餐馆工作。其中一名员工沙门菌检测呈阳性，该菌株的 PFGE 图谱与暴发菌株相匹配（Holman et al.，2014）。

从两家餐馆抽取的食品样本均呈阴性，流行病学调查显示，暴发的源头是在两家餐馆工作的受感染的食品处理人员。这个例子说明了流行病学调查的复杂性，以及在调查暴发来源时，需要在多个地点开展工作（Holman et al.，2014）。污染食品的工人可能是无症状的。1989 年，一场大规模的伤寒疫情在美国暴发，参加会议人员和纽约沙利文县一家酒店的工作人员都感染了伤寒。暴发涉及 43 例细菌培养确诊的客人和 24 名疑似客人，1 例细菌培养确诊和 1 例无症状细菌培养确诊员工，以及 1 例经细菌培养确诊的酒店客人的孩子，该患者没有住在酒店，被认为是受到了二次传染。与对照组相比，感染患者最有可能饮用了一份早餐中的橙汁。从一名接触过橙汁的无症状员工的粪便中，分离出来了伤寒沙门菌。对暴发菌株的存活时间研究显示，室温下，半数细菌可在污染橙汁中存活 6h（Birkhead et al.，1993 年）。

另一种暴发情景是当一个食品加工工人污染了其他工人时，这些工人又感染了相同或不同机构的消费者（Todd et al.，2007）。2000 年 8 月，在美国加利福尼亚州发现了汤卜逊沙门菌感染。大多数感染人员，患病前曾在一家连锁餐厅吃过饭，病例对照研究表明，他们均食用了汉堡。最早发病的是一家面包店的汉堡坯包装工人，她没有在这家连锁店的餐厅里吃过东西，但在生病期间工作过。面包店向一些餐馆供应汉堡坯，该面包店员工负责把刚烤好的面包和汉堡坯从冷却架上拿下来，用自动切片机分割，然后将其包装起来批发销售。她处理面包时不戴手套。7 月 13 日发病，但仍继续工作。7 月 17 日晚住院，7 月 18 日出院后继续工作，直至 7 月 23 日。她的哥哥 7 月 17 日发病，他的主要任务是搅拌面团。8 月 3 日，他被卫生部门停职。人们认为，该员工患病的原因要么是他的妹妹，要么是食用了受污染的汉堡坯（Kimura et al.，2005）。

在某些疫情中，可能不清楚食品加工工人是疫情的源头还是受害者（Greig et al.，2007）。1996 年，威尔士一家医院的病房里举行了一场自助餐式聚会后，460 名患者和工作人员中有 80 人患上了肠胃感染。与疫情有关的食品包括火腿、凉拌卷心菜、面包卷、奶酪和菠萝棒。参与聚会人员的食物来自医院厨房，食物是由工作人员和患者带到病房并准备好的。调查显示，无论是在为工作人员和患者准备食物的过程中，还是在人们聚餐期间，食物均受到了污染（Fone et al.，1999）。

另一类食源性疾病暴发，是在一个或多个地点受到污染的食品被运送到一个或多个经历疫情的地点（Todd et al.，2007）。1996 年在北美发生的食源性隐孢子虫病疫情，可追溯至从危地马拉进口的覆盆子（Manuel et al.，1999 年，2000 年）。在美国，该暴发期间共计报告了 20 个州、哥伦比亚特区和两个省的 1465 个病例（Herwaldt 和 Ackers，1997 年）。加拿大疾病暴发聚簇显示，食用点缀有覆盆子和蓝莓的草莓薄片，与感染的相对风险增加有关（Manuel et al.，1999）。另一个例子，2010 年 10 月至 2011 年 9 月，丹麦发生的 8 起诺如病毒独立暴发，经流行病学调查和基因分型，将其与同一个来源的进口冰冻覆盆子联系起来。这些暴发共造成了 242 个病例，其中 32 例经实验室确诊。疫情发生在不同的位置，包括 Viborg 和 Herlev 公司食堂、Køge 医院食堂、奥尔胡斯的会议中心和丹麦哥本哈根一个咖啡馆。这些疫情中，传播媒介是覆盆子蛋糕（丹麦维堡），覆盆子冰沙（丹麦奥尔胡斯和哥本哈根），覆盆子慕斯（丹麦海莱乌），与生覆盆子和红甘蓝沙拉（丹麦 Køge）。从一个患者样本中分离出的病毒与从覆盆子中分离出的病毒具有相同的 RNA 序列。其中一次暴发，覆盆子来自于一袋在比利时包装的混合冷冻浆果和来自塞尔维亚的原材料，随后确定它们来自同一批次的受污染的覆盆子，这些覆盆子导致了所有其他暴发（Muller et al.，2015）。

最后一类食源性疾病暴发是顾客而不是工人，有时可能成为食源性疾病暴发的来源（Todd et al.，2007）。1998 年 5 月至 1999 年 6 月间，在澳大利亚墨尔本的一家地中海风格的餐厅里，连续三次暴发了诺瓦克样病毒引起的胃肠炎就是一个证明。在这家餐厅里，食物通常放在浅盘里，客人用手拿着浅盘吃，并往返走动。系统发育分析显示，每次暴发都是由不同的诺如病毒毒株引起的，表明该病毒为多次引入，而不是一次性持续传播。基于这些诺如病毒胃肠炎的潜伏期为 24～48h 的事实，推测感染发生于光顾餐厅前。第一次暴发时，一名客人的粪便样本经检测呈诺如病毒阳性，他的潜伏期为 4h，被认为是首发病例。第二次暴发中，一名客人有 2h 潜伏期，但没有获取他的粪便样本。第三次暴发中，一名食品处理人员对病毒呈阳性反应，可能是暴发的源头。病毒似乎是由顾客或工作人员带入的，而不是由长期的食物媒介引发（Marshall et al.，2001）。

一些疫情与食品加工或供应的环境温度不当有关。据报道，在距离沙特阿拉伯利雅得约 400 千米的苏里耶尔，参加一场婚礼的人群中暴发了一场食源性疾病。婚礼提供了 9 种食物和饮料，其中肉、米饭和餐馆制作的糖果与疾病显著相关。从 62 例患病个体的粪便样本中分离出了非伤寒 C 组沙门菌。所有餐馆工作人员的粪便样本中均发现有细菌，卫生检查显示，餐馆没有空调，环境温度也很高（Aljoudi et al.，2010）。2006 年 9 月 8 日，美国报道了由胡萝卜汁引起的肉毒毒素中毒（第 19 章）引起的疾病暴发。研究对象是美国佐治亚州的 3 名患者，他们在患病前饮用了同一瓶胡萝卜汁。随后，9 月 25 日，一名来自美国佛罗里达州的妇女被确认为肉毒毒素中毒，她自 9 月 16 日以来一直住院，几周后，10 月 2 日，来自加拿大安大略省的两名患者报告为肉毒毒素中毒，他们几周前曾在不同的医院住院，他们都食用了胡萝卜汁（Sheth et al.，2008）。从一家制造商生产的胡萝卜汁中发现了 A 型毒素，并发现其冷藏设备不足。本次暴发的特点是临床发病迅速，其中 2 例患者需要机械通气 1 年以上（Sheth et al.，2008）。其中一瓶胡萝卜汁经分析含有非常高浓度的毒素，这就是尽管及时进行了抗毒素注射，但病程仍然快速进展且长时间持续的原因（Sheth et al.，2008）。

一些食源性疾病的暴发是由于食用了受污染的生食引起的。例如，2012—2013 年，在韩国济州岛的一家餐馆，报道了多例人布鲁菌病病例。在这家餐馆，顾客将胎牛的生肉作为一种民间偏方食用（Yoo et al.，2015）。

3.7 交叉污染和环境表面

一项来自荷兰的志愿者参与的研究显示，尽管大多数消费者都知道加热食物和防止交叉污染的重要性，但在实践中并不总是这么做。一些参与者犯了错误，在厨房环境中造成交叉污染，比如让生肉汁液接触做好的食物，1/5 的参与者把食材和生肉放在同一个切菜板上（Fischer et al.，2007）。

为了解消费者的食品安全意识，进行了一

项针对全国有代表性的 1504 名美国成年食品杂货店购物者的网络监测，调查他们在家中处理生禽的做法（Kosa et al.，2015）。近 70% 的消费者报告说，他们在烹饪生禽之前进行了清洗或漂洗，这是一种不安全的做法，可能会导致污染的水飞溅，并将病原体转移到其他食品和厨房表面。只有 17.5% 的消费者报告能正确地将生禽存放于冰箱，62% 的消费者报告拥有食品温度计，只有 26% 或更少的消费者报告使用它来检查小块家禽或家禽肉泥的内部温度。此外，在用冷水解冻生禽的消费者中，只有 11% 的人表示自己的做法是正确的（Kosa et al.，2015）。

厨房环境中的交叉污染是疫情暴发的一个重要因素，特别是病原体在砧板、厨房表面、海绵和抹布之间的传播。为了定量分析新鲜农产品和普通厨房表面之间的交叉污染，开展了一项对利福平耐药的沙门菌和对利福平耐药的大肠杆菌 O157：H7 混合用于不同的传播场景的研究。细菌的传播依赖于农产品类型、表面湿度和干燥时间，而较少依赖于厨房表面的类型。从厨房表面转移到农产品的细菌比从农产品传播到厨房表面的细菌多（Jensen et al.，2013）。一项研究测量了从超市购买的鸡腿到砧板的弯曲杆菌传播率，发现当产品与砧板接触 10min 后，传播率达到 81%，而仅接触 1min 时，传播率则显著降低（Fravalo et al.，2009）。另一项研究中，空肠弯曲杆菌和结肠弯曲杆菌均通过砧板从自然污染的生禽传播到熟鸡肉中，即使在污染水平较低的情况下，也能检测到传播的发生（Guyard-Nicodeme et al.，2013）。

在巴西南里奥格兰德州进行的一项研究

中，从工业厨房收集了 24 块海绵，统计了其中一半的微生物数量，并利用另一半研究了细菌在不锈钢和聚乙烯上的传播。所有海绵均被异源微生物污染，约 83% 的海绵被粪便大肠菌群污染。大量的微生物可以从海绵传播到表面。传播后的微生物在室温下的存活率随着时间的推移而下降，前 4h 下降幅度最大，但 24h 后仍能发现活菌（Rossi et al.，2013）。

肠道沙门菌、金黄色葡萄球菌和空肠弯曲杆菌，室温下可在干燥的不锈钢表面存活，根据特定的病原体和污染水平，在相当长的一段时间内存在交叉污染的风险（Kusumaningrum et al.，2003）。在高（10^5 CFU/cm^2）和中等（10^3 CFU/cm^2）污染水平下，金黄色葡萄球菌在至少 4d 内可从表面复苏，但在低污染水平（10 CFU/cm^2）下，活菌数在 2d 内即降至检出限以下。肠道沙门菌在高污染水平下至少 4d 内可从表面检出，在中等污染水平下 24h 内数量下降至检出限，在低污染水平下 1h 内数量下降至检出限。空肠弯曲杆菌最易受表面空气干燥程度的影响，在高污染水平下，其数量在 4h 内下降到检出限以下。微生物通过人工方式从湿海绵传播到不锈钢表面，再从这些表面传播到食品中，传播率为 25%~100%（Kusumaningrum et al.，2003）。

在家庭厨房准备过程中，污染的鸡可能会导致手、布和食物接触面（如砧板）上发生明显的细菌传播（Cogan et al. 1999，2002）。研究发现，沙门菌在交叉污染后，即使是低水平的污染条件下也会繁殖，过夜后，从布中将细菌洗去更为困难（Cogan et al. 2002）。

一项对混入不同水平单核增生李斯特菌的意大利博洛尼亚大红肠切片的研究表明，随着混入水平的增加，向不锈钢和聚乙烯加工平台表面的传播增加。干与湿加工表面的传播效率没有统计学差异，从博洛尼亚大红肠传播到不锈钢上的细菌数量要大于传播到聚乙烯的细菌数量。传播不受粗糙度或不锈钢表面光洁度的影响（Rodriguez et al.，2007）。

食品和/或环境表面的交叉污染与许多暴发有关。2005 年 6 月，对参加午宴的个人（午宴由澳大利亚阿德莱德的一家咖啡馆供应），以及在该咖啡馆吃饭的个人进行了一项调查，以确定他们胃肠疾病的来源。为确认疫情源头，研究纳入了 61 例在参加了咖啡馆提供食物的午宴后符合两种或两种以上胃肠道症状病例定义的反馈人员，其中 32 例确认感染了鼠伤寒沙门菌 64 型。61 个人中，59 人（96%）报告说吃过面包卷。在咖啡馆厨房回收的解冻生鸡肉中也检测到了同样的毒株，表明鸡肉与制作面包卷的一种或多种原料之间存在交叉污染（Moffatt et al.，2006）。

2005 年 5 月，一场由肠炎沙门菌 21 型引起的肠胃炎暴发，与参加奥地利一个小村庄的年度传统集市有关。所有 85 例感染个体中，20 例患者和两例厨房工作人员的粪便标本对肠炎沙门菌 21 型呈阳性反应。包含土豆的混合沙拉是唯一与疾病风险有关的食物，从集市上的鸡蛋库存中培养出来了致病病原体，3 个拭子和一份产蛋鸡群中的谷仓灰尘样本也均培养为阳性。PFGE 图谱分析，从鸡蛋、鸡群和人身上分离出来的细菌是一致的。由此可推断，在厨房，用于制备蛋酱的生鸡蛋污染了煮熟的土豆（Schmid et al.，2006）。

另一次疑似交叉污染的疫情发生在 1993 年，地点是美国纽约布鲁克林的一家疗养院，

为海德堡沙门菌和空肠弯曲杆菌混合暴发（Layton et al.，1997）。93 例患者采集了粪便标本，经培养，24 例（26%）为海德堡沙门菌阳性，14 例（15%）为空肠弯曲杆菌阳性，25 例（27%）为双阳性（Layton et al.，1997）。病例对照研究显示，现有的 6 种不同的饮食中，只有泥状食物与细菌分离阳性反应呈密切相关。在疫情暴发前一周准备的 52 种泥状食物中，5 种肉类或家禽食品与细菌分离阳性反应的相关性最强。食品处理人员的粪便样本和厨房设施的环境拭子的病原分离为阴性。这次暴发期间，两例护士也出现了胃肠道疾病，其中一例护士的粪便培养结果为海德堡沙门菌阳性，另一例护士的粪便培养结果为空肠弯曲杆菌阳性。然而，流行病学调查期间，发现了几天前发生的一个食品加工错误。在制作肝泥沙拉的过程中，鸡肝泥被放在一个碗里，但碗里仍有生鸡肝的汁液。沙拉被冷却并冷藏至第二天中午，但由于冰箱里的冷却剂失效，沙拉的温度上升到了 10℃。肝泥沙拉是两位护士在医院里吃的唯一共同食物，而且是常驻人员午餐里的唯一泥状食物。有趣的是，在对这次疫情的调查中，病例对照研究并没有确定肝泥沙拉是污染源，但其他的发现指向了这道菜。根据流行曲线，怀疑是多种致病菌污染了单一食品，这种食品可能是生鸡肝，且污染了多个批次。这次疫情强调了调查混合暴发时的复杂性（Layton et al.，1997）。

由多种微生物引起的食源性疾病相对少见。1968 年在美国新泽西州泽西城发生了另一次类似的疫情，与 4 个相关家庭成员的感恩节晚宴有关（Janeway et al.，1971）。共有 18 人食用了这顿疫情相关的晚宴，17 人患病，

其中 2 例患者死亡，为一例 17 岁的男孩和他 56 岁的母亲，他们之前均健康状况良好。没有生病的人是因为一场争论而提前离开，因此吃得很少。所有参加晚宴的人以及多种食物均呈肠炎沙门菌分离培养阳性，食物包括火鸡填料、火鸡片与肉汁、豌豆、苹果派、南瓜派和蔓越莓酱。一只 8 岁的雌性比格犬，并非家中环境污染所致疾病，这只比格犬并不在做饭和上菜的地方，也没有吃任何晚宴食物，但认为它曾舔过其中一人的呕吐物。此外，在火鸡肉和填料中发现了产气荚膜杆菌，也发现了粪便肠球菌（Janeway et al.，1971）。疾病开始于进食后 3~18h，平均潜伏期为 7h。虽然最初怀疑是肠炎沙门菌引起的暴发，但这种病原体主要引发轻微疾病，仅在幼儿和有基础疾病的人身上可见死亡，而该病临床表现的严重程度令人震惊。较短的潜伏期和严重的临床表现，可以用混合感染了另外一种或两种病原体来解释（Janeway et al.，1971）。

加拿大不列颠哥伦比亚省的两起李斯特菌疾病暴发，可以说明传播途径的复杂性、多方支持的必要性以及有时需要进行广泛的流行病学调查，这两起李斯特菌病是由环境源污染的软质熟奶酪引起的（McIntyre et al.，2015）。两次暴发分别发生在 2002 年 2 月（49 人患病）和 2002 年 9 月（86 人患病）。两次疫情均非巴氏消毒牛奶和巴氏消毒流程引发，但与巴氏消毒后的污染有关。第一次暴发中，64% 的奶酪样本和 19% 的环境样本中检测到单核增生李斯特菌，包括奶酪老化环境的食品接触表面和非食品接触表面，如排水沟、通风口、工厂周围地区和邻近的农场。该病原体的

环境传播，可能是从农场动物到人，从人到奶酪生产过程中使用的培养液。第二次暴发中，76% 的干酪样本和约 19% 的环境样本（包括组分样本、工厂内外的水和农场样本）中检测到了单核增生李斯特菌。从蓄水池管道、挤奶厅内浸过水的抹布和燕子窝中分离到的菌株与暴发毒株的 PFGE 图谱一致（McIntyre et al.，2015）。第二次暴发中，确定了禽类可能在奶酪清洗过程中污染了乳品厂的供水和奶酪（McIntyre et al. 2015 年）。

3.8 空气传播途径及污染物

一系列的肠道病毒可以引发胃肠道疾病（第 14 章）。一次呕吐可向环境释放多达 3000 万个病毒颗粒，这在一定程度上解释了通过空气传播和污染物传播这些病毒的巨大潜力（Caul，1994；Tung-Thompson et al.，2015）。

轮状病毒是日托机构环境中最重要的胃肠道病原体（Dennehy，2000）。除了粪-口途径外，轮状病毒还通过非消化道途径传播，包括呼吸道途径和污染物（Dennehy，2000；Prince et al. 1986）。病毒的传播与它们在气溶胶中的稳定性有关。一项关于气溶胶化轮状病毒稳定性的研究报告称：在 20℃ 时，人气溶胶化轮状病毒的半衰期在 50% 相对湿度下约为 44h，在 30% 相对湿度下约为 24h，在 80% 相对湿度下约为 3.8h。当粪便悬浮的病毒气溶胶化后，在 20℃、相对湿度为 50% 条件下，24h 后，空气中约 80% 的病毒颗粒仍有感染性（Ijaz et al.，1985）。在另一项关于气溶胶化轮状病毒的研究中，其存活的最佳条件是 50% 的相对湿度，其中 45% 的病毒在 72h 后仍

然存活，3%在9d后仍然存活。在25%的相对湿度下，约21%的病毒在72h后可以存活，而在80%的相对湿度下，50%的病毒在2h后无法检测到（Sattar et al.，1984）。从轮状病毒感染的儿童病房采集的空气样本中检测到轮状病毒RNA，这表明空气传播可能在医院和日托机构中发挥作用（Dennehy et al.，1998）。气溶胶化也是诺如病毒的重要传播途径，它是病毒性肠胃炎中一个被低估的原因（第14章）。已报道有经空气传播的诺瓦克样肠胃炎暴发，其中病毒的空气传播是最有可能的传播途径（Marks et al. 2000，2003）。

气溶胶传播也可能是病原体进入食物链的另一个重要途径。一项研究检测了美国三家牛肉加工厂空气中的细菌，在屠宰场采集的291份空气样本中，约16%检出了大肠杆菌O157∶H7，16.5%检出了肠炎沙门菌。好氧菌和肠杆菌科在生皮去除区域附近采集的样品中最为普遍，这表明生皮去除时，可能通过液滴的分散将病原体散入空气中，并成为皮毛和胴体污染的来源（Schmidt et al. 2012）。类似的情况，2004年12月至2005年3月，在日本进行的一项全国性监测，对203个农场不同层次粉尘的沙门菌流行情况进行评估，发现其中48个农场（23.6%）对沙门菌呈阳性反应（Iwabuchi et al.，2010）。实验研究也支持了猪和火鸡之间的鼠伤寒沙门菌鼻-鼻传播的可能性（Oliveira et al.，2006，2007；Harbaugh et al.，2006）。

对食品企业和家庭来说，抽水马桶是气溶胶环境物污染的另一个潜在来源。为了模拟急性腹泻的发作，一项研究用沙雷菌或噬菌体污染了家用马桶的侧壁和存水。第一次

冲刷后，空气中的微生物立即达到最高水平，此时检测到的噬菌体数量几乎是细菌的两倍。连续冲刷导致它们进一步散布到空气中，但数量逐次下降（Barker和Jones，2005）。

除了通过食品加工设施中的污染物传播外，经货币传播也是污染物引发食源性病原体传播的潜在途径。将大肠杆菌O157∶H7或肠炎沙门菌等5株菌的混合物，涂于无菌的美国硬币表面，发现大肠杆菌可存活11d，沙门菌可存活9d（Jiang和Doyle，1999）。对10个不同国家的纸币进行分析，发现细菌的数量与纸币材料的类型有关。此外，纸币上的细菌含量随着"经济自由指数"的降低而增加（"经济自由指数"表示一个国家的社会和/或经济地位）。病原体只有在富集后才能被分离出来，虽然它们的水平似乎没有达到警戒水平，但应考虑同时对食物和货币采取预防处理措施（Vriesekoop et al. 2010）。

3.9 多传播媒介/途径的食源性病原体

一些食源性疾病可能通过多种途径传播，这使流行病学调查更加复杂，预防措施更加困难。

3.9.1 肉毒毒素中毒

食源性肉毒毒素中毒是由预先形成的热不稳定肉毒杆菌神经毒素引起的，是一种严重进行性神经麻痹性疾病，可由进行性神经肌肉阻滞进展为呼吸并发症和死亡（Brook，2007；Lawrence et al.，2007；Peck et al.，2011；

Proverbio et al.，2016；Sobel，2005）。肉毒毒素是已知最强的毒素，普遍引用的致死剂量是：纯化的 A 型肉毒毒素，对 70kg 的人来说，估计为口服 70μg，吸入 0.8~0.9μg，但已有更低剂量的报道，仅为口服 30~100ng 即可致命（Peck et al.，2011；Sobel，2005）。大多数病例是偶发性的，或为小规模暴发，但也有商业食品引发大规模暴发的报道（Sobel，2005；Sobel et al.，2004）（肉毒毒素的更多信息详见第 19 章）。

食源性肉毒毒素中毒是已报道的肉毒毒素中毒的 4 种自然发生形式之一，其他形式为婴儿肉毒毒素中毒、成人肠道定植肉毒毒素中毒和创伤肉毒毒素中毒（Lawrence et al.，2007；Sobel，2005）（第 19 章）。婴儿肉毒毒素中毒是最常见的形式（Lawrence et al.，2007），可威胁生命，常见于 12 月龄以内的婴儿（Goonetilleke 和 Harris，2004；Fenicia 和 Anniballi，2009），蜂蜜和环境暴露是感染的主要途径（Brook，2007；Tanzi 和 Gabay，2002）。成人肠道定植肉毒毒素中毒与婴儿肉毒毒素中毒相似，多发生于肠道菌群发生改变的成人，包括手术史、克罗恩病、胃酸缺乏症或近期抗生素治疗（Cherington，1998；Chia et al.，1986；Lawrence et al.，2007）。伤口肉毒毒素中毒，由肉毒杆菌孢子污染伤口引发，通常与创伤或静脉吸毒有关（Burningham et al.，1994；Lawrence et al.，2007）（第 19 章）。

家庭罐装食品是食源性肉毒毒素中毒最常见的污染源（第 19 章）。2015 年 4 月，一场大规模的肉毒毒素中毒暴发，与美国俄亥俄州的一场教堂聚餐、食用含有不当家庭罐装土豆的沙拉有关。1983 年，暴发于美国伊利诺伊州的

一次疫情，认为其传播媒介是一家餐厅的三明治中的煎洋葱（McCarty et al.，2015）。

近年来，一种由囚犯制作的酒精饮料"pruno"，成为一种新型肉毒毒素中毒的病因（Walters et al.，2015）。"pruno"由水、水果、糖和其他成分发酵而成（Walters et al.，2015）。2004 年和 2005 年，在美国加利福尼亚州的两次暴发中，它首次被认为是肉毒毒素中毒的媒介（Vugia et al.，2009 年）。第一次暴发是在美国河滨县的加利福尼亚州州立监狱，4 名男子喝了同一批 pruno，3d 后出现临床症状，其中二人需要插管，好在 4 人均未死亡。第二次暴发在美国蒙特雷县的加州州立监狱，一个男性病例需要插管并最终存活（Vugia et al.，2009）。2011 年 10 月初，来自美国犹他州德雷珀州监狱的 8 名最高安全级别监狱的囚犯，被诊断出食源性肉毒毒素中毒（Prevention，2012）。有几批 pruno 在囚犯中流转，其中一批是用橙子、葡萄柚、水果罐头、水、混合饮料粉和烤土豆制成的。烤土豆是这些配料中唯一没有在其他 pruno 批次中使用的食材，一项调查显示，在低酸度、厌氧发酵条件下，将土豆添加到其他配料的混合物中最有可能产生肉毒毒素（Prevention，2012）。另一次暴发发生在 2012 年 11 月下旬的美国亚利桑那州，当时来自最高安全级别监狱的 8 名囚犯，在一次饮用 pruno 后发生了肉毒毒素中毒（Prevention，2013 年）。

3.9.2 李斯特菌

具有多种传播途径的微生物的一个例子是单核增生李斯特菌，它是一种自然存在于土

壤中的人类病原体（Moshtaghi et al.，2003；Vivant et al.，2013）。单核增生李斯特菌已经成为一个严重的问题，因为它能在极端 pH、高盐浓度、低水活度和冷藏温度下存活，并在不同环境中增殖（第 12 章）。

粪-口传播是单核增生李斯特菌传播的主要途径（Butler et al.，2015；Vally et al.2014）。一项研究报告称，69% 的传播通过食物传播，7% 通过环境，5% 通过动物，5% 通过人际传播，13% 与旅行有关（Havelaar et al.，2008）。除食物外，李斯特菌还可通过水传播（Linke et al.，2014）。各种食品媒介均涉及疫情暴发，包括凉拌卷心菜、生肉和熟肉、海鲜、乳制品、三明治和其他即食食品（第 12 章）。与原料一样，已证明环境来源，包括工厂设备，如商用肉类切片机会导致产品污染和食源性疾病暴发（Vorst et al.，2006；Sheen，2008；Keskinen et al.，2008；Garrido，2009）。

土壤是单核细胞李斯特菌的生态位，没有足够卫生设施的有机肥农业循环，是另一种传播机制（Garrec et al.，2003；Vivant et al.，2013）。细菌也可以从土壤转移到蔬菜中进入食物链，包括用污染的水灌溉后通过维管束根系，内化至沙拉叶片中（Chitarra et al.，2014）（第 12 章）。

作为病原的贮存宿主，奶牛经粪排出的单核增生李斯特菌也是造成牛奶、乳制品和肉类污染的重要风险因素（Haley et al.，2015；Ivanek et al.，2006）。对奶牛粪便样本进行了 33d 的纵向研究，探索奶牛粪便排菌的每日变化显示，研究期间 94% 的奶牛至少有过一次单核增生李斯特菌粪便排菌，随着时间的推移，粪便排菌的流行程度从 0% 到 100%，强调了单个牛群排菌纵断面数据的局限性。据报道，不同的研究中，大罐牛奶中单核增生李斯特菌的流行率为 1%~12%，强调了食用生牛奶和生牛奶制品的风险（Oliver et al.，2005；Van Kessel et al.，2011）。一项研究收集了来自奥地利下奥地利州奶业密集地区 53 个奶牛场的环境样本、牛奶和奶制品样本，以及半乳期绵羊和山羊的初乳样本，结果发现 1% 的样本含有单核增生乳杆菌，约 30% 检查到的饲养场受到污染（Schoder et al.，2011）。从工作靴和粪便中提取的样本，比从牛奶加工环境中提取样本的总体阳性率要高得多，在全年饲喂青贮饲料的农场中，细菌分离的可能性，是不饲喂青贮饲料农场的 3~7 倍（Schoder et al.，2011）。

一个重要的考虑是，在高通量的鸡屠宰设施的生物气溶胶中，发现了单核增生李斯特菌，特别是在屠宰、拔毛和取出内脏的区域，突显其可能蔓延至其他地区，而且气溶胶中细菌可存活数小时（Lues et al.，2007；Spurlock 和 Zottola，1991）。

3.9.3 诺如病毒

诺如病毒是已知的传染性最强的病毒之一，据估计，单个病毒颗粒引发人类感染的平均概率接近 50%（Teunis et al.，2008）。在世界大部分地区，诺如病毒是引发急性病毒性肠胃炎和食源性疾病的最常见病因（Moore et al.2015）。它们常通过食物传播，在食材中，主要通过新鲜蔬菜（30%~40%）、水果和坚果（10%~20%）、软体动物（10%~15%）和奶制品（5%～15%）传播（第14章）。除食源性传播外，诺如病毒还可通过人-人途径传播（Moore et al.，2015）。一项研究分析了2009—2013年美国发生的已知传播途径的2895例诺如病毒疫情，结果显示人-人传播为2425例（83.7%），食源性传播为465例（16.1%）（Vega et al.，2014）。在另一项研究中，2009—2010年美国20个州记录的552起疫情中，食源性传播为78例（14%），人际传播为340例（62%），而其他134起疫情没有报告传播途径（Vega et al.，2011）。

约有一半的诺如病毒暴发与食品加工者有关（Widdowson et al.，2005年）。一项研究检测了两种诺如病毒的传播，他们来自于临床粪便样本，从戴手套的指尖传播到软浆果和生菜，反之亦然。病毒从手套指尖到生菜的传播比到软浆果的传播要大，这可以用夹取力量的不同来解释。从农产品到手套的传播通常大于从手套到农产品的传播，这突出了加工者造成食品交叉污染的可能（Verhaelen et al.，2013）（第14章）。

诺如病毒也可以通过人际接触传播。2011年，西班牙夏令营期间暴发的一场急性肠胃炎就是一个例子。在那次夏令营中，认为是一名儿童在从巴塞罗那到营地的巴士上把病毒传染给了其他儿童，后来其不在营地的家庭中也出现了病例，推测即是通过人际传播（Solano et al.，2014）。

确凿证据，包括流行病学研究，支持诺如病毒通过气溶胶和表面污染传播（Marks et al.2000；Jones和Brosseau，2015）（第14章）。在飞机上也有传播记录，包括连续轮班机组成员之间的传播（Kirking et al.，2010；

Thornley et al.，2011）。

3.10　超级传播

历史上，用描述传染病动态的模型推断，受感染个体在群体水平上的传播性是同质的。换句话说，人们认为受感染个体感染易感接触者的机会或多或少是均等的，每个易感接触者感染的机会或多或少也是均等的（Bolzoni et al.，2007）。然而，记录到异质性传播的传染病数量正在增加（Chao et al.，2013；Garske和Rhodes，2008；Liebman et al.2014）。在群体水平上对传染病暴发动态的一个关键观察是超级传播，许多病原体和许多宿主物种，包括人类、动物、鸟类和植物中，均报道了这一现象（Capparelli et al.，2009；Cronin et al.2010；Paull et al.，2012年；Reisen et al.，2009；Stein，2011）。在20世纪早期，玛丽·马龙，更广为人知的名字是"伤寒玛丽"，感染了至少54人，成为第一个、也许是记载最详细的超级传播者（Gonzalez-Escobedo et al.，2011；Marineli et al.，2013；Paull et al.，2012）。

据报道有两种一般性的超级传播机制。有些人被称为"超级传播者"，他们比群体中大多数人创造了更多的二次接触。另一些被称为"超级排菌者"，比其他大多数患者排菌更多。根据这个定义，超级传播者更多地反映了宿主-宿主之间的相互作用，而超级排菌者更多地反映了宿主-微生物之间的相互作用（Chase-Topping et al.，2008）。

在个体、群体和物种的层次上都有超级传播的报道。例如，2002—2003年，严重急性呼吸系统综合征（SARS）暴发期间，超过

71%的香港病例和超过74%的新加坡病例归因于超级传播事件（Li et al.，2004）。2003—2007年，一项对15000多家苏格兰绵羊养殖场的研究发现，由于动物移动模式的异质性，只有不到20%的牧场，贡献了80%以上的传播潜能（Volkova et al.，2010）。此外，一种相对罕见的鸟类——美洲知更鸟，可能是造成大多数西尼罗河病毒感染蚊子的原因（Kilpatrick et al.，2006）。

超级传播在人类和动物物种中都很重要。在意大利南部布鲁菌病流行地区，对来自4个牛群的500头水牛的牛奶进行了布鲁菌排菌量的纵向研究，结果发现，被检测动物中80%为不排菌，排菌动物中的81%为低水平排菌（$\leqslant 10^3$CFU/mL），近16%为大量排菌（$\geqslant 10^4$CFU/mL），并成为超级排菌者（Borriello et al.，2013；Capparelli et al.，2009）。在随后3个月的时间里，剔除超级排菌动物后显著降低了阳性动物的比例，说明这种方法通过识别和选择性地剔除超级排菌者，可以有效地减少病原体在群体中的传播（Capparelli et al.，2009）。

牛是大肠杆菌O157：H7的主要贮存宿主，该菌呈世界性分布，最常通过受污染的水或食物传播（Ahmedand Shimamoto，2015；Bell et al.，1994；Jensen et al.，2015；King et al.，2014；Marder et al.，2014；Riley，2014；Soon et al.，2011；Wendel et al.，2009）。感染大肠杆菌O157：H7后可能无症状（Griffin et al. 1988；Rahal et al.，2012年；Su和Brandt，1995），也可能导致轻度疾病或非血样腹泻（Lim et al.，2010；Rodrigue et al.，1995），但这种病原体的可怕之处是其更严重的后果，包括血样腹泻、溶血性尿毒症综合征、血小板减少性紫癜和死亡（第7章）。

健康牛的胃肠道中含有大肠杆菌O157：H7（第7章），直肠末端和直肠肛管交界处是其主要定植点，并从这里排菌至粪便（Gansheroff和O'Brien，2000；Naylor et al.2003；Low et al.，2005；Robinson et al.2009；Lim et al.，2010；Cote et al.，2015；Munns et al.，2015）。牛直肠肛管交界处位于降结肠和肛管之间，标志着两种细胞类型之间的突变：卵泡相关柱状上皮细胞向远端结肠方向突变，非角质化分层鳞状上皮细胞向肛管方向突变（Kudva and Dean-Nystrom，2011；Kudva et al.，2012）。即使暴露于高达10^{10}CFU细菌数量后，牛仍然没有症状表现（Baines et al.，2008）。但其结果是，一些定植的动物变成了超级排菌动物，并排出大量的细菌（超过10^4CFU/g粪便）（Arthur et al.，2010；Cote et al.，2015；Munns et al.，2015；Naylor et al.，2003）。

对苏格兰农场牛群的调查显示，在一些农场从未见过大肠杆菌O157排菌，一些农场偶尔有短时间的排菌，极少有高水平排菌的农场（Synge et al.，2003；Matthews et al.，2006）。一个模型很好地解释了农场间的大肠杆菌O157流行率的变异来源，在该模型中，异质性主要发生在农场内部，而不是农场之间的差异（Matthews et al.，2006）。另一项研究中，9%的牛为高排菌动物，在研究中将其定义为排菌超过10^4CFU/g，从这些高排菌动物分离的细菌占所有试验动物分离细菌的96%以上（Omisakin et al.，2003）。这些结果强调，一些动物的高水平排菌，可能比整个牛群的感染率更重要（Omisakin et al.，2003）。

已证明寒冷月份中牛大肠杆菌 O157 的流行率高于温暖月份，但该趋势与人类感染的季节性相反，人类感染则在夏季更为常见。这表明，孤立地解读牛的流行病数据可能不能准确地反映它们的贮存宿主潜力和人类感染的风险。尽管高排菌牛的数量在寒冷和温暖月份相似，但高排菌牛在夏季散播的细菌数量平均起来是冬季的 6 倍。这一趋势反映了报告的感染人数量，并指出不仅需要确定牛的排菌率，还需要确定排菌的严重程度（Ogden et al.，2004）。

牛的超级排菌是由菌株、宿主和环境所决定的（Munns et al.，2015）。例如，对苏格兰牛场的粪便样本进行分析，发现了大肠杆菌 O157 的 21/28 噬菌体型和超级排菌之间的联系（Chase - Topping et al.，2007，2008；Halliday et al.，2006）。一项 SS17（大肠杆菌 O157 超级排菌菌株）全基因组测序并将其与多个参考菌株进行比较的研究，发现了一个包含约 60 个基因靶点的基因组标签，这有助于理解毒力和超级传播的机制（Cote et al. 2015）。宿主特异性和饲养环境风险因素也可能是高排菌的原因（Chase-Topping et al.，2007；Williams et al.，2014）。影响超级排菌的一个重要因素是饮食成分（Braden et al. 2004；Jacob et al.，2008；Callaway et al. 2009；Jeong et al.，2011；Munns et al.，2015）。与用大麦喂养的牛相比，用玉米喂养的牛的粪便有较低的平均 pH 和较高浓度大肠杆菌 O157：H7（Berg et al.，2004）。实验性感染 O157：H7 大肠杆菌后，尽管所有牛都保持健康，但用干草喂养的牛比用谷物喂养的牛排菌时间更长（Hovde et al.，1999）。原因之一是用谷物喂养的牛增加了肠道后段的发酵，使环境不利于细菌存活（Fox et al.，2007）。由此可见，影响超级排菌和超级传播的因素是多方面的，并受复杂机制影响。

3.11　结论

了解食源性病原体的传播途径，对食品科学、临床医学和公共卫生来说是一个具有挑战性、发人深省和至关重要的方面。虽然确定暴发的来源，对成功扼制暴发和防止再次暴发具有决定性作用，但由于各种因素，例如食品运输距离的增加、全球人口流动性的增加以及常常涉及食品制备的许多过程和地点，常会推迟或复杂化干预措施的实施。某些病原体可利用多个传播途径和各种传播工具，使情况变得更加复杂。超过 250 种已知的食源性疾病，影响了世界 1/3 的人口，其中一些群体，特别是幼儿、老人、孕妇和免疫功能低下的人是高风险人群，表明这些疾病对医学和公共卫生具有重要意义。食源性疾病可通过带菌者、污染物、受污染的食品、直接人际接触、动物源或通过空气途径传播。作为在群体水平传播上的额外复杂性，也就是众所周知的"20/80 法则"，在已研究的大多数传染病暴发中，少数宿主造成了大部分的传播事件。在人类和动物群体中，均观察到了传播中的这些异质性，了解其动态将有助于预防和治疗等干预措施的成功实施。

参考文献

Ahmed, A. M., Shimamoto, T., 2015. Molecular analysis of multidrug resistance in Shiga toxin-producing *Escherichia coli* O157：H7 isolated from meat and dairy products. International Journal of Food Microbiology 193, 68–73.

Aljoudi, A. S., Al-Mazam, A., Choudhry, A. J., 2010. Outbreak of food borne Salmonella among guests of a wedding ceremony: the role of cultural factors. Journal of Family and Community Medicine 17, 29–34.

Almond, J. W., 1998. Bovine spongiform encephalopathy and new variant Creutzfeldt – Jakob disease. British Medical Bulletin 54, 749–759.

Arthur, T. M., Brichta-Harhay, D. M., Bosilevac, J. M., Kalchayanand, N., Shackelford, S. D., Wheeler, T. L., Koohmaraie, M., 2010. Super shedding of Escherichia coli O157 : H7 by cattle and the impact on beef carcass contamination. Meat Science 86, 32–37.

Avery, S. M., Moore, A., Hutchison, M. L., 2004. Fate of Escherichia coli originating from livestock faeces deposited directly onto pasture. Letters in Applied Microbiology 38, 355–359.

Bahrndorff, S., Gill, C., Lowenberger, C., Skovgard, H., Hald, B., 2014. The effects of temperature and innate immunity on transmission of Campylobacter jejuni (Campylobacterales: Campylobacteraceae) between life stages of Musca domestica (Diptera: Muscidae). Journal of Medical Entomology 51, 670–677.

Bahrndorff, S., Rangstrup-Christensen, L., Nordentoft, S., Hald, B., 2013. Foodborne disease prevention and broiler chickens with reduced Campylobacter infection. Emerging Infectious Diseases 19, 425–430.

Baines, D., Lee, B., McAllister, T., 2008. Heterogeneity in enterohemorrhagic Escherichia coli O157 : H7 fecal shedding in cattle is related to Escherichia coli O157 : H7 colonization of the small and large intestine. Canadian Journal of Microbiology 54, 984–995.

Barker, J., Jones, M. V., 2005. The potential spread of infection caused by aerosol contamination of surfaces after flushing a domestic toilet. Journal of Applied Microbiology 99, 339–347.

Bearson, B. L., Bearson, S. M., 2008. The role of the QseC quorum – sensing sensor kinase in colonization and norepinephrine – enhanced motility of Salmonella enterica serovar Typhimurium. Microbial Pathogenesis 44, 271–278.

Belay, E. D., Schonberger, L. B., 2002. Variant Creutzfeldt – Jakob disease and bovine spongiform encephalopathy. Clinics in Laboratory Medicine 22, 849–862 (v–vi).

Bell, B. P., Goldoft, M., Griffin, P. M., Davis, M. A., Gordon, D. C., Tarr, P. I., Bartleson, C. A., Lewis, J. H., Barrett, T. J., Wells, J. G., et al., 1994. A multistate outbreak of Escherichia coli O157 : H7–associated bloody diarrhea and hemolytic uremic syndrome from hamburgers. The Washington experience. Journal of the American Medical Association 272, 1349–1353.

Berg, J., McAllister, T., Bach, S., Stilborn, R., Hancock, D., LeJeune, J., 2004. Escherichia coli O157 : H7 excretion by commercial feedlot cattle fed either barley-or corn-based finishing diets. Journal of Food Protection 67, 666–671.

Beutin, L., Martin, A., 2012. Outbreak of Shiga toxin-producing Escherichia coli (STEC) O104:H4 infection in Germany causes a paradigm shift with regard to human pathogenicity of STEC strains. Journal of Food Protection 75, 408–418.

Birkhead, G. S., Morse, D. L., Levine, W. C., Fudala, J. K., Kondracki, S. F., Chang, H. G., Shayegani, M., Novick, L., Blake, P. A., 1993. Typhoid fever at a resort hotel in New York: a large outbreak with an unusual vehicle. Journal of Infectious Diseases 167, 1228–1232.

Bolzoni, L., Real, L., De Leo, G., 2007. Transmission heterogeneity and control strategies for infectious disease emergence. PLoS One 2, e747.

Borriello, G., Peletto, S., Lucibelli, M. G., Acutis, P. L., Ercolini, D., Galiero, G., 2013. Link between geographical origin and occurrence of Brucella abortus biovars in cow and water buffalo herds. Applied and Environmental Microbiologyl 79, 1039–1043.

Braden, K. W., Blanton Jr., J. R., Allen, V. G., Pond, K. R., Miller, M. F., 2004. Ascophyllum nodosum supplementation: a preharvest intervention for reducing Escherichia coli O157：H7 and Salmonella spp. in feedlot steers. Journal of Food Protection 67, 1824–1828.

Bradley, R., Wilesmith, J. W., 1993. Epidemiology and control of bovine spongiform encephalopathy (BSE). British Medical Bulletin 49, 932–959.

Brewer, M. S., 2001. Bovine spongiform encephalopathy–food safety implications. Advances in Food and Nutrition Research 43, 265–317.

Brook, I., 2007. Infant botulism. Journal of Perinatology 27, 175–180.

Brown, P., Will, R. G., Bradley, R., Asher, D. M., Detwiler, L., 2001. Bovine spongiform encephalopathy and variant Creutzfeldt–Jakob disease: background, evolution, and current concerns. Emerging Infectious Diseases 7, 6–16.

Burningham, M. D., Walter, F. G., Mechem, C., Haber, J., Ekins, B. R., 1994. Wound botulism. Annals of Emergency Medicine 24, 1184–1187.

Butler, A. J., Thomas, M. K., Pintar, K. D., 2015. Expert elicitation as a means toattribute 28 enteric pathogens to foodborne, waterborne, animal contact, and person–to–person transmission routes in Canada. Foodborne Pathogens and Disease 12, 335–344.

Callaway, T. R., Carr, M. A., Edrington, T. S.,

Anderson, R. C., Nisbet, D. J., 2009. Diet, Escherichia coli O157：H7, and cattle: a review after 10 years. Current Issues in Molecular Biology 11, 67–79.

Callaway, T. R., Morrow, J. L., Edrington, T. S., Genovese, K. J., Dowd, S., Carroll, J., Dailey, J. W., Harvey, R. B., Poole, T. L., Anderson, R. C., Nisbet, D. J., 2006. Social stress increases fecal shedding of Salmonella typhimurium by early weaned piglets. Current Issues in Intestinal Microbiology 7, 65–71.

Capparelli, R., Parlato, M., Iannaccone, M., Roperto, S., Marabelli, R., Roperto, F., Iannelli, D., 2009. Heterogeneous shedding of Brucella abortus in milk and its effect on the control of animal brucellosis. Journal of Applied Microbiology 106, 2041–2047.

Casas, M., Martin, M., 2010. Hepatitis E virus and pigs: a zoonotic risk in Europe? Veterinary Journal 186, 135–136.

Castro, A., Santos, C., Meireles, H., Silva, J., Teixeira, P., 2016. Food handlers as potential sources of dissemination of virulent strains of Staphylococcus aureus in the community. Journal of Infection and Public Health 9 (2), 153–160.

Caul, E. O., 1994. Small round structured viruses: airborne transmission and hospital control. Lancet 343, 1240–1242.

Centers for Disease Control and Prevention, 2012. Botulism from drinking prison–made illicit alcohol–Utah 2011. MMWR Morbidity and Mortality Weekly Report 61, 782–784.

Centers for Disease Control and Prevention, 2013. Notes from the field: botulism from drinking prison–made illicit alcohol–Arizona, 2012. MMWR Morbidity and Mortality Weekly Report 62, 88.

Chakrabarti, P., 2010. Curing cholera: pathogens, places and poverty in South Asia. International Journal of

South Asian Studies (New Delhi) 3, 153-168.

Chao, D. L., Longini Jr., I. M., Halloran, M. E., 2013. The effects of vector movement and distribution in a mathematical model of dengue transmission. PLoS One 8, e76044.

Chase-Topping, M., Gally, D., Low, C., Matthews, L., Woolhouse, M., 2008. Super-shedding and the link between human infection and livestock carriage of *Escherichia coli* O157. Nature Reviews in Microbiology 6, 904-912.

Chase-Topping, M. E., McKendrick, I. J., Pearce, M. C., MacDonald, P., Matthews, L., Halliday, J., Allison, L., Fenlon, D., Low, J. C., Gunn, G., Woolhouse, M. E.., 2007. Risk factors for the presence of high-level shedders of *Escherichia coli* O157 on Scottish farms. 45, 1594-1603.

Cherington, M., 1998. Clinical spectrum of botulism. Muscle and Nerve 21, 701-710.

Chia, J. K., Clark, J. B., Ryan, C. A., Pollack, M., 1986. Botulism in an adult associated with food-borne intestinal infection with *Clostridium botulinum*. New England Journal of Medicine 315, 239-241.

Chitarra, W., Decastelli, L., Garibaldi, A., Gullino, M. L., 2014. Potential uptake of *Escherichia coli* O157 : H7 and *Listeria monocytogenes* from growth substrate into leaves of salad plants and basil grown in soil irrigated with contaminated water. International Journal of Food Microbiology 189, 139-145.

Cogan, T. A., Bloomfield, S. F., Humphrey, T. J., 1999. The effectiveness of hygiene procedures for prevention of cross-contamination from chicken carcases in the domestic kitchen. Letters in Applied Microbiology 29, 354-358.

Cogan, T. A., Slader, J., Bloomfield, S. F., Humphrey, T. J., 2002. Achieving hygiene in the domestic kitchen: the effectiveness of commonly used cleaning procedures. Journal of Applied Microbiology 92, 885-892.

Colby, D. W., Prusiner, S. B., 2011. Prions. Cold Spring Harb Perspect Biol 3, a006833.

Collee, J. G., Bradley, R., Liberski, P. P., 2006. Variant CJD (vCJD) and bovine spongiform encephalopathy (BSE): 10 and 20 years on: part 2. Folia Neuropathologica 44, 102-110.

Collinge, J., Beck, J., Campbell, T., Estibeiro, K., Will, R. G., 1996. Prion protein gene analysis in new variant cases of Creutzfeldt-Jakob disease. Lancet 348, 56.

Collinge, J., Whitfield, J., McKintosh, E., Beck, J., Mead, S., Thomas, D. J., Alpers, M. P., 2006. Kuru in the 21st century - an acquired human prion disease with very long incubation periods. Lancet 367, 2068-2074.

Cook, N., Bridger, J., Kendall, K., Gomara, M. I., El-Attar, L., Gray, J., 2004. The zoonotic potential of rotavirus. The Journal of Infection 48, 289-302.

Coral-Almeida, M., Gabriel, S., Abatih, E. N., Praet, N., Benitez, W., Dorny, P., 2015. Taenia solium human cysticercosis: a systematic review of Sero-epidemiological data from endemic zones around the world. PLoS Neglected Tropical Diseases 9, e0003919.

Cossaboom, C. M., Heffron, C. L., Cao, D., Yugo, D. M., Houk-Miles, A. E., Lindsay, D. S., Zajac, A. M., Bertke, A. S., Elvinger, F., Meng, X. J., 2016. Risk factors and sources of foodborne hepatitis E virus infection in the United States. Journal of Medical Virology 88 (9),1641-1645.

Cossart, P., Lebreton, A., 2014. A trip in the "New Microbiology" with the bacterial pathogen *Listeria monocytogenes*. FEBS Letters 588, 2437-2445.

Cote, R., Katani, R., Moreau, M. R., Kudva, I. T., Arthur, T. M., DebRoy, C., Mwangi, M. M., Albert, I., Raygoza Garay, J. A., Li, L., Brandl, M. T., Carter, M. Q., Kapur, V., 2015. Comparative analysis of super-shedder strains of *Escherichia coli* O157：H7 reveals distinctive genomic features and a strongly aggregative adherent phenotype on bovine recto-anal junction squamous epithelial cells. PLoS One 10, e0116743.

Cronin, J. P., Welsh, M. E., Dekkers, M. G., Abercrombie, S. T., Mitchell, C. E., 2010. Host physiological phenotype explains pathogen reservoir potential. Ecology Letters 13, 1221-1232.

Crowe, S. J., Mahon, B. E., Vieira, A. R., Gould, L. H., 2015. Vital signs：multistate foodborne outbreaks-United States, 2010-2014. MMWR Morbidity and Mortality Weekly Report 64, 1221-1225.

Curtis, V., Cairncross, S., Yonli, R., 2000. Domestic hygiene and diarrhoea-pinpointing the problem. Tropical Medecine and International Health 5, 22-32.

De Jesus, A. J., Olsen, A. R., Bryce, J. R., Whiting, R. C., 2004. Quantitative contamination and transfer of *Escherichia coli* from foods by houseflies, *Musca domestica* L. (Diptera：Muscidae). International Journal of Food Microbiology 93, 259-262.

de Vos, C. J., Heres, L., 2009. The BSE risk of processing meat and bone meal in nonruminant feed：a quantitative assessment for the Netherlands. Risk Analysis 29, 541-557.

Del Brutto, O. H., 2013. Human cysticercosis (*Taenia solium*). Tropical Parasitology 3, 100-103.

Dennehy, P. H., 2000. Transmission of rotavirus and other enteric pathogens in the home. Pediatric Infectious Disease Journal 19, S103-S105.

Dennehy, P. H., Nelson, S. M., Crowley, B. A.,

Saracen, C. L., 1998. Detection of rotavirus RNA in hospital air samples by polymerase chain reaction (PCR). Pediatric Research 43, 143A.

Devi, S. J., Murray, C. J., 1991. Cockroaches (Blatta and Periplaneta species) as reservoirs of drug-resistant salmonellas. Epidemiology and Infection 107, 357-361.

Dhama, K., Rajagunalan, S., Chakraborty, S., Verma, A. K., Kumar, A., Tiwari, R., Kapoor, S., 2013. Food-borne pathogens of animal origin-diagnosis, prevention, control and their zoonotic significance：a review. Pakistan Journal of Biologocial Sciences 16, 1076-1085.

DiCaprio, E., Culbertson, D., Li, J., 2015. Evidence of the internalization of animal caliciviruses via the roots of growing strawberry plants and dissemination to the fruit. Applied and Environmental Microbiology 81, 2727-2734.

Dormont, D., 2002. Prions, BSE and food. International Journal of Food Microbiology 78, 181-189.

Eisenberg, J. N., Trostle, J., Sorensen, R. J., Shields, K. F., 2012. Toward a systems approach to enteric pathogen transmission：from individual independence to community interdependence. Annual Review of Public Health 33, 239-257.

Epp, T., Parker, S., 2009. Factors in foodborne disease control：a brief overview of issues in changing zoonotic disease transmission and the roles of public health and veterinary professionals. Journal of Agromedicine 14, 228-234.

Erickson, M. C., Webb, C. C., Diaz-Perez, J. C., Phatak, S. C., Silvoy, J. J., Davey, L., Payton, A. S., Liao, J., Ma, L., Doyle, M. P., 2010. Surface and internalized *Escherichia coli* O157：H7 on field-grown spinach and lettuce treated with spray-contaminated irrigation water. Journal of Food Protection 73, 1023-1029.

Fenicia, L., Anniballi, F., 2009. Infant botulism. Annali dell'Istituto Superiore di Sanita 45, 134-146.

Fischer, A. R., De Jong, A. E., Van Asselt, E. D., De Jonge, R., Frewer, L. J., Nauta, M. J., 2007. Food safety in the domestic environment: an interdisciplinary investigation of microbial hazards during food preparation. Risk Analysis 27, 1065-1082.

Fone, D. L., Lane, W., Salmon, R. L., 1999. Investigation of an outbreak of gastroenteritis at a hospital for patients with learning difficulties. Communicable Disease and Public Health 2, 35-38.

Forster, M., Klimpel, S., Mehlhorn, H., Sievert, K., Messler, S., Pfeffer, K., 2007. Pilot study on synanthropic flies (e. g. Musca, Sarcophaga, Calliphora, Fannia, Lucilia, Stomoxys) as vectors of pathogenic microorganisms. Parasitology Research 101, 243-246.

Fox, J. T., Depenbusch, B. E., Drouillard, J. S., Nagaraja, T. G., 2007. Dry-rolled or steamflaked-grain-based diets and fecal shedding of *Escherichia coli* O157 in feedlot cattle. Journal of Animal Science 85, 1207-1212.

Franck, K. T., Lisby, M., Fonager, J., Schultz, A. C., Bottiger, B., Villif, A., Absalonsen, H., Ethelberg, S., 2015. Sources of Calicivirus contamination in foodborne outbreaks in Denmark, 2005-2011-the role of the asymptomatic food handler. Journal of Infectious Diseases 211, 563-570.

Franz, E., Visser, A. A., Van Diepeningen, A. D., Klerks, M. M., Termorshuizen, A. J., van Bruggen, A. H., 2007. Quantification of contamination of lettuce by GFP-expressing *Escherichia coli* O157 : H7 and *Salmonella enterica* serovar Typhimurium. Food Mi-

crobiology 24, 106-112.

Fravalo, P., Laisney, M. J., Gillard, M. O., Salvat, G., Chemaly, M., 2009. Campylobacter transfer from naturally contaminated chicken thighs to cutting boards is inversely related to initial load. Journal of Food Protection 72, 1836-1840.

Gajdusek, D. C., 1977. Unconventional viruses and the origin and disappearance of kuru. Science 197, 943-960.

Gansheroff, L. J., O'Brien, A. D., 2000. *Escherichia coli* O157 : H7 in beef cattle presented for slaughter in the U. S. : higher prevalence rates than previously estimated. Proceedings of the National Academy of Sciences of the United States of America 97, 2959-2961.

Garcia, F., Notario, M. J., Cabanas, J. M., Jordano, R., Medina, L. M., 2012. Incidence of bacteria of public health interest carried by cockroaches in different food-related environments. Journal of Medical Entomology 49, 1481-1484.

Garcia, H. H., Del Brutto, O. H., 2000. Taenia solium cysticercosis. Infectious Disease Clinics of North America 14, 97-119 ix.

Garrec, N., Picard-Bonnaud, F., Pourcher, A. M., 2003. Occurrence of *Listeria* sp and *L monocytogenes* in sewage sludge used for land application: effect of dewatering, liming and storage in tank on survival of *Listeria* species. FEMS Immunology and Medical Microbiology 35, 275-283.

Garrido, V., Vitas, A. I., García-Jalón, I., 2009. Survey of *Listeria monocytogenes* in ready-to-eat products: prevalence by brands and retail establishments for exposure assessment of listeriosis in Northern Spain. Food Control 20, 986-991.

Garske, T., Rhodes, C. J., 2008. The effect of

superspreading on epidemic outbreak size distributions. Journal of Theoretical Biology 253, 228-237.

Gibbs Jr., C. J., Gajdusek, D. C., Latarjet, R., 1978. Unusual resistance to ionizing radiation of the viruses of kuru, Creutzfeldt-Jakob disease, and scrapie. Proceedings of the National Academy of Sciences of the United States of America 75, 6268-6270.

Giles, K., Glidden, D. V., Beckwith, R., Seoanes, R., Peretz, D., DeArmond, S. J., Prusiner, S. B., 2008. Resistance of bovine spongiform encephalopathy (BSE) prions to inactivation. PLoS P athogens 4, e1000206.

Gilman, R. H., Gonzalez, A. E., Llanos-Zavalaga, F., Tsang, V. C., Garcia, H. H., 2012. Prevention and control of Taenia solium taeniasis/cysticercosis in Peru. Pathogens and Global Health 106, 312-318.

Gonzalez-Escobedo, G., Marshall, J. M., Gunn, J. S., 2011. Chronic and acute in fection of the gall bladder by *Salmonella* Typhi: understanding the carrier state. Nature Reviews in Microbiology 9, 9-14.

Goonetilleke, A., Harris, J. B., 2004. *Clostridial neurotoxins*. Journal of Neurology, Neurosurgery and Psychiatry 75 (Suppl. 3) iii35-39.

Greene, S. K., Daly, E. R., Talbot, E. A., Demma, L. J., Holzbauer, S., Patel, N. J., Hill, T. A., Walderhaug, M. O., Hoekstra, R. M., Lynch, M. F., Painter, J. A., 2008. Recurrent multistate outbreak of *Salmonella* Newport associated with tomatoes from contaminated fields, 2005. Epidemiology and Infection 136, 157-165.

Greig, J. D., Todd, E. C., Bartleson, C. A., Michaels, B. S., 2007. Outbreaks where food workers have been implicated in the spread of foodborne disease. Part 1. Description of the problem, methods, and agents involved. Journal of Food Protection 70, 1752-1761.

Griffin, P. M., Ostroff, S. M., Tauxe, R. V., Greene, K. D., Wells, J. G., Lewis, J. H., Blake, P. A., 1988. Illnesses associated with *Escherichia coli* O157 : H7 infections. A broad clinical spectrum. Annals of Internal Medicine 109, 705-712.

Grobben, A. H., Steele, P. J., Somerville, R. A., Taylor, D. M., Schreuder, B. E., 2005. Inactivation of the BSE agent by the heat and pressure process for manufacturing gelatine. The Veterinary Record 157, 277-281.

Guyard-Nicodeme, M., Tresse, O., Houard, E., Jugiau, F., Courtillon, C., El Manaa, K., Laisney, M. J., Chemaly, M., 2013. Characterization of *Campylobacter* spp. transferred from naturally contaminated chicken legs to cooked chicken slices via a cutting board. International Journal of Food Microbiologyogy 164, 7-14.

Hald, B., Skovgard, H., Pedersen, K., Bunkenborg, H., 2008. Influxed insects as vectors for *Campylobacter jejuni* and *Campylobacter coli* in Danish broiler houses. Poultry Science 87, 1428-1434.

Haley, B. J., Sonnier, J., Schukken, Y. H., Karns, J. S., Van Kessel, J. A., 2015. Diversity of *Listeria monocytogenes* within a U. S. dairy herd, 2004-2010. Foodborne Pathogens and Disease 12, 844-850.

Hall, G., Vally, H., Kirk, M., 2008. Foodborne illnesses: overview. International Encyclopedia of Public Health 638-653.

Halliday, J. E., Chase-Topping, M. E., Pearce, M. C., McKendrick, I. J., Allison, L., Fenlon, D., Low, C., Mellor, D. J., Gunn, G. J., Woolhouse, M. E., 2006. Herd-level risk factors associated with the presence of Phage type 21/28 *E. coli* O157 on Scottish cattle farms. BMC Microbiology 6, 99.

Halliday, S., 2001. Death and miasma in Victorian London: an obstinate belief. British Medical Journal 323, 1469-1471.

Harbaugh, E., Trampel, D., Wesley, I., Hoff, S., Griffith, R., Hurd, H. S., 2006. Rapid aerosol transmission of *Salmonella* among turkeys in a simulated holding – shed environment. Poultry Science 85, 1693-1699.

Havelaar, A. H., Galindo, A. V., Kurowicka, D., Cooke, R. M., 2008. Attribution of foodborne pathogens using structured expert elicitation. Foodborne Pathogens and Disease 5, 649-659.

Herwaldt, B. L., Ackers, M. L., 1997. An outbreak in 1996 of cyclosporiasis associated with imported raspberries. The Cyclospora Working Group. New England Journal of Medicine 336, 1548-1556.

Holman, E. J., Allen, K. S., Holguin, J. R., Torno, M., Lachica, M., 2014. A community outbreak of *Salmonella enterica* serotype Typhimurium associated with an asymptomatic food handler in two local restaurants. Journal of Environmental Health 77, 18-20.

Hovde, C. J., Austin, P. R., Cloud, K. A., Williams, C. J., Hunt, C. W., 1999. Effect of cattle diet on *Escherichia coli* O157 : H7 acid resistance. Applied and Environmental Microbiologyl 65, 3233-3235.

Ijaz, M. K., Sattar, S. A., Johnson-Lussenburg, C. M., Springthorpe, V. S., Nair, R. C., 1985. Effect of relative humidity, atmospheric temperature, and suspending medium on the airborne survival of human rotavirus. Canadian Journal of Microbiology 31, 681-685.

Itoh,Y., Sugita-Konishi, Y., Kasuga, F., Iwaki, M., Hara – Kudo, Y., Saito, N., Noguchi, Y., Konuma, H., Kumagai, S., 1998. Enterohemorrhagic *Escherichia coli* O157 : H7 present in radish sprouts. Applied and Environmental Microbiology 64, 1532-1535.

Ivanek, R., Grohn, Y. T., Wiedmann, M., 2006. *Listeria monocytogenes* in multiple habitats and host populations: review of available data for mathematical modeling. Foodborne Pathogens and Disease 3, 319-336.

Iwabuchi, E., Maruyama, N., Hara, A., Nishimura, M., Muramatsu, M., Ochiai,T., Hirai, K., 2010. Nationwide survey of salmonella prevalence in environmental dust from layer farms in Japan. Journal of Food Protection 73, 1993-2000.

Jacob, M. E., Parsons, G. L., Shelor, M. K., Fox, J. T., Drouillard, J. S., Thomson, D. U., Renter, D. G., Nagaraja, T. G., 2008. Feeding supplemental dried distiller's grains increases faecal shedding of *Escherichia coli* O157 in experimentally inoculated calves. Zoonoses Public Health 55, 125-132.

Janeway, C. M., Goldfield, M., Altman, R., Rosenfeld, H., Jedynak, C., Moulton, D., Lezynski, W., 1971. Foodborne outbreak of gastroenteritis possibly of multiple bacterial etiology. American Journal of Epidemiology 94, 135-141.

Jayarao, B. M., Donaldson, S. C., Straley, B. A., Sawant, A. A., Hegde, N. V., Brown, J. L., 2006. A survey of foodborne pathogens in bulk tank milk and raw milk consumption among farm families in Pennsylvania. Journal of Dairy Science 89, 2451-2458.

Jensen, D. A., Friedrich, L. M., Harris, L. J., Danyluk, M. D., Schaffner, D. W., 2013. Quantifying transfer rates of Salmonella and *Escherichia coli* O157 : H7 between fresh-cut produce and common kitchen surfaces. Journal of Food Protection 76, 1530-1538.

Jensen, D. A., Friedrich, L. M., Harris, L. J., Danyluk, M. D., Schaffner, D. W., 2015. Cross contamination of *Escherichia coli* O157 : H7 between lettuce and wash water during home scale washing. Food

Microbiology 46, 428-433.

Jeong, K. C., Kang, M. Y., Kang, J., Baumler, D. J., Kaspar, C. W., 2011. Reduction of *Escherichia coli* O157 : H7 shedding in cattle by addition of chitosan microparticles to feed. Applied and Environmental Microbiologyl 77, 2611-2616.

Jiang, X., Doyle, M. P., 1999. Fate of *Escherichia coli* O157 : H7 and Salmonella Enteritidis on currency. Journal of Food Protection 62, 805-807.

Jones, R. M., Brosseau, L. M., 2015. Aerosol transmission of infectious disease. Journal of Occupational and Environmental Medicine 57, 501-508.

Julia, C., Valleron, A. J., 2011. Louis-Rene Villerme (1782-1863), a pioneer in social epidemiology: re-analysis of his data on comparative mortality in Paris in the early 19th century. Journal of Epidemiology and Community Health 65, 666-670.

Jung, M. J., Pistolesi, D., Pana, A., 2003. Prions, prion diseases and decontamination. Igiene e Sanita Pubblica 59, 331-344.

Kalyoussef, S., Feja, K. N., 2014. Foodborne illnesses. Adv Pediatr 61, 287-312.

Karamanou, M., Panayiotakopoulos, G., Tsoucalas, G., Kousoulis, A. A., Androutsos, G., 2012. From miasmas to germs: a historical approach to theories of infectious disease transmission. Le Infezioni in Medicina : Rivista Periodica di Eziologia, Epidemiologia, Diagnostica, Clinica e Terapia delle Patologie Infettive 20, 58-62.

Kawata, K., 1978. Water and other environmental interventions-the minimum investment concept. The American Journal of Clinical Nutrition 31, 2114-2123.

Keskinen, L. A., Todd, E. C., Ryser, E. T., 2008. Transfer of surface-dried *Listeria monocytogenes* from stainless steel knife blades to roast Turkey breast.

Journal of Food Protection 71, 176-181.

Kilpatrick, A. M., Daszak, P., Jones, M. J., Marra, P. P., Kramer, L. D., 2006. Host heterogeneity dominates West Nile virus transmission. Proceedings in Biological Sciences 273, 2327-2333.

Kimura, A. C., Palumbo, M. S., Meyers, H., Abbott, S., Rodriguez, R., Werner, S. B., 2005. A multi state outbreak of *Salmonella* serotype Thompson infection from commercially distributed bread contaminated by an ill food handler. Epidemiology and Infection 133, 823-828.

King, L. A., Loukiadis, E., Mariani-Kurkdjian, P., Haeghebaert, S., Weill, F. X., Baliere, C., Ganet, S., Gouali, M., Vaillant, V., Pihier, N., Callon, H., Novo, R., Gaillot, O., Thevenot Sergentet, D., Bingen, E., Chaud, P., de Valk, H., 2014. Foodborne transmission of sorbitol fermenting *Escherichia coli* O157 : [H7] via ground beef: an outbreak in northern France, 2011. Clinical Microbiology and Infection 20, O1136-O1144.

Kirking, H. L., Cortes, J., Burrer, S., Hall, A. J., Cohen, N. J., Lipman, H., Kim, C., Daly, E. R., Fishbein, D. B., 2010. Likely transmission of norovirus on an airplane, October 2008. Clinical Infectious Diseases 50, 1216-1221.

Koch, T., 2009. Disease mapping. International Encyclopedia of Human Geography 234-241.

Koch, T., Denike, K., 2009. Crediting his critics' concerns: remaking John Snow's map of Broad Street cholera, 1854. Social Science and Medicine 69, 1246-1251.

Koopmans, M., von Bonsdorff, C. H., Vinje, J., de Medici, D., Monroe, S., 2002. Foodborne viruses. FEMS Microbiology Reviews 26, 187-205.

Kosa, K. M., Cates, S. C., Bradley, S.,

Chambers, E. t., Godwin, S., 2015. Consumer-reported handling of raw poultry products at home: results from a national survey. Journal of Food Protection 78, 180-186.

Kudva, I. T., Dean-Nystrom, E. A., 2011. Bovine recto-anal junction squamous epithelial (RSE) cell adhesion assay for studying Escherichia coli O157 adherence. Journal of Applied Microbiology 111, 1283-1294.

Kudva, I. T., Griffin, R. W., Krastins, B., Sarracino, D. A., Calderwood, S. B., John, M., 2012. Proteins other than the locus of enterocyte effacement-encoded proteins contribute to Escherichia coli O157 : H7 adherence to bovine rectoanal junction stratified squamous epithelial cells. BMC Microbiology 12, 103.

Kusumaningrum, H. D., Riboldi, G., Hazeleger, W. C., Beumer, R. R., 2003. Survival of foodborne pathogens on stainless steel surfaces and cross-contamination to foods. International Journal of Food Microbiology 85, 227-236.

Lawrence, D. T., Dobmeier, S. G., Bechtel, L. K., Holstege, C. P., 2007. Food poisoning. Emergency Medicine Clinics of North America 25, 357 – 373 abstract ix.

Layton, M. C., Calliste, S. G., Gomez, T. M., Patton, C., Brooks, S., 1997. A mixed foodborne outbreak with Salmonella heidelberg and Campylobacter jejuni in a nursing home. Infection Control and Hospital Epidemiology 18, 115-121.

Li, J., Paredes-Sabja, D., Sarker, M. R., McClane, B. A., 2009. Further characterization of Clostridium perfringens small acid soluble protein-4 (Ssp4) properties and expression. PLoS One 4, e6249.

Li,Y., Yu, I. T., Xu, P., Lee, J. H., Wong, T. W., Ooi, P. L., Sleigh, A. C., 2004. Predicting super spreading events during the 2003 severe acute respiratory syndrome epidemics in Hong Kong and Singapore. American Journal of Epidemiology 160, 719-728.

Liberski, P. P., 2013. Kuru: a journey back in time from Papua New Guinea to the neanderthals' extinction. Pathogens 2, 472-505.

Liebman, K. A., Stoddard, S. T., Reiner Jr., R. C., Perkins, T. A., Astete, H., Sihuincha, M., Halsey, E. S., Kochel, T. J., Morrison, A. C., Scott, T. W., 2014. Determinants of heterogeneous blood feeding patterns by Aedes aegypti in Iquitos, Peru. PLoS Negl Trop Dis 8, e2702.

Liemann, S., Glockshuber, R., 1998. Transmissible spongiform encephalopathies. Biochemical and Biophysical and Research Communications 250, 187-193.

Lim,J. Y., Yoon, J., Hovde, C. J., 2010. A brief overview of Escherichia coli O157 : H7 and its plasmid O157. Journal of Microbiology and Biotechnology 20, 5-14.

Linke, K., Ruckerl, I., Brugger, K., Karpiskova, R., Walland, J., Muri – Klinger, S., Tichy, A., Wagner, M., Stessl, B., 2014. Reservoirs of listeria species in three environmental ecosystems. Applied and Environmental Microbiology 80, 5583-5592.

Low, J. C., McKendrick, I. J., McKechnie, C., Fenlon, D., Naylor, S. W., Currie, C., Smith, D. G., Allison, L., Gally, D. L., 2005. Rectal carriage of enterohemorrhagic Escherichia coli O157 in slaughtered cattle. Applied and Environmental Microbiologyl 71, 93-97.

Lozniewski, A., Humbert, A., Corsaro, D., Schwartzbrod, J., Weber, M., Le Faou, A., 2001. Comparison of sludge and clinical isolates of Listeria monocytogenes. Letters in Applied Microbiology 32, 336-339.

Lues, J. F., Theron, M. M., Venter, P.,

Rasephei, M. H., 2007. Microbial composition in bio-aerosols of a high-throughput chicken-slaughtering facility. Poultry Science 86, 142-149.

Lund, B. M., O'Brien, S. J., 2011. The occurrence and prevention of foodborne disease in vulnerable people. Foodborne Pathogens and Disease 8, 961-973.

Manuel, D., Neamatullah, S., Shahin, R., Reymond, D., Keystone, J., Carlson, J., Le Ber, C., Herwaldt, B., Werker, D., 2000. An outbreak of cyclosporiasis in 1996 associated with consumption of fresh berries - Ontario. Canadian Journal of Infectious Diseases 11, 86-92.

Manuel, D. G., Shahin, R., Lee, W., Grmusa, M., 1999. The first reported cluster of food-borne cyclosporiasis in Canada. Canadian Journal of Public Health 90, 399-402.

Marder, E. P., Garman, K. N., Ingram, L. A., Dunn, J. R., 2014. Multistate outbreak of *Escherichia coli* O157 : H7 associated with bagged salad. Foodborne Pathogens and Disease 11, 593-595.

Marg, H., Scholz, H. C., Arnold, T., Rosler, U., Hensel, A., 2001. Influence of long-time transportation stress on re-activation of *Salmonella typhimurium* DT104 in experimentally infected pigs. Berliner und Munchener tierarztliche Wochenschrift 114, 385-388.

Marineli, F., Tsoucalas, G., Karamanou, M., Androutsos, G., 2013. Mary Mallon (1869-1938) and the history of typhoid fever. Annals of Gastroenterology 26, 132-134.

Marks, P. J., Vipond, I. B., Carlisle, D., Deakin, D., Fey, R. E., Caul, E. O., 2000. Evidence for airborne transmission of Norwalk-like virus (NLV) in a hotel restaurant. Epidemiology and Infection 124, 481-487.

Marks, P. J., Vipond, I. B., Regan, F. M., Wedgwood, K., Fey, R. E., Caul, E. O., 2003. A school outbreak of Norwalk-like virus: evidence for airborne transmission. Epidemiology and Infection 131, 727-736.

Marshall, J. A., Yuen, L. K., Catton, M. G., Gunesekere, I. C., Wright, P. J., Bettelheim, K. A., Griffith, J. M., Lightfoot, D., Hogg, G. G., Gregory, J., Wilby, R., Gaston, J., 2001. Multiple outbreaks of Norwalk-like virus gastro-enteritis associated with a Mediterranean-style restaurant. Journal of Medical Microbiology 50, 143-151.

Matthews, L., McKendrick, I. J., Ternent, H., Gunn, G. J., Synge, B., Woolhouse, M. E., 2006. Super-shedding cattle and the transmission dynamics of *Escherichia coli* O157. Epidemiology and Infection 134, 131-142.

Maunula, L., Kaupke, A., Vasickova, P., Soderberg, K., Kozyra, I., Lazic, S., van der Poel, W. H., Bouwknegt, M., Rutjes, S., Willems, K. A., Moloney, R., D'Agostino, M., de Roda Husman, A. M., von Bonsdorff, C. H., Rzezutka, A., Pavlik, I., Petrovic, T., Cook, N., 2013. Tracing enteric viruses in the European berry fruit supply chain. International Journal of Food Microbiology 167, 177-185.

McCarty, C. L., Angelo, K., Beer, K. D., Cibulskas-White, K., Quinn, K., de Fijter, S., Bokanyi, R., St Germain, E., Baransi, K., Barlow, K., Shafer, G., Hanna, L., Spindler, K., Walz, E., DiOrio, M., Jackson, B. R., Luquez, C., Mahon, B. E., Basler, C., Curran, K., Matanock, A., Walsh, K., Slifka, K. J., Rao, A. K., 2015. Large outbreak of botulism associated with a church potluck Meal - Ohio, 2015. MMWR Morbidity and Mortality Weekly Report 64, 802-803.

McIntyre, L., Wilcott, L., Naus, M., 2015. Listeriosis outbreaks in British Columbia, Canada, caused by soft ripened cheese contaminated from environmental sources. Biomedical Research International 2015, 131623.

Mead, S., Poulter, M., Uphill, J., Beck, J., Whitfield, J., Webb, T. E., Campbell, T., Adamson, G., Deriziotis, P., Tabrizi, S. J., Hummerich, H., Verzilli, C., Alpers, M. P., Whittaker, J. C., Collinge, J., 2009. Genetic risk factors for variant Creutzfeldt-Jakob disease: a genome wide association study. Lancet Neurology 8, 57-66.

Mead, S., Whitfield, J., Poulter, M., Shah, P., Uphill, J., Beck, J., Campbell, T., Al-Dujaily, H., Hummerich, H., Alpers, M. P., Collinge, J., 2008. Genetic susceptibility, evolution and the kuru epidemic. Philosophical Transactions of the Royal Society of London. Series B Biological Sciences 363, 3741-3746.

Meng, X. J., 2013. Zoonotic and foodborne transmission of hepatitis E virus. Seminars in Liver Disease 33, 41-49.

Mintz, E. D., Hudson-Wragg, M., Mshar, P., Cartter, M. L., Hadler, J. L., 1993. Foodborne giardiasis in a corporate office setting. Journal of Infectious Diseases 167, 250-253.

MMWR, 2013. Outbreak of Escherichia coli O104: H4 infections associated with sprout consumption - Europe and North America, May-July 2011. MMWR Morbidity and Mortality Weekly Report 62, 1029-1031.

Moffatt, C. R., Combs, B. G., Mwanri, L., Holland, R., Delroy, B., Cameron, S., Givney, R. C., 2006. An outbreak of Salmonella Typhimurium phage type 64 gastroenteritis linked to catered luncheons in Adelaide, South Australia, June 2005. Communicable Diseases Intelligence Quaterly Report 30, 443-448.

Moore, M. D., Goulter, R. M., Jaykus, L. A., 2015. Human norovirus as a foodborne pathogen: challenges and developments. Annual Review of Food Science and Technology 6, 411-433.

Moshtaghi, H., Garg, S. R., Mandokhot, U. V., 2003. Prevalence of Listeria in soil. Indian Journal of Experimental Biology 41, 1466-1468.

Muller, L., Schultz, A. C., Fonager, J., Jensen, T., Lisby, M., Hindsdal, K., Krusell, L., Eshoj, A., Moller, L. T., Porsbo, L. J., Bottiger, B. E., Kuhn, K., Engberg, J., Ethelberg, S., 2015. Separate norovirus outbreaks linked to one source of imported frozen raspberries by molecular analysis, Denmark, 2010-2011. Epidemiology and Infection 143, 2299-2307.

Munns, K. D., Selinger, L. B., Stanford, K., Guan, L., Callaway, T. R., McAllister, T. A., 2015. Perspectives on super-shedding of Escherichia coli O157: H7 by cattle. Foodborne Pathogens and Disease 12, 89-103.

Murrell, K. D., 2013. Zoonotic foodborne parasites and their surveillance. Revue Scietifique et Technique 32, 559-569.

Nathanson, N., Wilesmith, J., Griot, C., 1997. Bovine spongiform encephalopathy (BSE): causes and consequences of a common source epidemic. American Journal of Epidemiology 145, 959-969.

Naylor, S. W., Low, J. C., Besser, T. E., Mahajan, A., Gunn, G. J., Pearce, M. C., McKendrick, I. J., Smith, D. G., Gally, D. L., 2003. Lymphoid follicle-dense mucosa at the terminal rectum is the principal site of colonization of enterohemorrhagic Escherichia coli O157: H7 in the bovine host. Infection and Immunity 71, 1505-1512.

Newsom, S. W., 2006. Pioneers in infection control: John Snow, Henry Whitehead, the broad street pump, and the beginnings of geographical epidemiology. The Journal of Hospital Infection 64, 210-216.

Nichols, G. L., 2005. Fly transmission of Campylobacter. Emerging Infectious Diseases 11, 361-364.

Ogden, I. D., Hepburn, N. F., MacRae, M., Strachan, N. J., Fenlon, D. R., Rusbridge, S. M., Pennington, T. H., 2002. Long-term survival of Escherichia coli O157 on pasture following an outbreak associated with sheep at a scout camp. Letters in Applied Microbiology 34, 100-104.

Ogden, I. D., MacRae, M., Strachan, N. J., 2004. Is the prevalence and shedding concentrations of E. coli O157 in beef cattle in Scotland seasonal? FEMS Microbiology Letters 233, 297-300.

Oliveira, C. J., Carvalho, L. F., Garcia, T. B., 2006. Experimental airborne transmission of Salmonella Agona and Salmonella Typhimurium in weaned pigs. Epidemiology and Infection 134, 199-209.

Oliveira, C. J., Garcia, T. B., Carvalho, L. F., Givisiez, P. E., 2007. Nose-to-nose transmission of Salmonella Typhimurium between weaned pigs. Veterinary Microbiology 125, 355-361.

Oliveira, M., Usall, J., Vinas, I., Solsona, C., Abadias, M., 2011. Transfer of Listeria innocua from contaminated compost and irrigation water to lettuce leaves. Food Microbiology 28, 590-596.

Oliver, S. P., Jayarao, B. M., Almeida, R. A., 2005. Foodborne pathogens in milk and the dairy farm environment: food safety and public health implications. Foodborne Pathogens and Disease 2, 115-129.

Olsen, S. J., Hansen, G. R., Bartlett, L., Fitzgerald, C., Sonder, A., Manjrekar, R., Riggs, T., Kim, J., Flahart, R., Pezzino, G., Swerdlow, D. L., 2001. An outbreak of Campylobacter jejuni infections associated with food handler contamination: the use of pulsed-field gel electrophoresis. Journal of Infectious Diseases 183, 164-167.

Omisakin, F., MacRae, M., Ogden, I. D., Strachan, N. J., 2003. Concentration and prevalence of Escherichia coli O157 in cattle feces at slaughter. Applied and Environmental Microbiologyl 69, 2444-2447.

Palmer, M. S., Dryden, A. J., Hughes, J. T., Collinge, J., 1991. Homozygous prion protein genotype predisposes to sporadic Creutzfeldt-Jakob disease. Nature 352, 340-342.

Paneth, N., 2004. Assessing the contributions of John Snow to epidemiology: 150 years after removal of the broad street pump handle. Epidemiology 15, 514-516.

Patwardhan, B., Mutalik, G., Tillu, G., 2015. Chapter 3-concepts of health and disease. Integrative Approaches for Health 53-78.

Paull, S. H., Song, S., McClure, K. M., Sackett, L. C., Kilpatrick, A. M., Johnson, P. T., 2012. From superspreaders to disease hotspots: linking transmission across hosts and space. Frontiers in Ecology and the Environment 10, 75-82.

Pava-Ripoll, M., Pearson, R. E., Miller, A. K., Tall, B. D., Keys, C. E., Ziobro, G. C., 2015a. Ingested Salmonella enterica, Cronobacter sakazakii, Escherichia coli O157 : H7, and Listeria monocytogenes: transmission dynamics from adult house flies to their eggs and first filial (F1) generation adults. BMC Microbiology 15, 150.

Pava-Ripoll, M., Pearson, R. E., Miller, A. K., Ziobro, G. C., 2012. Prevalence and relative risk of Cronobacter spp., Salmonella spp., and Listeria monocytogenes associated with the body surfaces and guts of individual filth flies. Applied and Environmental Microbiology 78, 7891-7902.

Pava-Ripoll, M., Pearson, R. E., Miller, A. K., Ziobro, G. C., 2015b. Detection of foodborne bacterial pathogens from individual filth flies. Journal of Visualised Experiments e52372.

Peck, M. W., Stringer, S. C., Carter, A. T., 2011. Clostridium botulinum in the post‑genomic era. Food Microbiology 28, 183–191.

Peset, J. L., 2015. Plagues and Diseases in History. International Encyclopedia of the Social & Behavioral Sciences, second ed., pp. 174–179.

Pesquero, M. A., Elias Filho, J., Carneiro, L. C., Feitosa, S. B., Oliveira, M. A., Quintana, R. C., 2008. Ants in a hospital environment and its importance as vector of bacteria. Neotropical Entomology 37, 472–477.

Prince, D. S., Astry, C., Vonderfecht, S., Jakab, G., Shen, F. M., Yolken, R. H., 1986. Aerosol transmission of experimental rotavirus infection. Pediatric Infectioous Disease 5, 218–222.

Proverbio, M. R., Lamba, M., Rossi, A., Siani, P., 2016. Early diagnosis and treatment in a child with foodborne botulism. Anaerobe 39, 189–192.

Prusiner, S. B., 1998. Prions. Proceedings of the National Academy of Sciences of the U. S. A 95, 13363–13383.

Rahal, E. A., Kazzi, N., Nassar, F. J., Matar, G. M., 2012. Escherichia coli O157：H7‑Clinical aspects and novel treatment approaches. Frontiers in Cellular and Infection Microbiology 2, 138.

Ramasamy, I., 2004. The risk of accidental transmission of transmissible spongiform encephalopathy：identification of emerging issues. Public Health 118, 409–420.

Ramsay, M. A., 2006. John Snow, MD：anaesthetist to the Queen of England and pioneer epidemiologist. Proceedings (Baylor University Medical Center) 19, 24–28.

Reisen, W. K., Carroll, B. D., Takahashi, R., Fang, Y., Garcia, S., Martinez, V. M., Quiring, R., 2009. Repeated West Nile virus epidemic transmission in kern county, California, 2004–2007. Journal of Medical Entomology 46, 139–157.

Riley, L. W., 2014. Pandemic lineages of extraintestinal pathogenic Escherichia coli. Clinical Microbiology and Infection 20, 380–390.

Robinson, S. E., Brown, P. E., Wright, E. J., Hart, C. A., French, N. P., 2009. Quantifying within‑ and between‑animal variation and uncertainty associated with counts of Escherichia coli O157 occurring in naturally infected cattle faeces. Journal of the Royal Society, Interface 6, 169–177.

Rodrigue, D. C., Mast, E. E., Greene, K. D., Davis, J. P., Hutchinson, M. A., Wells, J. G., Barrett, T. J., Griffin, P. M., 1995. A university outbreak of Escherichia coli O157：H7 infections associated with roast beef and an unusually benign clinical course. Journal of Infectious Diseases 172, 1122–1125.

Rodriguez, A., Autio, W. R., McLandsborough, L. A., 2007. Effects of inoculation level, material hydration, and stainless steel surface roughness on the transfer of listeria monocytogenes from inoculated bologna to stainless steel and high‑density polyethylene. Journal of Food Protection 70, 1423–1428.

Rosef, O., Kapperud, G., 1983. House flies (Musca domestica) as possible vectors of Campylobacter fetus subsp. jejuni. Applied and Environmental Microbiology 45, 381–383.

Rossi, E. M., Scapin, D., Tondo, E. C., 2013. Survival and transfer of microorganisms from kitchen sponges to surfaces of stainless steel and polyethylene. Journal of Infection in Developing Countries 7, 229–234.

Sattar, S. A., Ijaz, M. K., Johnson‑Lussenburg, C. M., Springthorpe, V. S., 1984. Effect of relative humidity on the airborne survival of rotavirus SA11. Applied and Environmental Microbiology 47, 879–881.

Schlundt, J., Toyofuku, H., Jansen, J., Herbst, S. A., 2004. Emerging food-borne zoonoses. Revue Scietifique et Technique 23, 513-533.

Schmid, D., Schandl, S., Pichler, A. M., Kornschober, C., Berghold, C., Beranek, A., Neubauer, G., Neuhold-Wassermann, M., Schwender, W., Klauber, A., Deutz, A., Pless, P., Allerberger, F., 2006. Salmonella Enteritidis phage type 21 outbreak in Austria, 2005. European Surveillance Bulletin 11, 67-69.

Schmidt, J. W., Arthur, T. M., Bosilevac, J. M., Kalchayanand, N., Wheeler, T. L., 2012. Detection of *Escherichia coli* O157：H7 and *Salmonella enterica* in air and droplets at three U. S. commercial beef processing plants. Journal of Food Protection 75, 2213-2218.

Schoder, D., Melzner, D., Schmalwieser, A., Zangana, A., Winter, P., Wagner, M., 2011. Important vectors for Listeria monocytogenes transmission at farm dairies manufacturing fresh sheep and goat cheese from raw milk. Journal of Food Protection 74, 919-924.

Sharps, C. P., Kotwal, G., Cannon, J. L., 2012. Human norovirus transfer to stainless steel and small fruits during handling. Journal of Food Protection 75, 1437-1446.

Sheen, S., 2008. Modeling surface transfer of Listeria monocytogenes on salami during slicing. Journal of Food Science 73, E304-E311.

Sheth, A. N., Wiersma, P., Atrubin, D., Dubey, V., Zink, D., Skinner, G., Doerr, F., Juliao, P., Gonzalez, G., Burnett, C., Drenzek, C., Shuler, C., Austin, J., Ellis, A., Maslanka, S., Sobel, J., 2008. International outbreak of severe botulism with prolonged toxemia caused by commercial carrot juice. Clinical Infectious Diseases 47, 1245-1251.

Shiode, N., Shiode, S., Rod-Thatcher, E., Rana, S., Vinten-Johansen, P., 2015. The mortality rates and the space-time patterns of John Snow's cholera epidemic map. International Journal of Health Geography 14, 21.

Sobel, J., 2005. Botulism. Clinical Infectious Diseases 41, 1167-1173.

Sobel, J., Tucker, N., Sulka, A., McLaughlin, J., Maslanka, S., 2004. Foodborne botulism in the United States, 1990-2000. Emerging Infectious Diseases 10, 1606-1611.

Soderstrom, A., Osterberg, P., Lindqvist, A., Jonsson, B., Lindberg, A., Blide Ulander, S., Welinder-Olsson, C., Lofdahl, S., Kaijser, B., De Jong, B., Kuhlmann-Berenzon, S., Boqvist, S., Eriksson, E., Szanto, E., Andersson, S., Allestam, G., Hedenstrom, I., Ledet Muller, L., Andersson, Y., 2008. A large *Escherichia coli* O157 outbreak in Sweden associated with locally produced lettuce. Foodborne Pathogens and Disease 5, 339-349.

Solano, R., Alseda, M., Godoy, P., Sanz, M., Bartolome, R., Manzanares-Laya, S., Dominguez, A., Cayla, J. A., 2014. Person-to-person transmission of norovirus resulting in an outbreak of acute gastroenteritis at a summer camp. European Journal of Gastroenterology and Hepatology 26, 1160-1166.

Solomon, E. B., Yaron, S., Matthews, K. R., 2002. Transmission of *Escherichia coli* O157：H7 from contaminated manure and irrigation water to lettuce plant tissue and its subsequent internalization. Applied and Environmental Microbiology 68, 397-400.

Soon, J. M., Chadd, S. A., Baines, R. N., 2011. *Escherichia coli* O157：H7 in beef cattle：on farm contamination and pre-slaughter control methods. Animal Health Research Reviews 12, 197-211.

Spurlock, A. T., Zottola, E. A., 1991. The survival of Listeria monocytogenes in aerosols. Journal of Food Protection 54, 910-912.

Steele, M., Odumeru, J., 2004. Irrigation water as source of foodborne pathogens on fruit and vegetables. Journal of Food Protection 67, 2839-2849.

Stein, R. A., 2011. Super-spreaders in infectious diseases. International Journal of Infectious Diseases 15, e510-513.

Stevens, M. P., Humphrey, T. J., Maskell, D. J., 2009. Molecular insights into farm animal and zoonotic Salmonella infections. Philosophical Transactions of the Royal Society of London. Series B Biological Sciences 364, 2709-2723.

Su, C., Brandt, L. J., 1995. *Escherichia coli* O157：H7 infection in humans. Annals of Internal Medicine 123, 698-714.

Synge, B. A., Chase-Topping, M. E., Hopkins, G. F., McKendrick, I. J., Thomson-Carter, F., Gray, D., Rusbridge, S. M., Munro, F. I., Foster, G., Gunn, G. J., 2003. Factors influencing the shedding of verocytotoxin-producing *Escherichia coli* O157 by beef suckler cows. Epidemiology and Infection 130, 301-312.

Tanzi, M. G., Gabay, M. P., 2002. Association between honey consumption and infant botulism. Pharmacotherapy 22, 1479-1483.

Taylor, D. M., 1999. Inactivation of prions by physical and chemical means. The Journal of Hospital Infection 43 (Suppl.), S69-S76.

Taylor, D. M., Woodgate, S. L., 2003. Rendering practices and inactivation of transmissible spongiform encephalopathy agents. Revue Scietifique et Technique 22, 297-310.

Teunis, P. F., Moe, C. L., Liu, P., Miller, S. E., Lindesmith, L., Baric, R. S., Le Pendu, J., Calderon, R. L., 2008. Norwalk virus：how infectious is it? Journal of Medical Virology 80, 1468-1476.

Thornley, C. N., Emslie, N. A., Sprott, T. W., Greening, G. E., Rapana, J. P., 2011. Recurring norovirus transmission on an airplane. Clinical Infectious Diseases 53, 515-520.

Todd, E. C., Greig, J. D., Bartleson, C. A., Michaels, B. S., 2007. Outbreaks where food workers have been implicated in the spread of foodborne disease. Part 3. Factors contributing to outbreaks and description of outbreak categories. Journal of Food Protection 70, 2199-2217.

Todd, E. C., Greig, J. D., Bartleson, C. A., Michaels, B. S., 2009. Outbreaks where food workers have been implicated in the spread of foodborne disease. Part 6. Transmission and survival of pathogens in the food processing and preparation environment. Journal of Food Protection 72, 202-219.

Tulodziecki, D., 2011. A case study in explanatory power：John Snow's conclusions about the pathology and transmission of cholera. Studies in History and Philosophy of Biological and Biomedical Sciences 42, 306-316.

Tung-Thompson, G., Libera, D. A., Koch, K. L., de Los Reyes 3rd, F. L., Jaykus, L. A., 2015. Aerosolization of a human norovirus surrogate, bacteriophage MS2, during simulated vomiting. PLoS One 10, e0134277.

Vally, H., Glass, K., Ford, L., Hall, G., Kirk, M. D., Shadbolt, C., Veitch, M., Fullerton, K. E., Musto, J., Becker, N., 2014. Proportion of illness acquired by foodborne transmission for nine enteric pathogens in Australia：an expert elicitation. Foodborne Pathogens and Disease 11, 727-733.

VanKessel, J. A., Karns, J. S., Lombard, J. E.,

Kopral, C. A., 2011. Prevalence of *Salmonella enterica*, Listeria monocytogenes, and *Escherichia coli* virulence factors in bulk tank milk and in-line filters from U. S. dairies. Journal of Food Protection 74, 759-768.

Van Renterghem, B., Huysman, F., Rygole, R., Verstraete, W., 1991. Detection and prevalence of Listeria monocytogenes in the agricultural ecosystem. Journal of Applied Bacteriology 71, 211-217.

Vega, E., Barclay, L., Gregoricus, N., Shirley, S. H., Lee, D., Vinje, J., 2014. Genotypic and epidemiologic trends of norovirus outbreaks in the United States, 2009 to 2013. Journal of Clinical Microbiology 52, 147-155.

Vega, E., Barclay, L., Gregoricus, N., Williams, K., Lee, D., Vinje, J., 2011. Novel surveillance network for norovirus gastroenteritis outbreaks, United States. Emerging Infectious Diseases 17, 1389-1395.

Verhaelen, K., Bouwknegt, M., Carratala, A., Lodder-Verschoor, F., Diez-Valcarce, M., Rodriguez-Lazaro, D., de Roda Husman, A. M., Rutjes, S. A., 2013. Virus transfer proportions between gloved fingertips, soft berries, and lettuce, and associated health risks. International Journal of Food Microbiology 166, 419-425.

Vivant, A. L., Garmyn, D., Piveteau, P., 2013. Listeria monocytogenes, a down-to-earth pathogen. Frontiers in Cellular and Infection Microbiology 3, 87.

Vogt, R. L., Dippold, L., 2005. *Escherichia coli* O157：H7 outbreak associated with consumption of ground beef, June-July 2002. Public Health Rep 120, 174-178.

Volkova, V. V., Howey, R., Savill, N. J., Woolhouse, M. E., 2010. Sheep movement networks and the transmission of infectious diseases. PLoS One 5, e11185.

Vorst, K. L., Todd, E. C., Rysert, E. T., 2006. Transfer of Listeria monocytogenes during mechanical slicing of Turkey breast, bologna, and salami. Journal of Food Protection 69, 619-626.

Vriesekoop, F., Russell, C., Alvarez-Mayorga, B., Aidoo, K., Yuan, Q., Scannell, A., Beumer, R. R., Jiang, X., Barro, N., Otokunefor, K., Smith-Arnold, C., Heap, A., Chen, J., Iturriage, M. H., Hazeleger, W., DeSlandes, J., Kinley, B., Wilson, K., Menz, G., 2010. Dirty money: an investigation into the hygiene status of some of the world's currencies as obtained from food outlets. Foodborne Pathogens and Disease 7, 1497-1502.

Vriesekoop, F., Shaw, R., 2010. The Australian bush fly (Musca vetustissima) as a potential vector in the transmission of foodborne pathogens at outdoor eateries. Foodborne Pathogens and Disease 7, 275-279.

Vugia, D. J., Mase, S. R., Cole, B., Stiles, J., Rosenberg, J., Velasquez, L., Radner, A., Inami, G., 2009. Botulism from drinking pruno. Emerging Infectious Diseases 15, 69-71.

Wagner, E. G., Lanoix, J. N., 1958. Excreta Disposal for Rural Areas and Small Communities. WHO Monograph series No 39. WHO, Geneva.

Walters, M. S., Sreenivasan, N., Person, B., Shew, M., Wheeler, D., Hall, J., Bogdanow, L., Leniek, K., Rao, A., 2015. A qualitative Inquiry about pruno, an illicit alcoholic beverage linked to botulism outbreaks in United States prisons. American Journal of Public Health 105, 2256-2261.

Wang, Y. C., Chang, Y. C., Chuang, H. L., Chiu, C. C., Yeh, K. S., Chang, C. C., Hsuan, S. L., Lin, W. H., Chen, T. H., 2011. Transmission of Salmonella between swine farms by the housefly (*Musca* domestica). Journal of Food Protection 74, 1012-1016.

Wendel, A. M., Johnson, D. H., Sharapov, U., Grant, J., Archer, J. R., Monson, T., Koschmann, C., Davis, J. P., 2009. Multistate outbreak of *Escherichia coli* O157∶H7 infection associated with consumption of packaged spinach, August-September 2006∶ the Wisconsin investigation. Clinical Infectious Diseases 48, 1079-1086.

Widdowson, M. A., Sulka, A., Bulens, S. N., Beard, R. S., Chaves, S. S., Hammond, R., Salehi, E. D., Swanson, E., Totaro, J., Woron, R., Mead, P. S., Bresee, J. S., Monroe, S. S., Glass, R. I., 2005. Norovirus and foodborne disease, United States, 1991-2000. Emerging Infectious Diseases 11, 95-102.

Williams, K. J., Ward, M. P., Dhungyel, O. P., Hall, E. J., 2014. Risk factors for *Escherichia coli* O157 shedding and super-shedding by dairy heifers at pasture. Epidemiology and Infection 1-12.

Woolhouse, M. E., Coen, P., Matthews, L., Foster, J. D., Elsen, J. M., Lewis, R. M., Haydon, D. T., Hunter, N., 2001. A centuries-long epidemic of scrapie in British sheep? Trends in Microbiology 9, 67-70.

Wu, H. W., Ito, A., Ai, L., Zhou, X. N., Acosta, L. P., Lee Willingham Iii, A., 2016. Cysticercosis/ taeniasis endemicity in Southeast Asia∶ current status and control measures. Acta Tropica. pii∶ S0001-706X(16)30013-4. (Epub ahead of print).

Yoo, J. R., Heo, S. T., Lee, K. H., Kim, Y. R., Yoo, S. J., 2015. Foodborne outbreak of human brucellosis caused by ingested raw materials of fetal calf on Jeju Island. The American Journal of Tropical Medicine and Hygiene 92, 267-269.

抗生素耐药性在食用动物生产系统中的传播

W. A. Gebreyes[1], T. Wittum[1], G. Habing[1], W. Alali[2], M. Usui[3], S. Suzuki[4]

1 俄亥俄州立大学，哥伦布，俄亥俄州，美国

2 哈马德·本·哈利法大学，多哈，卡达尔

3 酪农学园大学，江别，北海道，日本

4 爱媛大学，松山，爱媛县，日本

4.1 引言

食用动物生产系统中的抗生素耐药性是一个非常重要的公共卫生问题。抗生素耐药的人畜共患病原微生物，或者可介导耐药性的遗传元件，可以由食用动物通过多种途径传播给人类，比如饮用经巴氏杀菌或未经巴氏杀菌的牛奶，食用牛肉、禽肉、猪肉和水生动物产品；或者在极少数情况下可直接传染给工人。此外，抗生素耐药人畜共患病原微生物还可通过多种间接途径传播，例如废水、使用的有机肥、野生动物、携带耐药菌株的蔬菜及其他环境源。许多通常具有耐药性并能引起食源性疾病的人畜共患病原微生物在农场中流行非常广泛，包括非伤寒肠炎沙门菌（NTS）、结肠弯曲杆菌、空肠弯曲杆菌、金黄色葡萄球菌和大肠杆菌 O157∶H7 等。此外，未经巴氏灭菌的乳制品消费增长可能会增加耐药食源性病原微生物向人类传播的风险

（Lejeune 和 Rajala-Schultz，2009）。沙门菌和弯曲杆菌仍然是目前已知最重要的食源性致病菌，在家禽和其他食品动物的生产系统中被认为是抗生素耐药性的储藏库（Flint et al.，2005；World Health Organization，2005；Scallan et al，2011）。由于这两种病原体常常与食用受污染的家禽产品有关，因此家禽业已经建立了针对家禽产品生产的食品安全系统，以便降低这些病原体的流行及其污染水平，同时也减少了抗生素耐药性的出现及其从农场到餐桌的传播。根据世界卫生组织（WHO）的估计，2010 年全球因非伤寒沙门菌引起的食源性疾病病例中位数约为 7870 万（Havelaar et al.，2015）。另外，WHO 估计腹泻性疾病占到全球食源性疾病总数的一半以上。WHO 的估计数据表明，每年共有 5.5 亿人患病，其中 23 万人死亡（WHO，2015）。应当指出，儿童特别容易患上食源性腹泻，估计每年有 2.2 亿儿童患病，其中 9.6 万人死亡。腹泻通常是由于食

用诺如病毒、弯曲杆菌、非伤寒沙门菌和致病性大肠杆菌污染的生食或未煮熟的肉、蛋、新鲜农产品和乳制品引起的。非洲撒哈拉以南和亚洲人口遭受食源性病原的影响尤为严重。美国疾病预防控制中心（CDC）预计每年沙门菌感染病例 103 万例，弯曲杆菌感染病例 80 万例（Scallan et al.，2011）。据估计，19%的沙门菌感染和 43%的弯曲杆菌感染与家禽肉制品（包括肉鸡和火鸡产品）的消费有关（Braden，2006；USDA，2008；Painter et al.，2013）。例如，2013 年多重耐药（MDR）海德堡沙门菌菌株引起美国大规模多州疾病暴发，最终导致 24 个州的 634 人患病（CDC，2013a）。

抗生素耐药细菌（ARB）和抗生素耐药基因（ARGs）在水生环境和相关的野生动物、家养动物及昆虫中也有报道，它们也是 ARB 和 ARGs 的储藏库（Marti et al.，2014）。很显然，人医和兽医化学治疗用抗生素的使用对菌株抗生素耐药性的出现和持续存在扮演着重要的选择性压力作用（Marti et al.，2014）。研究认为，医院废弃物和畜禽养殖废水是水生环境中 ARB 和 ARGs 的主要来源之一。在这样的环境中，粪肥和改良过的田地可能会加重 ARGs 的出现。最近，服务于抗生素生产企业的污水处理厂被证明是包括多重耐药决定子在内的 ARG 的重要储藏库（Marathe et al.，2013）。此外，其他生活在水生环境内或附近的生物，包括野生动物、鸟类、鱼类和昆虫，可能在 ARB 和相关遗传决定子的进一步传播中发挥重要作用。南亚国家最近的一项调查表明，通过利用养殖动物排泄物为鱼塘、稻田或菜地施肥时，ARGs 可在动物、蔬菜和鱼类之间循环传播（Suzuki 和 Hoa，2012）。为了防止 ARGs 的传播，首先必须明确潜在的传播路径。

4.2 耐药机制的简要概述

细菌可以通过不同的机制产生对抗菌药物的耐药性，包括突变、获得耐药基因以及外排泵的表达。一旦获得耐药性，这些耐药表型可以通过水平转移机制进行传播（即转化、转导和接合）。转化是指摄取自由释放的外源 DNA，随后被整合到细菌宿主基因组中。另一方面，接合是在细菌之间质粒（环形可自我复制的小 DNA 分子）的交换。转导涉及噬菌体，它能够将细菌 DNA 包装到它自身病毒 DNA 上，并将重新包装的 DNA 注入新宿主细菌的基因组，从而转移 ARGs 和其他基因。整合子是一种可移动的 DNA 元件，在多重耐药的传播中也起着至关重要的作用。食源性病原菌是细菌耐药性的重要宿主，也是其他病原体和胃肠道共生菌 ARGs 的重要来源。

4.3 奶牛场病原菌的抗生素耐药性

不同种类动物生产中使用的抗生素种类和频率不同。乳制品生产过程中使用频率最高的是用于预防和治疗成年奶牛乳房炎的药物。乳房内注射抗生素用于临床乳腺炎的治疗，而对干乳期奶牛乳房内注射抗生素是为了防止出现新的感染（即"奶牛的干乳疗法"）。第三代和第四代头孢菌素等极其重要抗生素的频繁使用，以及具有该耐药表型的病原体的高发病率，使抗生素的使用和耐药性成为乳制品生产中的一个重要公共卫生问题。例如，非伤寒沙门菌血清型是疾病的重要诱发因素，常可从无症状奶牛体内分离获得。耐药非伤寒沙门菌血清型在畜牧生产系统中的出现和食源性的传播导致了更高的死亡率和经济损失（Varma et al.，2005）；因此，对用于治疗沙门菌病和其他传染病的抗生素耐药性问题就显得尤为重要。与世界其他地区相比，在美国非伤寒沙门菌对氟喹诺酮类药物的耐药性非常罕见。相比之下，对广谱头孢菌素类药物（ESCs）的耐药相对常见，特别是在多重耐药新港沙门菌（Salmonella Newport）出现后（Zhao et al.，2003）。从临床病牛获得的沙门菌分离株通常比从健康牛中获得的血清型分离株更具耐药性。另一方面，虽然塞罗沙门菌（Salmonella Cerro）很少产生耐药性，且较少导致人类疾病，但它常常导致畜群高流行率的群体感染，这可能与其他因素如毒力决定子有关（Hoelzer et al.，2010）。据报道，在本书原版第三版出版之前的 20 年中，美国奶牛场中无症状奶牛体内非伤寒沙门菌的流行率有所增加（USDA，2011a，b），而报道耐药和多重耐药菌株的情况有所下降（Habing et al.，2012；Cummings et al.，2013）。沙门菌的流行率上升而耐药率下降的部分原因是一些似乎适合无症状定植和高流行率血清型的出现和传播造成的（Cummings et al.，2010；Rodriguez-Rivera et al.，2014）。

此外，奶牛场中已发现家畜相关耐甲氧西林金黄色葡萄球菌（LA-MRSA），这是一个重要的公共卫生问题，尽管它不被认为是一个食品安全问题。金黄色葡萄球菌是奶牛乳腺炎的常见病因，与甲氧西林（如氯唑西林）相当的 β-内酰胺类抗生素常用于治疗或预防乳腺炎。尽管如此，奶牛中耐甲氧西林金黄色葡萄球菌（Methicillin-resistant Staphylococcus Aureus，MRSA）流行率仍然很低（Pol 和 Ruegg，2007；Saini et al.，2012a，b）。

奶牛场中经常分离到空肠弯曲杆菌和结肠弯曲杆菌。大多数人的弯曲杆菌病通常归因于鸡，但食用未经巴氏杀菌的乳制品也导致了大量暴发，奶牛同样是导致疾病的重要因素之一。喹诺酮类药物耐药是弯曲杆菌的一个显著特征，但牛源分离株对喹诺酮类药物的耐药率各异，有报道称 1%~30% 的分离株对喹诺酮类药物耐药（de Jong et al.，2012；Haruna et al.，2013；Jonas et al.，2015）。在许多国家，多重耐药大肠杆菌菌株的增加得到了证实；这些菌株也是超广谱 β-内酰胺酶（ESBL）的主要来源。显然，由于奶牛养殖场的人畜共患病原菌出现耐药性，必须制定减少细菌耐药性传染给人的风险的干预措施。

4.4 有机奶牛场和常规奶牛场之间的耐药性差异

有机乳制品需求的增加导致了有机管理下奶牛数量的增加。在美国，有机生产体系中的牛不允许使用抗菌药物；因此，需要抗菌药物治疗的牛必须从有机生产体系中剔除出来。的确，有机牧场生产者很少使用抗菌药物（Zwald et al.，2004），可以预期这将会导致低水平的病原菌耐药率。先前的研究表明，某些抗生素耐药率较低，但不同生产类型中的病原体对于抗生素的敏感性往往惊人地相似。例如，与有机管理下的牛群相比，虽然常规管理的牛群携带更多对链霉素耐药的非伤寒沙门菌分离菌株，但对其他抗菌药物耐药的分离菌株比例却相当（Ray et al.，2006）。同样，相对于有机养殖场，从传统养殖场分离的弯曲杆菌对四环素耐药率更高，但对测试的其他 14 种抗菌药物的耐药率却相当（Halbert et al.，2006）。

4.5 肉牛养殖场与抗生素耐药性

据报道，肉牛养殖场牛群中经常出现的重要食源性病原体包括沙门菌属细菌、空肠弯曲杆菌和产志贺毒素大肠杆菌（STEC）。这些病原体获得耐药基因的方式各不相同。无论其耐药程度如何，这仍然是重大的公共卫生问题。

沙门菌属细菌普遍存在于肉牛养殖场牛群中。美国农业部国家动物卫生监测系统（NAHMS）所监测的沙门菌中，约 75% 对所有被测试的抗菌药物敏感（USDA，2014）。表现耐药的菌株通常只对一种抗生素耐药，最常见的是四环素、磺胺异噁唑或氯霉素耐药（USDA，2014）。2013 年美国食品和药物管理局（FDA）国家抗菌药物耐药性监测系统（NARMS）开展的对屠宰场肉牛盲肠样品监测结果表明，从大约 8% 的样品中分离到沙门菌，其中 17% 被归类为多重耐药菌株（CDC，2013b），其中一株从肉牛盲肠样品中获得的分离菌株被归类为泛耐药沙门菌，这表明它对所有的，或者除了一种之外的所有抗生素都有耐药性（CDC，2013b）。

在澳大利亚，从 31 个出口牛肉的屠宰场收集的 910 份牛粪样品中，105 份（11.5%）

样品检出沙门菌。其中，有 91.5% 的菌株对除氟苯尼考以外的所有抗菌药物敏感，其中 29.2% 的菌株对氟苯尼考敏感性降低。在这些肉牛样品中鉴定出最常见的耐药表型是链霉素（7.5%）、氨苄西林（7.5%）、甲氧苄啶-磺胺甲噁唑（7.5%）和四环素（6.6%）。在 105 株沙门菌中，只有 8 株（7.5%）是多重耐药菌株，对三种或三种以上的抗菌药物耐药（Barlow et al.，2015）。在爱尔兰的一份牛皮和胴体样品中，发现了 4 株（1%）沙门菌分离株，所有菌株被鉴定为泛敏感都柏林沙门菌（S. Dublin）（Khen et al.，2014）。在中国四个牛肉加工厂收集的粪便样品中沙门菌的流行率为 18.6%，其中 95.7% 的分离菌株是泛敏感菌株（Dong，2014）。据报道，韩国牛群沙门菌的分离率为 1.2%～2.0%，这可能是受到相对较低的放养密度影响所致（Kim et al.，2015）。

弯曲杆菌属细菌，主要是空肠弯曲杆菌，也普遍存在于肉牛饲养场中。2013 年，美国国家抗生素耐药性监测系统（National Antimicrobial Resistance Mouitoring System，NARMS）监测到美国有 42% 的屠宰场肉牛盲肠样品中分离到了弯曲杆菌（CDC，2013b）。所有分离到的空肠弯曲杆菌均对红霉素敏感，只有 4% 的结肠弯曲杆菌分离株对红霉素耐药（CDC，2013b）。大约 12% 的肉牛盲肠源空肠弯曲杆菌和 53% 的结肠弯曲杆菌对环丙沙星有耐药性（CDC，2013b）。

欧洲食品安全局（EFSA）在 2015 年报告称，从牛中分离的空肠弯曲杆菌对环丙沙星、萘啶酸和四环素的耐药率较高，分别为 35.8%、36.1% 和 29.7%。对红霉素和庆大霉素耐药的菌株比例分别为 1.1% 和 0.9%（EFSA，2015）。加拿大抗菌药物耐药性综合监测计划（CIPARS）2013 年的数据显示，从肉牛分离出的弯曲杆菌中有 5% 对环丙沙星耐药（CIPARS，2013）。波兰 36.4% 的肉牛盲肠样品中可分离出弯曲杆菌，其中大多数空肠弯曲杆菌对环丙沙星耐药（53.9%），所有菌株均对红霉素敏感（Wysok et al.，2011）。在芬兰收集的 120 株牛源空肠弯曲杆菌对环丙沙星（9.2%）、萘啶酸（9.2%）和链霉素（7.5%）的耐药最常见（Olkkola et al.，2016）。

产志贺毒素大肠杆菌（STEC）可以获得类似于其他生物的抗菌药物耐药性。从肉牛饲养场中获得的 STEC 的耐药率普遍较低，以对四环素的耐药最常见（Rao et al.，2010；Stanford et al.，2013）。然而，分离自肉牛饲养场的非产志贺毒素大肠杆菌常作为抗生素耐药指示菌，并可能作为肠道病原菌（如沙门菌）的耐药基因库。虽然耐药菌株中对四环素的耐药最常见，但这些共生大肠杆菌通常被认为是泛敏感的（Wagner et al.，2002；Morley et al.，2011）。Harvey 等研究了常规饲养场和无抗生素饲养场的肉牛对 14 种四环素特定耐药基因的携带情况（Harvey et al.，2009）。研究发现，在来自常规饲养牛的样品中，5 个四环素耐药基因的检测率较高，而在无抗生素饲养牛的样品中，仅 1 个四环素耐药基因的检测率较高（Harvey et al.，2009）。在 CIPARS 监测项目中，检测的大部分肉牛源共生大肠杆菌分离株都是泛敏感的。在 2013 年鉴定的 64 株分离株中，6% 的菌株对氨苄西林耐药，5% 的菌株对甲氧苄啶-磺胺甲噁唑耐

药，3% 的菌株对萘啶酸耐药。共有 6 株分离菌株仅对一种抗菌药物耐药，5 株分离菌株是多重耐药菌株，表现为对 4 种或 4 种以上抗菌药物耐药（CIPARS，2013）。

4.6 家禽生产和鸟类的抗生素使用与耐药性

美国家禽养殖场的抗生素使用分为治疗和非治疗目的（即预防疾病用，如球虫病和坏死性肠炎等）。尽管在家禽和其他食用动物生产系统中治疗性使用医学重要药物是常见的，但欧盟禁止将这些药物用于非治疗性用途，并有望在新的 FDA 指南中逐步淘汰这些药物。在科学文献中，多项研究对耐药菌在无抗生素（即有机、放养、牧场）和常规家禽生产系统中的频率和分布进行了研究（Bailey 和 Cosby，2005；Cui et al.，2005；Siemon et al.，2007；Lestari et al.，2009；Alali et al.，2010；Sapkota et al.，2014）。虽然人们期待在无抗生素家禽养殖场中不使用抗生素将导致耐药病原菌的消失，但研究表明，耐药病原菌仍存在于这些农场以及他们的肉制品中。例如，Alali 等（2010）报道在美国农业部认证的有机农场和常规农场中，分别有 41% 和 62% 的沙门菌分离株对两种或两种以上的抗生素耐药。此外，Siemon（2007）等的研究揭示在来自牧场和常规农场的沙门菌分离菌株中，分别有 11% 和 69% 菌株检测到多重耐药性。Sapkota 等（2014）最近的一项研究显示在向有机饲养过渡并停止使用抗生素的家禽农场中，耐药沙门菌的流行率明显低于传统家禽养殖场。在美国开展的一项零售层面的研究中，

作者发现分离自有机和传统零售鸡肉的沙门菌对三种头孢菌素类药物（头孢噻吩、头孢西丁和头孢噻呋）的耐药率分别为 3.3% 和 54%（Cui et al，2005）。Luangtongkum 等（2006）报道在从常规农场饲养的肉鸡和火鸡中得到的弯曲杆菌分离菌株，分别有 46% 和 67% 的菌株对环丙沙星、诺氟沙星和萘啶酸耐药。相反，在从有机农场饲养的肉鸡和火鸡中得到的弯曲杆菌分离菌株，分别有 0% 和 <2% 的菌株对这些抗菌药物耐药。沙门菌和弯曲杆菌耐药性的流行可能与共生细菌的生态学及其作为 ARGs 储藏库的作用有关。此外，环境中共生细菌的存在可能在家禽养殖场耐药性的传播和持续中发挥作用（Summers，2002）。

4.7 养猪业中的抗生素耐药性

养猪业中使用抗生素具有多重目的，主要是通过改变肠道微生物生态达到治疗、预防和促生长的目的（Callaway et al.，2011；Looft et al.，2012）。抗生素的使用被认为是一个减少沙门菌和胴体污染等全方位风险的良好策略（Robbins et al.，2013）。然而，在动物和人类中使用抗生素与耐药性的产生和传播有关（Callaway et al.，2011；Doyle 和 Erickson，2006；Oliver，2010）。

在美国养猪业中，包括多重耐药鼠伤寒沙门菌 DT104 型〔对氨苄西林、氯霉素、链霉素、磺胺类和四环素（R 型 ACSSuT）共 5 种抗生素耐药〕在内的沙门菌是广泛存在的（Gebreyes et al.，2004）。

对从猪和人中分离出的包括沙门菌在内的食源性病原菌耐药性研究数据表明，美国生猪养殖场中常可分离到多重耐药菌株（Gebreyes et al.，2000；Funk 和 Gebreyes，2004）。从人医学临床样品中分离出的沙门菌与猪源菌株相比，多重耐药发生的频率较低（Gebreyes et al.，2009）。先前同时进行的研究工作还表明，在饲料中补充重金属微量营养素（如铜和锌），和暴露于环境中的类似化合物，与病原体基因型和表型的变化相关，而这可能会影响病原体生态学和耐药性的传播（Medardus et al.，2014）。

4.8 自然水生环境和耐药性分布

即使在没有已知抗生素污染的情况下，也可在包括深海沉积物在内的水生环境中检测到 ARGs（Rahman et al.，2008）。正如以前报道的永冻土样品（D'Costa et al.，2011）和南极冰川样品（Segawa et al.，2013）一样，无论是否被抗生素污染，ARGs 均可在全球范围内蔓延。金属暴露也与耐药菌的发展有关，最近调查表明病原体暴露于海洋环境中的一些金属和其他元素，如砷（Farias et al.，2015）、钒（Suzuki et al.，2012），可能与抗生素耐药性有关。海水等复杂基质是海洋环境中 ARGs 产生和迁移的有效介质。ARB 和 ARGs 可能的移动路径如图 4.1 所示。

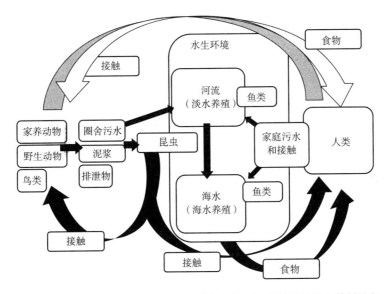

图 4.1　以水生环境为重点的抗生素耐药细菌和耐药基因的潜在传播途径

水生环境中的细菌大多是不可培养的，这对该生态系统的耐药性研究提出了挑战。暂时还无法实现使用宏基因组方法来针对所有具有 ARGs 的细菌物种的种群进行监测，但这是未来的一个潜在研究方向。虽然宏基因组方法能够监测环境中的全部 ARGs，但目前不可克服的挑战是将 ARGs 与实际的细菌物种相匹配。细菌培养和定量 PCR 方法的组合是目前检验水生环境中 ARB 和 ARGs 的有效方法（Suzuki et al.，2013）。

4.9　野生动物与抗生素耐药性分布

通常，野生动物不会接触临床用抗生素，但可通过与人类、家养动物和环境接触而获得 ARB 和 ARGs，其中被粪便污染的水似乎是最重要的污染媒介（Radhouani et al.，2014）。水接触和通过食物获取似乎是 ARB 和 ARGs 从人类或兽医向野生动物传播的主要方式（Cole et al.，2005）。野生动物中的 ARB 和

ARGs 可以通过水生环境在人与动物之间传播（Benavides et al.，2012；Rwego et al.，2008）。Guenther 等（2011）综述了野生动物中 ARGs 的分布情况（表 4.1）。

在水生环境附近发现的各种野生动物（小鼠、野猪、大猩猩）中的分离菌株均携带质粒编码的耐药基因（如 *bla*、*tet*、*erm*、*qnr* 等）。这些 ARGs 在对人类临床重要抗菌药物的耐药性中起着重要作用。此外，现已证明海豹等海洋野生动物携带 ARGs［*tet*（M）、*erm*B］。海豹分布在大西洋、印度洋和太平洋，并在广泛的海洋区域内迁徙，包括南极、亚南极和热带水域（Santestevan et al.，2015）。在爬行动物中，淡水龟的分离菌株中分离出了多重耐药气单胞菌，与中国鱼类和虾中的分离菌株相比，淡水龟分离菌株的耐药菌株比例更高（Deng et al.，2014）。

野生鸟类被发现携带 ARB 和 ARGs，这些可能是通过它们的食物和接触农场动物粪便获得的（Rybaríková et al.，2010）。摄入被粪

便或人类废弃物污染的水似乎是野生鸟类获得 ARG 和 ARGs 的最重要途径，此外还有其他重要来源，如前一节所述的抗生素工业废水。由于鸟类具有远距离飞行的潜在能力，它们可能是造成 ARB 和 ARGs 在包括水生环境在内的多区域广泛传播的原因。

在许多野生鸟类中发现了质粒编码的 ARGs（*bla*、*tet*、*sul* 等），它们可以从鸟类传递到水生环境（表 4.1）。这些 ARGs 可介导对人类临床上重要抗生素如头孢菌素类药物产生耐药性。

此外，在黑鸢的分离菌株中发现了质粒编码的 bla_{NDM1}，它是临床上最重要的碳青霉烯酶之一（表 4.1）。这是一种生活在淡水和海水附近的迁徙鸟类，夏天迁徙到欧洲，冬天迁徙到北非（撒哈拉以南的非洲）（Fischer et al.，2013）。这些研究表明，ARGs 正在通过水生环境在世界各地的野生鸟类中循环和传播。Radhouani 等（2011）报道了海鸥粪便可作为携带 Tn 916/Tn 1545 和 Tn 5397 质粒（编码了数个 ARGs）的粪肠球菌的传播载体。

表 4.1　水环境相关动物抗生素耐药基因的分布

来源		检测到的抗生素耐药基因	国家/地区	分离年份	参考文献
野生哺乳动物	鼠	bla_{CTX-M1}	德国	2011—2012	von Salviati et al.（2015）
	啮齿类动物	bla_{CTX-M9}，bla_{CTX-M1}	中国	2008—2010	Guenther et al.（2011）
	棕色鼠（*R. rattus*）	$bla_{CTX-M15}$	塞内加尔	2007	Guenther et al.（2011）
	棕色鼠（*R. rattus*）	bla_{CTX-M9}	德国	2009	Guenther et al.（2011）
	野猪（*S. scrofa*）	bla_{CTX-M1}，bla_{TEM1}，bla_{CTX-M1}，bla_{TEM52}	捷克	2009	Guenther et al.（2011）
	野猪（*S. scrofa*）	bla_{CTX-M1}，bla_{TEM1}	葡萄牙	2005—2007	Guenther et al.（2011）
	大猩猩	$bla_{CTX-M15}$，$tetA$，$tetB$，$qnrB$，$strA$	中部非洲	2011	Janatova et al.（2014）
	海豹	$tet（M）$，$erm（B）$	巴西	2012	Santestevan et al.（2015）
鸟	野鸟	bla_{TEM52}，$bla_{CTX-M14}$，bla_{TEM1}，bla_{CTX-M}，bla_{SHV12}	葡萄牙	2003—2004	Guenther et al.（2011）
	秃鹫（*B. buteo*）	$bla_{CTX-M32}$，bla_{TEM1}，bla_{CTX-M1}	葡萄牙	2007—2008	Guenther et al.（2011）
	海鸥（*Larus* sp.）	bla_{TEM52}，bla_{CTX-M1}，$bla_{CTX-M14}$，$bla_{CTX-M32}$	葡萄牙	2007	Guenther et al.（2011）

续表

来源		检测到的抗生素耐药基因	国家/地区	分离年份	参考文献
鸟	黑头海鸥（*C. idibundus*）	bla_{CTX-M1}，$bla_{CTX-M15}$，bla_{SHV2}，bla_{SHV12}	捷克	2005	Guenther et al.（2011）
	黄腿海鸥（*L. michahelis*）	bla_{CTX-M1}，$bla_{CTX-M15}$，bla_{TEM1}，bla_{SHV}	法国	2008	Guenther et al.（2011）
	淡灰绿色翅膀海鸥（*L. glaucescens*）	$bla_{CTX-M14}$，$bla_{CTX-M15}$	俄罗斯	2007	Guenther et al.（2011）
	黑头海鸥（*C. ridibundus*）	$bla_{CTX-M14}$，$bla_{CTX-M15}$	瑞典	2008	Guenther et al.（2011）
	野鸭（*A. platyrhynchos*），银鸥（*L. argentatus*）	bla_{CTX-M1}，bla_{CTX-M9}，bla_{TEM1}，$bla_{CTX-M15}$，bla_{OXA1}，bla_{SHV12}	波兰	2008—2009	Guenther et al.（2011）
	野鸟	bla_{CTX-M1}，bla_{SHV5}，bla_{TEM1}，bla_{TEM20}	葡萄牙	2008	Guenther et al.（2011）
	海鸥（*Larus* sp.）	bla_{CTX-M1}，bla_{CTX-M9}，$bla_{CTX-M15}$，$bla_{CTX-M32}$	葡萄牙	2007—2008	Guenther et al.（2011）
	海鸥（*Larus* sp.）	bla_{CTX-M1}，bla_{TEM1}，$bla_{CTX-M14}$，bla_{SHV12}	瑞典	2010	Guenther et al.（2011）
	海鸥（*Larus* sp.）	$bla_{CTX-M14}$，bla_{SHV12}	葡萄牙	2006—2010	Guenther et al.（2011）
	海鸥（*Larus* sp.）	$bla_{CTX-M15}$	德国	2009	Guenther et al.（2011）
	大雁（*B. canadensis*）	bla_{TEM52}，bla_{SHV12}	比利时	2010	Guenther et al.（2011）
	野鸟	bla_{CTX-M1}，$bla_{CTX-M14}$，$bla_{CTX-M15}$，bla_{SHV12}，bla_{TEM52}，bla_{CMY2}	荷兰	2011—2012	Guenther et al.（2011）
	黑鸢（*Milvus migrans*）	bla_{NDM1}，*tetA*，*strA/B*，*sul*1，*sul*2	德国	2013[a]	Fischer et al.（2013）
	毛脚燕（*Delichon urbica*）	bla_{TEM}，*tetA*，*sul*2，*strA*	捷克	2006	Rybaríková et al.（2010）

续表

来源		检测到的抗生素耐药基因	国家/地区	分离年份	参考文献
鸟	阿德利企鹅（*P. adeliae*）	tet（M）	南极洲		Rahman et al.（2015）
爬行动物	乌龟	$sul1$，$tetA$，ant（$3'$）$-la$，$qnrS2$，aac（$6'$）$-lb-cr$，bla_{TEM-1}，bla_{CTX-M3}	中国	2014	Deng et al.（2014）
鱼	罗非鱼	$gyrB$	埃及	2015[a]	Abu-Elala et al.（2015）
	热带观赏鱼	$qnrS2$，aac（$6'$）$-lb-cr$，$qnrB17$，$tetB$，$sul1$，$sul2$，$floR$，bla_{OXA-1}	越南、泰国、新加坡	2014[a]	Dobiasova et al.（2014）
	热带观赏鱼（淡水）	$sul1$，$sul2$，$tetA$，$strA$，tet（G），$aadA$	东南亚、秘鲁、巴西、尼日利亚	2014[a]	Gerzova et al.（2014）
	鲶鱼	$aadA$，$dfrA$，$catB$	越南	2014[a]	Nguyen et al.（2014）
	鲑鱼	tet（A），tet（B），tet（E），tet（H），tet（l），tet（34），tet（35），tet（39）	智利	1999	Roberts et al.（2015）
	鳗鲡、宠物鱼、锦鲤	bla_{TEM}，bla_{OXA-B}，bla_{CTX-M}，bla_{OXA}	韩国	2014[a]	Yi et al.（2014）
昆虫	苍蝇	bla_{SHV12}，bla_{CTX-M1}，bla_{TEM52}	荷兰	2011	Blaak et al.（2014）
	苍蝇	bla_{CTX-M1}，bla_{TEM1}	德国	2011—2012	von Salviat et al.（2015）
	苍蝇	bla_{CTX-M1}，bla_{TEM1}	日本	2010	Usui et al.（2013）
	苍蝇	erm（B），erm（A），msr（C），msr（A/B）	美国	2006	Graham et al.（2009）
	苍蝇	bla_{TEM}，$tetA$，$sul2$，$floR$，$strA$	捷克	2006	Rybaří ková et al.（2010）
	苍蝇	$tetM$，$tetK$，$tetS$，$ermB$	美国	2011[a]	Ahmad et al.（2011）
	蟑螂	$tetM$，$tetK$，$tetS$，$ermB$	美国	2011[a]	Ahmad et al.（2011）

注：[a] 报告年份。

4.10 鱼类及其在抗生素耐药性传播中的作用

从 20 世纪 70 年代（Aoki et al.，1971）到本书第三版原版成书（Cabello et al.，2013），已从养殖鱼中分离到 ARB 和 ARGs，且与抗生素使用有关。另一方面，关于从野生鱼类中分离 ARB 和 ARGs 的文献并不多。引起鱼类疾病的细菌可携带 ARBs，早在 20 世纪 70 年代就已证明，而在 90 年代更常见。最近的研究似乎集中在水产养殖上，主要关注的是环境，而不是鱼类宿主本身，因为人们怀疑网箱中长期残留 ARGs（Tamminen et al.，2011）。中国淡水水产养殖场所存在携带编码一系列 ARGs 的细菌：*sul*1，*sul*2，*sul*3，*tetM*，*tetO*，*tetW*，*tetS*，*tetQ*，*tetX*，*tetB/P*，*qepA*，*oqxA*，*oqxB*，*aac*（6'）-*Ib* 和 *qnrS*（Xiong et al.，2015）。

在智利一个水产养殖场进行的一项研究发现栖息在网箱下沉积物中的细菌对四环素的耐药最为普遍（Shah et al.，2014）。作者将这一发现归因于在这个水产养殖场所经常使用四环素作治疗和预防用途。在这种特定情况下，发现的主要编码基因是 *tetA* 和 *tetG*。另外也检测到有其他 ARGs，如 *dfrA*1、*dfrA*5 和 *dfrA*12（对甲氧苄啶耐药）；*sul*1 和 *sul*2（对磺胺类药物耐药）；*bla*TEM（对阿莫西林和氨苄西林耐药）；*strA-strB*（对链霉素耐药）。对 1999 年来自智利鲑鱼养殖场的分离菌株研究表明，可检测到有 *tet*（*A*）、*tet*（*B*）、*tet*（*E*）、*tet*（*H*）、*tet*（*l*）、*tet*（*34*）、*tet*（*35*）和 *tet*（*39*）耐药基因（Roberts et al.，2015）。

最近，已有观赏鱼携带 ARGs 的风险报道，其中研究较多的是气单胞菌携带对喹诺酮类、四环素和其他抗生素耐药的 ARGs（Dobiasova et al.，2014；Gerzova et al.，2014；见表 4.1）。虽然经常观察到鱼类来源的细菌携带四环素类、磺胺类和喹诺酮类药物的耐药基因，但最近的报道表明，β-内酰胺酶基因 *bla*TEM、*bla*OXA-B 和 *bla*CTX-M 在包括观赏鱼在内的鱼类中也广泛传播（Yi et al.，2014）。这表明 ARGs 可通过水环境在人和鱼类之间循环传播。

鲶鱼养殖在东南亚很常见。据报道，鲶鱼是 ARB 和 ARGs 的储藏库（Nguyen et al.，2014），在分离的假单胞菌和气单胞菌中，细菌对氨苄西林、甲氧苄啶-磺胺甲噁唑、萘啶酸、氯霉素和呋喃妥因表现有较高的耐药性。ARGs 中分离最多的基因是 *aadA*、*dfrA* 和 *catB*，三者均存在于一类整合子中。

来自淡水鱼的大多数样品检测显示其含有大量的气单胞菌。一些气单胞菌，如嗜水气单胞菌，可引起人畜共患病。因此，鱼类产品可能携带 ARB 和 ARGs，在鱼和水中都存在着传播的风险。据报道，就野生鱼类而言来自美国佛罗里达和马萨诸塞州水域的七种鲨鱼都携带 ARGs（Blackburn et al.，2010）。测试细菌对 13 种抗菌药物（青霉素 G、哌拉西林、替卡西林、头孢噻肟、头孢他啶、头孢噻呋、阿米卡星、庆大霉素、环丙沙星、恩诺沙星、多西环素、氯霉素和磺胺甲噁唑）的敏感性，结果发现对青霉素 G 耐药的细菌非常普遍。虽然没有检测特定的 ARGs，但该项研究发现许多菌株表现为多重耐药。多种野生鱼类、红鱼和大星鲨中青霉素 G 耐药性的频繁出现表明，沿海捕食性鱼类也受到 ARB 的广泛污染（Blackburn et al.，2010）。

4.11 昆虫与抗生素耐药性

虽然昆虫在包括水生环境在内的许多环境中数量和种类繁多，但尚不清楚它们在 ARB 和 ARGs 生态中的潜在作用，只有少数例外（Zurek and Ghosh，2014）。已经在一些昆虫的菌群中检测到质粒编码的 ARGs（bla，tet，erm，sul 等）（表 4.1）。Usui 等（2013）报道了从苍蝇中分离出的大肠杆菌对第三代头孢菌素类药物耐药，且含有携带 $bla_{CTX-M-15}$ 基因的可转移质粒。在人源分离菌株中，$bla_{CTX-M-15}$ 基因亚型被认为是世界各地最常见的超广谱 β-内酰胺酶基因。昆虫，特别是苍蝇和蟑螂，不仅是重要的害虫，也是动物和人类病原体的潜在载体（Ahmad et al.，2011）。这些昆虫物种也可以生活在水环境的周围。这些结果表明，昆虫可能通过水生环境，在 ARB 和 ARGs 传播和循环方面发挥重要作用（图 4.1）。

4.12 抗菌药物耐药性的关键问题

超广谱头孢菌素类药物（ESCs）和氟喹诺酮类药物不仅已被认定为是对人类健康极为重要的抗菌药物，而且在奶牛中也获批特定的用途（WHO，2007）。介导上述抗菌药物耐药性水平传播的基因对公众健康有重要影响，在奶牛场使用抗菌药物可能有助于它们的维持和传播。对 ESCs 的耐药部分是由 AmpC β-内酰胺酶介导的，编码基因 bla_{CMY-2}

位于一个大的、广泛宿主范围的质粒上，该质粒通常携带对其他抗菌药物耐药的基因，从而表现对 ESC 与多种抗菌药物的共同耐药。特别是自从携带编码 bla_{CMY-2} 质粒的耐 ESC 的新港沙门菌出现和传播以来，ESCs（例如头孢噻呋）在乳业中的广泛使用已经经历了严格的审查（Heider et al.，2009）。事实上，在过去十年中该基因的流行有所增加，在美国也出现了其他介导 ESCs 耐药的基因（Wittum，2012）。

与 ESC 耐药相比，对氟喹诺酮类药物的耐药在美国奶牛场中不太常见，但仍然存在。氟喹诺酮类药物的批准使用，包括恩诺沙星批准用于治疗非泌乳牛的呼吸道疾病，这与犊牛大肠杆菌对氟喹诺酮类药物的较高耐药率有关（Pereira et al.，2014）。对氟喹诺酮类药物的耐药机制，最常见的是由拓扑异构酶基因的喹诺酮类耐药决定区（QRDR）内的突变介导的，包括 $gyrA$ 和 $gyrB$ 的突变。然而，可水平传播的耐药基因是一个重大的公共卫生问题。鉴于其公共卫生影响，有必要对其继续进行监测。

通过饲养场中牛的肠道菌群传播的 β-内酰胺酶基因，包括 bla_{CMY-2} 和 bla_{CTX-M} 介导的 ESC 耐药。在饲养场牛粪便样品中，ESC 耐药的大肠杆菌和沙门菌携带 bla_{CMY-2} 的检出率分别为 82.6% 和 0.5%（Schmidt et al.，2015）。2011 年 NAHMS 调查显示，从肉牛饲养场牛上分离获得的沙门菌中，超过 7% 的菌株对 ESCs（USDA，2014）耐药，所有这些菌株随后都被确认携带 bla_{CMY-2}。据报道，肉牛给药头孢噻呋后，携带 bla_{CMY-2} 的超广谱头孢类药物耐药大肠杆菌的发生短暂经粪排菌（Lowrance et al.，2007）。另有报道，舍内饲牛用金霉素治疗后可以维持和促进 bla_{CMY-2} 耐药大肠杆菌的短暂排菌过程（Kanwar et al.，2013）。也有携带 bla_{CTX-MY} 的 ESCR 大肠杆菌的相关报道（Cottell et al.，2013），但似乎没有像携带 bla_{CMY-2} 的菌株那样在牛肉饲养场牛群中广泛传播。

考虑到抗菌药物在肉牛饲养中频繁应用于牛呼吸道疾病（BRD）的治疗和控制（BRD；McEwen 和 Fedorka-Cray，2002），人们可能会继续关注耐药菌的出现和耐药基因在肠道菌群中的传播。肉牛饲养场采用多种抗菌药物，如大环内酯类、氟喹诺酮类和头孢菌素类药物，用于个体动物治疗和饲养场牛群的疾病控制。如果不因此原因而频繁使用这些药物，饲养场动物的健康和福利可能会受到严重影响。因此，要努力降低肉牛饲养场的抗菌药物耐药性水平，可能需要解决 BRD 等动物健康问题，以减少对抗菌药物的治疗需求。

4.13 食物链中抗生素耐药性的控制

近年来，有多种方法被用作传统抗生素的替代品。其中包括氯酸盐和硝基化合物，益生菌、益生素和合生元，以及植物生物碱草本提取物。

由细菌内细胞硝酸还原酶还原氯酸盐而引起的亚氯酸盐积累是致命的。这种酶通过将硝酸盐还原为亚硝酸盐，使得沙门菌和肠杆菌科的其他成员在厌氧条件下呼吸。但是，此酶不能区分硝酸盐和氯酸盐，因此有人提出在猪的饲料或饮水中加入氯酸盐化合物，

并认为这是杀死沙门菌的好方法（Callaway et al.，2011）。鉴于单宁和香精油（如香芹酚）具有体外抗菌特性，现已推荐用于减少农场动物的细菌定植和排出。尽管如此，一些在猪和其他动物中开展的研究，尚未能证明这种抗菌特性可以减少粪便中细菌等病原体的排出（Doyle 和 Erickson，2012）。

短链和中链脂肪酸可降低细胞内 pH 和破坏细菌必需的代谢途径，现已广泛应用于家禽细菌感染的治疗（Doyle 和 Erickson，2012）。对猪的研究结果表明有机酸的作用是不确定的，这表明在饲料或饮水中加入有机酸的有效性取决于以下几个因素，包括酸的种类、给药途径、浓度、机体感染水平和程度以及动物的健康状况（O'Connor et al.，2008；De Busser et al.，2009；MartinPelaez et al.，2010）。将有机酸制成胶囊并通过猪饲料混饲给药，可以有效地减少沙门菌的脱落和肠道定植（Boyen et al.，2008）。

益生菌、益生素和合生元作为减少动物携带病原菌的一种替代方法，已得到了广泛研究应用（Mountzouris et al.，2009；Doyle 和 Erickson，2012）。大多数可能用于动物饲料中的益生菌属于乳酸杆菌、双歧杆菌、肠球菌、双球菌、芽孢杆菌和酵母等（Vandeplas et al.，2010）。益生菌治疗的有效性取决于剂量、治疗时间、动物健康状况及给药途径（Doyle 和 Erickson，2006）。除了减少食源性病原体的携带和增加有益细菌的数量外，一些研究表明益生菌能够刺激针对病原体的免疫反应，防止病原体的进一步入侵（Gaggìa et al.，2010）。现已证实采食含有不易消化的饲料化合物，如低聚果糖、低聚异麦芽糖、乳糖和乳果糖，能够

有效减少病原体定植（Doyle 和 Erickson，2006），但目前还缺乏支撑它们的效果，特别是针对健康肉用动物效果的数据支撑。

植物生物碱和植物萃取物是一类植物源性化合物，常用于牲畜饲料中以提高家畜的生产力。它们的一些有益作用包括抗氧化特性（如已证明迷迭香具有这些特性）、对动物饲料适口性和肠道功能的影响、抗菌作用以及促生长（Windisch et al.，2008；Vondruskova et al.，2010）。研究表明，某些草药和香料含有抗菌化合物，包括百里香、牛至和鼠尾草中的酚类物质，以及柠檬烯等非酚类物质（Colombo 和 Bosisio，1996；Newton et al.，2002；Burt，2004；Robbins et al.，2013）。然而，体外研究已经证明，发挥抗菌活性所需的植物提取物或纯品活性化合物的量高于饲料中作为添加剂常规使用的实际浓度（Burt，2004）。已对从博落回、血根草和白屈菜中的提取物进行了广泛研究（Schmeller et al.，1997；Kosina et al.，2004；Robbins et al.，2013）。研究结果表明，这些提取物可以作为抗菌药物的替代品，有助于减少病原体。一些关键发现包括：①提取物具有抗炎特性，因此，它们可以增强宿主的免疫系统功能，使食用动物能够更好地应对病原体。②提取物对动物行为有影响，当猪被运送到屠宰场时应激反应降低，表现为唾液皮质醇含量较低，这反过来又有助于减少运输应激后沙门菌和其他病原体的侵入。

参考文献

Abu-Elala, N., Abdelsalam, M., Marouf, S., Setta, A., 2015. Comparative analysis of virulence genes, antibiotic resistance and *gyr* B-based phylogeny of motile *Aeromonas* species isolates from Nile tilapia and domestic fowl. Letters in Applied Microbiology 61, 429-436.

Ahmad, A., Ghosh, A., Schal, C., Zurek, L., 2011. Insects in confined swine operations carry a large antibiotic resistant and potentially virulent enterococcal community. BMC Microbiology 11, 23.

Alali, W. Q., Thakur, S., Berghaus, R. D., Martin, M. P., Gebreyes, W. A., 2010. Prevalence and distribution of *Salmonella* in organic and conventional broiler poultry farms. Foodborne Pathogens and Disease 7, 1363-1371.

Aoki, T., Egusa, S., Ogata, Y., Watanabe, T., 1971. Detection of resistance factors in fish pathogen *Aeromonas liquefaciens*. Journal of General Microbiology 65, 343-349.

Bailey, J. S., Cosby, D. E., 2005. *Salmonella* prevalence in free-range and certified organic chickens. Journal of Food Protection 68, 2451-2453.

Barlow, R. S., McMillan, K. E., Duffy, L. L., Fegan, N., Jordan, D., Mellor, G. E., 2015. Prevalence and antimicrobial resistance of *Salmonella* and *Escherichia coli* from Australian cattle populations at slaughter. Journal of Food Protection 78, 912-920.

Benavides, J. A., Godreuil, S., Bodenham, R., Ratiarison, S., Devos, C., Petretto, M.-O., Raymond, M., Escobar-Páramo, P., 2012. No evidence for transmission of antibiotic-resistant *Escherichia coli* strains from humans to wild western lowland gorillas in Lopé National Park, Gabon. Applied and Environmental Microbiology 78, 4281-4287.

Blaak, H., Hamidjaja, R. A., van Hoek, A. H., de Heer, L., de Roda Husman, A. M., Schets, F. M., 2014. Detection of extended-spectrum beta-lactamase (ESBL)-producing *Escherichia coli* on flies at poultry farms. Applied and Environmental Microbiology 80,

239-246.

Blackburn, J. K., Mitchell, M. A., Blackburn, M.-C. H., Curtis, A., Thompson, B. A., 2010. Evidence of antibiotic resistance in free-swimming, top-level marine predatory fishes. Journal of Zoo and Wildlife Medicine 41, 7-16.

Bombyk, R. A. M., Bykowski, A. L., Draper, C. E., Savelkoul, E. J., Sullivan, L. R., Wyckoff, T. J. O., 2008. Comparison of types and antimicrobial susceptibility of *Staphylococcus* from conventional and organic dairies in west-central Minnesota, USA. Journal of Applied Microbiology 104, 1726-1731.

Boyen, F., Haesebrouck, F., Maes, D., Van Immerseel, F., Ducatelle, R., Pasmans, F., 2008. Non-typhoidal *Salmonella* infections in pigs: a closer look at epidemiology, pathogenesis and control. Veterinary Microbiology 130, 1-19.

Braden, C. R., 2006. *Salmonella enterica* serotype Enteritidis and eggs, a national epidemic in the United States. Clinical Infectious Diseases 43, 512-517.

Burt, S., 2004. Essential oils: their antibacterial properties and potential applications in foods—a review. International Journal of Food Microbiology 94, 223-253.

Callaway, T. R., Edrington, T. S., Brabban, A., Kutter, B., Karriker, L., Stahl, C., et al., 2011. Evaluation of phage treatment as a strategy to reduce *Salmonella* populations in growing swine. Foodborne Pathogens and Disease 8, 261-266.

Cabello, F. C., Godfrey, H. P., Tomova, A., Ivanova, L., Dölz, H., Millanao, A., Buschmann, A. H., 2013. Antimicrobial use in aquaculture re-examined, its relevance to antimicrobial resistance and to animal and human health. Environmental Microbiology 15, 1917-1942.

Call, D. R., Davis, M. A., Sawant, A. A., 2008.

Antimicrobial resistance in beef and dairy cattle production. Animal Health Research Reviews 9, 159-167.

CDC, 2013a. Multistate Outbreak of Multidrug-Resistant *Salmonella* Heidelberg Infections Linked to Foster Farms Brand Chicken. Available at: http://www.cdc.gov/salmonella/heidelberg-10-13/index.html.

CDC, 2013b. National Antimicrobial Resistance Monitoring System for Enteric Bacteria (NARMS): Human Isolates Final Report. U. S. Department of Health and Human Services, Atlanta, Georgia.

CIPARS, 2013. Annual Report, Chapter 2. Antimicrobial Resistance. http://www.phac-aspc.gc.ca/cipars-picra/2013/annu-report-rapport-eng.php.

Cole, D., Drum, D. J., Stalknecht, D. E., White, D. G., Lee, M. D., Ayers, S., et al., 2005. Free-living Canada geese and antimicrobial resistance. Emerging Infectious Diseases 11, 935-938.

Colombo, M. L., Bosisio, E., 1996. Pharmacological activities of *Chelidonium majus* L. (Papaveraceae). Pharmacological Research 33, 127-134.

Corbett, E. M., Norby, B., Halbert, L. W., Henderson, S. T., Grooms, D. L., Manning, S. D., Kaneene, J. B., 2015. Effect of feeding a direct-fed microbial on total and antimicrobial-resistant fecal coliform counts in preweaned dairy calves. American Journal of Veterinary Research 76, 780-788.

Cottell, J. L., Kanwar, N., Castillo-Courtade, L., Chalmers, G., Scott, H. M., Norby, B., Loneragan, G. H., Boerlin, P., 2013. *bla*CTX-M-32 on an IncN plasmid in *Escherichia coli* from beef cattle in the United States. Antimicrobial Agents and Chemotherapy 57, 1096-1097.

Cui, S., Ge, B., Zheng, J., Meng, J., 2005. Prevalence and antimicrobial resistance of *Campylobacter* spp. and *Salmonella* serovars in organic chickens from Maryland retail stores. Applied and Environmental Microbiology 71, 4108-4111.

Cummings, K. J., Perkins, G. A., Khatibzadeh, S. M., Warnick, L. D., Altier, C., 2013. Antimicrobial resistance trends among *Salmonella* isolates obtained from dairy cattle in the northeastern United States, 2004 - 2011. Foodborne Pathogens and Disease 10, 353-361.

Cummings, K. J., Warnick, L. D., Elton, M., Rodriguez-Rivera, L. D., Siler, J. D., Wright, E. M., Gröhn, Y. T., Wiedmann, M., 2010. *Salmonella enterica* serotype Cerro among dairy cattle in New York, an emerging pathogen? Foodborne Pathogens and Disease 7, 659-665.

De Busser, E. V., Dewulf, J., Nollet, N., Houf, K., Schwarzer, K., De Sadeleer, L., et al., 2009. Effect of organic acids in drinking water during the last 2 weeks prior to slaughter on *Salmonella* shedding by slaughter pigs and contamination of carcasses. Zoonoses and Public Health 56, 129-136.

D'Costa, V. M., King, C. E., Kalan, L., Morar, M., Sung, W. W. L., Schwarz, C., Froese, D., Zazula, G., Calmels, F., Debruyne, R., Golding, G. B., Poinar, H. N., Wright, G. D., 2011. Antibiotic resistance is ancient. Nature 477, 457-461.

Deng, Y.-T., Wu, Y.-L., Tan, A.-P., Huang, Y.-P., Jiang, L., Xue, H.-J., et al., 2014. Analysis of antimicrobial resistance genes in *Aeromonas* spp. isolated from cultured freshwater animals in China. Microbial Drug Resistance 20, 350-356.

Dobiasova, H., Kutilova, I., Piackova, V., Vesely, T., Cizek, A., Dolejska, M., 2014. Ornamental fish as a source of plasmid - mediated quinolone resistance genes and antibiotic resistance plasmids. Veterinary Microbiology 171, 413-421.

Dorado-García, A., Haitske, G., Bos, M. E. H., Verstappen, K. M., Van Cleef, B. A. G. L., Kluytmans, J. A. J. W., Wagenaar, J. A., Heederik, D. J. J., 2015. Effects of reducing antimicrobial use and applying a cleaning and disinfection program in veal calf farming; experiences from an intervention study to control livestock - associated MRSA. PLoS One 10, e0135826.

Doyle, M. P., Erickson, M. C., 2006. Reducing the carriage of foodborne pathogens in livestock and poultry. Poultry Science 85, 960-973.

Doyle, M. P., Erickson, M. C., 2012. Opportunities for mitigating pathogen contamination during on - farm food production. International Journal of Food Microbiology 152, 54-74.

EFSA, 2015. EU Summary Report on antimicrobial resistance in zoonotic and indicator bacteria from humans, animals and food in 2013. EFSA Journal 13 (2), 4036.

Enne, V. I., Bennett, P. M., Livermore, D. M., Hall, L. M. C., 2004. Enhancement of host fitness by the *sul*2-coding plasmid p9123 in the absence of selective pressure. Journal of Antimicrobial Chemotherapy 53, 958-963.

Farias, P., Espírito Santo, C., Branco, R., Francisco, R., Santos, S., Hansen, L., Sorensen, S., Morais, P. V., 2015. Natural hot spots for gain of multiple resistances, arsenic and antibiotic resistances in heterotrophic, aerobic bacteria from marine hydrothermal vent fields. Applied and Environmental Microbiology 81, 2534-2543.

Fischer, J., Schmoger, S., Jahn, S., Helmuth, R., Guerra, B., 2013. NDM - 1 carbapenemase - producing *Salmonella enterica* subsp. *enterica* serovar

Corvallis isolated from a wild bird in Germany. Journal of Antimicrobial Chemotherapy 68, 2954-2956.

Flint, J. A., Van Duynhoven, Y. T., Angulo, F. J., DeLong, S. M., Braun, P., Kirk, M., et al., 2005. Estimating the burden of acute gastroenteritis, foodborne disease, and pathogens commonly transmitted by food, an international review. Clinical Infectious Diseases 41, 698-704.

Funk, J., Gebreyes, W., 2004. Risk factors associated with *Salmonella* prevalence on swine farms. Journal of Swine Health and Production 12, 246-251.

Gaggìa, F., Mattarelli, P., Biavati, B., 2010. Probiotics and prebiotics in animal feeding for safe food production. International Journal of Food Microbiology 141 (Suppl. 1), S15-S28.

Gebreyes, W. A., Altier, C., 2002. Molecular characterization of multidrug - resistant *Salmonella enterica* subsp. *enterica* serovar Typhimurium isolates from swine. Journal of Clinical Microbiology 40, 2813-2822.

Gebreyes, W. A., Davies, P. R., Morrow, W. E. M., Funk, J. A., Altier, C., 2000. Antimicrobial resistance of *Salmonella* isolates from swine. Journal of Clinical Microbiology 38, 4633-4636.

Gebreyes, W. A., Davies, P. R., Turkson, P. K., Morrow, W. E., Funk, J. A., Altier, C., 2004. *Salmonella enterica* serovars from pigs on farms and after slaughter and validity of using bacteriologic data to define herd *Salmonella* status. Journal of Food Protection 67, 691-697.

Gebreyes, W. A., Thakur, S., Dorr, P., Tadesse, D. A., Post, K., Wolf, L., 2009. Occurrence of *spvA* virulence gene and clinical significance for multidrug - resistant *Salmonella* strains. Journal of Clinical Microbiology 47, 777-780.

Gerzova, L., Videnska, P., Faldynova, M., Sedlar, K., Provaznik, I., Cizek, A., Rychlik, I., 2014. Characterization of microbiota composition and presence of selected antibiotic resistance genes in carriage water of ornamental fish. PLoS One 9, e103865.

Graham, J. P., Price, L. B., Evans, S. L., Graczyk, T. K., Silbergeld, E. K., 2009. Antibiotic resistant enterococci and staphylococci isolated from flies collected near confined poultry feeding operations. Science of the Total Environment 407, 2701-2710.

Guenther, S., Ewers, C., Wieler, L. H., 2011. Extended-spectrum beta-lactamases producing *E. coli* in wildlife, yet another form of environmental pollution? Frontiers in Microbiology 2, 246.

Habing, G. G., Lo, Y.-J., Kaneene, J. B., 2012. Changes in the antimicrobial resistance profiles of *Salmonella* isolated from the same Michigan dairy farms in 2000 and 2009. Food Research International 45, 919-924.

Halbert, L. W., Kaneene, J. B., Ruegg, P. L., Warnick, L. D., Wells, S. J., Mansfield, L. S., et al., 2006. Evaluation of antimicrobial susceptibility patterns in *Campylobacter* spp isolated from dairy cattle and farms managed organically and conventionally in the midwestern and northeastern United States. Journal of the American Veterinary Medical Association 228, 1074-1081.

Haruna, M., Sasaki, Y., Murakami, M., Mori, T., Asai, T., Ito, K., Yamada, Y., 2013. Prevalence and antimicrobial resistance of *Campylobacter* isolates from beef cattle and pigs in Japan. Journal of Veterinary Medical Science 75, 625-628.

Harvey, R., Funk, J., Wittum, T. E., Hoet, A. E., 2009. A metagenomic approach for determining prevalence of tetracycline resistance genes in the fecal flora of conventionally raised feedlot steers and feedlot steers raised without antimicrobials. American Journal of

Veterinary Research 70, 198-202.

Havelaar, A. H., Kirk, M. D., Torgerson, P. R., Gibb, H. J., Hald, T., Lake, R. J., et al. on behalf of World Health Organization Foodborne Disease Burden Epidemiology Reference, 2015. World Health Organization global estimates and regional comparisons of the burden of foodborne disease in 2010. PLoS Medicine 12, e1001923.

Heider, L. C., Hoet, A. E., Wittum, T. E., Khaitsa, M. L., Love, B. C., Huston, C. L., Morley, P. S., Funk, J. A., Gebreyes, W. A., 2009. Genetic and phenotypic characterization of the *bla* (CMY) gene from *Escherichia coli* and *Salmonella enterica* isolated from food-producing animals, humans, the environment, and retail meat. Foodborne Pathogens and Disease 6, 1235-1240.

Hoelzer, K., Soyer, Y., Rodriguez-Rivera, L. D., Cummings, K. J., McDonough, P. L., Schoonmaker-Bopp, D. J., Root, T. P., et al., 2010. The prevalence of multidrug resistance is higher among bovine than human *Salmonella enterica* serotype Newport, Typhimurium, and 4,5,12:i:-isolates in the United States but differs by serotype and geographic region. Applied and Environmental Microbiology 76, 5947-5959.

de Jong, A., Thomas, V., Simjee, S., Godinho, K., Schiessl, B., Klein, U., Butty, P., Valle, M., Marion, H., Shryock, T. R., 2012. Pan-European monitoring of susceptibility to human-use antimicrobial agents in enteric bacteria isolated from healthy food-producing animals. Journal of Antimicrobial Chemotherapy 67, 638-651.

Jacob, M. E., Fox, J. T., Reinstein, S. L., Nagaraja, T. G., 2008. Antimicrobial susceptibility of foodborne pathogens in organic or natural production systems: an overview. Foodborne Pathogens Disease 5, 721-730.

Janatova, M., Albrechtova, K., Petrzelkova, K. J., Dolejska, M., Papousek, I., Masarikova, M., Cizek, A., Todd, A., Shutt, K., Kalousova, B., Profousova-Psenkova, I., Modry, D., Literak, I., 2014. Antimicrobial-resistant Enterobacteriaceae from humans and wildlife in Dzanga-Sangha Protected Area, Central African Republic. Veterinary Microbiology 171, 422-431.

Jonas, R., Kittl, S., Overesch, G., Kuhnert, P., 2015. Genotypes and antibiotic resistance of bovine *Campylobacter* and their contribution to human campylobacteriosis. Epidemiology and Infection 143, 2373-2380.

Kanwar, N., Scott, H. M., Norby, B., Loneragan, G. H., Vinasco, J., McGowan, M., et al., 2013. Effects of ceftiofur and chlortetracycline treatment strategies on antimicrobial susceptibility and on *tet* (A), *tet* (B), and *bla*$_{CMY-2}$ resistance genes among *E. coli* isolated from the feces of feedlot cattle. PLoS One 8, e80575.

Khen, B. K., Lynch, O. A., Carroll, J., McDowell, D. A., Duffy, G., 2014. Prevalence and characteristics of Salmonella in the beef chain in the Republic of Ireland. Zoonoses Public Health 61 (8), 534-536.

Kim, N. O., Jung, S. M., Na, H. Y., Chung, G. T., Yoo, C. K., Seong, W. K., Hong, S., 2015. Enteric bacteria isolated from diarrheal patients in Korea in 2014. Osong Public Health and Research Perspectives 6 (4), 233-240.

Kosina, P., Walterová, D., Ulrichová, J., Lichnovský, V., Stiborová, M., Rýdlová, H., et al., 2004. Sanguinarine and chelerythrine: assessment of safety on pigs in ninety days feeding experiment. Food and Chemical Toxicology 42, 85-91.

Lejeune, J. T., Rajala-Schultz, P. J., 2009. Food safety, unpasteurized milk, a continued public health threat. Clinical Infectious Diseases 48, 93-100.

Lestari, S. I., Han, F., Wang, F., Ge, B., 2009. Prevalence and antimicrobial resistance of *Salmonella* serovars in conventional and organic chickens from Louisiana retail stores. Journal of Food Protection 72, 1165-1172.

Looft, T., Johnson, T. A., Allen, H. K., Bayles, D. O., Alt, D. P., Stedtfeld, R. D., et al., 2012. In-feed antibiotic effects on the swine intestinal microbiome. Proceedings of the National Academy of Sciences of the United States of America 109 (5), 1691-1696.

Luangtongkum,T., Morishita, T. Y., Ison, A. J., Huang, S., McDermott, P. F., Zhang, Q., 2006. Effect of conventional and organic production practices on the prevalence and antimicrobial resistance of *Campylobacter* spp. in poultry. Applied and Environmental Microbiology 72, 3600-3607.

Marathe, N. P., Regina, V. R., Walujkar, S. A., Charan, S. S., Moore, E. R. B., Larsson, D. G. J., Shouche, Y. S., 2013. A treatment plant receiving waste water from multiple bulk drug manufacturers is a reservoir for highly multi-drug resistant integron-bearing bacteria. PLoS One 8 (10), e77310.

Marti, E., Variatza, E., Balcazar, J. L., 2014. The role of aquatic ecosystems as reservoirs of antibiotic resistance. Trends in Microbiology 22, 36-41.

Martin-Pelaez, S., Costabile, A., Hoyles, L., Rastall, R. A., Gibson, G. R., La Ragione, R. M., et al., 2010. Evaluation of the inclusion of a mixture of organic acids or lactulose into the feed of pigs experimentally challenged with *Salmonella* Typhimurium. Veterinary Microbiology 142, 337-345.

McEwen, S., Fedorka-Cray, P., 2002. Antimicrobial use and resistance in animals. Clinical Infectious Diseases 34, 93-106.

Medardus, J. J., Molla, B. Z., Nicol, M., Morrow, W. M., Rajala-Schultz, P. J., Kazwala, R., et al., 2014. In-feed use of heavy metal micronutrients in U. S. swine production systems and its role in persistence of multidrug-resistant salmonellae. Applied and Environmental Microbiology 80, 2317-2325.

Miranda, J. M., Mondragón, A., Vázquez, B. I., Fente, C. A., Cepeda, A., Franco, C. M., 2009. Influence of farming methods on microbiological contamination and prevalence of resistance to antimicrobial drugs in isolates from beef. Meat Science 82, 284-288.

Morley, P. S., Dargatz, D. A., Hyatt, D. R., Dewell, G. A., Patterson, J. G., Burgess, B. A., Wittum, T. E., 2011. Effects of restricted antimicrobial exposure on antimicrobial resistance in fecal *Escherichia coli* from feedlot cattle. Foodborne Pathogens and Disease 8 (1), 87-98.

Mountzouris, K. C., Balaskas, C., Xanthakos, I., Tzivinikou, A., Fegeros, K., 2009. Effects of a multi-species probiotic on biomarkers of competitive exclusion efficacy in broilers challenged with *Salmonella enteritidis*. British Poultry Science 50, 467-478.

Newton, S. M., Lau, C., Gurcha, S. S., Besra, G. S., Wright, C. W., 2002. The evaluation of forty-three plant species for in vitro antimycobacterial activities: isolation of active constituents from *Psoralea corylifolia* and *Sanguinaria canadensis*. Journal of Ethnopharmacology 79, 57-67.

Nguyen, H. N. K., Van, T. T. H., Nguyen, H. T., Smooker, P. M., Shimeta, J., Coloe, P. J., 2014. Molecular characterization of antibiotic resistance in *Pseudomonas* and *Aeromonas* isolates from catfish of the Mekong Delta, Vietnam. Veterinary Microbiology 171, 397-405.

O'Connor, G. A., Elliot, H. A., Bastian, R. K., 2008. Degraded water reuse: an overview. Journal of Environmental Quality 37 (Suppl.), S157-S169.

Oliver, J. D., 2010. Recent endings on the viable but nonculturable state in pathogenic bacteria. FEMS Microbiology Reviews 34, 415-425.

Olkkola, S., Nykäsenoja, S., Raulo, S., Llarena, A. K., Kovanen, S., Kivistö, R., Myllyniemi, A. L., Hänninen, M. L., 2016. Antimicrobial resistance and multilocus sequence types of Finnish *Campylobacter jejuni* isolates from multiple sources. Zoonoses Public Health 63 (1), 10-19.

Painter, J. A., Hoekstra, R. M., Ayers, T., Tauxe, R. V., Braden, C. R., Angulo, F. J., Griffin, P. M., 2013. Attribution of foodborne illnesses, hospitalizations, and deaths to food commodities by using outbreak data, United States, 1998-2008. Emerging Infectious Diseases 19, 407-415.

Park, Y. K., Fox, L. K., Hancock, D. D., McMahan, W., Park, Y. H., 2012. Prevalence and antibiotic resistance of mastitis pathogens isolated from dairy herds transitioning to organic management. Journal of Veterinary Science 13, 103.

Pereira, R. V., Siler, J. D., Ng, J. C., Davis, M. A., Grohn, Y. T., Warnick, L. D., 2014. Effect of on-farm use of antimicrobial drugs on resistance in fecal *Escherichia coli* of preweaned dairy calves. Journal of Dairy Science 97, 7644-7654.

Pol, M., Ruegg, P. L., 2007. Relationship between antimicrobial drug usage and antimicrobial susceptibility of gram-positive mastitis pathogens. Journal of Dairy Science 90, 262-273.

Radhouani, H., Igrejas, G., Pinto, L., Gonçalves, A., Coelho, C., Rodrigues, J., Poeta, P., 2011. Molecular characterization of antibiotic resistance in enterococci recovered from seagulls (*Larus cachinnans*) representing an environmental health problem. Journal of Environmental Monitoring 13, 2227-2233.

Radhouani, H., Silva, N., Poeta, P., Torres, C., Correia, S., Igrejas, G., 2014. Potential impact of antimicrobial resistance in wildlife, environment and human health. Frontiers in Microbiology 5, 23.

Rahman, M. H., Nonaka, L., Tago, R., Suzuki, S., 2008. Occurrence of two genotypes of tetracycline (TC) resistance gene *tet*(M) in the TC-resistant bacteria in marine sediments of Japan. Environmental Science and Technology 42, 5055-5061.

Rahman, M. H., Sakamoto, K. Q., Kitamura, S.-I., Nonaka, L., Suzuki, S., 2015. Diversity of tetracycline-resistant bacteria and resistance gene *tet*(M) in fecal microbial community of Adélie penguin in Antarctica. Polar Biology 38, 1775-1781.

Rajala-Schultz, P., Torres, A., Degraves, F., Gebreyes, W., Patchanee, P., 2009. Antimicrobial resistance and genotypic characterization of coagulase-negative staphylococci over the dry period. Veterinary Microbiology 134, 55-64.

Rao, S., Van Donkersgoed, J., Bohaychuk, V., Besser, T., Song, X.-M., Wagner, B., et al., 2010. Antimicrobial drug use and antimicrobial resistance in enteric bacteria among cattle from Alberta feedlots. Foodborne Pathogens and Disease 7, 449-457.

Ray, K. A., Warnick, L. D., Mitchell, R. M., Kaneene, J. B., Ruegg, P. L., Wells, S. J., et al., 2006. Antimicrobial susceptibility of *Salmonella* from organic and conventional dairy farms. Journal of Dairy Science 89, 2038-2050.

Robbins, R. C., Artuso-Ponte, V. C., Moeser, A. J., Morrow, W. E. M., Spears, J. W., Gebreyes, W.

A., 2013. Effects of quaternary benzo（c）phenanthridine alkaloids on growth performance, shedding of organisms, and gastrointestinal tract integrity in pigs inoculated with multidrug-resistant *Salmonella* spp. American Journal of Veterinary Research 74, 1530–1535.

Roberts, M. C., No, D., Kuchmiy, E., Miranda, C. D., 2015. Tetracycline resistance gene *tet*（39）identified in three new genera of bacteria isolated in 1999 from Chilean salmon farms. Journal of Antimicrobial Chemotherapy 70, 619–621.

Rodriguez-Rivera, L. D., Moreno Switt, A. I., Degoricija, L., Fang, R., Cummings, C. A., Furtado, M. R., Wiedmann, M., den Bakker, H. C., 2014. Genomic characterization of *Salmonella* Cerro ST367, an emerging *Salmonella* subtype in cattle in the United States. BMC Genomics 15, 427.

Roesch, M., Perreten, V., Doherr, M. G., Schaeren, W., Schällibaum, M., Blum, J. W., 2006. Comparison of antibiotic resistance of udder pathogens in dairy cows kept on organic and on conventional farms. Journal of Dairy Science 89, 989–997.

Rwego, I. B., Isabirye-Basuta, G., Gillespie, T. R., Goldberg, T. L., 2008. Gastrointestinal bacterial transmission among humans, mountain gorillas, and livestock in Bwindi Impenetrable National Park, Uganda. Conservation Biology 22, 1600–1607.

Rybaríková, J., Dolejská, M., Materna, D., Literák, I., Cízek, A., 2010. Phenotypic and genotypic characteristics of antimicrobial resistant *Escherichia coli* isolated from symbovine flies, cattle and sympatric insectivorous house martins from a farm in the Czech Republic（2006–2007）. Research in Veterinary Science 89, 179–183.

Saini, V., McClure, J. T., Léger, D., Keefe, G. P., Scholl, D. T., Morck, D. W., Barkema, H. W.,
2012a. Antimicrobial resistance profiles of common mastitis pathogens on Canadian dairy farms. Journal of Dairy Science 95, 4319–4332.

Saini, V., McClure, J. T., Scholl, D. T., DeVries, T. J., Barkema, H. W., 2012b. Herd-level association between antimicrobial use and antimicrobial resistance in bovine mastitis *Staphylococcus aureus* isolates on Canadian dairy farms. Journal of Dairy Science 95, 1921–1929.

Santestevan, N. A., de Angelis Zvoboda, D., Prichula, J., Pereira, R. I., Wachholz, G. R., Cardoso, L. A., et al., 2015. Antimicrobial resistance and virulence factor gene profiles of *Enterococcus* spp. isolates from wild *Arctocephalus australis*（South American fur seal）and *Arctocephalus tropicalis*（Subantarctic fur seal）. World Journal of Microbiology and Biotechnology 31, 1935–1946.

Sapkota, A. R., Kinney, E. L., George, A., Hulet, R. M., Cruz-Cano, R., Schwab, K. J., Zhang, G., Joseph, S. W., 2014. Lower prevalence of antibiotic-resistant *Salmonella* on large-scale U. S. conventional poultry farms that transitioned to organic practices. Science of the Total Environment 476–477, 387–392.

Scallan, E., Griffin, P. M., Angulo, F. J., Tauxe, R. V., Hoekstra, R. M., 2011. Foodborne illness acquired in the United States—unspecified agents. Emerging Infectious Diseases 17, 16–22.

Schmeller, T., Latz-Brüning, B., Wink, M., 1997. Biochemical activities of berberine, palmatine and sanguinarine mediating chemical defence against microorganisms and herbivores. Phytochemistry 44, 257–266.

Schmidt, J. W., Agga, G. E., Bosilevac, J. M., Brichta-Harhay, D. M., Shackelford, S. D., Wang, R., Wheeler, T. L., Arthur, T. M., 2015. Occurrence of antimicrobial-resistant *Escherichia coli* and *Salmonella enterica in the beef cattle production and processing continuum. Applied and Environmental Microbiology* 81, 713-725.

Segawa, T., Takeuchi, N., Rivera, A., Yamada, A., Yoshimura, Y., Barcaza, G., Shinbori, K., Motoyama, H., Kohshima, S., Ushida, K., 2013. Distribution of antibiotic resistance genes in glacier environments. Environmental Microbiology Reports 5, 127-134.

Shah, S. Q. A., Cabello, F. C., L'abée-Lund, T. M., Tomova, A., Godfrey, H. P., Buschmann, A. H., Sørum, H., 2014. Antimicrobial resistance and antimicrobial resistance genes in marine bacteria from salmon aquaculture and non-aquaculture sites. Environmental Microbiology 16, 1310-1320.

Siemon, C. E., Bahnson, P. B., Gebreyes, W. A., 2007. Comparative investigation of prevalence and antimicrobial resistance of *Salmonella* between pasture and conventionally reared poultry. Avian Diseases 51 (1), 112-117.

Stanford, K., Koohmaraie, M., Gill, C. O., 2013. Relationship between the numbers of *Escherichia coli* and the prevalence of *Escherichia coli* O157：H7 on hides of carcasses at a large beef packing plant. Journal of Food Protection 76, 1250-1254.

Summers, A. O., 2002. Generally overlooked fundamentals of bacterial genetics and ecology. Clinical Infectious Diseases 34 (Suppl. 3), S85-S92.

Suriyasathaporn, W., 2010. Milk quality and antimicrobial resistance against mastitis pathogens after changing from a conventional to an experimentally organic dairy farm. Asian-Australasian Journal of Animal Sciences 23, 659-664.

Suzuki, S., Hoa, P. T. P., 2012. Distribution of quinolones, sulfonamides, tetracyclines in aquatic environment and antibiotic resistance in Indochina. Frontiers in Microbiology 3, 67.

Suzuki, S., Kimura, M., Agusa, T., Rahman, H. M., 2012. Vanadium accelerates horizontal transfer of *tet* (M) gene from marine *Photobacterium* to *Escherichia coli*. FEMS Microbiology Letters 336, 52-56.

Suzuki, S., Ogo, M., Miller, T. W., Shimizu, A., Takada, H., Siringan, M. A. T., 2013. Who possesses drug resistance genes in the aquatic environment？: sulfamethoxazole (SMX) resistance genes among the bacterial community in water environment of Metro-Manila, Philippines. Frontiers in Microbiology 4, 102.

von Salviati, C., Laube, H., Guerra, B., Roesler, U., Friese, A., 2015. Emission of ESBL/AmpC-producing *Escherichia coli* from pig fattening farms to surrounding areas. Veterinary Microbiology 175, 77-84.

Tamminen, M., Karkman, A., Lõhmus, A., Muziasari, W. I., Takasu, H., Wada, S., Suzuki, S., Virta, M., 2011. Tetracycline resistance genes persist at aquaculture farms in the absence of selection pressure. Environmental Science and Technology 45, 386-391.

Tenhagen, B. A., Vossenkuhl, B., Käsbohrer, A., Alt, K., Kraushaar, B., Guerra, B., Schroeter, A., Fetsch, A., 2014. Methicillin-resistant *Staphylococcus aureus* in cattle food chains-prevalence, diversity, and antimicrobial resistance in Germany. Journal of Animal Science 92, 2741-2751.

Thames, C. H., Pruden, A., James, R. E., Ray, P. P., Knowlton, K. F., 2012. Excretion of antibiotic resistance genes by dairy calves fed milk replacers with varying doses of antibiotics. Frontiers in Microbiology 3, 139.

USDA, 2011a. *Salmonella*, *Listeria*, and *Campylobacter on U. S. Dairy Operations*, 1996–2007. Fort Collins, CO.

USDA, 2011b. National Antimicrobial Resistance Monitoring System for Enteric Bacteria (NARMS), Annual Animal Report.

USDA, APHIS, VS C, 2014. Info Sheet, *Salmonella* in U. S. Cattle Feedlots.

USDA, FSIS, 2008. Improvements for Poultry Slaughter Inspection. Appendix A. Attribution of Human Salmonellosis to Chicken in the USA.

Usui, M., Iwasa, T., Fukuda, A., Sato, T., Okubo, T., Tamura, Y., 2013. The role of flies in spreading the extended−spectrum β−lactamase gene from cattle. Microbial Drug Resistance 19, 415–420.

Vandeplas, S., Dubois Dauphin, R., Beckers, Y., Thonart, P., Théwis, A., 2010. *Salmonella* in chicken: current and developing strategies to reduce contamination at farm level. Journal of Food Protection 73, 774–785.

Varma, J., Greene, K., Ovitt, J., Barrett, T., Medella, F., Angulo, F., 2005. Hospitalization and antimicrobial resistance in *Salmonella* outbreaks, 1984–2002. Emerging Infectious Diseases 11, 943–945.

Vondruskova, H., Slamova, R., Trckova, M., Zraly, Z., Pavlik, I., 2010. Alternatives to antibiotic growth promoters in prevention of diarrhea in weaned piglets: a review. Veterinarni Medicina 55, 199–224.

Wilhelm, B., Rajić, A., Waddell, L., Parker, S., Harris, J., Roberts, K. C., Kydd, R., Greig, J., Baynton, A., 2009. Prevalence of zoonotic or potentially zoonotic bacteria, antimicrobial resistance, and somatic cell counts in organic dairy production: current knowledge and research gaps. Foodborne Pathogens and Disease 6, 525–539.

Wagner, B. A., Dargatz, D. A., Salman, M. D., Morley, P. S., Wittum, T. E., Keefe, T. J., 2002. Comparison of sampling techniques for measuring the antimicrobial susceptibility of enteric *Escherichia coli* recovered from feedlot cattle. American Journal of Veterinary Research 63, 1662–1670.

Walk, S. T., Mladonicky, J. M., Middleton, J. A., Heidt, A. J., Cunningham, J. R., Bartlett, P., Sato, K., Whittam, T. S., 2007. Influence of antibiotic selection on genetic composition of *Escherichia coli* populations from conventional and organic dairy farms. Applied and Environmental Microbiology 73, 5982–5989.

WHO, 2007. Critically Important Antimicrobials for Human Medicine, Categorization for the Development of Risk Management Strategies to Contain Antimicrobial Resistance Due to Non−human Antimicrobial Use. Copenhagen, Denmark.

WHO, 2005. Drug−Resistant *Salmonella*. Copenhagen, Denmark.

WHO, 2015. WHO Estimates of the Global Burden of Foodborne Diseases. Foodborne Diseases Burden Epidemiology Reference Group 2007 – 2015. http://www.who. int/ foodsafety/publications/foodborne_disease/fergreport/en/.

Windisch, W., Schedle, K., Plitzner, C., Kroismayr, A., 2008. Use of phytogenic products as feed additives for swine and poultry. Journal of Animal Science 86, E140–E148.

Wittum, T. E., 2012. The challenge of regulating agricultural ceftiofur use to slow the emergence of resistance to extended−spectrum cephalosporins. Applied and Environmental Microbiology 78, 7819–7821.

Wysok, B., Wiszniewska, A., Uradziński, J., Szteyn, J., 2011. Prevalence and antimicrobial resistance of *Campylobacter* in raw milk in the selected areas of Poland. Polish Journal of Veterinary Sciences 14 (3), 473–477.

Xiong, W., Sun, Y., Zhang, T., Ding, X., Li, Y., Wang, M., Zeng, Z., 2015. Antibiotics, antibiotic resistance genes, and bacterial community composition in fresh water aquaculture environment in China. Microbial Ecology 70, 425–432.

Yi, S.-W., Chung, T.-H., Joh, S.-J., Park, C., Park, B.-Y., Shin, G.-W., 2014. High prevalence of bla_{CTX-M} group genes in Aeromonas dhakensis isolated from aquaculture fish species in South Korea. Journal of Veterinary Medicine and Science 76, 1589–1593.

Zhao, S., Qaiyumi, S., Friedman, S., Singh, R., Foley, S. L., White, G., Mcdermott, P. F., Donkar,

T., Bolin, C., Munro, S., Baron, J., Walker, R. D., White, D. G., 2003. Characterization of Salmonella enterica serotype Newport isolated from humans and food animals. Journal of Clinical Microbiology 41 (12), 5366–5371.

Zurek, L., Ghosh, A., 2014. Insects represent a link between food animal farms and theurban environment for antibiotic resistance traits. Applied and Environmental Microbiology 80, 3562–3567.

Zwald, A. G., Ruegg, P. L., Kaneene, J. B., Warnick, L. D., Wells, S. J., Fossler, C., Halbert, L. W., 2004. Management practices and reported antimicrobial usage on conventional and organic dairy farms. Journal of Dairy Science 87, 191–201.

5

沙门菌

C. Graziani[1]，C. Losasso[2]，I. Luzzi[1]，A. Ricci[2]，G. Scavia[1]，P. Pasquali[1]

1 高等卫生学院，罗马，意大利

2 实验动物预防研究所，威尼斯，帕多瓦，意大利

5.1 引言

沙门菌是 1885 年由美国农业部畜牧业局的 Theobald Smith 和 Daniel Elmer Salmon 首次发现（Salmon 和 Smith，1886）。该菌为世界上最重要的食源性病原体之一。沙门菌是肠道细菌，为革兰阴性、兼性厌氧杆菌的菌群，属于肠杆菌科。沙门菌属由两个种（肠道沙门菌和邦戈尔沙门菌）和六个亚种组成。肠道沙门菌包含 2600 多种血清型，对脊椎动物宿主有不同的特异性。根据宿主限制水平（Uzzau et al.，2000），可将沙门菌血清型分为以下三类。

• 宿主限制性血清型，可在单一宿主中引起伤寒样疾病。例如，人伤寒沙门菌（*S. typhi*）、仙台沙门菌（*S. sendai*）和副伤寒沙门菌（*S. paratyphi*）A、B 和 C，以及家禽的鸡伤寒沙门菌（*S. gallinarum*）和鸡白痢沙门菌（*S. pullorum*）。

• 宿主适应性血清型，与一类宿主相关，但也能在其他宿主中引起疾病。比如，猪霍乱沙门菌（*S. choleraesis*）和猪伤寒沙门菌（*S. typhisuis*）。

• 宿主广泛性血清型，这类血清型沙门菌很少对宿主产生系统性感染，但能够在多种动物的消化道内定植。这一组的绝大多数血清型统称为非伤寒血清型沙门菌（NTS），其中最常见的是鼠伤寒沙门菌（*S. typhimurium*）和肠炎沙门菌（*S. enteritidis*）。

沙门菌引起的人类感染是一个重大的公共卫生问题。在低收入国家，该菌引起的与死亡率相关的疾病负担很重（WHO，2015 年），多种动物可作为沙门菌的储存库，人和动物往往是该菌的携带者（Gopinath et al.，2012；Marzel et al.，2016）。世界卫生组织（WHO，2015）对全球食源性疾病的一项研究表明：在非洲、东南亚和东欧，NTS 对人类健康的影响最大。然而，即使在沙门菌感染很少致命的工业化国家，与疾病发生的相关医疗和社会费用以及疫情暴发时对食品贸易的经济影响也都是很重要的（Buzby 和 Roberts，2009；Haagsma et al.，2013）。

人类宿主限制性血清型沙门菌是伤寒的致病病原。伤寒是一种侵袭性的、威胁生命的系统性疾病，估计全球每年超过 2100 万例，死

亡人数超过 20 万（Crump et al.，2004），低收入国家尤为严重。病原体通过粪-口途径传播，卫生条件差、缺乏清洁水以及低劣的卫生设施促进了病原体的传播。相对而言，像鼠伤寒沙门菌和肠炎沙门菌等引起的非伤寒血清型沙门菌病在全球范围内发生广泛，估计全球每年有 9380 万病例和 15.5 万例死亡（Majowicz et al.，2010）。在这种情况下，死亡病例主要限于发展中国家和转型期国家，而且常常与免疫抑制、疟疾或营养不良有关。在工业化国家，NTS 是一种主要的食源性病原体。在最严重的情况下，它会导致自限性感染，并伴有严重的腹泻。全身感染的病例发生率不到 10%。NTS 对公共卫生的影响是巨大的，不可低估。人们普遍认为，应集中努力实施卫生措施，以减少食物链中 NTS 的存在。当前已开发出许多现代工具和分子技术。这些技术为病原体生物学及其与脊椎动物宿主互相作用机制的新发现开辟了道路，特别是在理解宿主反应方面积累了大量知识。当前已证实，沙门菌采用了微调策略来适应、生活和定植在肠道黏膜，并且已经与其宿主和其他与其竞争的肠道细菌进行了复杂的共同进化。国际组织在过去十年中实施了多项措施以收集流行病学数据，旨在增加对宿主与病原体相互作用的认识，并为制定合理的、循证的卫生策略提供基础。目的是减轻沙门菌病的影响。总之，这些信息使我们对沙门菌病作为一种疾病产生这样一个概念，即病原体、人类、动物和环境都是复杂问题的组成部分，只有通过采取综合策略才能减轻其影响。

5.2　命名

沙门菌的命名很复杂，科学家们使用不同的系统来指代和交流这个菌属。目前使用的沙门菌命名法常常结合了几个命名系统，这些命名系统不一致地将沙门菌属划分为种、亚种、亚属、群、亚群和血清型，这可能会造成混淆。

沙门菌属的命名是由 Kauffmann 在 O（菌体）和 H（鞭毛）抗原血清学鉴定的基础上提出的，由最初的单血清型-单种概念演变而来（Kauffmann，1966）。每个血清型被认为是一个独立的物种，例如鼠伤寒沙门菌（*S. typhimurium*）、纽波特沙门菌（*S. newport*）和肠炎沙门菌（*S. enteritidis*）；迄今为止，沿用该命名法，共鉴定到 2659 种沙门菌（Issenhuth-Jeanjean et al.，2014）。其他分类建议是基于菌株的临床特征、生化特性将血清型划分为亚属，并与基因组的亲缘性相关联。沙门菌分类的规范化始于 1973 年，Crosa 等（1973）通过 DNA-DNA 杂交证明，沙门菌的所有血清型和Ⅰ、Ⅱ、Ⅳ亚属以及 "Arizona" 的所有血清型在物种水平上都是相关的；因此，它们被认为是一个单一的物种。唯一例外的是下面要描述的邦戈尔沙门菌（*S. bongori*），以前被称为 V 亚种，通过 DNA-DNA 杂交被认定是一个不同的种（Reeves et al.，1989）。1986 年，在第十四届国际微生物学大会上，国际系统细菌学委员会肠杆菌科小组委员会一致建议将沙门菌的种类改为肠道沙门菌（*S. enterica*）（Penner，1988），这是考夫曼和爱德华兹于 1952 年创造的名称（Kauffmann 和 Edwards，1952），选择此名是因为没有血清型共享这个名字。1987 年，世界卫生组织合作中心的 Le Minor 和 Popoff 正式向国际系统细菌学委员会司法委员会提出一项 "征求意见" 的建议（Le Minor 和 Popoff，1987）。该建议被美国疾病预防控制中心（CDC）（Ewing, 1986）和其他实验室（Old, 1992）采纳。然而，司法委员会拒绝了这一建议。虽然司法委员会一贯支持肠道沙门菌作为沙门菌的类型，但其成员认为，伤寒病原体伤寒沙门菌（S. Typhi）的状况在"征求意见"的建议中没有得到充分的考虑。1987年，Le Minor 和 Popoff（Le Minor 和 Popoff, 1987）也提出将沙门菌的七个亚属称为亚种（亚种I、II、IIIa、IIIb、IV、V和VI）。通过基因组相关性和生化反应将亚种（以前定义为亚属）III 划分为IIIa 和IIIb。亚种IIIa（S. enterica subsp. arizonae，亚利桑那亚种）包括单相的"亚利桑那"血清型和含有双相血清型的亚种IIIb（S. enterica subsp. diarizonae，双亚利桑那亚种）。1979年，罗德（Rohde, 1979）将所有"亚利桑那"血清型都纳入考夫曼-怀特（Kauffmann-White）体系。

目前 CDC 使用的术语是基于 WHO 合作中心的建议，并且充分解决了临床和公共卫生微生物学家的关注和要求（表5.1）。根据 CDC 系统，沙门菌属包含两个种，每个种都包含多种血清型。肠道沙门菌分为六个亚种，用罗马数字和名称来命名（I, S. enterica subsp. enterica,

肠道亚种；II, S. enterica subsp. salamae，萨拉姆亚种；IIIa, S. enterica subsp. arizonae，亚利桑那亚种；IIIb, S. enterica subsp. diarizonae，双亚利桑那亚种；IV, S. enterica subsp. houtenae，豪顿亚种；和VI, S. enterica subsp. indica，英迪加亚种）。肠道沙门菌亚种在生化上有所区别（Popoff 和 Le Minor, 1997; Brenner 和 McWhorter - Murlin, 1998），在基因组上具有相关性（Reeves et al., 1989; Popoff 和 Le Minor, 1997）。属于肠道沙门菌亚种的血清型通常用与其最初分离时的地理位置相关的名称来命名（Euzèby, 1999）。血清学名称用非斜体罗马字母书写，第一个字母大写。属于其他亚种的血清型在其亚种名称后以其抗原式表示。表5.2显示了迄今为止每个物种和亚种的血清型数量。

大多数沙门菌血清型属于肠道沙门菌亚种，最常见的 O 抗原血清群是 A、B、C1、C2、D 和 E。这些血清群导致了人类和温血动物中几乎所有的沙门菌感染，而肠道沙门菌的萨拉姆亚种、亚利桑那亚种、双亚利桑那亚种、豪顿亚种和英迪加亚种，以及邦戈尔沙门菌，通常是从冷血动物和环境中分离出来的，但很少从人类中分离出来。

表5.1　沙门菌命名

种	亚种	亚种编号
肠道沙门菌	enteritis（肠道）	I
	salamae（萨拉姆）	II
	arizona（亚利桑那）	IIIa
	diarizonae（双亚利桑那）	IIIb
	houtenae（豪顿）	IV
	indica（英迪加）	VI
邦戈尔沙门菌		V

续表

实验	肠道沙门菌						邦戈尔沙门菌
	I	II	IIIa	IIIb	IV	VI	V
发酵实验							
卫矛醇	+	+	−	−	−	+/−	+
乳糖	−	−	−	+	−	+/−	−
水杨酸	−	−	−	−	+	−	−
山梨醇	+	+	+	+	+	−	−
丙二酸盐	−	+	+	+	−	−	−
酒石酸盐	+	−	−	−	−	−	−
KCN 增长实验	−	−	−	−	+	−	+
ONPG 实验	−	−	−	+	−	+/−	+

注：KCN 为氰化钾；ONPG 为邻硝基苯基半乳糖苷。

表 5.2　2014 年按种和亚种划分的沙门菌血清型数量

肠道沙门菌（Salmonella enterica）	数量
肠道亚种（Subspecies enteritis）	1586
萨拉姆亚种（Subspecies salamae）	522
亚利桑那亚种（Subspecies arizona）	102
双亚利桑那亚种（Subspecies diarizonae）	338
豪顿亚种（Subspecies houtenae）	76
英迪加亚种（Subspecies lndica）	13
邦戈尔沙门菌（Salmonella bongori）	22
总计	2659

5.3　微生物学特性

沙门菌为革兰阴性、有鞭毛、兼性厌氧杆菌，非乳糖发酵和非孢子形成。大多数沙门菌血清型在 5~47℃生长，最适温度为 35~37℃。对热敏感，通常在≥70℃的温度下可被杀死。沙门菌在 pH4~9 可生长，最适 pH6.5~7.5。沙门菌的生长需要 0.99~0.94 的高水活度（A_w）（纯水 A_w=1.00），但可以在 A_w<0.2 的条件下存活。在温度<7℃、pH<3.8 或 A_w<0.94 时，会完全抑制其生长。

沙门菌有三种主要抗原：H（鞭毛）、O（菌体）和 Vi 抗原。H 抗原可以以一种或两种形式出现，称为 1 相和 2 相。菌体往往能够从一相变到另一相。O 抗原出现在外膜表面，由细胞表面的特定糖序列决定。Vi 抗原是覆盖在 O 抗原上的表面抗原，仅存在于少数血清型中。

与其他革兰阴性杆菌一样，沙门菌的细胞膜具有复杂的脂多糖（LPS）结构。该大分子聚合物由三部分组成：外层为 O-多糖，中间部分为 R 核，内层为脂质 A。LPS 的 O-特异性侧链在结构和组成上有很大差异，可生物性识别每个菌株，区分肠道沙门菌内的血清型。缺乏完整 O-糖重复单元序列的沙门菌，由于其菌落的粗糙外观而被称为"粗糙型"；它们通常是无致病力或比拥有完整的 O-糖重复单元的"光滑型"菌株致病力弱。R 核与多种革兰阴性菌具有共同的结构，针对 R 核的抗体可防止细菌感染或减轻其致死作用。

毒力基因的表述

沙门菌的一些关键毒力表型已被定位到毒力岛（SPIs）上。沙门菌中至少有 21 种 SPIs，但最受关注的是 SPI-1 和 SPI-2，它们分别对非吞噬细胞的侵袭以及在非吞噬细胞和吞噬细胞中的复制至关重要。

SPI-1 是一个 40kb DNA 区域，编码一个Ⅲ型分泌系统。它将细菌蛋白质转运到宿主细胞的胞浆中，导致细胞骨架重排，从而介导沙门菌进入与膜结合的囊泡中。SPI-1 在沙门菌感染中的主要作用是介导肠上皮细胞的侵袭。

SPI-2 也是一个 40kb 的 DNA 区域，编码第二种Ⅲ型分泌系统。SPI-2 是细菌在特殊膜腔的细胞内维持所需的。SPI-2 的成分会影响吞噬体的分选以及 NADPH 氧化酶向吞噬体膜的募集（Vazquez-Torres et al.，2000；Hannemann et al.，2013）。因此，SPI-2 参与了沙门菌所处细胞内环境的改变。SPI-2 基因座似乎是在不同

时间获取的镶嵌区域。值得注意的是，在邦戈尔沙门菌谱系中不存在Ⅲ型分泌和效应基因，但在其他所有沙门菌中都存在（Hensel 等，1999）。

SPI-3 由插入 selC-tRNA 位点的 17kb 的 DNA 组成（Blanc-Potard 和 Groisman，1997）。到目前为止，SPI-3 中唯一一个具有毒力表型的基因是 mgtC，它是对小鼠巨噬细胞侵袭和毒力必需基因。在细胞内液泡环境中，mgtC 似乎是适应低 Mg^{2+} 和低 pH 条件所必需的。虽然 SPI-3 区域在沙门菌谱系中显示出系统发育分布的镶嵌模式，但 mgtC 位点存在于包括邦戈尔沙门菌在内的所有菌系中，这表明 mgtC 对于沙门菌入侵宿主细胞是必需的。

SPI-4 被定为毒力岛，取决于先前报道的单个转座子插入的、降低巨噬细胞存活率的表型（Wong et al.，1998）。SPI-4 在沙门菌发病机制中的作用尚不完全清楚，但一项使用突变信号标记的研究发现，SPI-4 是犊牛感染期间的定植因子（Morgan et al.，2004）。此外，沙门菌突变株的筛选似乎支持 SPI-4 在长期持久性毒力中的作用（Lawley et al.，2006）。在与野生型（WT）鼠伤寒沙门菌的竞争实验中，一株 SPI-4 缺陷株在长期持久性毒力方面略有减弱。

SPI-5 被确定为都柏林沙门菌（S. Dublin）中围绕 sopB 基因的结构区域（Wood et al.，1998）。SPI-5 的 DNA 序列包含 6 个假定的基因，其中 4 个（sopB、pipA、pipB 和 pipD）的突变具有相似的表型：结扎牛回肠袢的液体积聚和炎症减少；小鼠全身感染实验中表现为正常毒力。sopB 基因编码一种肌醇磷酸酶，通过 SPI-1 分泌系统转运到上皮细胞中，并通过肌醇磷酸酶信号通路间接影响氯化物的分泌

（Eckmann et al.，1997；Norris et al.，1998）。然而，sopB 在肠道疾病中的作用尚不清楚，因为鼠伤寒沙门菌的 sopB 突变株导致的犊牛肠炎和死亡率与野生型相当（Tsolis et al.，1999）。

另一组极大影响沙门菌毒力的基因发现于一种被命名为 spv（最初是沙门菌质粒毒力的缩写）的操纵子中。毒力质粒存在于相适应家畜的血清型中：都柏林（牛）、霍乱（猪）、白痢（家禽）、流产（羊）以及两种常见的、宿主广泛性血清型，即鼠伤寒沙门菌和肠炎沙门菌。在大多数其他亚种沙门菌中也发现了 spv 基因座（Derakhshandeh et al.，2013）。然而，在这些谱系中，spv 基因似乎位于染色体上，这些染色体上的 spv 基因座在这些亚种毒力中的作用尚未确定。spv 位点由 5 个基因组成：正调控基因 spvR；4 个结构基因 spvA、spvB、spvC 和 spvD（Guiney et al.，1995）。此外，在人类感染中有流行病学证据表明：spv 基因促进了鼠伤寒沙门菌从肠道的传播（Fierer et al.，1992）。

沙门菌含有编码毒力特征的基因，这些基因在不同的沙门菌谱系或个别菌株中存在差异。sopE 基因编码一种辅助上皮细胞侵袭因子，存在于一种非烈性噬菌体上。该噬菌体由一些鼠伤寒沙门菌分离株和亚种 I 中的某些其他血清型携带（Mirold et al.，1999）。同样，沙门菌菌株 sodCI 基因的存在也不同，它编码两种周质超氧化物歧化酶中的一种（Fang et al.，1999）。在 NTS 中发现 sodCI 会导致大多数人类菌血症。在所有测试的沙门菌中都存在另一个基因 sodCII。shdA 基因与粪便排菌有关，并且存在于亚种 I 沙门菌中，但在其他亚种中却不存在。这表明 shdA 影响了对温血动物肠道的适应性（Kingsley 等，2000）。

5.4 宿主-病原体相互作用

在人类中，沙门菌引起多种临床表现。伤寒沙门菌和甲型副伤寒沙门菌是引起伤寒的限制性微生物。NTS 血清型具有广泛的脊椎动物宿主，可引起自限性腹泻，尤其是在免疫功能低下的宿主和婴儿中，可发生继发性菌血症。

只有少数血清型能诱发健康动物的临床沙门菌病。猪感染霍乱沙门菌（猪适应血清型）通常会导致猪伤寒——一种可能致命的系统综合征（Chiu et al.，2004）。鸡伤寒沙门菌和鸡白痢是禽伤寒和鸡白痢病的病原菌，是造成禽类败血症的主要原因。禽伤寒是一种急性或慢性败血性疾病，尽管所有年龄的禽类都易感，但更常见于成年禽类。鸡白痢是一种急性全身性疾病，在雏鸡中更为常见，可高度致死（Barrow 和 Freitas Neto，2011）。羊流产沙门菌（Salmonella Abortusovis）和马流产沙门菌（Salmonella Abortusequi）分别是绵羊和马的限制性血清型。它们能够优先定植子宫，并诱发功能缺陷，导致新生动物流产和死亡（Pardon et al.，1990）。感染羊流产沙门菌的绵羊一生中通常流产一次。

NTS 很少在健康成年或非妊娠动物身上产生临床系统性疾病，尽管它们可以在年幼的动物身上产生更严重的疾病。成年牛、羊和马可患急性肠炎，而慢性肠炎可在育肥猪中观察到，在牛中更少见。怀孕的动物可能会流产。沙门菌病在宠物中并不常见，但一旦发生，通常以急性腹泻为特征。

不同血清型在蛋白质序列上具有高度相似性（Jacobsen et al.，2011）。此外，鼠伤寒沙门菌和伤寒沙门菌，其共享基因 DNA 序列的同源性超过 96%（McClell et al.，2001）。因此，很有意思的是了解基因如此相似的病原体是如何在不同脊椎动物宿主中诱发如此不同的临床表现。大量证据表明，不同和多种因素可以影响沙门菌在脊椎动物宿主体内的定植动力学，包括病原体的特征、免疫反应以及病原体与肠道微生物群之间复杂的相互作用（Dougan et al.，2011；Gal - Mor et al.，2014；Santos，2014）。

在自然条件下，伤寒沙门菌或 NTS 通常通过口服获得。摄入后，细菌的数量只会因胃酸而减少。但部分细菌会进入肠道，并在肠道建立感染。在管腔中，它们与微皱褶（M）细胞相互作用，微皱褶（M）细胞是能够靶向内腔内抗原的特殊上皮细胞（Jensen et al.，1998；Jepson 和 Clark，2001；Halle et al.，2007）。伤寒沙门菌可通过 M 细胞进入肠道相关淋巴组织中的淋巴细胞。它们被树突状细胞和巨噬细胞吞噬，抵抗呼吸暴发，并通过淋巴系统或血液传播。伤寒沙门菌血清型启动和建立感染的能力，很大程度上依赖于它们有效穿过肠道上皮屏障的能力，以及保持相对不被免疫系统发现的有效策略。这与保留在肠黏膜中的 NTS 形成对比，NTS 可诱导肠腔产生强烈的免疫反应（Sharma 和 Qadri，2004；Raffatellu et al.，2005；Behnsen et al.，2015；Keestra Gounder et al.，2015）。NTS 可触发促炎细胞因子（如 IL-18 和 IL-23）（Godinez et al.，2009）和趋化因子（如 CXCL1、CXCL2 和

CXCL5）的分泌（Liu et al.，2009）。因此，诱发 Th17 免疫反应，这对保持感染局限于肠道至关重要（Raffatellu et al.，2008）。这种免疫反应应该对宿主有益，因为它的目的是限制病原体的复制和随后的传播。然而，沙门菌在其进化过程中获得了特定的机制，使其能够逃避甚至利用宿主免疫应答，与肠道微生物群竞争，并在发炎的肠道黏膜中存活（Stecher et al.，2007；Santos et al.，2009；Winter et al.，2010）。

沙门菌通常可利用和逃避免疫，通过不同的机制促进其在宿主体内的定植和复制，其中一些机制在过去几年中已得到明确的阐明。巨噬细胞能够通过多种有效的机制吞噬和杀死细菌，如酸化、抗菌肽和有毒自由基的产生、细胞凋亡以及促炎细胞因子的释放（Benoit et al.，2008）。巨噬细胞具有特定的模式识别受体，位于细胞膜和液泡膜（如 toll 样受体 - TLRs）或胞浆中，能够识别病原体相关的分子模式。沙门菌主要由 TLR2 和 TLR4 识别，但有研究发现，虽然这种反应是有益的，因为它限制了细菌在细胞外体液中的生长，但它也有害，因为通过 TLRs 吞噬的非伤寒沙门菌，能够更好地在细胞内微环境中生存（Wong et al.，2009；Arpaia et al.，2011）。此外，最近发现鼠伤寒沙门菌优先在具有抗炎 M2 表型的小鼠巨噬细胞中存活，使其不能分泌足够水平的促炎细胞因子。此外，在持续感染中，沙门菌优先发现于小鼠脾脏中以吞噬 B 细胞和 T 细胞为特征的特定巨噬细胞亚群，称为噬血巨噬细胞（Nix et al.，2007；McCoy et al.，2012）。这一发现是通过伤寒感染模型即在小鼠感染鼠伤寒沙门菌中获得的；在非伤寒感染

模型中，逃避巨噬细胞相关杀灭的具体机制，在很大程度上是未知的。

NTS 在肠道内引起强烈的炎症反应，其特点是分泌 IL-18 和 IL-23 等促炎细胞因子。这会促进 Th1 细胞释放干扰素-γ（IFN-γ）（Godinez et al.，2008，2009；Raffatellu et al.，2008；O'Donnell et al.，2014），或激活 Th17 反应，进而有利于中性粒细胞聚集到感染部位（Liu et al.，2009）。然而，沙门菌逃避和利用宿主反应的机制阻碍了 Th17 分泌细胞因子的有益作用。肠道炎症伴随着金属螯合蛋白脂蛋白-2 和钙结合蛋白的释放（Liu et al.，2012；Behnsen et al.，2014），它们在限制肠道中金属离子的可用性方面起主要作用，促使致病微生物缺乏这些必需的微量营养元素。在沙门菌病的病例中已经观察到，与减少沙门菌生长的预期效果相反，病原体明显优于因这些有效机制而遭受杀伤的常驻肠道细菌。事实上，沙门菌具有一种不与脂蛋白-2 结合的修饰铁载体，使病原体即使在肠道产生这种抗菌蛋白的情况下也能获得铁（Raffatellu et al.，2009）。蛋白质 FepA、IroN 和 CirA 参与铁载体肠螯合素和沙门菌素跨细菌外膜的转运（Hantke et al.，2003）。与野生型鼠伤寒沙门菌相比，缺失 *fepA*、*iroN* 和 *cirA* 基因的鼠伤寒沙门菌在 BALB/c 小鼠模型中致病力减弱，证实了这些毒力因子参与沙门菌的致病作用（Rabsch et al.，2003）。此外，沙门菌具有高亲和力摄取系统 ZnuABC，即使在钙结合蛋白存在的情况下，也能使病原体获得锌（Campoy et al.，2002；Ammendola et al.，2007；Liu et al.，2012）。与野生鼠伤寒沙门菌相比，缺失 *znuA* 基因的菌株在小鼠或仔猪中的致病力明显减弱（Am-mendola et al.，2007；Pasquali et al.，2008；Pesciaroli et al.，2011 年），这提供了令人信服的证据，证明此类毒力因子有助于病原体在受感染脊椎动物宿主的肠道内存活。

病原体在易感人群中的传播和扩散在很大程度上依赖于与宿主的相互作用。流行病学研究提供了感染的深刻异质性的科学证据，其中少数感染者应对随后的大多数感染负责（80%）（Woolhouse et al，1997）。这种情况在人和动物的沙门菌感染中都有反映，表明这种流行特征在沙门菌感染中同样有效。研究表明，与肠道中沙门菌含量较低的老鼠相比，释放大量沙门菌的小鼠（被称为超级带菌者）具有独特的免疫状态。超级带菌者的特征是血清 IL-6 水平升高，中性粒细胞水平升高，同时伴有脾脏特有的适应性 CD4 辅助 T 细胞 1（Th1 细胞）应答降低（Gopinath et al.，2013）。

已经对沙门菌的致病性进行了广泛研究，主要是利用引发系统性疾病的小鼠模型进行研究。尽管有广泛的相似性，但据观察，与小鼠模型相比，不同的动物模型在毒力机制、病原体定植和疾病易感性方面多有不同（Bearson 和 Bearson，2011；Boyen et al.，2008；Tsolis et al.，2011；Costa et al.，2012）。因此，其他动物的感染，可以提供更合适的模型来揭示宿主与病原体之间的相互作用，更好地模拟人类感染情况，从而更好地了解病原体逃避有效宿主反应的机制。

5.5 抗菌药物耐药性

从微生物学的角度来看，抗生素耐药性是指细菌能够阻止抗生素的抑制（抑菌）或杀灭（杀菌）作用的能力，而在此之前它是敏感的（Lee et al，2009）。有些细菌可以对某些抗生素天然耐药，但也可以通过染色体基因突变和基因水平转移获得耐药性（有关抗生素耐药性的更多信息见第4章）。细菌物种对某种特定抗生素的天然固有耐药性是指由于其固有的结构或功能特性而抵抗该抗生素作用的能力（Wright，2011）。

在自发突变中，基因突变是自然发生的，赋予微生物体抵抗抗生素致死作用的能力；自发突变的诱因尚不清楚，但接触抗菌剂可能会为耐药性提供选择性压力（Alanis，2005）。在获得性耐药（水平获得）中，以质粒、转座子或整合子形式存在的耐药因子通过接合、转化或转导在细菌之间移动（Cosby et al.，2015）。此外，抗生素耐药基因通常排列在盒式遗传元件中，盒式遗传元件可能包含多重耐药，并与整合子或移动遗传元件相关。

细菌耐药性的机制各不相同，可分为三大类：抗菌药物的外排或渗透性或转运的变化；通过基因突变或翻译后修饰靶点来修饰抗菌药物靶点；以及抗菌药物的失活或修饰（Foley和Lynne，2008）。

点突变和水平获得的基因都可以编码这三类耐药。启动子或操纵子的点突变可导致内源性基因的过度表达，如 $ampC$ β-内酰胺酶基因编码的抗菌药物灭活酶，或 mar 位点下游的外排系统（Siu et al.，2003；Tracz et al.，2005）。编码抗菌药物靶点的基因点突变可形成耐药靶点，例如，促旋酶基因突变导致耐氟喹诺酮促旋酶的表达（Eaves et al.，2004；Hopkins et al.，2005）。在质粒、整合子、噬菌体和转座子上编码的外源性耐药基因，包括编码使抗菌

药物失活的酶的基因，例如编码切割 β-内酰胺四元环的 β-内酰胺酶，编码 tet（A）等外排系统的耐药基因，编码作为抗菌剂靶点的修饰酶的基因（如 $dfrA$）；或编码修饰抗菌药物靶点的酶的基因，如核糖体RNA甲基化酶 $ermB$（Ajiboye et al.，2009；Carattoli，2009）。

抗菌药物有很多种类，但沙门菌对其产生耐药性的最常见的抗菌药物是氨基糖苷类、β-内酰胺类、氯霉素、喹诺酮类、四环素类、磺胺类和甲氧苄啶。

氨基糖苷类与30S核糖体亚基16S rRNA内的保守序列结合，导致密码子误读和翻译抑制。沙门菌对氨基糖苷类药物的耐药性，通常是由对抗菌药物的酶修饰而产生的；然而，在其他细菌中，已有报道是通过主动外排或靶向修饰而获得耐药性的（Frye和Jackson，2013）。

青霉素类、头孢菌素类和碳青霉烯类是 β-内酰胺化合物的三大类。这些药物的抗菌作用是通过干扰一类被称为青霉素结合蛋白的蛋白质来介导的，这些蛋白质参与合成肽聚糖，肽聚糖是细菌细胞壁的一个组成部分。最常见的耐药机制是革兰阴性菌将 β-内酰胺酶分泌到的细菌周质，革兰阳性菌分泌到细菌外环境中。这些酶将 β-内酰胺环水解成 β-氨基酸，而 β-氨基酸没有抗菌活性。编码 β-内酰胺酶的基因通常携带在质粒上。

在沙门菌中，最常见的 β-内酰胺酶基因是 bla_{TEM-1} 和 bla_{PSE-1}，编码对氨苄西林产生耐药性的相关酶，以及 bla_{CMY-2}。该基因编码对氨苄西林、第一代、第二代和第三代头孢菌素类药物产生耐药性的酶，并且对 β-内酰胺酶抑制剂也具有耐药性（Glenn et al.，2011；Lindsey et al.，2011）。全球已检测到其他 β-内

酰胺酶，包括 bla_{TEM}、bla_{CTX-M}、bla_{IMP}、bla_{VIM}、bla_{KPC}、bla_{SHV} 和 bla_{OXA}，这些基因的变体可编码超广谱 β-内酰胺酶或活性碳青霉烯酶（Falagas 和 Karageorgopoulos，2009）。

氯霉素和氟苯尼考等相关化合物通过与 50S 核糖体亚基结合来抑制蛋白质合成。沙门菌的耐药性是由两种机制造成的：①氯霉素 O-乙酰转移酶使抗生素酶促失活。②通过外排泵去除抗生素（Hopkins et al.，2005）。

喹诺酮类和氟喹诺酮类是人工合成的杀菌药物，萘啶酸是首个经医学批准的喹诺酮类药物。早期的喹诺酮类药物以 DNA 促旋酶为靶点，而后的喹诺酮类药物以 DNA 促旋酶和 DNA 拓扑异构酶Ⅳ为靶点。耐药机制有两种：第一种是由 gyrA 和 gyrB 的喹诺酮类耐药决定区和拓扑异构酶Ⅳ的 parC 亚单位的靶点突变介导的。第二种是 qnr 外排系统和氨基糖苷乙酰转移酶 aac（6）-Ib 表达的改变，其可以修饰和灭活环丙沙星（Cavaco 和 Aarestrup，2009）。单突变不能产生对喹诺酮类药物的高水平耐药；相反，耐药性是各种突变累积的结果（Hancock 和 Gilmore，2000）。

四环素与细菌核糖体的 30S 亚单位结合，抑制蛋白质合成。耐药机制包括外排、rRNA 靶点修饰和化合物失活。然而，在沙门菌中，最常见的是主动外排系统，包括 tet（A）、tet（B）、tet（C）、tet（D）、tet（G）和 tet（H）。其中最常报道的是 tet（A），它位于沙门菌基因组岛 1（Carattoli et al.，2002）、整合子（Briggs 和 Fratamico，1999）和可转移质粒上（Frech 和 Schwarz，1999）。tet（B）基因也相对常见，位于可转移质粒上（Guerra et al.，2002）。

磺胺类药物和甲氧苄啶分别通过抑制二氢叶酸合成酶（DHPS）和二氢叶酸还原酶（DHFR）两个不同的步骤，在细菌必需的叶酸途径中竞争底物。对这两种抗菌药物的耐药性是通过获取基因编码的不与这些化合物结合的酶而产生的。其中包括编码不敏感 DHPS 的 sul1、sul2 和 sul3，以及编码不敏感 DHFR 的 dhfr 或 dfr 基因（Antunes et al.，2005）。

不同血清型沙门菌的耐药水平不同。有些血清型对某些抗菌药物有更强的耐药性，或表现出更高程度的多重耐药性。2014 年，欧盟数据显示，从感染人类中分离出的沙门菌有 26% 表现出多重耐药，少数分离菌株对临床重要药物环丙沙星和头孢噻肟表现出协同耐药（EFSA，2016）。据美国 CDC 检测数据，人类病例中约有 5% 的非伤寒沙门菌对五种或五种以上的药物耐药（多重耐药），约有 3% 的菌株对头孢曲松和环丙沙星耐药（CDC，2013a）。

5.6 流行病学和监测

大多数与人类肠道疾病相关的沙门菌血清型都是人畜共患的，可以直接通过粪便或通过食物和环境间接从动物宿主（农场动物、野生动物和宠物）传播给人类（Silva et al.，2014）。此外，沙门菌可以在植物中生长，在土壤和水以及原生动物中可长期存活，导致污染环境；并通过受污染的食物和水间接传播给人类；这可能使控制工作复杂化（Hoelzer et al.，2011）。大量潜在的病原储存库，来源和传播途径使得具有广泛宿主的沙门菌群的流行病学更加复杂（Parmley et al.，2013），控制措施更具有挑战性。在人类中，年龄、食物消费习惯、行为因素，如每天在学校和社区的活动频率、低下的社会经济地位和旅行（Quinlan，2013；De Knegt et al，2015）被认为是沙门菌病最重要的宿主相关危险因素。年轻和免疫功能低下的患者尤其面临风险。荷兰的一项研究还确定了其他病原储存库特有的风险因素，表明宿主风险因素根据病原库和传播途径的变化而变化（Mughini-Gras et al.，2014b）。

宿主广泛性沙门菌血清型可以感染多种动物，大多数情况下不会引起任何明显的临床症状。不同动物种类造成的公共健康风险因年龄、畜牧业实际情况和健康状况而异（Hoelzer et al.，2011 年）。各种野生动物，如啮齿动物、鸟类、爬行动物、青蛙、鱼和昆虫可以携带细菌，也发挥着重要的流行病学作用。鸡、猪、火鸡和牛被认为是人类感染的最重要的农场动物宿主（Wales et al，2010）。例如，海龟相关沙门菌病，尤其是在儿童中，已经重新成为公共卫生问题，2011—2013 年，在美国造成了 8 起多州暴发的疫情（Walters et al.，2016）。

沙门菌在有症状和无症状动物的粪便中排出。临床感染的动物比无症状的动物更容易排出，但两者都能在很长一段时间内排放沙门菌。爬行动物持续或间歇地排出微生物（Gorski et al.，2013）；家畜可以携带某些宿主适应血清型（如都柏林沙门菌）数年，也可以携带其他宿主广泛血清型数周或数月。动物也可以通过不断地从环境中获取沙门菌而成为被动携带者。大规模集约化的农场条件，意味着具有宿主广泛性沙门菌等肠道病原体一旦被引入农场，很容易在动物之间传播，污染食物生

产链，造成持久性的影响。在这种情况下，从农场中净化沙门菌可能很难实现（Hugas 和 Beloeil，2014）。

虽然有些犬和猫可以在 3 个月内排出沙门菌，但大多数细菌会在 3~6 周排出，最初是连续的，然后是间歇性的。野生动物成为沙门菌感染的新来源（Vieira Pinto et al.，2011）。如野猪，亚临床感染的个体可以长期释放沙门菌，这可能有利于该物种作为储藏库的作用（Ruiz Fons，2015）。此外，环境污染和通过受污染食品和水的间接传播，可能会使自由分布的宿主种群控制工作复杂化（Hoelzer et al.，2011）。

大多数的人沙门菌病是食源性的。其他感染方式包括与受感染者接触、家庭和商业厨房内食品的交叉污染等方式，同时，摄入受污染的蔬菜和水果的感染方式也很重要（EFSA 和 ECDC，2015）。感染也可以在家庭、兽医诊所、动物园、农场环境或其他公共、专业或私人环境中通过直接或间接接触动物而发生（Hoelzer et al.，2011）。据报道，在新西兰，63% 的 NTS 暴发是通过食源性而且仅通过食源性传播的，其次是人际传播（32%）、水传播（3%）和直接接触动物传播（2%）（King et al.，2011）。食源性沙门菌病在加拿大发生的比例相似（63%），其中水传播、动物和人、人与人的接触传播分别占病例的 8%、13% 和 10%。医院感染也有报告，原因是在医院环境中可以通过食物传播或人与人之间进行传播（Lee 和 Greig，2013）。

沙门菌很容易通过食物进入合适的新宿主体内定植。各种各样的食品，主要是动物源性食品，被认为是人类沙门菌感染的最常见来

源，包括猪肉（及其制品）、家禽、鸡蛋、牛羊肉、生鲜乳和乳制品、蔬菜和发芽种子。尽管多年来食品生产方式发生了变化，但沙门菌和大肠杆菌等肠道病原微生物似乎能够进化，它们利用新的方式，如新鲜农产品，甚至产生了新的公共卫生挑战（Newell et al.，2010）。

近年来，蔬菜来源的食品作为胃肠道感染潜在媒介的重要性日益凸显。绿叶蔬菜和其他蔬菜（如西红柿、莴苣、黄瓜、罗勒等）、水果（如西瓜、哈密瓜、浆果）和果汁在加工链的收获前和收获后（如储存期间甚至零售店）都可能受到沙门菌污染。由于这些食品经常是生吃的，它们可能是人类沙门菌病的潜在来源（Heaton 和 Jones，2008）。如今，蔬菜作为病原体传播媒介和国际食源性疾病暴发源的作用已变得明确和常见，这表明，如果卫生措施失效，食用受污染的蔬菜可能引发重大健康问题。文献中还报道了沙门菌的各种其他不太常见的食品载体。与美国国内或国际大规模沙门菌病暴发的相关食品包括：花生酱、坚果、巧克力、香料、熏鱼、塔希尼、豆豉、低水分谷物和香蒜酱。

确定与人类疾病相关的最重要的病原储存库和食物来源并确定其优先次序，是决策者最关心的问题，以适当地推动控制工作，减轻公共卫生中食源性沙门菌病的负担（Pires et al.，2014）。世界各地开展了许多来源归因研究（Butler et al.，2015）。在南澳大利亚，这些研究进一步表明了鸡蛋和鸡肉是沙门菌病最重要的传播媒介（Glass et al.，2016）。在美国，人群中肠炎沙门菌感染极有可能归因于与鸡蛋相关的接触（Gu et al.，2015）。在欧盟，蛋鸡被确定为人类沙门菌病最重要的宿主，其

中大多数是由肠炎沙门菌特别是 PT4 引起的，而其他血清型则因国家而异（De Knegt et al.，2015）。在荷兰，鼠伤寒沙门菌（包括单相变异4，[5]，12：i：-）和肠炎沙门菌感染病例，主要分别归因于猪和蛋鸡/鸡蛋（Mughini Gras et al.，2014c）。在意大利，猪被确定为人类沙门菌病的主要来源，其次是火鸡和反刍动物（Mughini-Gras et al.，2014a）。在美国，包括沙门菌病在内的食源性细菌疾病中，41% 归因于禽肉制品，27% 归因于蔬菜（Painter et al.，2013）。

已经开发了几种来源归因研究方法，包括比较暴露评估、疫情数据分析、病例对照研究、干预研究、专家指导和微生物表型建模（Barco et al.，2013；Pires et al.，2014）。有关此主题的详细信息，请参阅第2章。这些方法在确定沙门菌病主要动物宿主和传播媒介方面的有效性，主要取决于是否有高质量、可靠和具有代表性的数据，这些数据涉及人和动物沙门菌感染发生率、感染比例和食品污染流行率以及食品消费数据。这些信息通常是通过特定的、专门的人类沙门菌监测计划以及动物和食品监测计划收集的。人们认为，基于积极的和协调一致的采样标准的监测，以及跨部门的沙门菌分型，是食源性暴发调查、假设生成、新病原体亚型的早期发现、归因建模以及细菌种群遗传研究的最好的方法（EFSA BIOHAZ 小组，2014）。在欧盟，99/2003/EC 号指令承认这种综合的多学科方法，该指令规定了在人类和非人类研究工作部门收集人畜共患食源性病原体数据的标准。美国基于食源性疾病主动监测网络（FoodNet）（http：//www.cdc.gov/foodnet/index.html）和农业部食品安全检验局（http：//

www. fsis. usda. gov/wps/portal/fsis/home) 所收集数据的集成，开展了类似方法调查沙门菌病暴发和归因研究，以及相关监测和风险控制计划。

自 2007 年以来，欧洲疾病预防控制中心（ECDC）的食源性和水源性疾病计划通过在欧洲传染病监测系统（TESSy）内专门收集病例数据，协调公共卫生中的沙门菌病监测工作（http：//ecdc. europa. eu/en/activities/surveillance/Pages/index. aspx），数据显示，2012—2014年，三种血清型（肠炎沙门菌、鼠伤寒沙门菌及其单相变体 1，4，[5]，12：i：-）共占人类感染沙门菌血清型的 70%。感谢 ECDC 发布的一个平台，关于沙门菌病病例的 TESSy 数据按国家和血清型在网上进行了公开。TESSy 基于病例的数据收集，是对基于沙门菌和其他肠道病原体分子分型分离株数据收集的补充（van Walle，2013），主要目的是检测和应对多国疫情。事实上，细菌亚型的应用可以快速识别病例的空间和时间集群，这通常是发生暴发的首个信号。TESSy 分子已经取代了欧盟以前的 Salm 基因（Fisher 和 Threlfall，2005），补充了美国长期在 PulseNet 上建立的沙门菌实验室监测方法（http：//www. cdc. gov/pulsenet/），该法目前在 83 个国家使用（PulseNet International）。分子 TESSy 和 PulseNet International 都使用了标准化的脉冲场凝胶电泳和多位点可变数目串联重复分析方法。

在动物和食品部门沙门菌监测数据的收集，以及随后进行的来自食品、饲料和动物沙门菌分离株分子特征数据的收集，反映了公共卫生中沙门菌病的总体监测情况（EFSA，2014）。两者均由欧洲食品安全局（EFSA）协调。每年欧盟共同体的总结报告中会公布人们对动物、食物和饲料的检测和监测结果，以及疫情调查结果（www. efsa. europa. eu）。使我们能够联合分析沙门菌血清型在不同流行病学分区中的时间和空间变化趋势，这对于正确制定和实施沙门菌控制政策至关重要。加拿大也采用了类似的方法，对来自不同监测部门的数据进行了联合分析和解释（Parmley et al.，2013）。

美国由食源性疾病主动监测网（FoodNet）进行沙门菌感染的监测。这是一个由 CDC 协调的哨点监测系统，目的是收集食源性细菌和寄生虫病的信息（http：//www. cdc. gov/foodnet/index. html）。来自 FoodNet 的数据显示，2014 年前六种沙门菌血清型如下：肠炎（*Enteritidis*）、鼠伤寒（*Typhimurium*）、纽波特（*Newport*）、哈维亚纳（*Javiana*）、I 4、[5]、12：I：-和婴儿沙门菌（*Infantis*）（Crim et al.，2015）。

除了基于临床和实验室的监测项目外，还有基于感染事件的监测和警报系统。如欧盟委员会协调的食品和饲料快速警报系统（RASFF）（http：//ec. europa. eu/food/safty/rasff/index _ en. htm），流行病情报告信息系统（EPIS）与国际食品安全世界卫生组织的权威网络（http：//www. who. int/foodsafety/publications/activity-report-2013/en/），作为辅助工具发挥着重要作用，使风险评估人员和管理人员能够快速交换有关潜在交叉威胁情况的信息。在美国，CDC 协调的国家疫情报告系统允许州、地方和地区公共卫生机构使用基于网络的平台报告食源性和水源性肠道疾病疫情（http：//www. cdc. gov/nors/index. html）。对包括沙门菌引起的食源性疾病暴发的数据进行了汇总，并将基于网络的 CDC 食源性疾病暴发监测系统数据库搜索平台向公众开放（http：//ww-wn. cdc. gov/foodborneutbreaks/）。与这些系统类似，在加拿大，《食源性疾病暴发应对议定书》确保了对多辖区食源性疾病暴发的综合多学科应对。这一点很重要，因为沙门菌经常导致通过食品或动物贸易（CDC，2013b）传播的同源性跨境持续性疫情（Kirk et al.，2004；Scavia et al.，2013；Byrne et al.，2014；Kinross et al.，2014）。2014 年，沙门菌在通过 RASFF 系统通报的食品和饲料微生物危害中排名第一，通报数量从 2009—2013 年不断增加（EU Commission，2015）。公共卫生部门通过 EPIS 发布的警报，反映了 RASFF 发现沙门菌病的效能。尤其是鼠伤寒沙门菌（包括其单相变体 1，4，［5］，12：i：-）和肠炎沙门菌，是 2008—2013 年最常报告的紧急调查病原体（Gossner et al.，2015）。在美国，2011—2014 年，沙门菌在引起食源性疾病暴发的细菌制剂中，以及在疾病暴发总数、病例数和住院人数中，均名列第一（http：//www. cdc. gov/foodsafety/fdoss/data/annual - summaries/）。2013 年和 2014 年，沙门菌也是与美国多州食源性疫情相关的最常报告的病原体。

5.7　风险缓解

从牲畜饲料、饲养场生产现场到屠宰场，以及食品的制造、加工和零售，再到餐饮和家庭食品制作过程等，沙门菌可以在任何节点进入食物链。为了降低污染的风险，沙门菌的防控应该贯穿于整个食物链的各个

阶段。

5.7.1　农场层面的控制措施

为了减少受感染和/或受污染的农场动物将沙门菌引入肉类生产链的风险，并在食物链的早期阶段识别和清除传染源，从流行病学角度监测人畜共患病原体的存在和适当调查食源性疫情被认为是关键行动（Directive 2003/99/EC，Regulation（EC）No 2160/2003；Hugas 和 Beloeil，2014；Biggerstaff et al.，2015；Belluco et al.，2015a，b）。此外，控制计划的实施还针对被认为对某些动物群体具有特别公共卫生意义的沙门菌血清型，如种鸡群、蛋鸡和肉鸡，以及种火鸡、育肥火鸡和猪，因为基于研究数据，这些动物传播沙门菌的风险最大（Regulation（EC）No 2160/2003；Binter et al.，2011；Pires et al.，2014）。

尽管各国之间的控制计划可能在某种程度上会有所不同，但它们基于相同的原则和目标（Hugas 和 Beloeil，2014）。它们通常包括系统地执行防止鸡群感染的沙门菌预防措施，全面监测鸡群的沙门菌感染状况，一旦发现沙门菌感染，则执行控制措施以防止感染传播。采用统一的抽样计划和标准化分析方法，在农场或孵化场的固定生产阶段对禽群进行目标沙门菌血清型的检测（Doyle 和 Erickson，2012）。

5.7.2　饲料

沙门菌被认为是动物饲料微生物污染的主要危害，油籽粕和动物源性蛋白质是将沙门菌污染引入饲料厂和工业复合饲料的主要风险饲

料用原料（EFSA，2008）。饲料企业经营者基于危害分析和关键控制点（HACCP）原则制定的措施被认为是确保生产安全饲料的最有效策略［（Jones，2011；Regulation（EC）No 183/2005）］。《欧洲饲料制造商指南》和《饲料成分标准》作为指南发布，以确保动物饲料生产中的良好生产规范（GMP）和良好卫生规范（GHP）（EFMC-FEFAC，2014）。事实上，在执行GHP/GMP的企业，再污染的风险可降到最低（EFSA，2008）。按照EFSA（EFSA，2008）的建议，在饲料链上有效实施HACCP原则和GMP/GHP程序需要对再污染进行适当控制，并确定有效的热处理。实践证明，只要使用足够高的温度和足够长的处理时间（Juneja和Eblen，2000；EFSA，2008；Amado et al.，2013），湿热可以有效地净化饲料/复合饲料。此外，比较研究表明，用于成功控制沙门菌污染的热处理工艺也对其他非孢子形成的食源性疾病病原体有效（Juneja，2003；EFSA，2008）。尽管热处理通常被认为是最有效的去污方法，但在某些情况下（如蛋鸡的颗粒饲料）可能并不适用（Prió，2001；EFSA，2008）。在这种情况下，饲料的化学处理可以提供一种替代手段（Huss et al.，2015）。用有机酸混合物或适当浓度的甲醛产品处理饲料成分或复合饲料，可有效减少沙门菌和其他生物的污染（Milillo和Ricke，2010；Goodarzi Borojeni et al.，2014）。此外，化学处理对饲料有一定期限的保护作用，有助于减少再污染，也有助于减少研磨和饲料设备以及一般环境的污染（Carrique-Mas et al，2007；EFSA，2008）。

5.7.3 生物安全

生物安全措施是防止沙门菌在农场引入、传播和流行的最重要的屏障（EFSA，2009；Fraser et al.，2010；Lurette et al.，2011；Andres和Davies，2015）。控制策略可与实施清洁和卫生措施密切有关，这些措施可以防止疾病传入农场并/或在疾病已经出现时控制其传播。防止污染包括控制灰尘、管理设备和人员流动、避免啮齿动物和苍蝇进入、防止野生鸟类污染以及确保运输车辆的卫生，甚至是防螨（FDA，2011；Trampel et al.，2014；Andres和Davies，2015）。因为室外控制更具挑战性，所以传染媒介的影响在室外部分尤为重要（Andres和Davies，2015）。在户外农场，啮齿动物和鸟类数量的增加是沙门菌血清阳性的风险因素（Andres和Davies，2015）。啮齿动物，尤其是老鼠，可以促进沙门菌的传播，因为它们可以放大环境中的病原体数量，并通过污染饲料槽和饲料将沙门菌转移到食用动物身上（Davies et al.，1997；Davies和Cook，2008）。害虫防治的基础是良好的卫生，清除饲料溢出物和垃圾，对场地进行良好维护以限制农场对啮齿动物的吸引力，并对建筑物进行防护（Funk和Gebreyes，2004；Correia-Gomes et al.，2012，2013；Andres和Davies，2015）。

据报道，农场卫生不良会增加沙门菌的流行率（Berends et al.，1996，1997；Stark et al.，2002；Beloeil et al.，2004；Cook et al.，2006；Davies和Cook，2008；Andres和Davies，2015）。对用于消毒和清洁火鸡舍的化学品进行比较发现，含有甲醛、戊二醛和季铵盐混合物的产品比含有过氧化氢和乙酸的产品对沙门菌的杀灭效果更好（Mueller Doblies et al.，2010；Doyle和Erickson，2012）。为了有效地使用清洁剂和化学剂，在农场需要严格遵守推荐的方案。相反，在消毒和虫害控制程序不充分的情况下，农场环境可以充当微生物的贮存库（Wales et al.，2006）。事实上，众所周知，沙门菌可以在环境中存活数月至数年（Sandvang et al.，2000；Baloda et al.，2001），并通过适应亚致死浓度获得对杀菌剂的耐药性。与抗生素相比，杀菌剂在功效、作用机制、细菌耐药机制和流行病学方面的研究远远不够。然而，目前的知识表明，如果暴露于杀菌剂中，细菌存活机制通常与外排泵活性的增加有关（Bridier et al.，2011；Dubbs 和 Mongkolsuka，2012）。由于抗生素也是外排泵的底物，这些发现引起了人们的担忧，即在没有抗生素选择压力的情况下，也可在杀菌剂选择压力下产生多重耐药病原菌。

在这种情况下，对农场环境中微生物群落的生态进行研究，对发现导致沙门菌繁殖的微生物生长定植和控制条件，均非常有价值。

5.7.4 疫苗

动物接种疫苗可能是预防沙门菌感染的有效工具（Mastroeni et al.，2001）。然而，目前在不同动物身上使用的疫苗并不能提供最佳的保护，也不能有效地减轻农场层面的疾病负担。

由于诱导细胞介导免疫反应的能力有限，灭活菌苗和亚单位疫苗的免疫原性较差。因此，它们需要足够的佐剂和多次接种，并造成在接种部位引起不良反应的风险。虽然这些疫苗广泛应用于农场，但在预防农场动物沙门菌感染方面的效果不同。

已证明通过化学或紫外线诱变获得的几种

沙门菌活疫苗在各种实验环境中更有效，但这些疫苗很少能够获得市场准入。近年来，人们对沙门菌致病的分子机制和沙门菌引起的免疫反应也有了更深入的了解。已多次尝试开发新的候选疫苗，包括能够诱导持久免疫的减毒沙门菌株。

目前，绝大多数商用疫苗都是针对家禽的，它们旨在防治鼠伤寒沙门菌和肠炎沙门菌，因为这些沙门菌血清型对公众健康最为重要。在过去几年中，家禽接种疫苗的效果得到了明显的证明，特别是在欧盟，在家禽种禽场（蛋鸡和肉鸡）大规模接种鼠伤寒沙门菌活疫苗，大大降低了鼠伤寒沙门菌和肠炎沙门菌的检出率，从而减少了食源性疾病的发生。

然而，由于减毒沙门菌疫苗可能对标准沙门菌细菌学和血清学检测方法产生干扰而具有一些局限性。此外，人们还担心疫苗株向环境或人类传播，以及可能向其他细菌传播耐药性标记。

总的来说，疫苗接种是控制家畜沙门菌病的重要和有前途的工具。然而，需要更详细的信息来获得安全有效的候选疫苗，以便在农场动物中大规模使用。特别是人们达成了广泛共识，理想疫苗或其母源沙门菌应该具备的一些重要特性如下。

• 对全身和肠道感染提供高度保护。

• 如果毒株进入人类食物链，能够在动物和人类中充分衰减。

• 对各种重要血清型提供一定程度的保护。

• 缺乏对抗生素的耐药性。

• 含有一个或多个表型标记，可用于与野生沙门菌区分。

5.7.5 其他措施

应用食源性疾病病原体的溶菌噬菌体，是一种潜在的干预策略，可以减少屠宰前饲养环境中的病原体污染（Doyle 和 Erickson，2012）。噬菌体的一个独特特征是其较窄的宿主特性。噬菌体可以以低于细菌种水平的细菌为靶点，通常只能感染一个种内的少数菌株。Callaway 等发现，鼠伤寒沙门菌的噬菌体不影响其他多种血清型的沙门菌，包括其他 B 群血清型的沙门菌（Callaway et al.，2010、2011）。

细菌素是目前农场干预动物生产的最新研究进展之一（Doyle 和 Erickson，2012），它们的优点是其活性范围从窄到宽不等；因此，每种细菌素对特定类型的病原体都有活性，但不会影响动物的正常微生物群。此外，益生元中的许多细菌（如乳酸杆菌、乳球菌、小球菌、肉杆菌、肠球菌、肠杆菌和芽孢杆菌）均会产生细菌素（Svetoch 和 Stern，2010 年），可能会用于减少病原菌污染和改善动物肠道健康的综合治疗。

5.7.6 运输

屠宰时，控制沙门菌传播的主要措施是减少运输和人员的影响，应通过物流和卫生措施来实现，例如清洁和消毒卡车；避免在同一辆卡车上混合来自不同畜群的猪（De Busser et al.，2013；Belluco et al.，2015a）；根据欧洲食品安全局（European Food Safety Authority，EFSA）有关运输期间动物福利的建议（EFSA，2011），促进在应急压力较小的条件下运

输。此外，避免交叉污染的一个重要实践是在运输和放牧阶段对阳性和阴性畜群进行时间或空间隔离（Belluco et al.，2015b）。

5.7.7 卫生规范和指标

沙门菌由胃肠道和/或屠宰动物的皮肤/羽毛携带；屠宰过程中，胴体肉通过直接或间接交叉污染而受到污染，这与屠宰技术密切相关。在欧盟，关于食品微生物标准的第 2073/2005 号法规（EC）确立了对需氧菌落计数和肠杆菌科的监测，作为牛、绵羊、山羊、马和猪胴体的工艺卫生标准。肉鸡胴体的工艺卫生标准由评估颈部皮肤样本（Regulation（EC）No 1086/2011）和胴体表面［（Regulation（EC）No 2073/2005］冷却后是否存在沙门菌来表示。在美国，大肠杆菌被确定为一种有用的指示微生物，用于验证牛、猪和家禽屠宰场的 HACCP 计划是否恰当（Belluco et al.，2015b）。

5.7.8 去污剂

人们认为胴体净化是降低人类风险的有效手段。在美国，大多数屠宰场都采用水或水加有机酸的去污方法。相比之下，欧盟对肉类去污的方法是基于兽医措施科学委员会关于"家禽尸体抗菌治疗的益处和局限性"的公共卫生报告（SCVMPH，1998）。报告的结论是，肉类去污"不应作为减少病原体的主要措施"；相反，它只能作为肉类整体安全策略的一部分。此外，授权使用应受到控制，并进行全面风险评估，包括功效、消费者认知、菌群

变化、环境影响等方面。因此，目前的欧洲立法除用水外不允许对胴体进行去污处理，而在美国和加拿大，去污处理方法已获得 FDA 的批准，并主要用于肉类生产。

5.7.9 食品层面控制措施

在食品层面，沙门菌污染的控制与工艺卫生和食品安全标准有关。食品企业经营者（FBO）致力于食品卫生的一般要求，如实施基于 HACCP 和良好卫生规范的程序，以及动物源性未加工和加工产品的具体卫生要求［Regulation（EC）No 853/2004；Hugas 和 Beloeil，2014］。沙门菌的工艺卫生补充标准，尤其是肉鸡和火鸡的胴体，设定了指示值，高于该值时，需要采取纠正措施以保持加工过程中的卫生［Regulation（EC）No 2073/2005］。

此外，FBO 应遵守动物源性未加工和加工产品中不含沙门菌的规定，包括禽肉和肉制品［Regulation（EC）No 2073/2005］。对供人类食用的动物源性产品的官方控制必须确保 FBO 正确执行卫生条件的法律框架，并满足食品安全标准（Hugas 和 Beloeil，2014）。

5.7.10 预测微生物学

预测微生物学模型可用于评估食品中微生物的潜在生长。对于沙门菌的生长，有几种模型和软件可用于预测恒定和波动的化学-物理参数的影响（Ingham et al.，2009；Min 和 Yoon，2010；Velugoti et al.，2011）。然而，为了预测受污染食品中沙门菌的浓度和生长动态，其与常驻食品微生物群的相互作用可能是

至关重要的，因为优势微生物群可以抑制病原体的生长，就像它们会根据微生物种群密度抑制自身生长一样（Møller et al.，2013）。然而，将预测微生物学应用到食品制造实践中仍然是一个挑战。为了促进这一进程，有关人员提出了一项创建开放、社区驱动和基于网络的预测微生物模型库的策略，目的是改善从研究到商业和政府应用的知识转移，提高效率和透明度，并提高预测模型的实用性（Plaza Rodríguez et al.，2015）。

5.7.11 消费者阶段

消费者采取的安全措施对预防沙门菌病起着至关重要的作用，因为消费阶段是"从农场到餐桌"环节中的最后一步，也是唯一一个超出确保食品质量的主管部门官方检查范围的环节。

在消费者层面预防沙门菌相关感染依赖于食品制备、烹调和储存过程中良好的卫生习惯，例如洗手、适当的食品烹饪、避免熟食和生食之间的交叉污染，避免不安全来源的食品以及将食品保存于适当的温度下。

然而，正如科学文献中经常报道的那样，消费者常常不了解其在预防食源性疾病中的作用，并低估了产生严重后果的几率（Losasso et al.，2012）。

对健康相关行为的研究表明，当意识到并了解了正确行为与健康利益之间的因果关系时，他们会理性选择（Prochaska，2008；Mari et al.，2012）。此外，研究还表明，知识的提高使消费者可以就其行为做出明智的选择。因而，消费者获取信息的准确性和程度可能具有

重要意义（Losasso et al.，2012，2014；Faccio et al.，2013）。因此，通过在消费者层面上改进沙门菌的控制，针对不同年龄段消费者大规模宣传健康相关信息，可能会带来显著的公共卫生效益。

总之，沙门菌感染一直是世界范围内的重大公共卫生问题，要减轻这一问题，就需要对病原体、动物、人类与环境之间的复杂相互作用进行持续研究。同时还需要科学审查这些复杂相互作用的影响因素，如气候变化、环境干扰、人口增长以及粮食供求等。这对于防止沙门菌传播和采取有效的控制策略至关重要。

参考文献

Ajiboye, R. M., Solberg, O. D., Lee, B. M., Raphael, E., Debroy, C., Riley, L. W., 2009. Global spread of mobile antimicrobial drug resistance determinants in human and animal *Escherichia coli* and *Salmonella* strains causing community－acquired infections. Clinical Infectious Disease 49, 365－371.

Alanis, A. J., 2005. Resistance to antibiotics：are we in the post－antibiotic era? Archives of Medical Research 36, 697－705.

Amado, I. R., Vázquez, J. A., Fuciños, P., Méndez, J., Pastrana, L., 2013. Optimization of antimicrobial combined effect of organic acids and temperature on foodborne *Salmonella* and *Escherichia coli* in cattle feed by response surface methodology. Foodborne Pathogen and Diseases 10, 1030－1036.

Ammendola, S., Pasquali, P., Pistoia, C., Petrucci, P., Petrarca, P., Rotilio, G., Battistoni, A., 2007. High－affinity Zn^{2+} uptake system ZnuABC is required for bacterial zinc homeostasis in intracellular environments and contributes to the virulence of *Salmonella enterica*. Infection and Immunity 75, 5867－5876.

Andres, V. M., Davies, R. H., 2015. Biosecurity measures to control *Salmonella* and other infectious agents in pig farms：a review. Comprehensive Reviews in Food Science and Food Safety 14, 317－335.

Antunes, P., Machado, J., Sousa, J. C., Peixe, L., 2005. Dissemination of sulfonamide resistance genes（*sul*1, *sul*2, and *sul*3）in Portuguese *Salmonella enterica* strains and relation with integrons. Antimicrobial Agents and Chemotherapy 49, 836－839.

Arpaia, N., Godec, J., Lau, L., Sivick, K. E., McLaughlin, L. M., Jones, M. B., Dracheva, T., Peterson, S. N., Monack, D. M., Barton, G. M., 2011. TLR signaling is required for *Salmonella* Typhimurium virulence. Cell 144, 675－688.

Baloda, S. B., Christensen, L., Trajcevska, S., 2001. Persistence of a *Salmonella enterica* serovar Typhimurium DT12 clone in a piggery and in agricultural soil amended with *Salmonella*－contaminated slurry. Applied and Environmental Microbiology 67, 2859－2862.

Barco, L., Barrucci, F., Olsen, J. E., Ricci, A., 2013. *Salmonella* source attribution based on microbial subtyping. International Journal of Food Microbiology 163, 193－203.

Barrow, P. A., Freitas Neto, O. C., 2011. Pullorum disease and fowl typhoid—new thoughts on old diseases：a review. Avian Pathology 40, 1－13.

Bearson, B. L., Bearson, S. M., 2011. Host specific differences alter the requirement for certain *Salmonella* genes during swine colonization. Veterinary Microbiology 150, 215－219.

Behnsen, J., Perez-Lopez, A., Nuccio, S. P., Raffatellu, M., 2014. The cytokine IL－22 promotes pathogen colonization by suppressing related commensal bacteria. Immunity 40, 262－273.

Behnsen, J., Perez-Lopez, A., Nuccio, S. P.,

Raffatellu, M., 2015. Exploiting host immunity: the *Salmonella paradigm*. *Trends in Immunology* 36, 112-120.

Belluco, S., Barco, L., Roccato, A., Ricci, A., 2015a. Variability of *Escherichia coli* and Enterobacteriaceae counts on pig carcasses: a systematic review. Food Control 55, 115-126.

Belluco, S., Cibin, V., Davies, R., Ricci, A., Wales, A., 2015b. A review of the scientific literature on the control of *Salmonella* spp. In: Food Producing Animals Other than Poultry, first ed. OIE Publications, Paris, France, pp. 1-103.

Beloeil, P. A., Fravalo, P., Fablet, C., Jolly, J. P., Eveno, E., Hascoet, Y., Chauvin, C., Salvat, G., Madec, F., 2004. Risk factors for *Salmonella enterica* subsp. *enterica* shedding by market-age pigs in French farrow-to-finish herds. Preventive Veterinary Medicine 63, 103-120.

Benoit, M., Desnues, B., Mege, J. L., 2008. Macrophage polarization in bacterial infections. Journal of Immunology 181, 3733-3739.

Berends, B. R., Urlings, H. A. P., Snijders, J. M. A., Van Knapen, F., 1996. Identification and quantification of risk factors in animal management and transport regarding *Salmonella* spp. in pigs. International Journal of Food Microbiology 30, 37-53.

Berends, B. R., Van Knapen, F., Snijders, J. M. A., Mossel, D. A. A., 1997. Identification and quantification of risk factors regarding *Salmonella* spp. on pork carcasses. International Journal of Food Microbiology 36, 199-206.

Biggerstaff, G. K., FoodCORE Team, 2015. Improving response to foodborne disease outbreaks in the United States: findings of the foodborne disease centers for outbreak response enhancement (FoodCORE),

2010-2012. Journal of Public Health Management Practices 21, E18-E26.

Binter, C., Straver, J. M., Häggblom, P., Bruggeman, G., Lindqvist, P., Zentek, J., Andersson, M. J., 2011. Transmission and control of *Salmonella* in the pig feed chain: a conceptual model. International Journal of Food Microbiology 145, S7-S17.

Blanc-Potard, A. B., Groisman, E. A., 1997. The *Salmonella selC* locus contains a pathogenicity island mediating macrophage survival. EMBO Journal 16, 5376-5385.

Boyen, F., Haesebrouck, F., Maes, D., Van Immerseel, F., Ducatelle, R., Pasmans, F., 2008. Nontyphoidal *Salmonella* infections in pigs: a closer look at epidemiology, pathogenesis and control. Veterinary Microbiology 130, 1-19.

Brenner, F. W., McWhorter-Murlin, A. C., 1998. Identification and Serotyping of *Salmonella*. Centers for Disease Control and Prevention, Atlanta, Ga.
Bridier, A., Briandet, R., Thomas, V., Dubois-Brissonnet, F., 2011. Resistance of bacterial biofilms to disinfectants: a review. Biofouling: The Journal of Bioadhesion and Biofilm Research 27, 1017-1032.

Briggs, E. C., Fratamico, P. M., 1999. Molecular characterization of an antibiotic resistance gene cluster of *Salmonella* Typhimurium DT104. Antimicrobial Agents and Chemotherapy 43, 846-849.

Butler, A. J., Thomas, M. K., Pintar, K. D., 2015. Expert elicitation as a means toattribute 28 enteric pathogens to foodborne, waterborne, animal contact, and person-to-person transmission routes in Canada. Foodborne Pathogens and Disease 12, 335-344.

Buzby, J. C., Roberts, T., 2009. The economics of enteric infections: human foodborne disease costs. Gastroenterology 136, 1851-1862.

Byrne, L., Fisher, I., Peters, T., Mather, A., Thomson, N., Rosner, B., Bernard, H., McKeown, P., Cormican, M., Cowden, J., Aiyedun, V., Lane, C., 2014. A multi-country outbreak of *Salmonella* Newport gastroenteritis in Europe associated with watermelon from Brazil, confirmed by whole genome sequencing: October 2011 to January 2012. Euro Surveillance 19, 6–13.

Callaway, T. R., Edrington, T. S., Brabban, A. D., Kutter, E., Karriker, L., Stahl, C., Wagstrom, E., Anderson, R. C., Genovese, K., McReynolds, J., Harvey, R., Nisbet, D. J., 2010. Isolation of *Salmonella* spp and bacteriophages active against *Salmonella* spp. from commercial swine feces. Foodborne Pathogens and Diseases 7, 851–856.

Callaway, T. R., Edrington, T. M., Brabban, A., Kutter, B., Karriker, L., Stahl, C., Wagstrom, E., Anderson, R., Poole, T. L., Genovese, K., Krueger, N., Harvey, R., Nisbet, J. R., 2011. Evaluation of phage treatment as a strategy to reduce *Salmonella* populations in growing swine. Foodborne Pathogens and Diseases 8, 261–265.

Campoy, S., Jara, M., Busquets, N., Pérez De Rozas, A. M., Badiola, I., Barbé, J., 2002. Role of the high-affinity zinc uptake *znuABC* system in *Salmonella enterica* serovar Typhimurium virulence. Infection and Immunity 70, 4721–4725.

Carattoli, A., 2009. Resistance plasmid families in Enterobacteriaceae. Antimicrobial Agents and Chemotherapy 53, 2227–2238.

Carattoli, A., Filetici, E., Villa, L., Dionisi, A. M., Ricci, A., Luzzi, I., 2002. Antibiotic resistance genes and *Salmonella* genomic island 1 in *Salmonella enterica* serovar Typhimurium isolated in Italy. Antimicrobial Agents and Chemotherapy 46, 2821–2828.

Carrique-Mas, J. J., Bedford, S., Davies, R. H., 2007. Organic acid and formaldehyde treatment of animal feeds to control *Salmonella*: efficacy and masking during culture. Journal of Applied Microbiology 103, 88–96.

Cavaco, L. M., Aarestrup, F. M., 2009. Evaluation of quinolones for use in detection of determinants of acquired quinolone resistance, including the new transmissible resistance mechanisms *qnrA*, *qnrB*, *qnrS*, and *aac(6′)*Ib-cr, in *Escherichia coli* and *Salmonella enterica* and determinations of wild-type distributions. Journal of Clinical Microbiology 47, 2751–2758.

CDC, 2013a. Notes from the field: multistate outbreak of human *Salmonella* Typhimurium infections linked to contact with pet hedgehogs-United States, 2011–2013. Morbidity and Mortality Weekly Report 62, 73.

CDC, 2013b. Antibiotic Resistance Threats in the United States, 2013.

Chiu, C. H., Su, L. H., Chu, C., 2004. *Salmonella enterica* serotype Choleraesuis: epidemiology, pathogenesis, clinical disease, and treatment. Clinical Microbiology Review 17, 311–322.

Cook, A. J. C., Miller, A. J., O'Connor, J., Marier, E. A., Williamson, S. M., Hayden, J., Featherstone, C. A., Twomey, D. F., Davies, R. H., 2006. Investigating *Salmonella* infection on problem pig farms (ZAP Level 3)—case studies in England. Pig Journal 58, 190–203.

Correia-Gomes, C., Economou, T., Mendonca, D., Vieira-Pinto, M., Niza-Ribeiro, J., 2012. Assessing risk profiles for *Salmonella* serotypes in breeding pig operations in Portugal using a Bayesian hierarchical model. Veterinary Research 8, 226.

Correia-Gomes, C., Mendonça, D., Vieira-Pinto, M., Niza-Ribeiro, J., 2013. Risk factors for *Salmonella* spp in Portuguese breeding pigs using a multi-level analysis. Preventive Veterinary Medicine 108, 159-166.

Cosby, D. E., Cox, N. A., Harrison, M. A., Wilson, J. L., Buhr, R. J., Fedorka-Cray, P. J., 2015. *Salmonella* and antimicrobial resistance in broilers: a review. The Journal of Applied Poultry Research 24, 408-426.

Costa, L. F., Paixão, T. A., Tsolis, R. M., Bäumler, A. J., Santos, R. L., 2012. Salmonellosis in cattle: advantages of being an experimental model. Research in Veterinary Science 93, 1-6.

Crosa, J. H., Brenner, D. J., Ewing, W. H., Falkow, S., 1973. Molecular relationships among the Salmonellae. Journal of Bacteriology 115, 307-315.

Crim, S. M., Griffin, P. M., Tauxe, R., Marder, E. P., Gilliss, D., Cronquist, A. B., Cartter, M., Tobin-D'Angelo, M., Blythe, D., Smith, K., Lathrop, S., Zansky, S., Cieslak, P. R., Dunn, J., Holt, K. G., Wolpert, B., Henao, O. L., 2015. Preliminary incidence and trends of infection with pathogens transmitted commonly through food—Foodborne Diseases Active Surveillance Network, 10 U. S. Sites, 2006 - 2014. Morbidity and Mortality Weekly Report 64, 495-498.

Crump, J. A., Luby, S. P., Mintz, E. D., 2004. The global burden of typhoid fever. Bulletin of the World Health Organization 82, 346-353.

Davies, P. R., Morrow, W. E., Jones, F. T., Deen, J., Fedorka-Cray, P. J., Harris, I. T., 1997. Prevalence of *Salmonella* in finishing swine raised in different production systems in North Carolina, USA. Epidemiology and Infection 119, 237-244.

Davies, R., Cook, A., 2008. Why has the UK pig industry more *Salmonella* than other European pig industries and how can we lift our position? Feed Compounder 28, 33-35.

De Busser, E. V., De Zutter, L., Dewulf, J., Houf, K., Maes, D., 2013. *Salmonella* control in live pigs and at slaughter. Veterinary Journal 196, 20-27.

DeKnegt, L. V., Pires, S. M., Hald, T., 2015. Attributing foodborne salmonellosis in humans to animal reservoirs in the European Union using a multi-country stochastic model. Epidemiology & Infection 143 (6), 1175-1186.

Derakhshandeh, A., Firouz, R., Khoshbakh, R., 2013. Association of three plasmid-encoded *spv* genes among different *Salmonella* serotypes isolated from different origins. Indian Journal Microbiology 53 (1), 106-110.

Directive 2003/99/EC of the European Parliament and of the Council of 17 November 2003 on the monitoring of zoonoses and zoonotic agents, amending Council Decision 90/424/ EEC and repealing Council Directive 92/117/EEC. Official Journal of the European Union 200312. 12. 2003 L 325/31.

Dougan, G., John, V., Palmer, S., Mastroeni, P., 2011. Immunity to salmonellosis. Immunological Review 240, 196-210.

Doyle, M. P., Erickson, M. C., 2012. Opportunities for mitigating pathogen contamination during on-farm food production. International Journal of Food Microbiology 152, 54-74.

Dubbs, J. M., Mongkolsuka, S., 2012. Peroxide-sensing transcriptional regulators in bacteria. Journal of Bacteriology 194, 5495-5503.

Eaves, D. J., Randall, L., Gray, D. T., Buckley, A., Woodward, M. J., White, A. P., Piddock, L. J. V., 2004. Prevalence of mutations within the quinolone resistance-determining region of *gyrA*, *gyrB*, *parC*, and *parE* and association with antibiotic resistance in quinolone-resistant *Salmonella enterica*. Antimicrobial Agents and Chemotherapy 48, 4012-4015.

Eckmann, L., Rudolf, M. T., Ptasznik, A., Schultz, C., Jiang, T., Wolfson, N., Tsien, R., Fierer, J., Shears, S. B., Kagnoff, M. F., Traynor-Kaplan, A. E., 1997. D-myo-Inositol 1,4,5,6-tetrakisphosphate produced in human intestinal epithelial cells in response to *Salmonella* invasion inhibits phosphoinositide 3-kinase signaling pathways. Proceedings of the National Academy of Sciences of the United States of America 94, 14456-14460.

EFMC-FEFAC, 2014. European Feed Manufacturers' Guide (EFMC) Community Guide to Good Practice for the EU Industrial Compound Feed and Premixture Manufacturing Sector for Food Producing Animals Version 1. 2.

EFSA, 2008. Scientific opinion of the Panel on biological hazards on a request from the health and consumer protection, Directorate General, European Commission on microbiological risk assessment in feedingstuffs for foodproducing animals. The EFSA Journal 720, 1-84.

EFSA, 2009. Analysis of the baseline survey on the prevalence of *Salmonella* in holdings with breeding pigs, in the EU, 2008, Part A: *Salmonella* prevalence estimates. The EFSA Journal 7, 1377.

EFSA, 2011. Panel on animal health and welfare (AHAW); scientific opinion concerning the welfare of animals during transport. The EFSA Journal 9, 1966.

EFSA (European Food Safety Authority, BIOHAZ Panel), 2014. Scientific Opinion on the evaluation of molecular typing methods for major food-borne microbiological hazards and their use for attribution modelling, outbreak investigation and scanning surveillance: Part 2

(surveillance and data management activities). The EFSA Journal 12, 3784.

EFSA (European Food Safety Authority), 2014. Technical specifications for the pilot on the collection of data on molecular testing of food-borne pathogens from food, feed and animal samples. EFSA Supporting Publication. http://dx. doi. org/10. 2903/sp. efsa. 2014. EN-712. Available online: www. efsa. europa. eu/publications.

EFSA (European Food Safety Authority) and ECDC (European Centre for Disease Prevention and Control), 2015. The European Union summary report on trends and sources of zoonoses, zoonotic agents and food-borne outbreaks in 2013. The EFSA Journal 13, 3991.

EFSA (European Food Safety Authority) and ECDC (European Centre for Disease Prevention and Control), 2016. The European Union summary report on antimicrobial resistance in zoonotic and indicator bacteria from humans, animals and food in 2014. The EFSA Journal 14, 4380.

EU Commission, Health and Food Safety, 2015. The Rapid Alert System. European Commission, Bruxelles (BE). Available on line: http://ec. europa. eu/food/safety/rasff/docs/ rasff_annual_report_2014. pdf.

Euzèby, J. P., 1999. Revised *Salmonella* nomenclature: designation of *Salmonella enterica* (ex Kauffmann and Edwards 1952) Le Minor and Popoff 1987 *sp. nom.*, *nom. rev.* as the neotype species of the genus *Salmonella* Lignieres 1900 (approved lists 1980), rejection of the name *Salmonella choleraesuis* (Smith 1894) Weldin 1927 (approved lists 1980), and conservation of the name *Salmonella typhi* (Schroeter 1886) Warren and Scott 1930 (approved lists 1980). Request for an opinion. International Journal of Systematic Bacteriology 49, 927-930.

Ewing, W. H., 1986. Edwards and Ewing's Identification of Enterobacteriaceae, fourth ed. Elsevier Science Publishing Co. Inc., New York, N. Y.

Faccio, E., Costa, N., Losasso, C., Cappa, V., Mantovani, C., Cibin, V., Andrighetto, I., Ricci, A., 2013. What programs work to promote health for children? Exploring beliefs on microorganisms and on food safety control behavior in primary schools. Food Control 33, 320-329.

Falagas, M. E., Karageorgopoulos, D. E., 2009. Extended-spectrum beta-lactamase-producing organisms. Journal of Hospital Infection 73, 345-354.

Fang, F. C., DeGroote, M. A., Foster, J. V., Bäumler, A. J., Ochsner, U., Testerman, T., Bearson, S., Giárd, J. C., Xu, Y., Campbell, G., Laessig, T., 1999. Virulent *Salmonella* Typhimurium has two periplasmic Cu, Zn-superoxide dismutases. Proceedings of the National Academy of Sciences of the United States of America 96, 7502-7507.

FDA, 2011. Prevention of *Salmonella* Enteritidis in Shell Eggs During Production, Storage, and Transportation. http://www.fda.gov/downloads/Food/GuidanceRegulation/ UCM285137. pdf.

Fierer, J., Krause, M., Tauxe, R., Guiney, D., 1992. *Salmonella* Typhimurium bacteremia: association with the virulence plasmid. Journal of Infectious Diseases 166, 639-642.

Fisher, I. S., Threlfall, E. J., 2005. The Enternet and Salm-gene databases of foodborne bacterial pathogens that cause human infections in Europe and beyond: an international collaboration in surveillance and the development of intervention strategies. Epidemiology and Infection 133, 1-7.

Foley, S. L., Lynne, A. M., 2008. Food animal-associated *Salmonella* challenges: pathogenicity and antimicrobial resistance. Journal of Animal Science 86 (14 Suppl.), E173-E187.

Fraser, R. W., Williams, N. T., Powell, L. F., Cook, A. J., 2010. Reducing *Campylobacter* and *Salmonella* infection: two studies of the economic cost and attitude to adoption of on-farm biosecurity measures. Zoonoses Public Health 57, 109-115.

Frech, G., Schwarz, S., 1999. Plasmid-encoded tetracycline resistance in *Salmonella enterica* subsp. *enterica* serovars Choleraesuis and Typhimurium: identification of complete and truncated Tn 1721 elements. FEMS Microbiology Letters 176, 97-103.

Frye, J. G., Jackson, C. R., 2013. Genetic mechanisms of antimicrobial resistance identified in *Salmonella enterica*, *Escherichia coli*, and *Enteroccocus* spp. isolated from U. S. food animals. Frontiers in Microbiology 4, 135.

Funk, J., Gebreyes, W. A., 2004. Risk factors associated with *Salmonella* prevalence on swine farms. Journal of Swine Health Production 12, 246-251.

Gal-Mor, O., Boyle, E. C., Grassl, G. A., 2014. Same species, different diseases: how and why typhoidal and non-typhoidal *Salmonella enterica* serovars differ. Frontiers in Microbiology 5, 391.

Glass, K., Fearnley, E., Hocking, H., Raupach, J., Veitch, M., Ford, L., Kirk, M. D., 2016. Bayesian source attribution of salmonellosis in South Australia. Risk Analysis 36 (3), 561-570.

Glenn, L. M., Lindsey, R. L., Frank, J. F., Meinersmann, R. J., Englen, M. D., Fedorka-Cray, P. J., Frey, J. G., 2011. Analysis of antimicrobial resistance genes detected in multidrug-resistant *Salmonella enterica* serovar Typhimurium isolated from food animals. Microbial Drug Resistance 17 (3), 407-418.

Godinez, I., Haneda, T., Raffatellu, M., George, M. D., Paixão, T. A., Rolán, H. G., Santos, R. L., Dandekar, S., Tsolis, R. M., Bäumler, A. J., 2008. T cells help to amplify inflammatory responses induced by *Salmonella enterica* serotype Typhimurium in the intestinal mucosa. Infection and Immunity 76, 2008–2017.

Godinez, I., Raffatellu, M., Chu, H., Paixão, T. A., Haneda, T., Santos, R. L., Bevins, C. L., Tsolis, R. M., Bäumler, A. J., 2009. Interleukin-23 orchestrates mucosal responses to *Salmonella enterica* serotype Typhimurium in the intestine. Infection and Immunity 77, 387–398.

Goodarzi Boroojeni, F., Vahjen, W., Mader, A., Knorr, F., Ruhnke, I., Röhe, I., Hafeez, A., Villodre, C., Männer, K., Zentek, J., 2014. The effects of different thermal treatments and organic acid levels in feed on microbial composition and activity in gastrointestinal tract of broilers. Poultry Science 93, 1440–1452.

Gopinath, S., Carden, S., Monack, D., 2012. Shedding light on *Salmonella* carriers. Trends in Microbiology 20, 320–327.

Gopinath, S., Hotson, A., Johns, J., Nolan, G., Monack, D., 2013. The systemic immunestate of super-shedder mice is characterized by a unique neutrophil-dependent blunting of TH1 responses. PLoS Pathogens 9, e1003408.

Gorski, L., Jay-Russell, M. T., Liang, A. S., Walker, S., Bengson, Y., Govoni, J., Mandrell, R. E., 2013. Diversity of pulsed-field gel electrophoresis pulsotypes, serovars, and antibiotic resistance among *Salmonella* isolates from wild amphibians and reptiles in the California Central Coast. Foodborne Pathogens and Disease 10, 540–548.

Gossner, C. M., de Jong, B., Hoebe, C. J.,

Coulombier, D., 2015. Event-based surveillance of food-and waterborne diseases in Europe: urgent inquiries (outbreak alerts) during 2008 to 2013. Euro Surveillance 20, 19–28.

Gu, W., Vieira, A. R., Hoekstra, R. M., Griffin, P. M., Cole, D., 2015. Use of random forest to estimate population attributable fractions from a case-control study of *Salmonella enterica* serotype Enteritidis infections. Epidemiology and Infection 143, 2786–2794.

Guerra, B., Soto, S., Helmuth, R., Mendoza, M. C., 2002. Characterization of a self-transferable plasmid from *Salmonella enterica* serotype Typhimurium clinical isolates carrying two integrin borne gene cassettes together with virulence and drug resistance genes. Antimicrobial Agents and Chemotherapy 46, 2977–2981.

Guiney, D. G., Fang, F. C., Krause, M., Libby, S., Buchmeier, N. A., Fierer, J., 1995. Biology and clinical significance of virulence plasmids in *Salmonella* serovars. Clinical Infectious Diseases 21 (Suppl. 2), S146–S151.

Haagsma, J. A., Geenen, P. L., Ethelberg, S., Fetsch, A., Hansdotter, F., Jansen, A., Korsgaard, H., O'Brien, S. J., Scavia, G., Spitznagel, H., Stefanoff, P., Tam, C. C., Havelaar, A. H., Med Vet Net Working Group, 2013. Community incidence of pathogen-specific gastroenteritis: reconstructing the surveillance pyramid for seven pathogens in seven European Union member states. Epidemiology and Infection 141, 1625–1639.

Halle, S., Bumann, D., Herbrand, H., Willer, Y., Dähne, S., Förster, R., Pabst, O., 2007. Solitary intestinal lymphoid tissue provides a productive port of entry for *Salmonella enterica* serovar Typhimurium. Infection and Immunity 75, 1577–1585.

Hammerum, A. M., Heuer, O. E., Emborg, H. D., Bagger-Skjot, L., Jensen, V. F., Rogues, A. M., Skov, R. L., Agersø, Y., Brandt, C. T., Seyfarth, A. M., Muller, A., Hovgaard, K., Ajufo, J., Bager, F., Aarestrup, F. M., Frimodt-Møller, N., Wegener, H. C., Monnet, D. L., 2007. Danish integrated antimicrobial resistance monitoring and research program. Emerging Infectious Diseases 13, 1632-1639.

Hancock, L., Gilmore, M. S., 2000. Pathogenicity of enterococci. In: Fiscetti, V. A., Novick, R. P., Ferretti, J. J., Portnoy, D. A., Rood, J. I. (Eds.), Gram - Positive Pathogens. ASM Press, Washington, DC, pp. 251-257.

Hannemann, S., Gao, B., Galán, J. E., 2013. *Salmonella* modulation of host cell gene expression promotes its intracellular growth. PLoS Pathogens 9 (10), e1003668.

Hantke, K., Nicholson, G., Rabsch, W., Winkelmann, G., 2003. Salmochelins, siderophores of *Salmonella enterica* and uropathogenic *Escherichia coli* strains, are recognized by the outer membrane receptor IroN. Proceedings of the National Academy Science of the United States of America 100, 3677-3682.

Heaton, J. C., Jones, K., 2008. Microbial contamination of fruit and vegetables and the behaviour of enteropathogens in the phyllosphere: a review. Journal of Applied Microbiology 104, 613-626.

Hensel, M., Nikolaus, T., Egelseer, C., 1999. Molecular and functional analysis indicates a mosaic structure of *Salmonella* pathogenicity island 2. Molecular Microbiology 31, 489-498.

Hoelzer, K., Moreno Switt, A. I., Wiedmann, M., 2011. Animal contact as a source of human non-typhoidal salmonellosis. Veterinary Research 42, 34.

Hopkins, K. L., Davies, R. H., Threlfall, E. J., 2005. Mechanisms of quinolone resistance in *Escherichia coli* and *Salmonella*: recent developments. International Journal of Antimicrobial Agents 25, 358-373.

Hugas, M., Beloeil, P., 2014. Controlling *Salmonella* along the food chain in the European Union-progress over the last ten years. Euro Surveillance 19.

Huss, A. R., Cochrane, R. A., Deliephan, A., Stark, C. R., Jones, C. K., 2015. Evaluation of a biological pathogen decontamination protocol for animal feed mills. Journal of Food Protocols 78, 1682-1688.

Ingham, S. C., Vang, S., Levey, B., Fahey, L., Norback, J. P., Fanslau, M. A., Senecal, A. G., Burnham, G. M., Ingham, B. H., 2009. Predicting behavior of *Staphylococcus aureus*, *Salmonella* Serovars, and *Escherichia coli* O157:H7 in pork products during single and repeated temperature abuse periods. Journal of Food Protection 72, 2114-2124.

Issenhuth-Jeanjean, S., Roggentin, P., Mikoleit, M., Guibourdenche, M., de Pinna, E., Nair, S., Fields, P. I., Weill, F. X., 2014. Supplement 2008-2010 (no. 48) to the White - Kauffmann - Le Minor scheme. Research in Microbiology 165, 526-530.

Jacobsen, A., Hendriksen, R. S., Aaresturp, F. M., Ussery, D. W., Friis, C., 2011. The *Salmonella enterica* pan-genome. Microbial Ecology 62, 487-504.

Jensen, V. B., Harty, J. T., Jones, B. D., 1998. Interactions of the invasive pathogens *Salmonella typhimurium*, *Listeria monocytogenes*, and *Shigella flexneri* with M cells and murine Peyer's patches. Infection and Immunity 66, 3758-3766.

Jepson, M. A., Clark, M. A., 2001. The role of M cells in *Salmonella* infection. Microbes and Infection 3, 1183-1190.

Jones, F. T., 2011. A review of practical *Salmonella* control measures in animal feed. The Journal of

Applied Poultry Research 20, 102-113.

Juneja, V. K., Eblen, B. S., 2000. Heat inactivation of Salmonella typhimurium DT104 in beef as affected by fat content. Letters in Applied Microbiology 30, 461-467.

Juneja, V. K., 2003. A comparative heat inactivation study of indigenous microflora in beef with that of Listeria monocytogenes, Salmonella serotypes and Escherichia coli O157 : H7. Letters in Applied Microbiology 37, 292-298.

Kauffmann, F., 1966. The Bacteriology of Enterobacteriaceae. Munksgaard, Copenhagen, Denmark.

Kauffmann, F., Edwards, P. R., 1952. Classification and nomenclature of Enterobacteriaceae. International Bulletin for Bacteriology Nomenclature and Taxonomy 2, 2-8.

Keestra - Gounder, A. M., Tsolis, R. M., Bäumler, A. J., 2015. Now you see me, now you don't: the interaction of Salmonella with innate immune receptors. Nature Reviews Microbiology 13, 206-216.

King, N., Lake, R., Campbell, D., 2011. Source attribution of nontyphoid salmonellosis in New Zealand using outbreak surveillance data. Journal of Food Protection 74, 438-445.

Kingsley, R. A., van Amsterdam, K., Kramer, N., Baumler, A. J., 2000. The shdA gene is restricted to serotypes of Salmonella enterica subspecies I and contributes to efficient and prolonged fecal shedding. Infection and Immunity 68, 2720-2727.

Kinross, P., van Alphen, L., Martinez Urtaza, J., Struelens, M., Takkinen, J., Coulombier, D., Makela, P., Bertrand, S., Mattheus, W., Schmid, D., Kanitz, E., Rucker, V., Krisztalovics, K., Paszti, J., Szogyenyi, Z., Lancz, Z., Rabsch, W., Pfefferkorn, B., Hiller, P., Mooijman, K., Gossner, C., 2014. Multidisciplinary investigation of a multicountry outbreak of Salmonella Stanley infections associated with Turkey meat in the European Union, August 2011 to January 2013. Euro Surveillance 19.

Kirk, M. D., Little, C. L., Lem, M., Fyfe, M., Genobile, D., Tan, A., Threlfall, J., Paccagnella, A., Lightfoot, D., Lyi, H., McIntyre, L., Ward, L., Brown, D. J., Surnam, S., Fisher, I. S., 2004. An outbreak due to peanuts in their shell caused by Salmonella enterica serotypes Stanley and Newport - sharing molecular information to solve international outbreaks. Epidemiology and Infection 132, 571-577.

Lawley, T. D., Chan, K., Thompson, L. J., Kim, C. C., Govoni, G. R., Monack, D. M., 2006. Genome-wide screen for Salmonella genes required for long-term systemic infection of the mouse. PLoS Pathogens 2, e11.

Le Minor, L., Popoff, M. Y., 1987. Request for an opinion. Designation of Salmonella enterica sp. nov., nom. rev., as the type and only species of the genus Salmonella. International Journal of Systematic Bacteriology 37, 465-468.

Lee, G. M., Bishop, L., Bishop, P., 2009. Microbiology and Infection Control for Health Professionals. Pearson Education Australia.

Levesque, C., Piche, L., Larose, C., Roy, P. H., 1995. PCR mapping of integrons reveals several novel combinations of resistance genes. Antimicrobial Agents and Chemotherapy 39, 185-191.

Lee, M. B., Greig, J. D., 2013. A review of nosocomial Salmonella outbreaks: infection control interventions found effective. Public Health 127, 199-206.

Lindsey, R. L., Frye, J. G., Fedorka-Cray, P. J., Meinersmann, R. J., 2011. Microarray-based analysis of IncA/C plasmid-associated genes from multidrug-resistant *Salmonella enterica*. Applied and Environmental Microbiology 77, 6991-6999.

Liu, J. Z., Pezeshki, M., Raffatellu, M., 2009. Th17 cytokines and host-pathogen interactions at the mucosa: dichotomies of help and harm. Cytokine 48, 156-160.

Liu, J. Z., Jellbauer, S., Poe, A. J., Ton, V., Pesciaroli, M., Kehl-Fie, T. E., Restrepo, N. A., Hosking, M. P., Edwards, R. A., Battistoni, A., Pasquali, P., Lane, T. E., Chazin, W. J., Vogl, T., Roth, J., Skaar, E. P., Raffatellu, M., 2012. Zinc sequestration by the neutrophil protein calprotectin enhances *Salmonella* growth in the inflamed gut. Cell Host & Microbe 11, 227-239.

Losasso, C., Cibin, V., Cappa, V., Roccato, A., Vanzo, A., Andrighetto, I., Ricci, A., 2012. Food safety and nutrition: improving consumer behaviour. Food Control 26, 252-258.

Losasso, C., Cappa, V., Cibin, V., Mantovani, C., Costa, N., Faccio, E., Andrighetto, I., Ricci, A., 2014. Food safety and hygiene lessons in the primary school: implications for risk-reduction behaviors. Foodborne Pathogens and Disease 11, 68-74.

Lurette, A., Touzeau, S., Ezanno, P., Hoch, T., Seegers, H., Fourichon, C., Belloc, C., 2011. Within-herd biosecurity and *Salmonella* seroprevalence in slaughter pigs: a simulation study. Journal of Animal Science 89, 2210-2219.

Majowicz, S. E., Musto, J., Scallan, E., Angulo, F. J., Kirk, M., O'Brien, S. J., Jones, T. F., Fazil, A., Hoekstra, R. M., 2010. International collaboration on enteric disease "Burden of Illness" studies. The global burden of nontyphoidal *Salmonella* gastroenteritis. Clinical Infectious Diseases 50, 882-889.

Mari, S., Tiozzo, B., Capozza, D., Ravarotto, L.,

2012. Are you cooking your meat enough? The efficacy of the Theory of Planned Behavior in predicting a best practice to prevent salmonellosis. Food Research International 45, 1175-1183.

Marzel, A., Desai, P. T., Goren, A., Schorr, Y. I., Nissan, I., Porwollik, S., Valinsky, L., McClelland, M., Rahav, G., Gal-Mor, O., 2016. Persistent infections by non-typhoidal *Salmonella* in humans: epidemiology and genetics. Clinical Infectious Disease 62, 879-886.

Mastroeni, P., Chabalgoity, J. A., Dunstan, S. J., Maskell, D. J., Dougan, G., 2001. *Salmonella*: immune responses and vaccines. Veterinary Journal 161, 132-164.

McClelland, M., Sanderson, K. E., Spieth, J., Clifton, S. W., Latreille, P., Courtney, L., Porwollik, S., Ali, J., Dante, M., Du, F., Hou, S., Layman, D., Leonard, S., Nguyen, C., Scott, K., Holmes, A., Grewal, N., Mulvaney, E., Ryan, E., Sun, H., Florea, L., Miller, W., Stoneking, T., Nhan, M., Waterston, R., Wilson, R. K., 2001. Complete genome sequence of *Salmonella enterica* serovar Typhimurium LT2. Nature 413, 852-856.

McCoy, M. W., Moreland, S. M., Detweiler, C. S., 2012. Hemophagocytic macrophages in murine typhoid fever have an anti-inflammatory phenotype. Infection and Immunity 80, 3642-3649.

Milillo, S. R., Ricke, S. C., 2010. Synergistic reduction of *Salmonella* in a model raw chicken media using a combined thermal and acidified organic acid salt intervention treatment. Journal of Food Science 75, M121-M125.

Min, K. J., Yoon, K. S., 2010. Development and validation of a predictive model for foodborne pathogens in ready-to-eat pork as a function of temperature and a mixture of potassium lactate and sodium diacetate. Journal of Food Protection 73, 1626-1632.

Mirold, S., Rabsch, W., Rohde, M., Stender, S., Tschäpe, H., Rüssmann, H., Igwe, E., Hardt, W. D., 1999. Isolation of a temperate bacteriophage encoding the type III effector protein SopE from an epidemic *Salmonella* Typhimurium strain. Proceedings of the National Academy of Sciences of the United States of America 96, 9845-9850.

Møller, C. O., Ilg, Y., Aabo, S., Christensen, B. B., Dalgaard, P., Hansen, T. B., 2013. Effect of natural microbiota on growth of *Salmonella* spp. in fresh pork-a predictive microbiology approach. Food Microbiology 34, 284-295.

Morgan, E., Campbell, J. D., Rowe, S. C., Bispham, J., Stevens, M. P., Bowen, A. J., Barrow, P. A., Maskell, D. J., Wallis, T. S., 2004. Identification of host-specific colonization factors of *Salmonella enterica* serovar Typhimurium. Molecular Microbiology 54, 994-1010.

Mueller-Doblies, D., Carrique-Mas, J. J., Sayers, A. R., Davies, R. H., 2010. A comparison of the efficacy of different disinfection methods in eliminating *Salmonella* contamination from turkey houses. Journal of Applied Microbiology 109, 471-479.

Mughini-Gras, L., Barrucci, F., Smid, J. H., Graziani, C., Luzzi, I., Ricci, A., Barco, L., Rosmini, R., Havelaar, A. H., van Pelt, W., Busani, L., 2014a. Attribution of human *Salmonella* infections to animal and food sources in Italy (2002-2010): adaptations of the Dutch and modified Hald source attribution models. Epidemiology and Infection 142, 1070-1082.

Mughini-Gras, L., Enserink, R., Friesema, I., Heck, M., van Duynhoven, Y., van Pelt, W., 2014b. Risk factors for human salmonellosis originating from pigs, cattle, broiler chickens and egg laying hens: a combined case-control and source attribution analysis. PLoS One 9, e87933.

Mughini-Gras, L., Smid, J., Enserink, R., Franz, E., Schouls, L., Heck, M., van Pelt, W., 2014c. Tracing the sources of human salmonellosis: a multi-model comparison of phenotyping and genotyping methods. *Infection*, Genetics and Evolution 28, 251-260.

Newell, D. G., Koopmans, M., Verhoef, L., Duizer, E., Aidara-Kane, A., Sprong, H., Opsteegh, M., Langelaar, M., Threfall, J., Scheutz, F., van der Giessen, J., Kruse, H., 2010. Foodborne diseases-the challenges of 20 years ago still persist while new ones continue to emerge. International Journal of Food Microbiology 139 (Suppl. 1), S3-S15.

Nix, R. N., Altschuler, S. E., Henson, P. M., Detweiler, C. S., 2007. Hemophagocytic macrophages harbor *Salmonella enterica* during persistent infection. PLoS Pathogens 3, e193.

Norris, F. A., Wilson, M. P., Wallis, T. S., Galyov, E. E., Majerus, P. W., 1998. SopB, a protein required for virulence of *Salmonella dublin*, is an inositol phosphate phosphatase. Proceedings of the National Academy of Sciences of the United States of America 95, 14057-14059.

O'Donnell, H., Pham, O. H., Li, L. X., Atif, S. M., Lee, S. J., Ravesloot, M. M., Stolfi, J. L., Nuccio, S. P., Broz, P., Monack, D. M., Baumler, A. J., McSorley, S. J., 2014. Toll-like receptor and inflammasome signals converge to amplify the innate bactericidal capacity of T helper 1 cells. Immunity 40, 213-224.

Old, D. C., 1992. Nomenclature of *Salmonella*. Journal of Medical Microbiology 37, 361-363.

Painter, J. A., Hoekstra, R. M., Ayers, T.,

Tauxe, R. V., Braden, C. R., Angulo, F. J., Griffin, P. M., 2013. Attribution of foodborne illnesses, hospitalizations, and deaths to food commodities by using outbreak data, United States, 1998 – 2008. Emerging Infectious Diseases19, 407–415.

Pardon, P., Sanchis, R., Marly, J., Lantier, F., Guilloteau, L., Buzoni – Gatel, D., Oswald, I. P., Pepin, M., Kaeffer, B., Berthon, P., Popoff, M. Y., 1990. Experimental ovine salmonellosis (Salmonella Abortusovis): pathogenesis and vaccination. Research in Microbiology 141, 945–953.

Parmley, E. J., Pintar, K., Majowicz, S., Avery, B., Cook, A., Jokinen, C., Gannon, V., Lapen, D. R., Topp, E., Edge, T. A., Gilmour, M., Pollari, F., Reid-Smith, R., Irwin, R., 2013. A Canadian application of one health: integration of Salmonella data from various Canadian surveillance programs (2005 – 2010). Foodborne Pathogens and Disease 10, 747 – 756.

Pasquali, P., Ammendola, S., Pistoia, C., Petrucci, P., Tarantino, M., Valente, C., Marenzoni, M. L., Rotilio, G., Battistoni, A., 2008. Attenuated Salmonella enterica serovar Typhimurium lacking the ZnuABC transporter confers immune – based protection against challenge infections in mice. Vaccine 26, 3421–3426.

Penner, J. L., 1988. International Committee on Systematic Bacteriology Taxonomic Subcommittee on Enterobacteriaceae. International Journal of Systematic Bacteriology 38, 223–224.

Pesciaroli, M., Aloisio, F., Ammendola, S., Pistoia, C., Petrucci, P., Tarantino, M., Francia, M., Battistoni, A., Pasquali, P., 2011. An attenuated Salmonella enterica serovar Typhimurium strain lacking the ZnuABC transporter induces protection in a mouse intestinal model of Salmonella infection. Vaccine 29, 1783–1790.

Pires, S. M., Vieira, A. R., Hald, T., Cole, D., 2014. Source attribution of human salmonellosis: an overview of methods and estimates. Foodborne Pathogens and Disease 11, 667–676.

Plaza-Rodríguez, C., Thoens, C., Falenski, A., Weiser, A. A., Appel, B., Kaesbohrer, A., Filter, M., 2015. A strategy to establish food safety model repositories. International Journal of Food Microbiology 204, 81–90.

Popoff, M. Y., Le Minor, L., 1997. Antigenic Formulas of the Salmonella Serovars. seventh revision. World Health Organization Collaborating Centre for Reference and Research on Salmonella, Pasteur Institute, Paris, France.

Prió, P., 2001. Effect of raw material microbial contamination over microbiological profile of ground and pelleted feeds. Cahiers Options Méditerranéennes 54, 197–199.

Prochaska, J. O., 2008. Decision making in the transtheoretical model of behavior change. Medical Decision Making 28, 845–849.

Quinlan, J. J., 2013. Foodborne illness incidence rates and food safety risks for populations of low socioeconomic status and minority race/ethnicity: a review of the literature. International Journal of Environmental Research and Public Health 10, 3634–3652.

Rabsch, W., Methner, U., Voigt, W., Tschape, H., Reissbrodt, R., Williams, P. H., 2003. Role of receptor proteins for enterobactin and 2,3 – dihydroxybenzoylserine in virulence of Salmonella enterica. Infection and Immunity 71, 6953–6961.

Raffatellu, M., Chessa, D., Wilson, R. P., Dusold, R., Rubino, S., Bäumler, A. J., 2005. The Vi capsular antigen of *Salmonella enterica* serotype Typhi reduces Toll-like receptor-dependent interleukin-8 expression in the intestinal mucosa. Infection and Immunity 73, 367-374.

Raffatellu, M., Santos, R. L., Verhoeven, D. E., George, M. D., Wilson, R. P., Winter, S. E., Godinez, I., Sankaran, S., Paixao, T. A., Gordon, M. A., Kolls, J. K., Dandekar, S., Bäumler, A. J., 2008. Simian immunodeficiency virus-induced mucosal interleukin-17 deficiency promotes *Salmonella* dissemination from the gut. Nature Medicine 14, 421-428.

Reeves, M. W., Evins, G. M., Heiba, A. A., Plikaytis, B. D., Farmer III, J. J., 1989. Clonal nature of *Salmonella typhi* and its genetic relatedness to other Salmonellae as shown by multilocus enzyme electrophoresis and proposal of *Salmonella bongori comb. nov.* Journal of Clinical Microbiology 27, 313-320.

Regulation (EC) No 2160/2003 of the European Parliament and of the Council of 17 November 2003 on the control of *Salmonella* and other specified food-borne zoonotic agents. Official Journal of the European Union 2003 L 325/1, 12. 12. 2003.

Regulation (EC) No 853/2004 of the European Parliament and of the Council of 29 April 2004 laying down specific hygiene rules for food of animal origin. Official Journal of the European Union L 139, 30. 4. 2004, 55.

Regulation (EC) No 2073/2005 of 15 November 2005 on microbiological criteria for foodstuffs. Official Journal of the European Union L 338, 22. 12. 2005, 1.

Regulation (EC) No 183/2005 of the European Parliament and of the Council of 12 January 2005 Laying Down Requirements for Feed Hygiene.

Regulation (EC) No 1086/2011 of 27 October 2011 Amending Annex II to Regulation (EC) No 2160/

2003 of the European Parliament and of the Council and Annex I to Commission Regulation (EC) No 2073/2005 as Regards salmonella in Fresh Poultry Meat.

Rohde, R., 1979. Serological integration of all known Arizona - species into the Kauffmann - White scheme. Zentralblatt fur Bakteriologie, Parasitenkunde, Infektionskrankheiten und Hygiene. Erste Abteilung Originale. Reihe A: Medizinische Mikrobiologie und Parasitologie 243, 148-176.

Ruiz-Fons, F., 2015. A review of the current status of relevant zoonotic pathogens in wild swine (*Sus scrofa*) populations: changes modulating the risk of transmission to humans. Transboundary and Emerging Diseases.

Sanchez, S., Hofacre, C. L., Lee, M. D., Maurer, J. J., Doyle, M. P., 2002. Animal sources of salmonellosis in humans. Journal of American Veterinary Medical Association 221, 492-497.

Salmon, D. E., Smith, T., 1886. The bacterium of swine-plague. American Monthly Microscopical Journal 7, 204-205.

Sandvang, D., Jensen, L. B., Baggesen, D. L., Baloda, S. B., 2000. Persistence of a *Salmonella enterica* serotype Typhimurium clone in Danish pig production units and farmhouse environment studied by pulsed field gel electrophoresis (PFGE). FEMS Microbiology Letters 187, 21-25.

Santos, R. L., Raffatellu, M., Bevins, C. L., Adams, L. G., Tükel, C., Tsolis, R. M., Bäumler, A. J., 2009. Life in the inflamed intestine, *Salmonella* style. Trends in Microbiology 17, 498-506.

Santos, R. L., 2014. Pathobiology of *Salmonella*, intestinal microbiota, and the host innate immune response. Frontiers in Immunology 5, 252.

Scavia, G., Ciaravino, G., Luzzi, I., Lenglet,

A., Ricci, A., Barco, L., Pavan, A., Zaffanella, F., Dionisi, A. M., 2013. A multistate epidemic outbreak of *Salmonella* Goldcoast infection in humans, June 2009 to March 2010: the investigation in Italy. Eurosurveillance 18, 23-31.

SCVMPH, Scientific Committee on Veterinary Measures relating to Public Health, 1998. Benefits and Limitations of Antimicrobial Treatments for Poultry Carcasses. http://www. europa. eu. int/comm/food/fs/sc/scv/out14_en. pdf.

Sharma, A., Qadri, A., 2004. Vi polysaccharide of *Salmonella typhi* targets the prohibitin family of molecules in intestinal epithelial cells and suppresses early inflammatory responses. Proceedings of the National Academy of Science of the United States of America 101, 17492-17497.

Silva, C., Calva, E., Maloy, S., 2014. One Health and Food-Borne Disease: *Salmonella* transmission between humans, animals, and plants. Microbiology Spectrum 2 OH-0020-2013.

Siu, L. K., Lu, P. L., Chen, J. Y., Lin, F. M., Chang, S. C., 2003. High-level expression of *ampC* beta-lactamase due to insertion of nucleotides between-10 and-35 promoter sequences in *Escherichia coli* clinical isolates: cases not responsive to extended-spectrum-cephalosporin treatment. Antimicrobial Agents and Chemotherapy 47, 2138-2144.

Stark, K. D., Wingstrand, A., Dahl, J., Mogelmose, V., Lo Fo Wong, D. M., 2002. Differences and similarities among experts' opinions on *Salmonella enterica* dynamics in swine pre-harvest. Preventive Veterinary Medicine 53, 7-20.

Stecher, B., Robbiani, R., Walker, A. W., Westendorf, A. M., Barthel, M., Kremer, M., Chaffron, S., Macpherson, A. J., Buer, J., Parkhill, J., Dougan, G., von Mering, C., Hardt, W. D., 2007. *Salmonella enterica* serovar Typhimurium exploits inflammation to compete with the intestinal microbiota. PLoS Biology 5, 2177-2189.

Svetoch, E. A., Stern, N. J., 2010. Bacteriocins to control *Campylobacter* spp. in poultry - A review. Poultry Science 89, 1763-1768.

Tracz, D. M., Boyd, D. A., Bryden, L., Hizon, R., Giercke, S., Van, C. P., Mulvey, M. R., 2005. Increase in ampC promoter strength due to mutations and deletion of the attenuator in a clinical isolate of cefoxitin-resistant *Escherichia coli* as determined by RT-PCR. Journal of Antimicrobial Chemotherapy 55, 768-772.

Trampel, D. W., Holder, T. G., Gast, R. K., 2014. Integrated farm management to prevent *Salmonella* Enteritidis contamination of eggs. Journal of Applied Poultry Research 23, 1-13.

Tsolis, R. M., Adam, G., Ficht, T. A., Baumler, A. J., 1999. Contribution of *Salmonella typhimurium* virulence factors to diarrheal disease in calves. Infection and Immunity 67, 4879-4885.

Tsolis, R. M., Xavier, M. N., Santos, R. L., Bäumler, A. J., 2011. How to become a top model: impact of animal experimentation on human *Salmonella* disease research. Infection and Immunity 79, 1806-1814.

Uzzau, S., Brown, D. J., Wallis, T., Rubino, S., Leori, G., Bernard, S., Casadesús, J., Platt, D. J., Olsen, J. E., 2000. Host adapted serotypes of *Salmonella enterica*. Epidemiology and Infection 125, 229-255.

van Walle, I., 2013. ECDC starts pilot phase for collection of molecular typing data. Euro Surveillance 18.

Vazquez-Torres, A., Xu, Y., Jones-Carson, J., Holden, D. W., Lucia, S. M., Dinauer, M. C., Mastroeni, P., Fang, F. C., 2000. *Salmonella* pathogenicity island 2-dependent evasion of the phagocyte NADPH-oxidase. Science 287, 1655-1658.

Velugoti, P. R., Bohra, L. K., Juneja, V. K., Huang, L., Wesseling, A. L., Subbiah, J., Thippareddi, H., 2011. Dynamic model for prediction growth of *Salmonella* spp. in ground sterile pork. Food Microbiology 28, 796-803.

Vieira - Pinto, M., Morais, L., Caleja, C., Themudo, P., Torres, C., Igrejas, G., Poeta, P., Martins, C., 2011. *Salmonella* sp. in game (*Sus scrofa* and *Oryctolagus cuniculus*). Foodborne Pathogens and Disease 8, 739-740.

Wales, A., Breslin, M., Davies, R., 2006. Assessment of cleaning and disinfection in *Salmonella*-contaminated poultry layer houses using qualitative and semi-quantitative culture techniques. Veterinary Microbiology 116, 283-293.

Wales, A. D., Carrique-Mas, J. J., Rankin, M., Bell, B., Thind, B. B., Davies, R. H., 2010. Review of the carriage of zoonotic bacteria by arthropods, with special reference to *Salmonella* in mites, flies and litter beetles. Zoonoses and Public Health 57, 299-314.

Walters, M. S., Simmons, L., Anderson, T. C., DeMent, J., Van Zile, K., Matthias, L. P., Etheridge, S., Baker, R., Healan, C., Bagby, R., Reporter, R., Kimura, A., Harrison, C., Ajileye, K., Borders, J., Crocker, K., Smee, A., Adams-Cameron, M., Joseph, L. A., Tolar, B., Trees, E., Sabol, A., Garrett, N., Bopp, C., Bosch, S., Behravesh, C. B., 2016. Outbreaks of salmonellosis from small turtles. Pediatrics 137, 1-9.

Winter, S. E., Thiennimitr, P., Winter, M. G.,

Butler, B. P., Huseby, D. L., Crawford, R. W., Russell, J. M., Bevins, C. L., Adams, L. G., Tsolis, R. M., Roth, J. R., Bäumler, A. J., 2010. Gut inflammation provides a respiratory electron acceptor for *Salmonella*. Nature 467, 426-429.

Wong, K. K., McClelland, M., Stillwell, L. C., Sisk, E. C., Thurston, S. J., Saffer, J. D., 1998. Identification and sequence analysis of a 27 - kilobase chromosomal fragment containing a *Salmonella* pathogenicity island located at 92 minutes on the chromosome map of *Salmonella enterica* serovar Typhimurium LT2. Infection and Immunity 66, 3365-3371.

Wong, C. E., Sad, S., Coombes, B. K., 2009. *Salmonella enterica* serovar Typhimurium exploits Toll-like receptor signaling during the host-pathogen interaction. Infection and Immunity 77, 4750-4760.

Wood, M. W., Jones, M. A., Watson, P. R., Hedges, S., Wallis, T. S., Galyov, E. E., 1998. Identification of a pathogenicity island required for *Salmonella* enteropathogenicity. Molecular Microbiology 29, 883-891.

Woolhouse, M. E., Dye, C., Etard, J. F., Smith, T., Charlwood, J. D., Garnett, G. P., Hagan, P., Hii, J. L., Ndhlovu, P. D., Quinnell, R. J., Watts, C. H., Chandiwana, S. K., Anderson, R. M., 1997. Heterogeneities in the transmission of infectious agents: implications for the design of control programs. Proceedings of the National Academy Science of the United States of America 94, 338-342.

World Health Organization (WHO), 2014. Antimicrobial Resistance: Global Report on Surveillance. from: www. who. int/drugresistance/documents/surveillancereport/en/.

World Health Organization (WHO), 2015. WHO Estimates of the Global Burden of Foodborne Diseases:

Foodborne Disease Burden. Epidemiology Reference Group 2007-2015.

World Health Organization WHO, Geneva（CH）. 268 pp. Avaiable on line：http://www. who. int/ food-safety/areas_work/foodborne-diseases/ferg/en/.

Wright, G. D., 2011. Molecular mechanisms of antibiotic resistance. Chemical Communications 47, 4055-4061.

志贺菌

K. Bliven[1,a], K. A. Lampel[2,b]

1 健康科学统一服务大学, 贝塞斯达, 马里兰州, 美国
2 美国食品药品监督管理局, 劳雷尔, 马里兰州, 美国

6.1 引言

志贺菌是 1898 年由志贺洁 (Kiyoshi Shiga) 首次鉴定的一种独特的痢疾病原体。后来又发现了另外 3 个种,它们在血清学和病原学上与最初的志贺菌分离株相似。1950 年,国际微生物学家协会将其划分为一个新属(志贺菌属)。根据脂多糖(LPS)的体细胞 O 抗原,本属分为四个血清组:痢疾志贺菌(血清组 A)、弗氏志贺菌(血清组 B)、鲍氏志贺菌(血清组 C)和索氏志贺菌(血清组 D)。志贺菌是一种侵入性的、针对人体的致病菌,是导致志贺菌病(细菌性痢疾)的主要原因,其后遗症可能包括反应性关节炎或溶血性尿毒症(HUS)。

索氏志贺菌是发达国家中最常见、引起症状最轻的菌种。在疾病谱的另一端,痢疾志贺菌可引起志贺菌病最严重的症状,是发展中国家,特别是非洲、拉丁美洲和亚洲流行性痢疾暴发的原因。历史上,痢疾志贺菌 I 型被认为是唯一表达志贺毒素的志贺菌血清型,但最近的报道发现 stx 基因也存在于其他血清组中。弗氏志贺菌是发展中国家分离出的最常见的志贺菌病病原体,但在过去的几年里,发达国家的弗氏志贺菌感染频率也在上升。最后,鲍氏志贺菌通常发现于印度次大陆,欧洲几个国家也开始出现更多由鲍氏志贺菌引起的病例。

腹泻病是全球人类死亡的主要原因,据估计,志贺菌病每年造成 60 万人死亡。志贺菌引起的腹泻占全球所有腹泻病例的 5%~15%,且 5 岁以下儿童是最易受这些病原体感染的群体。志贺杆菌引起的个别病例通常是人与人通过粪-口途径传播的,而在疫情暴发时,志贺菌的来源通常是受污染的食物或水。人类和高

注:a 本文仅代表 K. A. B 个人的观点或主张,不得被解释为官方的或反映国防部或健康科学统一服务大学的观点。

b 本章反映的是作者(K. A. L.)的观点,不应解释为官方的观点,也不应是反映美国卫生与公共服务部或美国食品药品监督管理局的观点。

级灵长类动物是志贺菌已知的唯一宿主。

类似于其他肠道病原体，志贺菌有广泛的遗传决定因子，影响其发病机制和宿主免疫反应。阐明志贺菌分子发病机制的工作开始于20世纪60年代早期，从那时起，病原体与宿主的相互作用在遗传水平上得到了很好的表征。尽管细菌染色体中嵌入有毒力岛，但大多数毒力因子存在于大质粒 pINV 上，其中31个基因组成两个不同的操纵子，编码志贺菌Ⅲ型分泌系统（T3SS）和各种细菌效应蛋白。Ⅲ型分泌系统（T3SS）作为一个通道将内部合成的细菌效应物分泌到宿主环境中，这些效应物负责入侵宿主细胞和侵入后的各种事件，包括操纵和逃避宿主免疫系统。毒力基因调控受温度控制，最终由多个质粒编码基因（*virF* 和 *virB*）以及染色体编码基因 *hns* 介导。

现已更改了志贺菌作为单独属的传统分类，以反映最新的比较基因组序列数据。这些数据表明，四种志贺菌物种是由不同的大肠杆菌祖先谱系在获得 pINV 质粒，同时丢失（缺失）或失活（假基因化）不同的染色体遗传元件后，进化而来的。这些遗传变化可能是志贺菌从最初的环境栖息地适应到目前的生存环境，即人类结肠所引起的。在某些情况下，为了克服毒力蛋白给菌株所带来的抑制作用，某些基因功能的丧失是必要的，如赖氨酸脱羧酶基因（*cadA*）。这种酶促反应的最终产物——尸胺会对志贺菌肠毒素的活性产生不利影响（Maurelli et al. ，1998）。志贺菌基因组的显著变化也可通过噬菌体介导的基因获取或插入序列的破坏而引起，这两种方式往往会导致基因失活，在某些情况下还会导致染色体重排。

肠侵袭性大肠杆菌（EIEC）与志贺菌有许多相似之处，并含有相同的毒力大的质粒，可侵入人类结肠（第7章）。从进化谱系看，EIEC 菌株似乎是独立于志贺菌产生的，而且很可能是更晚时间从一个单独的大肠杆菌祖先进化而来。因此，EIEC 菌株可能代表了偏利共生的大肠杆菌和致病性志贺菌之间的中间阶段，并且可能遵循与志贺菌相同的趋同进化路径。

6.2 分类法

志贺菌属革兰阴性、无运动、杆状、兼性厌氧菌，几乎普遍无法产生硫化氢，不会发酵乳糖或呈晚期乳糖发酵，不能利用柠檬酸盐作为单独碳源，碳水化合物发酵不产生气体。根据抗原类型，志贺菌属被分为四个血清群或种类：痢疾志贺菌、弗氏志贺菌、鲍氏志贺菌和索氏志贺菌（Ewing，1949）。

根据细菌脂多糖（Lipopolysaccharide，LPS）末端的 O 抗原结构，这四种志贺菌血清群可进一步细分为不同的血清型（表6.1）。美国疾病控制和预防中心（CDC）的数据显示至少有43种志贺菌的血清型，但最新报道表明，志贺菌的血清型可能超过50种（Levine et al. ，2007；Centers for Disease Control and Prevention，2011）。某些血清型是导致世界上大多数病例的主要病原，包括弗氏志贺菌血清型2a、1b、3a、4a 和6，以及仅具有单一血清型的索氏志贺菌和1型痢疾志贺菌（Kotloff et al. ，1999；Levine et al. ，2007）。

从分类上看，志贺菌与大肠杆菌关系非常密切。事实上，最近的分子研究将志贺菌归为大肠杆菌的一种。这两种微生物的命名仍然是基于历史和医学原因，而不是基于系统发育（Pupo et al., 1997, 2000）。在 27 万—3.5 万年前，志贺菌菌株可能来自大肠杆菌内部的多个独立源头，在获得了一个被称为 pINV 的大型毒性质粒后形成的。该质粒编码入侵宿主细胞所必需的 T3SS（Lan et al., 2004）。志贺菌编码的所有已知毒力因子都位于 pINV 质粒或分布在细菌染色体上的五个毒力岛中（SHI-1, SHI-2, SHI-3, SHI-O, SRL）（Schroeder 和 Hilbi, 2008）。值得注意的是，除了这些毒力岛之外，很少有染色体元件是通过基因水平转移而获得的。相反，大规模的基因失活和丢失将志贺菌的染色体与大肠杆菌的染色体区分开来。在一项对五株志贺菌的研究中发现，每株志贺菌通常至少有 85 个基因被灭活或丢失，至少一株志贺菌中至少有 1456 个基因被假基因化或丢失（Feng et al., 2011）。这种遗传衰退有助于解释志贺菌与大肠杆菌间明显的表型差异（如鞭毛运动）。因此，基因的获得和丢失均影响了从偏利共生的大肠杆菌到致病性志贺菌的进化过程。

志贺菌和肠侵袭性大肠杆菌（EIEC）有几个共同的特点：例如 EIEC 是不活动的，赖氨酸脱羧酶阴性，经常缺乏利用乳糖的能力（尽管有些 EIEC 和志贺菌在其生长后期可能会发酵乳糖）。此外，EIEC 与一些志贺菌共有 O 抗原表位，也会引起细菌性痢疾。然而，相比较于志贺菌，EIEC 菌株与大肠杆菌具有更多相同的生化特性，包括产生黏酸和醋酸盐的能力，这表明它们保留了志贺菌失活或丢失的染色体编码基因（Silva et al., 1980）。其中一些变异可解释它们致病性的差异；EIEC 菌株通常毒力较小，可代表高毒力志贺菌和无害的共生大肠杆菌之间的中间表型。EIEC 需要较高的感染剂量才能致病，感染后往往会产生一种较温和的细菌性痢疾，细胞间传播能力低，宿主炎症反应较弱（DuPont et al., 1971; Moreno et al., 2009）。

表 6.1 志贺菌种的特征

种类	血清群	血清型数量	地理分布	鉴别特性
痢疾志贺菌	A	15	印度次大陆，非洲，亚洲，中美洲	导致最严重的痢疾，如果不治疗，死亡率很高;血清 1 型与致命的流行病有关
弗氏志贺菌	B	8	最常见于发展中国家	引起的痢疾没有痢疾志贺菌严重
鲍氏志贺菌	C	19	主要在印度次大陆，很少在发达国家	生化特性与弗氏志贺菌相同，但在血清学上可区分
索氏志贺菌	D	1	发达国家最为常见	产生最温和的志贺菌病

6.3 流行病学

1999 年，Kotloff 等（1999）估计全球每年约有 1.647 亿人感染志贺菌，其中约 110 多万人死亡，主要是发展中国家的 5 岁以下儿童。在世界范围内，志贺菌感染造成的疾病负担在发展中国家要大得多，每年全球有 97%以上的病例发生在这些国家（Kotloff et al.，1999）。这种疾病的进一步并发症是这些地区的儿童营养不良率普遍较高，卫生条件差，获得负担得起的医疗服务的机会少，这些均会使志贺菌病的死亡率和发病率升高（Guerrant et al.，1992）。在美国，每年报告的实验室确诊病例约为 1.5 万例，但鉴于该病在健康成年人中的自限性，估计每年可能发生 50 多万例志贺菌病（Kotloff et al.，1999；Scallan et al.，2011）。

在发达国家，索氏志贺菌通常是志贺菌病的主要病原体（Kotloff et al.，1999）。幼儿园的儿童和前往志贺菌流行的国家旅行者患病风险最高，尽管男男性行为者的感染率也在上升（Daskalakis 和 Blaser，2007）。然而，在发展中国家，弗氏志贺菌是最常见的血清群，约占感染病例的 60%（Kotloff et al.，1999）。最后，携带志贺毒素的痢疾志贺菌 1 型菌株通常与溶血性尿毒症（Hemolytic Uremic Syndrome，HUS）有关。HUS 以溶血性贫血、血小板减少和急性肾衰竭为特征（Besbas et al.，2006）。1 型痢疾志贺菌感染在发展中国家有较高的死亡率（17%~30%）（Bhimma et al.，1997；Nathoo et al.，1998）。

6.4 传播

最初，志贺菌被认为是通过水源传播的，但其他研究表明其主要传播途径是通过粪-口途径在人与人之间传播（Smith，1987）。然而，受污染的食品往往是志贺菌病暴发的原始来源（Scallan et al.，2011）。志贺菌是美国第六大食源性疾病病原菌。世界卫生组织对 2007—2015 年食源性疾病的分析表明，每年有 6 亿例食源性病例，且其是由 31 种病原体引起的（http：//apps. who. int/iris/bitstr eam/10665/199350/1/9789241565165 _ eng. pdf）。约有 5100 万人因感染志贺菌而患病，近 15000 人死亡。由于人类是唯一已知的宿主，食品污染的最初原因往往可以追溯到个人卫生不良的食品处理者。随后对受污染食品的不当储存可能进一步加剧这一问题，而其他潜在因素包括烹饪不足和受污染的设备等可能导致志贺菌传播。昆虫，例如家蝇，也可以通过接触受感染的人类粪便、食物或餐具作为细菌传播的媒介（Echeverria et al.，1983；Cohen et al.，1991；Barro et al.，2006）。简而言之，以下 5 个"F"促进了志贺菌的传播：粪便（Fecal matter）、食物（Foods）、苍蝇（Flies）、手指（Fingers）和污染物（Fomites）。

6.5 临床表现

志贺菌病的典型特征是细菌性痢疾（血、黏液样腹泻）和高热。然而，并非所有感染者都患有典型的痢疾，有些患者可能只有水样腹泻和脱水。其他症状包括痉挛、脱水、腹痛和里急后重，而溶血性尿毒综合征等并发症可由产生志贺毒素的痢疾志贺菌感染引起（Hale 和 Keusch，1996）。类风湿性关节炎和出血性结肠炎是其他可能的志贺菌感染后遗症（Bennish，1991）。疾病的严重程度往往与毒株有关；例如索氏志贺菌感染常导致轻度志贺菌病，以水样腹泻为主要症状。

症状通常在 8~50h 内出现。对于健康成年人，疾病通常是自限性的，症状在 5~7d 消失。对于儿童、老年人和免疫功能低下者，通常需要抗生素治疗。

6.6 发病机理

6.6.1 侵入

结肠上皮的基底表面是志贺菌侵袭的主要部位。该菌通过上皮内特殊的微褶（M）细胞经胞吞作用进入该膜（Mounier et al.，1992；Zychlinsky et al.，1994）。M 细胞直接位于结肠内的淋巴滤泡之上，因此当志贺菌在上皮内袋定植后，它必须与 B 淋巴细胞、巨噬细胞和滤泡树突状细胞对抗。志贺菌可以通过直接或间接诱导 B 细胞和树突状细胞凋亡而避免被杀死，其机制尚不清楚（Edgeworth et al.，2002；Nothelfer et al.，2014）。志贺菌还限制了活化的 CD4+T 细胞的迁移，抑制了 CD8+T 细胞在感染过程中刺激适应性免疫应答的能力（Konradt et al.，2011）。最后，在宿主巨噬细胞的吞噬作用下，志贺菌可以从吞噬体逃脱，引起宿主细胞的炎性死亡（Zychlinsky et al.，1992）。在逃避了宿主的免疫系统后，志贺菌可以自由地通过基底膜侵入上皮膜。

志贺菌 T3SS 是一种穿过细菌内外膜的针状结构，可介导该菌侵袭上皮细胞（Schroeder 和 Hilbi，2008）。细菌效应蛋白是由 T3SS 针分泌的，操纵或阻止宿主细胞的活动。在所有侵袭性志贺菌和 EIEC 中，这些效应蛋白是由位于大型 pINV 毒力质粒上的 T3SS 基因所编码的。*ipa/mxi/spa* 操纵子编码 T3SS 针并负责志贺菌的侵袭能力，而其他基因和操纵子，如 *osp* 和 *ipaH* 基因家族，负责侵袭后事件（Maurelli et al.，1985；Sasakawa et al.，1988）。

三个 Ipa 蛋白（IpaB/IpaC/IpaD）在志贺菌 T3SS 介导的侵袭中起重要作用（Lafont et al.，2002；Epler et al.，2009；Dickenson et al.，2011）。在细菌通过小肠的过程中，IpaD 与脱氧胆酸盐等胆盐相互作用，可能作为 T3SS 分泌的传感器（Dickenson et al.，2011）。IpaD 会动员 IpaB 和 IpaC，IpaB 和 IpaC 都插入磷脂膜中，与宿主细胞膜蛋白相互作用，如跨膜透明质酸受体 CD44（Lafont et al.，2002；Epler et al.，2009）。这一过程最终通过激活小的 GTP 酶 Cdc42 和 Rac1，刺激宿主肌动蛋白细胞骨架重排，诱导纤足和板足延伸的形成，从而诱发"膜褶皱"，这一过程促使宿主细胞吞噬细菌（Lafont et al.，2002；Nhieu et al.，2005）。在进入宿主细胞后，志贺菌在酸化前裂解核内体，并可能通过 T3SS 效应因子 IpaB 和 IpaC 的作用逃入宿主细胞的细胞质（Page et al.，1999）。

6.6.2 胞内胞间传播

细胞内和细胞间的传播是志贺菌通过宿主组织传播的重要条件。志贺菌的运动性是由外膜自转运蛋白 IcsA（以前称为 VirG）介导的，它位于细菌的一端（Bernardini et al.，1989）。IcsA 与宿主细胞骨架相互作用，以募集并激活神经元 Wiskott-Aldrich 综合征蛋白，后者又与宿主 Arp2/Arp3 复合体相互作用并激活复合体（Goldberg et al., 1993; Egile et al., 1999; Suzuki et al., 2002）。Arp2/Arp3 复合体聚合 G-肌动蛋白，从而在细菌的一端形成肌动蛋白"尾巴"并产生定向运动。蛋白酶（IcsP）、周质三磷酸腺苷双磷酸酶（PhoN2）和其他蛋白（DegP、Skp 和 SurA）可能在志贺菌细胞间的传播中起辅助作用，但其机制尚不完全清楚（Steinhauer et al., 1999; Purdy et al., 2007; Scribano et al., 2014）。此外，细菌效应因子的 OspC 家族（OspC1、OspC2、OspC3 和 OspC4）可能靶向宿主细胞内的半胱氨酸蛋白酶来延迟宿主细胞的死亡，从而使细菌有足够的时间复制和传播（Kobayashi et al., 2013）。

6.6.3　宿主先天免疫的操纵

在宿主上皮细胞内，志贺菌还操纵宿主先天免疫反应。志贺菌感染的标志是产生大量的炎症反应包括结肠组织的中性粒细胞聚集（Phalipon 和 Sansonetti, 2007）。这种聚集最终将破坏感染的组织，清除宿主中的病原体，但也可能进一步促进组织浸润和排菌（Lowell et al., 1980; Mathan 和 Mathan, 1991; Perdomo et al., 1994）。为了控制白细胞聚集结肠组织，细菌分泌了既促进又抑制这种反应的效应因子。OspB 和 IpaH7.8 分别靶向宿主丝裂原活化蛋白激酶（MAPK）和肾小球蛋白，可诱导炎症（Suzuki et al., 2014; Ambrosi et al., 2015）。SepA，一种半胱氨酸蛋白酶，还通过破坏宿主组织间接促进炎症反应（Benjelloun-Touimi et al., 1995）。其他 T3SS 效应子，例如，许多 IpaH 和 Osp 蛋白，可起到抑制炎症反应的作用。IpaH9.8、IpaH4.5 和 IpaH0722 是细菌 E3 泛素连接酶家族的成员，这些酶靶向宿主蛋白进行降解（Ashida et al., 2010, 2013; Suzuki et al., 2014）。OspF，一种磷酸苏氨酸裂解酶，不可逆地使宿主 MAPK 脱磷酸化（Li et al., 2007）。OspI 使宿主 E2 酶 Ubc13 失活，从而减弱 NF-κB 的激活（Fu et al., 2013）。其他 NF-κB 激活的抑制因素包括与宿主 Ub-UbcH5b 结合的丝氨酸-苏氨酸激酶 OspG 和抑制宿主 IκB 降解的 OspZ（Kim et al., 2005; Newton et al., 2010）。

6.7　检测

6.7.1　食源性志贺菌的检测

志贺菌可能仅在受污染的食物中或其表面以极低的量存在，但这可能足以引起疾病，因为志贺菌的感染剂量也很低（10~100 个）。因此，快速检测和鉴定对于减少志贺菌的传播至关重要。对食品安全具有潜在威胁的其他细菌性食源性病原体（如沙门菌、李斯特菌和产志贺毒素的大肠杆菌）也引起越来越多的关注，迫切需要开发一种分离和/或检测食品中志贺菌的方法。当前鉴定受污染食品中志贺菌的方法可分为两类：常规细菌学诊断（即从食物样品中分离病原体）和基因检测的方法。最近，开发免培养式诊断方法［如全基因组测序（WGS）］的努力已获得很大的关注。这些方法可以大大减少处理食物样品所需的时间，并且可以同时获得关键数据，例如病原体的特定基因型。

6.7.2　细菌学方法

使用传统的方法从不同食物来源中分离出志贺菌可能需要 5~10d 才能完成，且多数是无效的。细菌分析手册（BAM）规定食物样品应首先在含有 0.5~3μg/mL 新霉素的志贺菌增菌肉汤中进行处理，该药物可抑制许多革兰阴性菌，然后在 42~44℃下厌氧培养。培养20h 后，将细菌划线到麦康凯琼脂平板上，并在 35℃下培养 20h。为了鉴定志贺菌，使用革兰染色法检查乳糖阴性菌落，并测试其理化特性，包括 H_2S 产出、运动性、脲酶活性、赖氨酸脱羧酶活性和柠檬酸盐利用，这些实验应为阴性。最后，群特异性志贺菌抗血清用于鉴定分离菌的血清型。

可供选择的传统细菌学方法包括使用鉴别和选择性培养基，如麦康凯、沙门菌-志贺菌检验培养基、伊红美蓝琼脂或木糖-赖氨酸-脱氧胆酸琼脂。乳糖阴性的菌落被认为是潜在的志贺菌分离株，因此需要用三糖铁（TSI）或克氏双糖铁琼脂进行进一步分析。不能产生H_2S，但在克氏双糖铁琼脂上产酸而不产气，或在 TSI 琼脂斜面上呈碱性的菌落，还需要用志贺菌特异性抗血清进行凝集试验。

使用细菌学检测方法从食物中检测志贺菌面临着挑战。首先，病原体可能处于数量少或处于受损状态，使用培养基使其恢复到自然状态是很困难的。第二，储存不当会影响对可疑食物的分析（包括不当的时间和/或温度）。最后，尽管志贺菌物种似乎没有任何严格的生长要求，但它们可能很容易在受污染食品中被其他固有细菌种群所压制。由于志贺菌病的暴发通常在发病数天至数周后由临床实验室初步确认，在这段时间间隔内食物样本（通过处置或食用）的丢失进一步加剧了确定志贺菌为食源性疾病暴发原因的困难。

市售最新开发的显色琼脂（Warren et al.，2005；Zhang 和 Lampel，2010）提高了从食物中分离志贺菌的可能性。使用这些方法，富集是增加食品中志贺菌数量的关键步骤。该方法在 BAM 和加拿大卫生部中有详细说明。国际标准组织（ISO 21567：2004 食品和动物饲料的微生物学——检测志贺菌的水平方法）建议在较高的温度（>37℃）和少量的氧气条件下按步骤进行培养，目的在于增加其数量。这些基于培养基的方法需要几天的时间来完成实验。目前，以核酸为基础的替代方法正在取代细菌学方法，成为检测志贺菌的一种更快速的方法。然而，DNA 检测不能区分活的和死的细菌，所以从食物中分离志贺菌仍然是检测过程中的一个重要部分。

6.7.3　核酸方法

食品中志贺菌的传统微生物检测方法是利用富集肉汤和选择性/鉴别琼脂培养基，而这些方法的低效性和不敏感性可以通过核酸检测来克服。聚合酶链式反应（PCR）是最常见的基于 DNA 手段用于鉴定食源性志贺菌的方法。PCR 方法有很多种类，包括常规的、实时的、单一的、嵌套的、多重的、数字的、等温的（例如 LAMP）和逆转录酶（与实时结合）等方法。志贺菌的常见 PCR 靶标是 *ipaH* 基因，它存在于细菌染色体和大的毒力质粒上（Kingombe et al.，2005；Deer 和 Lampel，2010）。

由于这些基因也存在于 EIEC 中，因此此类分析方法无法区分 EIEC 和志贺菌，也不能区分四种志贺菌。但是，已开发出针对 O 血清型特异性基因的 PCR 检测方法和基因芯片，这有助于进一步区分这类微生物（Radhika et al.，2014）。

全基因组测序（WGS）技术的出现，提高了志贺菌检测的准确性。所产生的序列数据可以以特定基因为重点进行分析，就像多位点序列分型鉴定方案一样，这有助于确定病原体的血清型。WGS 是一种功能强大且有效的工具，可以提供重要的病原体有关历史基因型的信息和与暴发菌株的相关性。这些数据可用于确定暴发菌株是否先前分离出来过，或有助于将多个菌株与单个暴发联系起来。例如，WGS 被用于英国的一次局部暴发。在这次事件中，序列数据表明存在三个系统发育上不同的簇，并且暴发是由多株索氏志贺菌引起的（Mc-Donnell et al.，2013）。

目前，尚未明确 WGS 方法的检测限。此外，WGS 方法也存在类似于 PCR 的检测局限性（活菌与死菌以及可能的假阴性结果）。

6.7.4 其他技术

可用于鉴定志贺菌的其他技术包括生物传感器、夹心免疫测定法产生的荧光捕捉、以及不同形式的质谱法，包括基质辅助激光解析/电离飞行时间质谱（MALDI-TOF MS）等。MALDI-TOF MS 是一种基于比较细菌蛋白质谱的快速鉴定方法，可用于特定病原体的鉴定。但是，因为这种方法生成的数据会受到生长条件以及其他外在因素的影响，其应用需要严格遵守方法指南。

6.7.5 脉冲网

1996 年以来，美国疾控中心建立了一个包含不同病原体的脉冲场凝胶电泳（PFGE）谱型数据库（http://www.cdc.gov/pulsenet/）。这些谱型是通过限制性内切酶消化的基因组 DNA 形成的，构成了独特的病原体"指纹"，可用于细菌鉴定。来自未知样本的 PFGE 图谱可以与来自 CDC 数据库的图谱进行比较，以识别病原体种类并评估暴发或常规监测期间菌株之间的关系。PulseNet 在预防和追踪食源性疾病方面起着关键作用，除了志贺菌以外还有其他微生物病原体（大肠杆菌 O157：H7 和其他 STEC、单核增生李斯特菌、沙门菌、空肠弯曲菌、肉毒梭菌、霍乱弧菌、副溶血性弧菌和克罗诺杆菌属）也可报告至 CDC。PFGE 图谱数据库在全球范围内扩展至国际脉冲网。但是，在 WGS 的这个新时代，这些 PFGE 图谱也许会被数据库中每个菌株的选择性序列数据所替代。

6.8 治疗与预防

6.8.1 抗生素治疗

志贺菌病，特别是索氏志贺菌引发的疾病，通常是一种自限性疾病，会在几天内消退。但是，在某些情况下，可以使用抗生素来限制疾病的持续时间并防止进一步发生并发症的风险。直到最近，一线抗生素治疗还包括喹诺酮、萘啶酸、甲氧苄啶/磺胺甲噁唑和氨苄西林（World Health Organization，2005）。然而，随着多重耐药志贺菌的迅速出现和传播，这些传统抗生素的有效性下降，世界卫生组织认为这些抗生素治疗已过时（World Health Organization，2005）。

对于所有年龄段（包括儿童），目前推荐的抗生素治疗是选用环丙沙星。然而，耐环丙沙星的志贺菌株在许多国家广为报道。这种情况增加了医疗保健体系的额外负担，使其无法为患者提供适当的治疗，从而使病人更容易因志贺菌感染而导致更长的恢复期和更多的后遗症（Klontz 和 Singh，2015；Lampel，2015）。正如 CDC 指出，美国环丙沙星耐药性的增加可归因于往返的国际旅行者（Bowen et al.，2015）。举例来说，美国疾病预防控制中心的PulseNet 管理员，在 2014 年 5 月至 2015 年 2月期间，记录了美国 32 个州和波多黎各的157 例志贺菌病病例，近一半的患者为国际旅行者。有趣的是，在 126 株耐药菌株中，109株（87%）对环丙沙星耐药（Bowen et al.，2015）。现在，当证明环丙沙星无效时，用于治疗志贺菌病的二线抗生素则包括匹美西林（如果有的话）、头孢曲松或阿奇霉素。

此外，前往几个东亚和南亚国家的旅行者返回美国时携带了非常见抗生素耐药谱的非地方流行性志贺菌菌株（Wong et al.，2010）。因此，国际旅行者可能是传播 MDR 志贺菌的一条可能途径，这对遇到旅行者的当地人群是一个较大的风险。如果多重耐药（Multiple Drug-resistant，MDR）志贺菌在这些新区域内传播，患者的治疗方案将需要改变。这种额外的治疗负担在许多发展中国家变得更为复杂，因为目前推荐用于治疗 MDR 志贺菌的抗生素

成本高，而且供应有限。腹泻病已经是发展中国家的一个重要死亡原因，特别是 5 岁以下儿童（Kotloff et al.，2013），志贺菌的多重耐药菌株可能成为这些国家需克服的另一个困难。

6.8.2 疫苗

当前，没有有效的疫苗可以预防所有志贺菌感染引起的疾病。除了定义每种志贺菌属的独特 O 抗原外，先前构建广谱疫苗的策略还靶向两种主要表面抗原 IpaB 和 IpaD。如前所述，志贺菌有四个主要血清群和超过 50 种血清型，细菌表面上存在一系列重复的寡糖单元，构成脂多糖的末端（Venkatesan 和 Van de Verg，2015）。在根除该病的天然宿主中，宿主针对志贺菌 O 抗原产生的抗体起着重要作用，使得这些表面结构成为理想的疫苗靶标（Passwell et al.，2010）。此外，抗 IpaB 和IpaD 抗原的抗体（构成 T3SS 针尖的一部分）也被认为有助于防止志贺菌感染（Martinez Becerra et al.，2013a）。

由于志贺菌中 O 抗原变异的频率很高，因此不可能构建出能够抵抗所有菌株的有效疫苗。由于全球近 80% 的志贺菌病病例是由4~6 种血清型（包括索氏志贺菌和弗氏志贺菌 2a、3a 和 6）引起的（Livio et al.，2014），仅针对这些血清型的疫苗具有重要的公共健康意义。此外，针对 IpaB 和 IpaD抗原的疫苗的开发，在小鼠模型实验中显示出希望（Martinez - Becerra et al.，2013b）。在小鼠攻击研究中关注 IpaDB 融合的效率，可能有助于志贺菌属物种的异源保护（Chen et al.，2015）。

6.9　结束语

在世界范围内，志贺菌仍然是腹泻病的重要病因。尽管这种病原体对发达国家和资源有限的国家均有影响，但在发展中国家，志贺菌感染带来的后果更严重。尽管四种志贺菌血清型都是致病性的，但每种志贺菌的地理分布和导致疾病的严重程度却有所不同。最令人关注的是抗生素耐药菌株在全球的迅速传播。特别是，多重耐药志贺菌对全球健康的影响越来越大，而国际旅行者迅速传播这些病原体使之更加复杂。目前，还没有一种疫苗能够对所有血清型提供保护。针对约80%志贺菌病病例的血清型，研制一种有效的疫苗，将对许多弱势人群产生积极影响，尤其是5岁以下的儿童。

在过去的几十年中，研究人员发现了志贺菌致病的许多分子机制。尽管这项研究尚未完成，但已经确定了主要的毒力因子，例如T3SS，并已很好地阐明了宿主与病原体的相互作用。但是从食物中分离志贺菌仍然是一项艰巨的任务，随着分子技术（如PCR和WGS）的出现，这种病原体的检测和鉴定将得到改善。最后，尽管人类是志贺菌物种的主要宿主，但其在世界各地的持续存在仍然是一个谜，该病原体可能还存在另一个未知的宿主或环境储库。

参考文献

Ambrosi, C., Pompili, M., Scribano, D., Limongi, D., Petrucca, A., Cannavacciuolo, S., Schippa, S., Zagaglia, C., Grossi, M., Nicoletti, M., 2015. The *Shigella flexneri* OspB effector: an early immunomodulator. International Journal of Medical Microbiology 305, 75-84.

Ashida, H., Kim, M., Schmidt-Supprian, M., Ma, A., Ogawa, M., Sasakawa, C., 2010. A bacterial E3 ubiquitin ligase IpaH9. 8 targets NEMO/IKKgamma to dampen the host NF-kappaB-mediated inflammatory response. Nature Cell Biology 12 (66-73), 61-69.

Ashida, H., Nakano, H., Sasakawa, C., 2013. *Shigella* IpaH0722 E3 ubiquitin ligase effector targets TRAF2 to inhibit PKC-NF-kappaB activity in invaded epithelial cells. PLoS Pathogenesis 9, e1003409.

Barro, N., Aly, S., Tidiane, O. C., Sababenedjo, T. A., 2006. Carriage of bacteria by proboscises, legs, and feces of two species of flies in street food vending sites in Ouagadougou, Burkina Faso. Journal of Food Protection 69, 2007-2010.

Benjelloun-Touimi, Z., Sansonetti, P. J., Parsot, C., 1995. SepA, the major extracellular protein of *Shigella flexneri*: autonomous secretion and involvement in tissue invasion. Molecular Microbiology 17, 123-135.

Bennish, M. L., 1991. Potentially lethal complications of shigellosis. Reviews of Infectious Diseases 13 (Suppl. 4), S319-S324.

Bernardini, M. L., Mounier, J., d'Hauteville, H., Coquis-Rondon, M., Sansonetti, P. J., 1989. Identification of *icsA*, a plasmid locus of *Shigella flexneri* that governs bacterial intra- and intercellular spread through interaction with F-actin. Proceedings of the National Academy of Sciences of the United States of America 86 (10), 3867-3871.

Besbas, N., Karpman, D., Landau, D., Loirat, C., Proesmans, W., Remuzzi, G., Rizzoni, G., Taylor, C. M., Van de Kar, N., Zimmerhackl, L. B., European Paediatric Research Group for H. U. S, 2006. A classification of hemolytic uremic syndrome and thrombotic thrombocytopenic purpura and related disorders. Kidney International 70 (3), 423-431.

Bhimma, R., Rollins, N. C., Coovadia, H. M., Adhikari, M., 1997. Post-dysenteric hemolytic uremic syndrome in children during an epidemic of *Shigella* dysentery in Kwazulu/Natal. Pediatric Nephrology 11 (5), 560-564.

Bowen, A., Hurd, J., Hoover, C., Khachadourian, Y., Traphagen, E., Harvey, E., Libby, T., Ehlers, S., Ongpin, M., Norton, J. C., Bicknese, A., Kimura, A., 2015. Importation and Domestic Transmission of *Shigella sonnei* Resistant to Ciprofloxacin-United States, May 2014-February 2015. Centers for Disease Control and Prevention, Atlanta, GA.

Centers for Disease Control and Prevention, 2011. National *Shigella* Surveillance Overview. Retrieved March 2, 2015, from: http://www.cdc.gov/ncezid/dfwed/PDFs/ Shigella-Overview-508. pdf.

Chen, X., Choudhari, S. P., Martinez-Becerra, F. J., Kim, J. H., Dickenson, N. E., Toth 4th, R. T., Joshi, S. B., Greenwood 2nd, J. C., Clements, J. D., Picking, W. D., Middaugh, C. R., Picking, W. L., 2015. Impact of detergent on biophysical properties and immune response of the IpaDB fusion protein, a candidate subunit vaccine against *Shigella* species. Infection and Immunity 83 (1), 292-299.

Cohen, D., Green, M., Block, C., Slepon, R., Ambar, R., Wasserman, S. S., Levine, M. M., 1991. Reduction of transmission of shigellosis by control of houseflies (*Musca domestica*). Lancet 337 (8748), 993-997.

Daskalakis, D. C., Blaser, M. J., 2007. Another perfect storm: *Shigella*, men who have sex with men, and HIV. Clinical Infectious Disease 44 (3), 335-337.

Deer, D. M., Lampel, K. A., 2010. Development of a multiplex real-time PCR assay with internal amplification control for the detection of *Shigella* species and enteroinvasive *Escherichia coli*. Journal of Food Protection 73 (9), 1618-1625.

Dickenson, N. E., Zhang, L., Epler, C. R., Adam, P. R., Picking, W. L., Picking, W. D., 2011. Conformational changes in IpaD from *Shigella flexneri* upon binding bile salts provide insight into the second step of type III secretion. Biochemistry 50 (2), 172-180.

DuPont, H. L., Formal, S. B., Hornick, R. B., Snyder, M. J., Libonati, J. P., Sheahan, D. G., LaBrec, E. H., Kalas, J. P., 1971. Pathogenesis of *Escherichia coli* diarrhea. New England Journal of Medicine 285 (1), 1-9.

Echeverria, P., Harrison, B. A., Tirapat, C., McFarland, A., 1983. Flies as a source of enteric pathogens in a rural village in Thailand. Applied and Environmental Microbiology 46 (1), 32-36.

Edgeworth, J. D., Spencer, J., Phalipon, A., Griffin, G. E., Sansonetti, P. J., 2002. Cytotoxicity and interleukin - 1beta processing following *Shigella flexneri* infection of human monocyte-derived dendritic cells. European Journal of Immunology 32 (5), 1464-1471.

Egile, C., Loisel, T. P., Laurent, V., Li, R., Pantaloni, D., Sansonetti, P. J., Carlier, M. F., 1999. Activation of the CDC42 effector N-WASP by the *Shigella flexneri* IcsA protein promotes actin nucleation by Arp2/3 complex and bacterial actin-based motility. Journal of Cell Biology 146 (6), 1319-1332.

Epler, C. R., Dickenson, N. E., Olive, A. J., Picking, W. L., Picking, W. D., 2009. Liposomes recruit IpaC to the *Shigella flexneri* type III secretion apparatus needle as a final step in secretion induction. Infection and Immunity 77 (7), 2754-2761.

Ewing, W. H., 1949. *Shigella* Nomenclature. Journal of Bacteriology 57 (6), 633-638.

Feng, Y., Chen, Z., Liu, S. L., 2011. Gene decay in *Shigella* as an incipient stage of host-adaptation. PLoS One 6 (11), e27754.

Fu, P., Zhang, X., Jin, M., Xu, L., Wang, C., Xia, Z., Zhu, Y., 2013. Complex structure of OspI and Ubc13: the molecular basis of Ubc13 deamidation and convergence of bacterial and host E2 recognition. PLoS Pathogensis 9 (4), e1003322.

Goldberg, M. B., Barzu, O., Parsot, C., Sansonetti, P. J., 1993. Unipolar localization and ATPase activity of IcsA, a *Shigella flexneri* protein involved in intracellular movement. Journal of Bacteriology 175 (8), 2189-2196.

Guerrant, R. L., Schorling, J. B., McAuliffe, J. F., de Souza, M. A., 1992. Diarrhea as a cause and an effect of malnutrition: diarrhea prevents catch – up growth and malnutrition increases diarrhea frequency and duration. American Journal of Tropical Medicine and Hygiene 47 (1 Pt 2), 28-35.

Hale, T. L., Keusch, G. T., 1996. *Shigella*. In: Baron, S. (Ed.), Medical Microbiology, fourth ed. University of Texas Medical Branch, Galveston, TX.

Kim, D. W., Lenzen, G., Page, A. L., Legrain, P., Sansonetti, P. J., Parsot, C., 2005. The *Shigella flexneri* effector OspG interferes with innate immune responses by targeting ubiquitin – conjugating enzymes. Proceedings of the Natlional Academy of Sciences of the United States of America 102 (39), 14046-14051.

Kingombe, C. I., Cerqueira-Campos, M. L., Farber, J. M., 2005. Molecular strategies for the detection, identification, and differentiation between entero-invasive *Escherichia coli* and *Shigella* spp. Journal of Food Protection 68 (2), 239-245.

Klontz, K. C., Singh, N., 2015. Treatment of drug-resistant *Shigella* infections. Expert Review of Anti-Infective Therapy 13 (1), 69-80.

Kobayashi, T., Ogawa, M., Sanada, T., Mimuro, H., Kim, M., Ashida, H., Akakura, R., Yoshida, M., Kawalec, M., Reichhart, J. M., Mizushima, T., Sasakawa, C., 2013. The *Shigella* OspC3 effector inhibits caspase – 4, antagonizes inflammatory cell death, and promotes epithelial infection. Cell Host and Microbe 13 (5), 570-583.

Konradt, C., Frigimelica, E., Nothelfer, K., Puhar, A., Salgado-Pabon, W., di Bartolo, V., Scott-Algara, D., Rodrigues, D. D., Sansonetti, P. J., Phalipon, A., 2011. The *Shigella flexneri* type three secretion system effector IpgD inhibits T cell migration by manipulating host phosphoinositide metabolism. Cell Host and Microbe 9 (4), 263-272.

Kotloff, K. L., Nataro, J. P., Blackwelder, W. C., Nasrin, D., Farag, T. H., Panchalingam, S., Wu, Y., Sow, S. O., Sur, D., Breiman, R. F., Faruque, A. S., Zaidi, A. K., Saha, D., Alonso, P. L., Tamboura, B., Sanogo, D., Onwuchekwa, U., Manna, B., Ramamurthy, T., Kanungo, S., Ochieng, J. B., Omore, R., Oundo, J. O., Hossain, A., Das, S. K., Ahmed, S., Qureshi, S., Quadri, F., Adegbola, R. A., Antonio, M., Hossain, M. J., Akinsola, A., Mandomando, I., Nhampossa, T., Acácio, S., Biswas, K., O'Reilly, C. E., Mintz, E. D., Berkeley, L. Y., Muhsen, K., Sommerfelt, H., Robins-Browne, R. M., Levine, M. M., 2013. Burden and aetiology of diarrhoeal disease in infants and young children in developing countries (the Global Enteric Multicenter Study, GEMS): a prospective, case-control study. Lancet 382

（9888），209-222.

Kotloff, K. L., Winickoff, J. P., Ivanoff, B., Clemens, J. D., Swerdlow, D. L., Sansonetti, P. J., Adak, G. K., Levine, M. M., 1999. Global burden of *Shigella* infections: implications for vaccine development and implementation of control strategies. Bulletin of the World Health Organisation 77 (8), 651-666.

Lafont, F., Tran Van Nhieu, G., Hanada, K., Sansonetti, P., van der Goot, F. G., 2002. Initial steps of *Shigella* infection depend on the cholesterol/sphingolipid raft - mediated CD44 - IpaB interaction. EMBO Journal 21 (17), 4449-4457.

Lampel, K. A., 2012. *Shigella* species. In: Lampel, K. A., Al-Khaldi, S., Cahill, S. M. (Eds.), Bad Bug Book: Foodborne Pathogenic Microorganisms and Natural Toxins, second ed. Food and Drug Administration, Washington, DC, pp. 22-25.

Lampel, K. A., 2015. Antimicrobial resistance in *Shigella* species. In: Chen, C., Yan, X., Jackson, C. R. (Eds.), Antimicrobial Resistance and Food Safety: Methods and Techniques. Academic Press, Waltham, MA, pp. 119-135.

Lan, R., Alles, M. C., Donohoe, K., Martinez, M. B., Reeves, P. R., 2004. Molecular evolutionary relationships of enteroinvasive *Escherichia coli* and *Shigella* spp. Infection and Immunity 72 (9), 5080-5088.

Levine, M. M., Kotloff, K. L., Barry, E. M., Pasetti, M. F., Sztein, M. B., 2007. Clinical trials of *Shigella* vaccines: two steps forward and one step back on a long, hard road. Nature Reviews Microbiology 5 (7), 540-553.

Li, H., Xu, H., Zhou, Y., Zhang, J., Long, C., Li, S., Chen, S., Zhou, J. M., Shao, F., 2007. The phosphothreonine lyase activity of a bacterial type III effector family. Science 315 (5814), 1000-1003.

Livio, S., Strockbine, N. A., Panchalingam, S., Tennant, S. M., Barry, E. M., Marohn, M., Antonio, M., Hossain, A., Mandomando, I., Ochieng, J. B., Oundo, J. O., Qureshi, S., Ramamurthy, T., Tamboura, B., Adegbola, R. A., Hossain, M. J., Saha, D., Sen, S., Faruque, A. S., Alonso, P. L., Breiman, R. F., Zaidi, A. K., Sur, D., Sow, S. O., Berkeley, L. Y., O'Reilly, C. E., Mintz, E. D., Biswas, K., Cohen, D., Farag, T. H., Nasrin, D., Wu, Y., Blackwelder, W. C., Kotloff, K. L., Nataro, J. P., Levine, M. M., 2014. *Shigella* isolates from the global enteric multicenter study inform vaccine development. Clinical Infectious Disease 59 (7), 933-941.

Lowell, G. H., MacDermott, R. P., Summers, P. L., Reeder, A. A., Bertovich, M. J., Formal, S. B., 1980. Antibody-dependent cell-mediated antibacterial activity: K lymphocytes, monocytes, and granulocytes are effective against *Shigella*. Journal of Immunology 125 (6), 2778-2784.

Martinez-Becerra, F. J., Chen, X., Dickenson, N. E., Choudhari, S. P., Harrison, K., Clements, J. D., Picking, W. D., Van De Verg, L. L., Walker, R. I., Picking, W. L., 2013a. Characterization of a novel fusion protein from IpaB and IpaD of *Shigella* spp. and its potential as a pan-*Shigella* vaccine. Infection and Immunity 81 (12), 4470-4477.

Martinez-Becerra, F. J., Scobey, M., Harrison, K., Choudhari, S. P., Quick, A. M., Joshi, S. B., Middaugh, C. R., Picking, W. L., 2013b. Parenteral immunization with IpaB/IpaD protects mice against lethal pulmonary infection by *Shigella*. Vaccine 31 (24), 2667-2672.

Mathan, M. M., Mathan, V. I., 1991. Morphology of rectal mucosa of patients with shigellosis. Reviews of Infectious Diseases 13 (Suppl. 4), S314-S318.

Maurelli, A. T., Baudry, B., d'Hauteville, H., Hale, T. L., Sansonetti, P. J., 1985. Cloning of plasmid DNA sequences involved in invasion of HeLa cells by *Shigella flexneri*. Infection and Immunity 49 (1), 164-171.

Maurelli, A. T., Fernandez, R. E., Bloch, C. A., Rode, C. K., Fasano, A., 1998. "Black holes" and bacterial pathogenicity: a large genomic deletion that enhances the virulence of *Shigella* spp. and enteroinvasive *Escherichia coli*. Proceedings of the National Academy of Sciences of the United States of America 95 (7), 3943-3948.

McDonnell, J., Dallman, T., Atkin, S., Turbitt, D. A., Connor, T. R., Grant, K. A., Thomson, N. R., Jenkins, C., 2013. Retrospective analysis of whole genome sequencing compared to prospective typing data in further informing the epidemiological investigation of an outbreak of *Shigella sonnei* in the UK. Epidemiology and Infection 141 (12), 2568-2575.

Moreno, A. C., Ferreira, L. G., Martinez, M. B., 2009. Enteroinvasive *Escherichia coli* vs. *Shigella flexneri*: how different patterns of gene expression affect virulence. FEMS Microbiology Letters 301 (2), 156-163.

Mounier, J., Vasselon, T., Hellio, R., Lesourd, M., Sansonetti, P. J., 1992. *Shigella flexneri* enters human colonic Caco-2 epithelial cells through the basolateral pole. Infection and Immunity 60 (1), 237-248.

Nathoo, K. J., Porteous, J. E., Siziya, S., Wellington, M., Mason, E., 1998. Predictors of mortality in children hospitalized with dysentery in Harare, Zimbabwe. Central African Journal of Medicine 44 (11), 272-276.

Newton, H. J., Pearson, J. S., Badea, L., Kelly, M., Lucas, M., Holloway, G., Wagstaff, K. M.,

Dunstone, M. S., Sloan, J., Whisstock, J. C., Kaper, J. B., Robins-Browne, R. M., Jans, D. A., Frankel, G., Phillips, A. D., Coulson, B. S., Hartland, E. L., 2010. The type III effectors NleE and NleB from enteropathogenic *E. coli* and OspZ from *Shigella* block nuclear translocation of NF-kappaB p65. PLoS Pathogenesis 6 (5), e1000898.

Nhieu, G. T., Enninga, J., Sansonetti, P., Grompone, G., 2005. Tyrosine kinase signaling and type III effectors orchestrating *Shigella* invasion. Current Opinion in Microbiology 8 (1), 16-20.

Nothelfer, K., Arena, E. T., Pinaud, L., Neunlist, M., Mozeleski, B., Belotserkovsky, I., Parson, C., Dinadayala, P., Burger-Kentischer, A., Raqib, R., Sansonetti, P. J., Phalipon, A., 2014. B lymphocytes undergo TLR2-dependent apoptosis upon *Shigella* infection. Journal of Experimental Medicine 211 (6), 1215-1229.

Page, A. L., Ohayon, H., Sansonetti, P. J., Parsot, C., 1999. The secreted IpaB and IpaC invasins and their cytoplasmic chaperone IpgC are required for intercellular dissemination of *Shigella flexneri*. Cellular Microbiology 1 (2), 183-193.

Passwell, J. H., Ashkenzi, S., Banet-Levi, Y., Ramon-Saraf, R., Farzam, N., Lerner-Geva, L., Even-Nir, H., Yerushalmi, B., Chu, C., Shiloach, J., Robbins, J. B., Schneerson, R., Israeli *Shigella* Study Group, 2010. Age-related efficacy of *Shigella* O-specific polysaccharide conjugates in 1-4-year-old Israeli children. Vaccine 28 (10), 2231-2235.

Perdomo, J. J., Gounon, P., Sansonetti, P. J., 1994. Polymorphonuclear leukocyte transmigration promotes invasion of colonic epithelial monolayer by *Shigella flexneri*. Journal of Clinical Investigation 93 (2), 633-643.

Phalipon, A., Sansonetti, P. J., 2007. *Shigella's* ways of manipulating the host intestinal innate and adaptive immune system: a tool box for survival? Immunology and Cell Biology 85 (2), 119−129.

Pupo, G. M., Karaolis, D. K., Lan, R., Reeves, P. R., 1997. Evolutionary relationships among pathogenic and nonpathogenic *Escherichia coli* strains inferred from multilocus enzyme electrophoresis and *mdh* sequence studies. Infection and Immunity 65 (7), 2685−2692.

Pupo, G. M., Lan, R., Reeves, P. R., 2000. Multiple independent origins of *Shigella* clones of *Escherichia coli* and convergent evolution of many of their characteristics. Proceedings of the National Academy of Sciences of the United States of America 97 (19), 10567−10572.

Purdy, G. E., Fisher, C. R., Payne, S. M., 2007. IcsA surface presentation in *Shigella flexneri* requires the periplasmic chaperones DegP, Skp, and SurA. Journal of Bacteriology 189 (15), 5566−5573.

Radhika, M., Saugata, M., Murali, H. S., Batra, H. V., 2014. A novel multiplex PCR for the simultaneous detection of *Salmonella enterica* and *Shigella* species. Brazilian Journal of Microbiology 45 (2), 667−676.

Sasakawa, C., Kamata, K., Sakai, T., Makino, S., Yamada, M., Okada, N., Yoshikawa, M., 1988. Virulence−associated genetic regions comprising 31 kilobases of the 230−kilobase plasmid in *Shigella flexneri* 2a. Journal of Bacteriology 170 (6), 2480−2484.

Scallan, E., Hoekstra, R. M., Angulo, F. J., Tauxe, R. V., Widdowson, M. A., Roy, S. L., Jones, J. L., Griffin, P. M., 2011. Foodborne illness acquired in the United States−major pathogens. Emerging Infectious Diseases 17 (1), 7−15.

Schroeder, G. N., Hilbi, H., 2008. Molecular pathogenesis of *Shigella* spp.: controlling host cell signaling, invasion, and death by type III secretion. Clinical Microbiology Reviews 21 (1), 134−156.

Scribano, D., Petrucca, A., Pompili, M., Ambrosi, C., Bruni, E., Zagaglia, C., Prosseda, G., Nencioni, L., Casalino, M., Polticelli, F., Nicoletti, M., 2014. Polar localization of PhoN2, a periplasmic virulence−associated factor of *Shigella flexneri*, is required for proper IcsA exposition at the old bacterial pole. PLoS One 9 (2), e90230.

Silva, R. M., Toledo, M. R., Trabulsi, L. R., 1980. Biochemical and cultural characteristics of invasive *Escherichia coli*. Journal of Clinical Microbiology 11 (5), 441−444.

Smith, J. L., 1987. *Shigella* as a food borne pathogen. Journal of Food Protection 50 (9), 788−801.

Steinhauer, J., Agha, R., Pham, T., Varga, A. W., Goldberg, M. B., 1999. The unipolar *Shigella* surface protein IcsA is targeted directly to the bacterial old pole: IcsP cleavage of IcsA occurs over the entire bacterial surface. Molecular Microbiology 32 (2), 367−377.

Suzuki, S., Mimuro, H., Kim, M., Ogawa, M., Ashida, H., Toyotome, T., Franchi, L., Suzuki, M., Sanada, T., Suzuki, T., Tsutsui, H., Núñez, G., Sasakawa, C., 2014. *Shigella* IpaH7. 8 E3 ubiquitin ligase targets glomulin and activates inflammasomes to demolish macrophages. Proceedings of the National Academy of Sciences of the United States of America 111 (40), E4254−E4263.

Suzuki, T., Mimuro, H., Suetsugu, S., Miki, H., Takenawa, T., Sasakawa, C., 2002. Neural Wiskott−Aldrich syndrome protein (N−WASP) is the specific ligand for *Shigella* VirG among the WASP family and determines the host cell type allowing actin−based spreading. Cellular Microbiology 4 (4), 223-233.

Venkatesan, M. M., Van de Verg, L. L., 2015. Combination vaccines against diarrheal diseases. Human Vaccines and Immunotherapeutics 11 (6), 1434-1448.

Warren, B. R., Parish, M. E., Schneider, K. R., 2005. Comparison of chromogenic *Shigella* spp. plating medium with standard media for the recovery of *Shigella boydii* and *Shigella sonnei* from tomato surfaces. Journal of Food Protection 68 (3), 621-624.

Wong, M. R., Reddy, V., Hanson, H., Johnson, K. M., Tsoi, B., Cokes, C., Gallagher, L., Lee, L., Plentsova, A., Dang, T., Krueger, A., Joyce, K., Balter, S., 2010. Antimicrobial resistance trends of *Shigella* serotypes in New York City, 2006-2009. Microbial Drug Resistance 16 (2), 155-161.

World Health Organization, 2005. Guidelines for the Control of Shigellosis, Including Epidemics Due to *Shigella dysenteriae* Type 1. Retrieved March 2, 2015, from: http://whqlibdoc. who. int/publications/2005/9241592330. pdf.

Zhang, G., Lampel, K. A., 2010. Comparison of chromogenic Biolog Rainbow agar *Shigella/Aeromonas* with xylose lysine desoxycholate agar for isolation and detection of *Shigella* spp. from foods. Journal of Food Protection 73 (8), 1458-1465.

Zychlinsky, A., Perdomo, J. J., Sansonetti, P. J., 1994. Molecular and cellular mechanisms of tissue invasion by *Shigella flexneri*. Annals of the New York Academy of Science 730, 197-208.

Zychlinsky, A., Prevost, M. C., Sansonetti, P. J., 1992. *Shigella flexneri* induces apoptosis in infected macrophages. Nature 358 (6382), 167-169.

7

致病性大肠杆菌

J. L. Smith，P. M. Fratamico

美国农业部农业研究服务局，温德穆尔，宾夕法尼亚州，美国

7.1 引言

大肠杆菌是革兰阴性、兼性厌氧、化能有机营养、无芽孢的杆状细菌，是肠杆菌科的一员。大肠杆菌是一种共生生物，是人类和动物肠道正常菌群的一部分。大肠杆菌菌株根据细胞外壳上脂多糖中的 O 抗原、鞭毛 H 抗原和荚膜 K 抗原进行分类。由于很少有实验室能够鉴定出 K 型抗原，因此使用 O 抗原和 H 抗原特异性抗体进行血清分型已成为鉴定大肠杆菌的"金标准"。已鉴定出超过 185 个 O-基团，并有 53 个不同的 H-基团。O 抗原和 H 抗原的组合定义了大肠杆菌的血清型。大肠杆菌的大多数血清型都是无害的，但是某些血清型获得了不同的毒力基因，因此会引起各种类型的疾病。某些致病性大肠杆菌会引起腹泻和其他肠道疾病，而其他一些则在非肠道部位引起疾病。表 7.1 列出了大肠杆菌的致病型。本章以下各节详细讨论了它们的特征、毒力机制、诱发的疾病以及如何获得感染。

表 7.1　大肠杆菌的致病类型和相关疾病

大肠杆菌致病类型	疾病
肠道致病性大肠杆菌	
1. 肠侵袭性大肠杆菌（EIEC）	急性痢疾性腹泻
2. 弥漫性黏附性大肠杆菌（DAEC）	儿童水样腹泻
3. 肠致病性大肠杆菌（EPEC）	急性和/或持续性腹泻
4. 肠聚集性大肠杆菌（EAEC）	持续性水样腹泻
5. 产肠毒素大肠杆菌（ETEC）	急性水样腹泻
6. 产志贺毒素大肠杆菌（STEC）	腹泻、出血性结肠炎、溶血尿毒症综合征
A. O157∶H7 STEC	

续表

大肠杆菌致病类型	疾病
B. 非 O157 STEC	
C. 产志贺毒素的肠聚集性大肠杆菌（STEAEC）	
7. 黏附性侵袭性大肠杆菌（AIEC）	腹泻，炎症性肠病
非肠道致病性大肠杆菌	
8. 肠外致病性大肠杆菌（ExPEC）	肠外疾病
A. 尿路致病性大肠杆菌（UPEC）	尿路感染
B. 新生儿脑膜炎大肠杆菌（NMEC）	新生儿革兰阴性相关脑膜炎
C. 败血症相关的大肠杆菌（SEPEC）	败血症
D. 禽致病性大肠杆菌（APEC）	鸡大肠杆菌病

7.2 肠致病性大肠杆菌

7.2.1 致病性

肠致病性大肠杆菌（EPEC）感染是发展中国家婴幼儿腹泻、呕吐和低烧的主要原因。腹泻可能持续存在并可能致命。EPEC 和产志贺毒素大肠杆菌（STEC）都具有 LEE（肠上皮细胞出现部位）毒力岛，但 EPEC 却不产志贺毒素（Stx）。EPEC 和 STEC 的特征是与微绒毛相关的肠黏膜病变的发生及消失（A/E），以及宿主细胞和细菌的密切黏附。与 STEC 类似，EPEC 中 A/E 损伤的形成依赖于 LEE 岛基因编码的Ⅲ型分泌系统 T3SS，并使细菌紧密黏附到宿主细胞上。破坏宿主细胞并引起胃肠道症状的效应蛋白，由 LEE 毒力岛中的基因编码（有关 LEE 基因的更详尽讨论请关注 STEC 部分）。非 LEE 编码的基因编码的效应蛋白可抑制吞噬作用、激活天然免疫反应，并在定植和致病反应中起作用。EPEC 引发腹泻反应的机制尚不清楚。

EPEC 与肠细胞的最初黏附涉及携带 *bfp* 操纵子的大肠杆菌黏附因子质粒（pEAF），该操纵子编码束装菌毛。EPEC 的束装菌毛，使 EPEC 可以形成黏附性微菌落，该菌落与宿主细胞表面的受体结合。同时具有 *eae*（位于 LEE 上）和 *bfpA* 基因的菌株称为典型 EPEC；那些具有 *eae* 但缺乏 *bfpA* 的菌株称为非典型 EPEC。

7.2.2 流行病学

EPEC 感染通过粪-口途径发生，主要发生在 2 岁以下的儿童中。典型的 EPEC 菌株是发展中国家婴儿腹泻的主要原因，但在发达国家很少。非典型的 EPEC 菌株可引起不太严重的疾病。该病表现为严重的水样大便，黏液很多，但很少带血。补液是腹泻引起脱水的治疗方法。典型 EPEC 的储存宿主是人，而非典型 EPEC 的储存宿主既可以是动物也可以是人。但是，动物中存在的血清型通常不是引起人类疾病的血清型。被受感染的食品加工者污染的食品（如生肉或蔬菜等）与 EPEC 腹泻有关。

EPEC 感染通常是零星发生的，并且通常并不明确其特定的食物媒介。但是，暴露于受感染人群粪便的任何食物或水都可能引起腹泻。

7.2.3 EPEC 的检测

检测和鉴定 EPEC 的首选方法是基于聚合酶链反应（PCR）对 *eae*（编码紧密素——一种诱导 A/E 损伤的外膜黏附蛋白）和 *bfp*（编码束装菌毛）基因的筛查。EPEC 不含有编码志贺毒素的基因。正确地区分典型 EPEC 和非典型 EPEC 的新遗传靶标还需要其他基因组序列数据来识别。此外，EPEC 是否是引起急性腹泻的菌株也还需要新的基因靶标来鉴别。

7.3 肠聚集性大肠杆菌

7.3.1 致病性

肠聚集性大肠杆菌（EAEC）包括多种不同的腹泻性大肠杆菌菌株，它们彼此之间以及对 HEp-2 细胞表现出不同的黏附模式。EAEC 的特征表型是聚集黏附，这涉及细胞砖块堆积模式的形成。砖块堆积模式由在 pAA 质粒上发现的基因介导，包括用于产生聚集黏附性菌毛（AAF）的基因，该基因介导 EAEC 与肠黏膜的黏附。pAA 还编码 AggR，它是 AAF 生物发生的转录调节因子。但是，AAF 并非总是存在，因此其他黏附素可能也参与了 EAEC 的定植。含有 *aggR* 基因的 EAEC 菌株称为典型 EAEC，而缺失 *aggR* 的菌株称为非典型菌株。非典型菌株和典型菌株均引起腹泻。EAEC 腹泻的组织学特征包括肠黏膜上很厚的黏液生物

膜和回肠黏膜上的坏死性病变。EAEC 致病机理分为三个阶段：细菌最初黏附于肠黏膜和黏液层，黏液产生增加导致黏膜表面细菌生物膜增厚，以及产生破坏黏膜并诱导肠分泌的毒素。

7.3.2 毒力因子

EAEC 毒力的主要特征是定植于肠道黏膜，并形成黏液生物膜，以及肠毒素的释放和黏膜炎症。质粒 pAA 是一种编码黏附所需的 AAF 的菌毛的毒力质粒。黏附后，会分泌 PET 和 EAST1 毒素。位于 pAA 上的 *pet* 基因编码热不稳定蛋白肠毒素 PET，该蛋白属于丝氨酸蛋白酶自转运蛋白家族。PET 破坏肌动蛋白细胞骨架并诱导上皮细胞变圆。EAST1 肠毒素是一种质粒介导的毒素，在体外具有类似于产肠毒素的大肠杆菌（ETEC）的热稳定毒素的作用。一些 EAEC 菌株会产生志贺毒素 ShET1。但是，目前尚不清楚在 EAEC 菌株中发现的肠毒素是否在诱导腹泻中起作用。

7.3.3 流行病学

EAEC 菌株会引起水样腹泻，并伴有黏液或血液，腹泻可能持续很长时间。工业化国家和第三世界国家的儿童和免疫功能低下的人，都容易患 EAEC 腹泻，此外，EAEC 菌株是旅行者腹泻的重要原因。腹泻会导致脱水，可以通过口服补水来治疗。摄入诸如墨西哥的沙拉酱，意大利未经巴氏杀菌的干酪以及日本的学校午餐等食物，曾经导致 EAEC 腹泻的暴发。受感染的食品加工人员很可能是病原体的来

源，但是并不清楚 EAEC 的储存宿主。

7.3.4　EAEC 的检测

通过在培养的 HEp-2 细胞中以砖块堆积模式聚集黏附来鉴定 EAEC 菌株。通过多重 PCR 扩增位于质粒（pAA）上的基因 aatA（编码 AatA——一种大肠杆菌外排泵 TolC 同源物）或位于染色体上的 aaiC（编码分泌的蛋白 AaiC；AaiC 分泌受 AggR 调节）位点检测 EAEC。然而，这些基因中任何一个扩增并不总是能够将引起腹泻的 EAEC 与非引起腹泻的菌株区分。由于该致病类型中菌株的异质性，EAEC 的检测将仍然具有挑战性。

7.4　产肠毒素大肠杆菌

7.4.1　疾病

ETEC 感染可引起轻微的自限性或严重的霍乱样水样腹泻。发展中国家或卫生条件差和水源不干净地区的儿童容易受到 ETEC 感染，这与明显的发病率和死亡率有关。此外，这种微生物是导致前往发展中国家旅行者腹泻的主要原因。ETEC 产生的毒素会引起缺乏血液、黏液和白细胞的非炎性水样腹泻。如果腹泻时间延长，则必须进行补液治疗。人类是 ETEC 的储存宿主，摄入被感染者污染的食物或水通常可能是引起疾病的原因。与感染有关的食物包括布里干酪、咖喱火鸡、蛋黄酱、蟹肉、熟食、沙拉和新鲜草本。ETEC 的感染剂量很高，范围为 $10^6 \sim 10^8$ 个细菌。通常，不建议感染儿童使用肠蠕动抑制剂或抗生素进行治疗。

生活在孟加拉国的 ETEC 感染儿童，与没有 ETEC 腹泻的儿童相比，表现为营养不良，生长发育迟缓。牛、羊和猪在内的新生和幼小动物（不包括成年动物）易患 ETEC 腹泻，给畜牧业造成经济损失。

7.4.2　致病性

ETEC 利用黏附素和定植因子定植在小肠的上皮表面，并且由质粒携带的肠毒素作用而引起腹泻。定植因子可以是非纤维的、纤维的、螺旋的或原纤维的。在最初黏附于宿主细胞时，ETEC 依靠定植因子和鞭毛来锚定，并由 Tia 和 TibA 外膜蛋白促进紧密黏附。ETEC 具有两种质粒编码的诱导腹泻的肠毒素：不耐热肠毒素（LT-1，LT-2）和热稳定肠毒素（STa，STb）。LT-1（称为 LT）和 STa（称为 ST）与人类疾病相关。

LT 是一种与霍乱毒素密切相关的 AB5 毒素。B 亚基与 GM_1 神经节苷脂结合并将 A 亚基递送至宿主细胞，其中 A1 部分与细胞内鸟嘌呤核苷酸蛋白（Gsα）相互作用。抑制 Gsα GTP 酶活性可诱导腺苷酸环化酶活性的持续激活，从而导致细胞内环状 AMP（cAMP）含量增加。cAMP 激活囊性纤维跨膜调节因子（Cystic Fibrosis Transmembrane Regulator，CFTR）氯化物通道，并导致电解质和液体流失进入肠腔。ST 是一种小的单肽毒素，可与宿主细胞鸟苷酸环化酶 C 结合，导致细胞内环状 GMP（cGMP）水平升高。CFTR 的 cGMP 依赖性蛋白激酶 Ⅱ 磷酸化增加了氯化物的分泌，同时抑制了 NaCl 的吸收，并由于渗透性腹泻导致水的流失。ETEC 菌株可能产生 LT 或 ST 或两者都有。编码 EAST1 的 *ast* 基因，存在于包括 ETEC 在内的许多肠道病原体中。EAST1 是肠聚集性细菌的热稳定毒素，在结构上与 ST1 相似，并诱导 cGMP 升高。但是，其在 ETEC 引起的腹泻中的重要性尚不清楚。

较之 O 型血，表达 ST 的 ETEC 菌株感染 A 型或 AB 型血儿童的可能性更高。此外，Lewis 抗原 Le（a⁺b⁻）的儿童比 Le（a⁻b⁺）的儿童更容易感染 ETEC。

7.4.3　ETEC 的检测

由于 ETEC 菌株是通过 LT 和/或 ST 的存在来定义的，因此这些毒素构成了检测的基础。免疫酶联免疫吸附试验用于检测 LT 或 ST 毒素，PCR 方法用于靶向编码毒素的基因（*lt* 和 *st*）。

7.5　产志贺毒素大肠杆菌和产志贺毒素的肠聚集性大肠杆菌

7.5.1　疾病

当 STEC 与严重疾病和溶血性尿毒症综合征（HUS）相关时，也称为肠出血性大肠杆菌（EHEC）。STEC O157：H7 血清型和某些非 O157 STEC 血清型是导致腹泻、出血性结肠炎（HC）和 HUS 的主要食源性病原体，病情严重时可导致死亡。水样腹泻和腹部绞痛是 STEC 感染的早期症状。大约 90% 的 STEC 感染会导致 HC；HC 病例中有 5%～15% 会发展为 HUS，HUS 病例中有 5%～15% 导致死亡。患有 HUS 的患者可能会遭受影响肾脏系统、

胃肠道、心血管系统或中枢神经系统（CNS）的长期后遗症。大多数 HUS 患者康复后不会产生重大后遗症。但是，少数需要长期透析或进行肾脏移植的患者会发生肾衰竭。血栓性血小板减少性紫癜（TTP）是一种导致小血管内形成血块的疾病，与 HUS 具有某些共同特征。但是，一些数据表明，志贺毒素诱导的 HUS 和 TTP 可以清楚地区分，而 TTP 并不是腹泻诱导的 HUS 的特征。血浆置换疗法有时用于治疗 HUS，可以从循环系统中去除有毒物质。

STEC O157：H7 的感染剂量在 10～100 个细胞。但是，某些非 O157 STEC 的剂量可能会更高一些，并且可能与其酸敏感性水平有关。最容易因 HUS 引起的并发症（和死亡）的个体是非常年幼和年老的患者。用抗生素治疗可能会刺激携带志贺毒素基因的噬菌体的裂解周期，导致释放更高水平的志贺毒素并使 HUS 风险增加，因此，不建议将抗生素疗法用于 STEC 感染。推荐的治疗方法包括腹泻补液，严重血便时输血和针对 HUS 的透析。

7.5.2　STEC 的致病性

位于 LEE 上的 *eae*（大肠杆菌 A/E）基因编码在细菌外膜上发现的紧密素。Tir（跨膜紧密素受体）也由 *eae* 编码，由 T3SS 转运至宿主细胞膜。Tir 可以使细菌紧密素蛋白附着在宿主细胞膜上，这种紧密黏附的特征是局部丧失了微绒毛（剥落）的 A/E 肠损伤，并且在黏附的细菌细胞下方和周围积累了聚合的肌动蛋白基架。细菌在感染过程中保持在细胞外。A/E 损伤是 STEC O157 和非 O157 STEC 肠道病变的突出特征。

在 LEE 上编码的 T3SS 形成了一个孔复合物，该孔复合物从内部细菌膜延伸到宿主细胞膜。黏附后，T3SS 有助于细菌效应蛋白直接注射到真核宿主细胞中。效应蛋白破坏真核细胞，并允许 STEC 改变宿主环境，最终诱导细菌感染和疾病症状。STEC O157∶H7 携带 LEE 和 T3SS。但是，在非 O157 STEC 中，同时存在 LEE 阳性和 LEE 阴性的血清群。例如，STEC 血清群 O26、O45、O103、O111、O121 和 O145 通常是 LEE 阳性和 T3SS 依赖的，而血清群 O1、O2、O5、O8、O48、O73、O76、O87、O91、O104、O113、O118、O123、O128、O139 和 O174 通常是 LEE 阴性和 T3SS 独立的。但是，仅对数百种非 O157 血清型中的几种进行了明确 LEE 和 T3SS 状态的检测。LEE 阴性的非 O157 STEC 也可能引起严重的腹泻、HC 甚至 HUS。然而，尚未充分研究 LEE 阴性 STEC 的黏附和毒力机制。

7.5.3 志贺毒素

O157 和非 O157 STEC 中最关键的毒力因子是噬菌体编码的细胞毒素，类似于痢疾志贺菌产生的志贺毒素（第 6 章）。STEC 产生两种密切相关的志贺毒素：Stx1 和 Stx2；Stx2 与 Stx1 具有大约 60% 的序列同源性。痢疾志贺菌的志贺毒素和大肠杆菌的 Stx1 之间只有一个氨基酸差异，两种毒素均具有 AB5 结构。*stx1* 有许多遗传变异，包括 *stx1a*、*stx1c* 和 *stx1d*，而 *stx2* 有 7 种变异，从 *stx2a* 到 *stx2g*。Stx1 的 LD_{50}（小鼠）>1000ng，而 Stx2a 的 LD_{50} 为 6.5 ng。因此，携带 *stx2a* 的菌株与更严重的疾病有关。缺乏 *eae* 的产 Stx 的菌株可能导致疾病，而同时携带 *eae* 和 *stx* 能够导致包括 HUS 在内的严重疾病。摄入时，STEC 黏附在肠黏膜上并分泌 Stx，Stx 进入血液。白细胞将毒素运输到肾微血管内皮细胞表面，在此处，全毒素的 $β$-五聚体与神经节苷脂球形三酰神经酰胺（Gb_3）结合，然后进行全毒素的内吞作用。内化毒素的 A 部分的亚基是 *N*-糖苷酶，可导致蛋白质合成的抑制和肾内皮细胞的凋亡。内皮细胞的损伤又导致血小板和白细胞的活化，导致肾毛细血管中纤维蛋白血栓的形成。毛细血管腔狭窄导致肾小球供血减少，肾功能下降，引发 HUS。HUS 的特征是溶血性贫血（红细胞破坏）、急性肾衰竭（尿毒症）和血小板计数低（血小板减少）。

结肠中膳食纤维的发酵会导致包括丁酸酯在内的短链脂肪酸的形成。丁酸的产生增加了 Gb_3 的表达。Stx 与 Gb_3 的结合是 STEC 诱发疾病的重要组成部分。饲喂高纤维饮食的小鼠与饲喂低纤维饮食的小鼠相比，表现出更高的大肠杆菌 O157∶H7 86-24 的肠道定植，导致死亡率增加 25%。高纤维饮食的小鼠中 Stx 与结肠细胞和肾组织的结合大于低纤维饮食的小鼠。饲喂高纤维饮食的小鼠中共生的大肠杆菌较少；共生大肠杆菌水平的下降可能会促进 STEC 的定植。高纤维饮食致使 Stx 结合力增加，可能导致由 O157 和非 O157 STEC 引起的严重疾病的发生率更高。

7.5.4 STEC 的传播、储库和来源

STEC 通过粪-口途径传播。STEC 最重要的储库是牛的肠道，因此，与牛、牛生活环境和牛源食品接触是人类感染 STEC 主要的危险

因素。所有反刍动物都有可能充当 STEC 的储存库。非反刍动物，包括猫、狗、猪、马、兔子和鸡，也可以携带 STEC。受感染的个体可以在人与人之间传播 STEC，也可能由于交叉污染或与受感染食物制备者相接触而导致 STEC 污染食物。在美国，与受污染的碎牛肉相关的大规模疫情暴发，1994 年将 STEC O157：H7 宣布为牛肉中的掺杂剂。最近，STEC 血清群 O26、O45、O103、O111、O121 和 O145（称为非 O157 STEC 的前六名）被宣布为肉制品中的掺杂剂，因为这些血清群会导致大多数非 O157 STEC 疾病病例，包括腹泻、HC 和 HUS。目前，估计非 O157 STEC 引起的疾病数量要多于 STEC O157：H7。

STEC 感染与肉、蔬菜、乳制品、水果、果汁和坚果等大量食品有关。有趣的是，STEC O157：H7 常见于食源性暴发，而非 O157 STEC 更常与散发病例有关。但是，非 O157 STEC 确实也会引起食源性暴发。表 7.2 列出了美国、欧洲、日本和澳大利亚由各种血清型或非 O157 STEC 血清型引起的食源性暴发的报告（1993—2014 年）。许多报告仅列出了 HUS 病例数，因此尚不清楚有多少患者出现腹泻或 HC。在 54 次暴发的 19 次暴发中，传播媒介并不清楚。O26 血清型参与了 54 例暴发中的 17 例（占 31.5%），O111 血清型涉及 54 例暴发中的 12 例（占 22.2%）；因此，非 O157 STEC 血清群 O26 和 O111 暴发占疫情的 53.7%。

表 7.2 不同国家报道的非 O157 STEC 暴发[a]

STEC 菌株	时间，地点	病例数	载体
O26	2014，意大利	?（9 HUS）	?[b]
O121	2014，美国，6 个州	19	生三叶草芽
O111	2014，日本	86（34 HUS，21 脑病，5 死亡）	生肉
O104：H4（$stx2^+$，$aggR^+$）	2013，德国	23（4 HUS）	感染的食品加工者
O121	2013，美国，19 个州	35（2 HUS）	冷冻食品
O111	2012，美国，纽约州	26	未经巴氏杀菌的苹果酒
O45	2012，美国，纽约州	52	患病食品加工者
O111：H21（$stx2c^+$，$aggR^+$）	2012，北爱尔兰	3（1 HUS）	?
O103：H2 and stx^- O145：NM	2012，美国，明尼苏达州	29	鹿肉
O104：H4（$stx2a^+$，$aggR^+$）	2012，法国	8（2 HUS）	土耳其旅客；认为与吃豆芽无关
O145	2012，美国，九个州	18（1 死亡）	?
O26	2012，美国，11 个州	29	未加工的三叶草新芽
O26	2012，挪威	19	农场动物接触

续表

STEC 菌株	时间，地点	病例数	载体
O111	2012，美国，科罗拉多州	8	?
O26：H11	2012，美国，科罗拉多州	45	人传人
O104：H4（$stx2^+$，$aggR^+$）	2011 年，欧洲，希腊	>4000（>900 HUS）	豆芽
O145：H28	2011，挪威	16	?
O111：NM	2010，美国，俄克拉何马州	341（25 HUS）	餐厅相关食品
O145	2010，美国，5 个州	31（3 HUS）	切碎的长叶莴苣
O26	2010，美国，缅因，纽约州	3	碎牛肉
O123：H-	2010，法国	2（1 HUS）	未煮熟的碎牛肉
O26：H11	2009，丹麦	20	发酵牛肉香肠
O103：H25	2008，挪威	17（10 HUS）	羊肉腊肠
O145：H28 和 O26：H11	2008，比利时	12（5 HUS）	冰淇淋
O26：H11	2008，日本	33	人传人
O103：H2	2007，日本	12	可能的人传人
O26	2007，日本	16	?
O26：H11	2007，法国	（16 HUS）	用生奶制成的卡门培尔干酪
O148：H8	2006，法国	10（2 HUS）	煮熟的羊肉
O45：NM	2006，美国，纽约州	52	生病的工人
O26：H11	2005，爱尔兰	13（1 HUS）	?
O21：H19	2005，日本	63	与动物接触
O111：NM	2005，日本	73	?
O26：H11	2005，日本	6	?
O146：H19	2005，日本	2	?
O169：H19	2005，日本	6	?
O103：H2	2005，日本	5	?
O26：H-	2003，奥地利	（2 HUS）	未经巴氏消毒的牛乳
O26：H11	2003，德国	（3 HUS）	?
O26：H11	2002，德国	11	牛肉（可能）
O121；一个分离菌株是 O121：H19	2001，美国，康涅狄格州	11（3 HUS）	游泳，摄食湖水
O26：H11	2001，爱尔兰	4	?
O111：H8	2000，美国，得克萨斯州	58（2 HUS）	沙拉，冰

续表

STEC 菌株	时间，地点	病例数	载体
O26：H11	2000，日本	32	混合蔬菜
O113：H21	1999，澳大利亚	（3 HUS）	?
O26	1999，爱尔兰	10	?
O118：H2	1999，日本	126	沙拉（可能）
O111：H2（$Stx2^+$ EAgg）	1997，法国	（10 HUS）	人传人
O111：H$^-$	1996，澳大利亚	（21 HUS）	生熏软质猪肉香肠
O111：NM	1996，美国，俄亥俄州	5（1 HUS）	?
O104：H21	1995，美国，蒙大拿州	18	巴氏杀菌牛乳
O111：NM	1995，澳大利亚	53（23 HUS）	发酵香肠
O111：NM	1994，意大利	（9 HUS）	?
O103：H2	1993，法国	（6 HUS）	?

注：[a]有关其他非 O157 STEC 暴发的信息，请参见 http：//www.outbreakdatabase.com/search/? organism＝Non－O157＋STEC。

[b]食品介质未知。

7.5.5　STEC 的发生

美国疾病预防控制中心的 FoodNet 项目报告显示，在 2000—2010 年，共有 7694 例 STEC 感染。STEC O157 引起 5688 例感染（74.0%），而非 O157 STEC 引起 2006 例感染（26.1%）。STEC 血清群 O26、O45、O103、O111、O121 和 O145（美国主要的非 O157 STEC）感染占 7694 例 STEC 感染中的 1416 例（18.4%）。O26 血清型占 STEC 病例的 5.8%，其次是 O103（5.0%）和 O111（4.2%）。在美国，非 O157 血清群导致 STEC 感染约占总数的 60%。欧盟 2011 年有 9 个 STEC 血清群导致 4022 例感染。在欧盟，STEC O157：H7/H－和产志贺毒素的肠聚集性大肠杆菌 O104 血清型分别占 STEC 感染病例的 54% 和 26%。O26 血清型占病例的 7%，其中 O103、O91、O145、O128、O111 和 O146 血清型引起的病例较少。在 2001—2009 年，从澳大利亚获得的 504 个 STEC 分离株中，以下血清群最常见：O157（58%）、O111（13.7%）、O26（11.1%）、O113（3.6%）、O55（1.3%）和 O86（1.0%）。来自美国、欧盟和澳大利亚有关的 STEC 分离株的信息表明，STEC O157 是最常见的病因。在动物屠宰、蔬菜和水果的生长和收获、产品处理、运输和食品准备过程中，严格的卫生措施是控制和预防 STEC 诱发疾病的最重要的措施。

7.5.6　STEC 的耐酸性

STEC 具有可使细菌抵抗通过酸性胃和中度酸性肠道时所遇到的酸性条件的机制。有三种主要的抗酸（AR）机制可保护细菌免受 pH 2.0~2.5 的暴露：AR-1 氧化系统、AR-2 谷氨酸脱羧酶系统和 AR-3 精氨酸脱羧酶系统。最有效的 AR 系统是 AR-2 谷氨酸脱羧酶系统。两种谷氨酸脱羧酶（由 gadA 或 gadB 编码）和谷氨酸/γ-氨基丁酸（GABA）反转运蛋白（由 gadC 编码），对于保护细胞免受酸性环境侵害是必需的。细胞外谷氨酸通过逆向转运蛋白 GadC 转运到细胞中，并通过质子的吸收被 GadA 或 GadB 脱羧为 GABA。AR 系统，特别是 AR2，使 STEC 能够在酸性环境（如酸化或发酵食品）中生存和生长，并在宿主中通过酸性胃肠道时能够生存。在大肠杆菌 O157：H7 中，AR2 和 AR3 可在极端酸刺激（pH 2.5）时保护细胞免受氧化应激。大肠杆菌中有多种系统可抵御氧化应激，它们是在不同条件和酸性环境下诱导的。在大肠杆菌中鉴定出了由 12 个基因（slpA 至 gadA）组成的酸性适应岛（an Acid Fitnes Island，AFI）；然而，尚不清楚所有 AFI 基因在 AR 中的作用以及暴露于酸时对 AR 相关基因表达的影响。

7.5.7 产志贺毒素的肠聚集性大肠杆菌

2011 年夏季，德国发生了由 ST 引起的腹泻、血性腹泻和 HUS 的大暴发，并蔓延到数个欧洲国家以及加拿大和美国。报告了 4000 多例病例，包括 900 多例 HUS 和约 50 例死亡。暴发的根源是摄入胡芦巴豆芽。大肠杆菌 EAEC 血清型 O104：H4 是引发此次暴发的唯一病原菌，它已从 STEC 获得了具有抗生素抗性和 stx2 基因的质粒。该病原体缺乏 eae 基因，但含有 STEC 的 stx2a 基因和 EAEC 质粒

AA 上携带的 aggR 基因。该菌株被命名为 STEAEC 血清型 O104：H4。大肠杆菌这种致病类型是不常见的，因为它携带了 EAEC 株的 pAA 毒力质粒（及其毒力基因）以及带有 stx2 的前噬菌体。因此，STEAEC 菌株表现出 EAEC 的砖块堆积表型，以及志贺毒素的产生。STEAEC 菌株不是具有新毒力因子的致病性大肠杆菌，而是通过噬菌体获取的方式，结合了 EAEC 致病型和 STEC 致病型毒力特性的病原体。STEAEC O104：H4 的暴发与非常严重的疾病相关；大约 80% 的感染者出现了血性腹泻，25% 的患者出现了伴有 HUS 的血性腹泻，大约 50% 的 HUS 病例出现了严重的神经系统症状。STEAEC O104：H4 毒力的增强与 Stx 产量的增加无关，而是与聚集黏附菌毛更有效的定植有关，这样可以将毒素持续传送到宿主肠道细胞中。大多数患者是中年人，女性是发病主要群体。相反，在 STEC O157：H7 血清型引起的暴发中，约有 6% 的病例会导致 HUS（主要在幼儿中），总死亡率为 0.5%。在许多疫情中，STEC O157：H7 主要影响儿童和老人，而男性和女性受到的影响是同样的。

EAEC 和 STEAEC 菌株唯一已知的储存宿主是人类。反刍动物，特别是牛，是 STEC 菌株的主要储库；但是，STEAEC O104：H4 和 EAEC 菌株在牛的粪便中均未被检测到。因此，看来 EAEC 和 STEAEC 菌株不是人畜共患病原体。STEAEC O104：H4 通过食物经粪-口途径传播，德国暴发的大多数感染是由于食用未煮熟的豆芽引起的。不过，在疫情的后期，还涉及其他食物，这些食物是被已经受感染的食品处理者污染的。此外，感染还可通过人传

人的途径传播。

其他含有 Stx 的 EAEC 血清型也是已知的。这些包括 O111∶H2、O111∶H21、O86∶HNM 和 O59∶H⁻。存在于 STEAEC 血清型中的 Stx 噬菌体的来源尚不清楚。因此，将志贺毒素基因转移到其他 EAEC 血清型，甚至转移到其他大肠杆菌致病型中，很可能都生成 Stx 菌株，这种菌株可能会在未来引起志贺毒素诱导的 HC 和 HUS 的严重暴发。

7.5.8 STEC 和 STEAEC 的检测

可通过针对 stx1（编码 Stx1）、stx2（编码 Stx2）、eae（编码紧密素）、ehxA（编码溶血素）和 saa（编码缺少 eae 基因的 STEC 中存在的黏附素）不同组合的多重 PCR 检测 STEC。因此，PCR 可用于区分携带 LEE 基因座的 STEC 与缺乏 LEE 的 STEC。靶向 stx1、stx2 和 $rfbE_{O157}$（编码对 STEC O157 特异的 rfbE O 抗原转运蛋白）基因的实时 PCR 诊断技术可用于检测 STEC 菌株，并区分 STEC O157 与非 O157 STEC。开发了多重 PCR 分析法，针对 STEC 血清群的 wzx（O 抗原翻转酶）基因，同时检测 O26、O45、O103、O111、O111、O113、O121、O145 和 O157 的 8 个 STEC O 血清群。用于检测肠聚集性 STEC O104∶H4 的方法包括扩增 stx2、aggR 和 wzx104 基因以确定编码 2 型志贺毒素的基因、编码 AAF 菌毛的质粒和 O104 血清群特异性 wzy 基因（O104 特异性 O-抗原翻转酶）的存在。

7.6 肠侵袭性大肠杆菌

肠侵袭性大肠杆菌（EIEC）可引起侵袭性炎性结肠炎，并伴有大量水样腹泻。EIEC 是胞内病原体，与其他大肠杆菌不太相似，在生理和分类学上与志贺菌属更相关，EIEC 不产生 Stx。许多 EIEC 血清群的 O 抗原在抗原上类似于志贺菌血清型。EIEC 和志贺菌的感染部位均为结肠黏膜。EIEC 菌株可能携带 sen 基因，该基因编码志贺菌肠毒素 2（ShET-2）。ShET-2 通过分泌系统（T3SS）易位至宿主细胞，并诱导肠道上皮细胞发炎。入侵所需的基因（毒力效应基因，sen 基因和 T3SS 基因）位于 EIEC 中的大质粒 pINV（210～230kb）上。EIEC 和志贺菌均含有 pINV。在志贺菌中，有两种 pINV 质粒，分别是序列 A 型和 B 型，与 EIEC 的 pINV 质粒密切相关。EIEC 和志贺菌的管家基因与质粒基因的密切关系表明，EIEC 和志贺菌可被视为大肠杆菌的单一病理类型。

当通过污染的食物或水摄入 EIEC 并到达结肠时，病原体通过 M 细胞进入结肠黏膜下层，然后被巨噬细胞吸收。细菌从巨噬细胞逃逸，侵入结肠细胞并在其中复制。通过 T3SS 分泌到宿主中的细菌毒力效应因子，可以逃避免疫系统并促进细菌在细胞间的扩散。尽管大多数受 EIEC 感染的人会出现水样腹泻，但少数人会出现类似于志贺菌痢疾的症状：腹部绞痛，伴有大便带血、黏液和白细胞，发烧和里急后重。但是，志贺菌的感染剂量估计为 10～200 个细菌，而 EIEC 的感染剂量估计高 1000 倍。

在美国很少发现 EIEC 疫情，但 1992 年在得克萨斯州发生了一次大规模暴发，食用鳄梨调味酱后有 370 人患病。食源性 EIEC 感染极有可能是由于受感染的食品处理者所污染的食物引起的，而且感染也可能通过人际传播而发生。据报道，在一些国家 EIEC 的暴发与水、进口奶酪、蔬菜和土豆沙拉媒介有关。EIEC 感染的推荐治疗方法包括补液和使用抗生素。人类是 EIEC 唯一已知的储库，因此，大多数食源性感染是因为由携带此病原的人所准备的食物引起的。

EIEC 的检测

靶向侵袭相关质粒（pINV）基因，*ipaH* 或其他质粒相关基因的实时 PCR 法可用于鉴定和检测志贺菌和 EIEC。已经开发出灵敏且快速的环介导等温扩增方法来检测 *ipaH* 基因。传统技术对 EIEC 和志贺菌的区分可能导致结果混乱。所有大肠杆菌菌株均含有志贺菌中不存在的乳糖通透酶基因（*lacY*）。然而，大肠杆菌和志贺菌均携带 β-葡萄糖醛酸糖苷酶基因（*uidA*）。因此，可采用靶向 *uidA* 和 *lacY* 基因的双重实时 PCR 检测区分志贺菌属和 EIEC。

7.7 弥散性黏附性大肠杆菌

弥散性黏附性大肠杆菌（DAEC）表现为与细胞表面的弥散黏着。"弥散黏附"是一种细菌黏附细胞的模式，其中细菌覆盖了 HeLa 或 HEp-2 细胞的整个表面；而"局部黏附"则是细菌作为微菌落附着在培养细胞表面上的少数几个位置（如分散模式）。弥散性黏附是由菌毛黏附素（Dr 和 F1845）和非菌毛黏附素（Afa）介导的。DAEC 是大肠杆菌特征不明确的异质种群，其在小肠内定植，可能是 5

岁及以下儿童水样腹泻的原因。Afa-Dr 黏附素可能是 DAEC 的主要致病因子。在与腹泻有关的 DAEC 菌株中已经证明了一种分泌的自转运毒素（SAT）。SAT 会诱导上皮细胞紧密连接处的损伤，从而导致细胞通透性增加，并且可能是导致水样腹泻的一种致病机制。然而，DAEC 菌株引起腹泻的机制仍不确定。由于尚未进行志愿者研究，所以 DAEC 引发腹泻的原因目前也尚有争议。

DAEC 的检测

可以通过观察对 HEp-2 细胞的弥散黏附来检测 DAEC 菌株。然而，基于检测 *daaE* 基因（编码 F1845 菌毛的表达）的 PCR 方法已用于鉴定 DAEC 菌株。

7.8 黏附性侵袭性大肠杆菌

从克罗恩病（CD）病灶中分离的大肠杆菌能够黏附并侵袭培养的肠上皮细胞。因此，这些菌株被标记为黏附性侵袭性大肠杆菌（AIEC）。AIEC 已被证明可导致如 CD 和溃疡性结肠炎（UC）的炎症性肠病（IBD）。但是，IBD 的单一致病因素尚未得到明确鉴定，该疾病可能是由人类遗传学、肠道菌群、环境因素以及肠内病原体（包括副结核分枝杆菌、弯曲杆菌属和 AIEC）共同引起的。AIEC 致病型的特征是能够黏附、侵入并在宿主上皮细胞和巨噬细胞中复制。已从约 35% 的 CD 病例中分离出 AIEC 菌株。目前，AIEC 的病原体定义尚不清楚，可能仅代表 IBD 患者肠道中发现的大肠杆菌。

7.9 肠外致病性大肠杆菌

虽然在肠中发现肠外致病性大肠杆菌（ExPEC），但它们不会引起腹泻，反而会引起肠道外疾病。肠道致病性大肠杆菌是专性病原体，而 ExPEC 是存在于肠道中的兼性病原体，它们表现为无害的共生生物，除非它们离开肠道并侵入人体其他部位。由于 ExPEC 对抗生素的耐药性增强，全球范围内 ExPEC 感染的死亡率不断增加，给公共卫生系统带来了沉重负担。据估计，在美国，ExPEC 导致与泌尿道感染（UTIs）相关的败血症相关死亡人数超过40000，超过沙门菌、弯曲杆菌和大肠杆菌 O157：H7 相关的总死亡人数（估计在 500 左右）。通常，肠道致病性大肠杆菌具有明确的毒力特性，而 ExPEC 菌株非常多样，并且其中很少有常见的毒力因子，所以通过毒力特性很难定义 ExPEC。ExPEC 和共生非致病性大肠杆菌无法通过分子流行病学技术进行区分，因此，对 ExPEC 的生物学了解有限。

ExPEC 菌株可通过多重 PCR 检测包含以下两个或两个以上毒力标记的大肠杆菌分离株来进行鉴定：*papA*（P 菌毛结构亚基）和/或 *papC*（P 菌毛装配体）、*sfa/foc*（S 和 F1C 菌毛亚基）、*afa/dra*（Dr - 抗原结合黏附素）、*kpsMT* Ⅱ（荚膜多糖单元 2 群）和 *iutA*（气杆菌素受体）。基于酯酶和其他酶的电泳多态性，大肠杆菌菌株形成 6 个系统发育群，分别标记为 A、B_1、B_2、C、D 和 E。大多数 ExPEC 属于 B_2 和 D 系统发育群，并具有毒力因子能够使其侵入、定植在非肠道的身体部位，并诱发疾病。表 7.3 列出了 ExPEC 中可能存在的毒力因子。由 ExPEC 引起的人类疾病包括尿路感染（UTI）、新生儿脑膜炎、坏死性筋膜炎、败血症、肺炎、手术部位感染以及其他肠外部位感染。另外，ExPEC 菌株在家畜和宠物中引起肠外感染。导致家禽疾病的 ExPEC 被称为禽致病性大肠杆菌（APEC）。人与动物 ExPEC 之间许多毒力因子是相同的，表明该病原菌是潜在的人畜共患病病原体。动物，尤其是鸡，很可能充当人类 ExPEC 菌株的储库。就人类以及农场动物的医疗成本和生产力损失而言，ExPEC 的健康成本很昂贵。已从食品中分离出 ExPEC 菌株，特别是从零售生肉（牛肉和猪肉）和家禽中分离出 ExPEC 菌株，这表明这些大肠杆菌菌株可能代表了新型的食源性病原体。

表 7.3 ExPEC 菌株中可能存在的毒力因子[a]

毒素	*hlyA/hlyD*（α-溶血素）、*sat*（分泌自转运蛋白毒素）、*pic*（丝氨酸蛋白酶）、*vat*（真空毒素）、*astA*（肠道聚集性大肠杆菌毒素）、*cnf1*（细胞毒性坏死因子）、*cdt1*（细胞致死性毒素）、*clb*（大肠杆菌素）
黏附素	*papACEFG*（P 菌毛）、*sfa/foc*（S 或 F1C 菌毛）、*focG*（F1C 菌毛黏附素）、*iha*（黏附铁载体）、*fimH*（1 型菌毛）、*tsh*（对温度敏感的血凝素）、*hra*（耐热凝集素）、*afa/draBC*（Dr 结合黏附素）、*gaf*（N-乙酰基-D-葡糖胺特异性菌毛）、*bma*（间凝集素）、*iha*（双功能肠杆菌素受体/黏附）

续表

侵袭素	*ibeA*（侵袭脑内皮细胞）
铁载体	*iroN*（铁螯合剂受体）、*fyuA*（耶尔西菌素受体）、*ireA*（铁氧体受体）、*iutA*（气杆菌素受体）、*sitA*（周质铁结合蛋白）
荚膜	*kpsM* Ⅱ（2型荚膜）、K1（K1 2型荚膜变体）、K2（K2 2型荚膜变体）、K5（K5 2型荚膜变体）、*kpsMT* Ⅲ（3型荚膜）
其他	*usp*（尿毒症特异性蛋白）、*ompT*（外膜蛋白酶T）、*iss*（增强血清存活）、H7 *fliC*（鞭毛蛋白变体）、*malX*（致病性岛标记）、*dsdA*（D-丝氨酸脱氨酶）、*traT*（接合转移表面排斥蛋白）、*cva*（大肠杆菌素Ⅴ）

注：[a]在ExPEC中发现了这些毒力因子的不同组合，但并非是所有毒力因子存在于同一菌株中。

7.9.1 尿路致病性大肠杆菌

尿路致病性大肠杆菌（UPEC）是引发人类泌尿系统疾病（UTI）的主要原因，是ExPEC的亚型。尿路感染是常见的细菌感染，尤其是在女性中，并且从发病率、治疗和经济生产力的损失方面而言，都导致极高的健康成本。据估计，在美国，UTI的总成本为16亿美元，但其他估算表明，每年的医疗保健费用接近35亿美元。此外，ExPEC和UPEC对甲氧苄氨磺胺甲基异噁唑、氟喹诺酮和其他抗生素具有耐药性，这使疾病很难治疗，并进一步增加了治疗这些感染的成本。在美国，UPEC导致约80%的社区获得性和约30%的医院获得性UTI。UPEC定居在胃肠道中，并可移至泌尿道引发感染。尿道炎是尿路感染，膀胱炎是膀胱感染，肾盂肾炎是肾脏感染。儿童、老人、女性、孕妇和免疫力低下或正在接受导尿的人都有患UTI的风险。UPEC菌株含有毒力因子，使其成为尿路的有效病原体。这些毒力因子包括特异的黏附素和数种毒素，具体是溶血素、细胞毒性坏死因子1型（CNF1）、蛋白酶毒素（分泌的自转运毒素，SAT）和铁捕获系统。人体肠道是UPEC的主要储库，不过很难确定UPEC的最初来源。尽管如此，禽类被认为是最有可能的贮库。对社区获得性泌尿道感染和泌尿道感染暴发的调查表明，它们有共同单一来源，例如受污染的食品。实际上，已经观察到分别导致家禽和人类患病的APEC和ExPEC菌株之间有高度的遗传相似性，包括抗生素抗性和毒力基因模式。

UPEC从直肠转移到尿道周围区域，然后病原体通过尿道进入膀胱。UPEC通过1型菌毛附着在膀胱上皮细胞上，触发细胞凋亡和脱落，然后UPEC在膀胱细胞中侵袭和繁殖。如果不及时治疗，UPEC可能会进入输尿管，并诱发肾盂肾炎。肾盂肾炎可引起不可逆的肾脏损害、肾衰竭和坏死。由于UPEC对抗菌药物的耐药性增强，UTI的治疗变得更加复杂。

7.9.2 新生儿脑膜炎大肠杆菌

新生儿脑膜炎大肠杆菌（NMEC）是Ex-

PEC 的亚型，是新生儿革兰阴性相关性脑膜炎的最常见原因。在美国，NMEC 占新生儿脑膜炎病例的 20%~40%；死亡率约为 8%，有 30%~50% 的幸存者表现出严重的神经系统后遗症。新生儿（新生儿期是出生后的第 28 天）在出生时或从环境中获得 NMEC。生物体侵入并在血液中繁殖，然后穿过血脑屏障（BBB）。BBB 由大脑微血管内皮细胞（BMEC）组成，这些细胞将中枢神经系统（Central Nervous System，CNS）与人体血管成分分开。大分子向中枢神经系统的过渡受血脑屏障调节。因此，BBB 保护中枢神经系统免受血液中可能存在的微生物和毒素的侵害。NMEC 发病机理的阶段包括菌血症、细菌与 BMEC 的表面结合、BMEC 的侵袭，然后是脑膜和 CNS 的侵袭。

脑膜炎与血液中菌血症计数 $> 10^3 CFU/mL$ 有关。外膜蛋白 A（OmpA）、K1 被膜（由引起新生儿脑膜炎的主要大肠杆菌菌株携带）和 O-脂多糖对于 NMEC 在循环系统中的存活和繁殖是必需的。NMEC 的 OmpA 和 FimB（菌毛）与 BMEC 结合，然后通过跨细胞穿越机制入侵 BMEC，而不会破坏 BMEC。肌动蛋白的细胞骨架重排和微绒毛状突起的形成是由 OmpA、Ibe（侵袭脑内皮细胞）蛋白 A、B 和 C 以及 CNF1（细胞毒性坏死因子 1）诱导的，它们有助于生物体进入 BMEC。NMEC 离开 BMEC 并侵入脑膜和 CNS 并繁殖。NMEC 诱导促炎性化合物释放，导致脑水肿、颅内压增高，并伴有脑膜炎和神经元损伤。大多数幸存者都有后遗症，包括脑积水、癫痫发作、智力低下、脑瘫和听力下降。新生儿脑膜炎可用适当的抗生素治疗。

7.9.3 败血症相关的大肠杆菌

脓毒症相关的大肠杆菌（SEPEC）是诱发败血症的 EPEC 亚型。脓毒症是由大量的血液感染触发的免疫反应所引起的全身炎症。败血症危及生命，可能导致组织损伤、器官衰竭甚至死亡。败血症感染是婴儿、儿童和老年人发病和死亡的主要原因，并造成了很高的医疗费用。SEPEC 是美国约 30% 败血症病例的病因。老年人特别容易患败血症。

7.9.4 禽源致病型大肠杆菌

APEC 也是 ExPEC 的亚型。作为禽类病原体，它们在全世界禽类产业中造成了巨大的经济损失。APEC 是单一的、多样性的种群，其遗传多样性，具有不同的毒力因子范围，这些毒力因子与不同的病理学相关。APEC 感染可导致各种鸟类感染败血症、气囊炎、心包炎、肝炎、输卵管炎、蜂窝织炎和死亡。APEC 对人类健康的重要性在于 APEC 分离株代表着对人畜共患的风险。一些禽类（APEC）和人类 ExPEC 具有相似的系统发育背景，并共享许多毒力基因。已证明人 ExPEC 在鸡模型中诱发大肠杆菌病的损伤，而 APEC 在 UTI 和新生儿脑膜炎的动物模型中引起感染。对 APEC O1：K1：H7 的基因组序列的分析表明，该生物与人类 UPEC 和 NMEC 菌株高度相似。因此，APEC 被认为是潜在的人畜共患病，且已从零售家禽肉中分离出来。食用家禽可能是引起人类疾病的 APEC/ExPEC。

7.10　致病性大肠杆菌的检测

研发检测和鉴定致病性大肠杆菌的方法，需要了解其表型和基因型特征。致病性大肠杆菌之间存在表型和遗传差异，特别是它们之间的毒力基因不同。可以利用这些差异来检测和识别特定的病原群。

大肠杆菌检测的常规方法包括富集样品，以使目标大肠杆菌生长到适合检测的水平，之后在选择性琼脂和差异琼脂上分离，然后确认分离菌株。方法的灵敏度通常不高，没有在选择性或非选择性生长培养基中进行富集步骤的情况下，难以检测到食品和其他类型样品中的病原体。用于富集的培养基类型的选择，取决于所分析样品的类型，因为不同类型样品中的成分和背景菌群不同。不管使用哪种方法分离菌株，还必须通过生化方法对其进行鉴定，并使用诸如 PCR 的方法检测与各个病原体相关的毒力因子。

与传统的基于培养的方法不同，快速检测方法使用分子技术或免疫测定来检测对目标大肠杆菌病原体具有特异性的基因或抗原。快速方法的使用，通常需要样品制备过程，以去除可能抑制测定性能的样品成分。例如，在 PCR 之前，需要使用试剂盒或试剂从样品中提取 DNA。除了用于检测 STEC 和 ETEC 毒素的试剂盒外，很少有检测食品中致病大肠杆菌的商品化试剂盒。但是，在不同大肠杆菌病原群检测相关的早期研究中，已经描述了可用于检测特定大肠杆菌群的基因，并将其用于 PCR 检测。

由于美国农业部食品安全检验局（FSIS）将大肠杆菌 O157：H7 和排名前 6 位的非 O157 STEC 列为掺杂品，并且已经建立了针对这些病原体的监管检测计划，因此出现了数个用于食品工业测试这些病原体的商品化试剂盒。非 O157 STEC 菌株是 O157 STEC 的异种生物群，除了产生志贺毒素（可用于检测特定血清群）以外，其与 O157 STEC 的生化表型并不相同，在现有的培养基上很难将它们与现有的非致病性大肠杆菌区分开来。因此，必须结合使用多种检测方法进行检测和鉴定。FSIS 微生物实验室指南中描述的用于检测这些病原体的方法，包括对食品样本进行富集，然后提取用于 PCR 筛选测定的基因组 DNA。多重 PCR 分析靶向 stx1，stx2 和 eae 基因。如果样品中的 stx1/stx2 或 eae 呈阳性，则可以使用针对 O-抗原特异性基因的多重 PCR 方法进行检测，这些基因在 STEC 前 6 个血清群中都有发现。如果前 6 个血清型中的 O-抗原特异性基因之一呈阳性，则使用包被有针对特定 O-抗原的抗体的磁珠，对富集部分进行免疫磁珠分离。然后将磁珠平铺到选择性和差异性琼脂培养基上（改良的 Rainbow Agar O157），通过使用涂有 O-抗原特异性抗体的珠子进行乳胶凝集试验，以鉴定菌落，并使用与以前相同的多重 PCR 分析法测试菌落，筛选后进行生化试验。需要研发更多的试验方法，用于区分高致病性 STEC、其他大肠杆菌病原体以及非高致病性菌株。

参考文献

Croxen, M. A., Law, R. J., Scholz, R., Keeney, K. M., Wlodarska, M., Finlay, B. B., 2013. Recent advances in understanding enteric pathogenic *Escherichia coli*. Clinical Microbiology Reviews 26, 822–880.

Ewers, C., Antão, E. -M., Diehl, I., Philipp, H. -C., Wieler, L. H., 2009. Intestine and environment of the chicken as reservoirs for extraintestinal pathogenic *Escherichia coli* strains with zoonotic potential. Applied and Environmental Microbiology 75, 184-192.

Ewers, C., Li, G., Wilking, H., Kieβling, S., Alt, K., Antão, E. -M., Laturnus, C., Diehl, I., Glodde, S., Homeier, T., Böhnke, U., Steinrück, H., Philipp, H. -C., Wieler, L. H., 2007. Avian pathogenic, uropathogenic, and newborn meningitis-causing *Escherichia coli*: how closely related are they? International Journal of Medical Microbiology 297, 163-176.

Gyles, C. L., 2007. Shiga toxin producing *Escherichia coli*: an overview. Journal of Animal Science 85, E45-E62.

Mathusa, E., Chen, Y., Enache, E., Hontz, L., 2010. Non-O157 Shiga toxin-producing *Escherichia coli* in foods. Journal of Food Protection 73, 1721-1736.

Scallan, E., Hoekstra, R. M., Angulo, F. J., Tauxe, R. V., Widdowson, M.-A., Roy, S. L., Jones, J. L., Griffin, P. M., 2011. Foodborne illness acquired in the United States — major pathogens. Emerging Infectious Diseases 17, 7-15.

Smith, J. L., Fratamico, P. M., Gunther, N. W., 2007. Extraintestinal pathogenic *Escherichia coli*. Foodborne Pathogens and Disease 4, 134-163.

Smith, J. L., Fratamico, P. M., Launchi, N. R., 2015. Update on non-O157 Shiga toxin-producing *E. coli* as a foodborne pathogen: analysis and control. In: Sofos, J. (Ed.), Advances in Microbial Food Safety, vol. 2. Woodhead Publishing, New York, USA, pp. 3-32.

U. S. Food and Drug Administration. Bacteriological Analytical Manual. Diarrheagenic *Escherichia coli*. http://www.fda.gov/Food/FoodScienceResearch/LaboratoryMethods/ucm070080.htm.

弯曲杆菌食源性疾病

I. F. Connerton，P. L. Connerton

诺丁汉大学萨顿伯宁顿校区，拉夫堡，莱斯特郡，英国

8.1 引言

由弯曲杆菌引起的食源性胃肠道疾病是21世纪人类面临的一项严重的经济和公共卫生负担。由于报告数据的缺乏，很难估计世界范围内该疾病的整体规模。但据推测，弯曲杆菌病在世界所有腹泻疾病中占 8.4%。2011 年，欧盟报告的病例数超过 22 万，但实际病例数可能高达每年 900 万，因为很多人并未到医院就医。2008 年弯曲杆菌病带来的包括医疗费用和生产力在内的经济损失估计约为 24 亿欧元。

8.2 弯曲杆菌属的特征

8.2.1 弯曲杆菌属

弯曲杆菌属是弯曲杆菌科、弯曲杆菌目、变形杆菌门、爱扑塞隆变形杆菌纲。菌体通常是螺旋形或弯曲的杆状，长度为 $0.5 \sim 5\mu m$，宽度为 $0.2 \sim 0.8\mu m$（图 8.1）；革兰阴性，一端或两端有极鞭毛；菌体被多糖包膜包围。培养时间长的菌体变形成球状。大多数弯曲杆菌是微嗜氧的（ $5\% \sim 10\% O_2$ 、 $5\% \sim 10\% CO_2$ 是最佳生长环境），呼吸型代谢，使用氨基酸或三羧酸循环中间物而不是碳水化合物。生长的最佳温度有所不同，但通常为 $37 \sim 42 \text{℃}$ ，通常是氧化酶和过氧化氢酶阳性，菌落为半透明、有光泽、扩散、无色素。

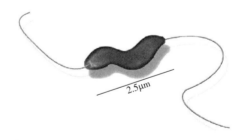

图 8.1　人工彩色透射电子显微镜下空肠弯曲杆菌菌体（呈螺旋状和极性鞭毛）

8.2.2 弯曲杆菌种

目前弯曲杆菌有 26 个种和 9 个亚种。作为一个属，不同种类的弯曲杆菌（表 8.1）存在于广泛的脊椎类寄主中甚至一些无脊椎动物中，

如贝类。空肠弯曲杆菌和结肠弯曲杆菌是引起绝大多数人类肠炎的病原，这两种菌最常分别从鸡和猪中分离出来。这两种弯曲杆菌也已从许多不同宿主的肠道中分离出来，包括所有种类的家禽、绵羊、奶牛、山羊、狗、兔子、啮齿动物和野生鸟类。有些弯曲杆菌种类只在单一或有限范围的宿主动物中发现，这些种类通常与任何可识别的致病过程无关。然而，这些弯曲杆菌中，有的偶尔会引起人类肠炎；其他种类会引起牙周炎，但部分偶尔也会引起人类肠炎和其他疾病。另外一组还通常会引起羊和牛的生殖紊乱，偶尔会引起人类腹泻和其他疾病。

表 8.1　弯曲杆菌种类

描述	种类	携带该菌/菌株来源的动物
经常引起腹泻，偶尔也会引起人类其他疾病的弯曲杆菌	结肠弯曲杆菌	猪
	空肠弯曲杆菌	家禽
有时会引起人类腹泻和其他疾病的肠道细菌	红嘴鸥弯曲杆菌	野鸟
	乌普萨拉弯曲杆菌	狗
	解脲拟弯曲杆菌	人类
具有特定宿主的非致病性肠道细菌	禽类弯曲杆菌（ *C. avium* ）	家禽
	黄花弯曲杆菌（ *C. canadensis* ）	鸣鹤
	兔弯曲杆菌	兔子
	人弯曲杆菌	人类
	海象弯曲杆菌（ *C. insulaenigrae* ）	海豹类
	莱尼那弯曲杆菌（ *C. lanienae* ）	牛
	黏膜弯曲杆菌	猪
	亚南极弯曲杆菌（ *C. subantarcticus* ）	亚南极的鸟类
	鸟弯曲杆菌	黑头鸥
	瑞士弯曲杆菌（ *C. helveticus* ）	猫科动物
	佩洛里迪斯弯曲杆菌（ *C. peloridis* ）	贝类
引起人类腹泻的口腔病原体	直肠弯曲杆菌	
	昭和弯曲杆菌	
	纤细弯曲杆菌	人类
	简明弯曲杆菌	
	曲形弯曲杆菌	
引起动物的生殖疾病，偶尔也会引起人类腹泻和其他疾病的弯曲杆菌	豚肠弯曲杆菌	猪
	胎儿弯曲杆菌	绵羊
	唾液弯曲杆菌	牛

8.3 空肠弯曲杆菌和结肠弯曲杆菌引起的疾病

本章将集中讨论空肠弯曲杆菌和结肠弯曲杆菌。因为这两种弯曲杆菌主要引起人类腹泻疾病，对食品安全意义重大。

8.3.1 感染与症状

感染剂量估计低至 500 个弯曲杆菌菌体。摄入细菌后，症状通常会在 2~5d 内出现，但有时会在 1d 内或 10d 之后出现。

弯曲杆菌肠炎最常见的临床症状包括严重的腹痛和发热，然后是腹泻（有时粪便中带血）。这些症状持续 2~10d。在部分恢复后，症状偶尔会复发。

8.3.2 并发症

值得注意的是，结肠弯曲杆菌和空肠弯曲杆菌引起的肠炎通常是自限性的，很少导致死亡。然而，可能会出现菌血症、肝炎和胰腺炎等并发症，免疫功能低下的人比健康人群面临的风险更大。弯曲杆菌感染发病后，有时会出现严重的长期自身免疫性疾病，症状包括格林-巴利综合征（周围神经系统损伤，表现为急性肌肉无力的瘫痪）、米勒费雪症候群（眼部肌肉无力）、反应性关节炎（各种症状，包括大关节炎症）、感染性后肠易激综合征（复发性腹痛和腹泻或便秘）以及炎症性肠病（大肠和小肠炎症）。

8.3.3 用药及耐药性

由于使用抗生素通常不会缩短病程，所以通常抗生素不用于治疗弯曲杆菌感染，然而在某些情况下，例如对免疫功能低下的患者，使用红霉素或氟喹诺酮类药物治疗可能是有用的；但是，弯曲杆菌对这些抗生素的抵抗力越来越强。一致认为，动物和人类医学中过度使用抗生素导致了弯曲杆菌耐药性的增强。

8.4 流行病学

弯曲杆菌病的病例数在全球正在增加。强有力的证据表明，欧洲（估计每年每 10 万人中有 30~50 例）、北美（每 10 万人中有 14~50 例）、澳大利亚（每 10 万人中有 112 例）和日本（每 10 万人口中有 1512 例）的发病率有所增加，而世界其他地区的情况则不太明确。在发展中国家，儿童在很小的时候就被感染，而成人的感染率较低。这表明，在生命早期接触，可导致保护性免疫的发展，而这在发达国家似乎不会发生。

大多数弯曲杆菌感染是散发性的，只有有限数量的人们受到同一病原的感染。然而，有关超过 10 人的、从同一源头感染的疫情报告正在增加。有记录的暴发是由于饮用水受到污染所导致的。

8.5 发病机理

弯曲杆菌菌株的遗传多样性使其致病性研究具有挑战性。与其他食源性病原体的比较没有参考价值，因为弯曲杆菌的致病过程是相当独特的，而且体外的致病性试验并不总是可以复制体内过程。不同菌株之间的变异，使致病机制进一步复杂化。致病过程包括黏膜定植、黏附上皮细胞、侵袭和毒素的产生。

食源或水源弯曲杆菌，为了有效定植胃肠道，必须首先识别并穿透肠道的黏液层，最终定位于肠隐窝深处进行复制。因此，能动性和趋化性是成功定植和疾病发展的必要过程。空肠弯曲杆菌和结肠弯曲杆菌能高度运动，有一条或两条鞭毛，与螺旋形状的细胞一起产生螺旋运动，赋予了穿透黏膜层的能力。黏蛋白和糖蛋白是弯曲杆菌的趋化剂，它们与代谢性有机物和氨基酸一起被化学受体蛋白（Tlps）识别，作为改变其运动方向的第一步，这个过程称为"趋化"，是细菌感知并迁移到营养丰富的环境的一般机制，也是致病菌入侵宿主物种的共同机制。

功能性鞭毛不仅在弯曲杆菌的运动方面起重要作用，而且在黏附和入侵宿主细胞方面起着重要作用。一旦进入宿主细胞表面，候选弯曲杆菌蛋白就被确定为黏附素（即与宿主细胞特定成分结合的蛋白）。值得注意的是，据报道，CadF 和 FlpA 蛋白联合宿主细胞上皮糖蛋白纤连蛋白，激活宿主 GTPases、Rac1 和 Cdc42 信号通路，从而介导进入或入侵宿主细胞。鞭毛的形成需要一个有功能的鞭毛蛋白分泌装置，认为它是弯曲杆菌的 3 型分泌系统，类似于其他细菌病原体的专用系统，其功能是传递效应分子到宿主细胞。

很明显，从大量弯曲杆菌病患者的水样腹泻可以看出，在体内已发生了实质性的炎症过程。肠上皮细胞可以将致病菌与正常肠道菌群区分开来，但弯曲杆菌的细胞间或细胞旁迁移会将它们暴露于免疫细胞。先天模式识别受体［toll 样受体（TLRs）］对微生物产物做出反应，激活促炎反应。弯曲杆菌能识别鞭毛蛋白和 DNA 依赖的 TLR，能识别、激活脂蛋白和脂多糖的 TLR2 和 TLR4 通路。被巨噬细胞和单核细胞内化的弯曲杆菌，也会激活细胞受体 NOD1。这些受体激活转录因子 NF-κB，调节超过 100 个靶基因的转录，其中包括许多与炎症反应有关的细胞因子和趋化因子。

另外，还发现了弯曲杆菌中有一种细胞膨胀毒素（CDT），尽管导致其发病机制的确切分子机制尚不完全清楚，但还是认为 CDT 与胆固醇相互作用形成膜筏，通过与毒素相关的脱氧核糖核酸酶活性杀死肠细胞。

当弯曲杆菌感染鸡和大多数其他禽类和哺乳动物宿主时，情况有所改变，在这些动物体内，弯曲杆菌也定植在肠隐窝的黏液内，这可以导致炎症反应局部化。但是，这种症状的消失，使人们认为弯曲杆菌作为微生物群的一种组成部分，是家禽所能耐受的。

8.6　来源和传播途径

由于空肠弯曲杆菌和结肠弯曲杆菌普遍存在于家畜和宠物体内，所以人们对这两种细菌进入人类食物链并导致疾病是很容易理解的。如前所述，它们似乎已成为家禽肠道菌群的一部分，并且在整个商业禽群的个体禽只肠道内容物中大量存在。在许多国家，大多数肉鸡群都携带弯曲杆菌。因此，在加工过程中去除肠道时，一些物质会污染最终的肉制品。认为人们感染弯曲杆菌的主要来源是食用了与禽肉类交叉污染的未充分煮熟的肉类或食品。最常见的弯曲杆菌感染是由空肠弯曲杆菌或结肠弯曲杆菌引起（Newell 等，2011）（图 8.2），这一观点，通过对鸡和人类疾病中常见的基因组进行分子比较得到了证实。其他感染源包括污染的水、生牛乳、宠物、其他不常见的食物，如生豌豆等。

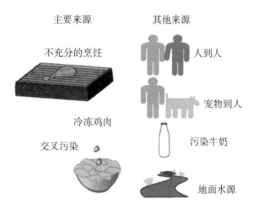

图 8.2　弯曲杆菌感染的来源

8.7　存活但不可培养状态（休眠状态）

存活但不可培养状态（VBNC）被定义为"一种休眠状态，即在通常用于培养生物体的细菌培养基上停止生长，但细菌仍以最低的活性保持活力"（Svensson et al.，2008）。弯曲杆菌的 VBNC 状态引起了许多混乱，这是由于弯曲杆菌在陈旧的培养物中，螺旋形细胞会转变为球状细胞的特征所致，该变化可能是氧化应激引起的。一些人认为这些球状体是休眠状态，可以在最佳条件下复苏，例如可在鸡的肠道中复苏，但正常培养基上复苏不了。然而，在动物模型中的复苏仍然存在争议，因为结果不能总是被重复。另一部分研究认为弯曲杆菌

产生的球状体，是不能复苏的退化细胞。在大量的退化细胞中，可存活的细胞可能仍然存在，虽然数量很少，但其作为压力细胞，并不一定总是球状形式。这些细胞引起感染的几率很低。重要的是，在人工培养基上培养细菌的能力取决于提供所需的确切条件，取决于用来克服压力和饥饿的环境。因此，"不可培养"在这里的意思是"用于培养正常生长细胞的非压力培养基和条件，不能培养 VBNC"。允许一段时间的复苏，延长培养时间，添加自由基还原剂，以及从培养基中去除选择性抗生素，这些都能显著提高弯曲杆菌的复苏，而目前未知的因素，可能在未来进一步提高弯曲杆菌的培养能力。

用代谢活性指示的方法，而不是用细菌生长培养的方法，也可研究 VBNC 细胞。这包括对膜完整性、蛋白质合成和能量依赖性酶活性的测定。这些对弯曲杆菌 VBNC 细胞的测定值，表明了一定程度的代谢和膜完整性，但降低了蛋白质合成。这些细胞可以称为"活性但不可培养"，它们可能会，也可能不会引起感染。考虑到家禽肠道内容物中可高水平地繁殖弯曲杆菌，以及在加工过程中向家禽产品的高转移率，再加上人类摄入它们的感染剂量相对较低，与活菌相比，VBNC 细胞似乎不太可能在引起疾病方面发挥重要作用。

8.8　分离鉴定

8.8.1　分离

空肠弯曲杆菌和结肠弯曲杆菌的分离方法取决于分离样本的类型。从食物或临床材料中

的分离，通常有两种情况：第一种情况是弯曲杆菌大量存在，例如，在弯曲杆菌肠炎患者的粪便或家禽的肠道内容物中大量存在。分离是相对简单的，将样本划在合适的含有抗生素的选择性分离琼脂上，如改良炭-头孢哌酮-脱氧胆酸琼脂（Modified Charcoal-cefoperazone-deoxycholate Agar，mCCDA）或弯曲杆菌营养琼脂（Campyfood ID agar）（CFA，BioMerieux），然后42℃条件下孵育48h。第二种情况是，在高水平的背景菌群中，预期可能会出现少量的弯曲杆菌。这种情况有冷冻生禽肉、交叉污染的熟肉、内脏、水和牛奶。应该先恢复至室温一段时间，之后在合适的肉汤培养基（如Bolton肉汤）中富集，然后如前面所述，在选择性琼脂上划线（这是最好的方法）。肉汤富集和直接铺平板可以得到最好的分离率。

有多种为弯曲杆菌提供正确培养气体的方法，包括可以使用密封气罐，使用阀门控制换入合适气体；或者通过添加含有化学物质的"气体包"，使其与空气中的氧气反应，达到弯曲杆菌所能忍受的气体水平。在大量培养皿进行培养时，可使用计算机控制的微需氧工作站来维持合适的气体环境。

8.8.2 不进行细菌分离的检测和定量

20世纪以来，在以琼脂为基础的培养基上培养微生物的能力一直是微生物学的核心。然而，目前分子生物学的许多进展意味着，使用实时定量聚合酶链反应（qPCR）检测和量化细菌DNA，比在实验室中培养更容易、更快速。这种方法的问题在于，检测到生物体的DNA，并不意味着样本可能污染了导致疾病的

活菌。为了利用以PCR为基础的检测方法，能在生物环境中快速、特异性地检测细菌DNA，建立了很多的技术，其中包括可将活菌与死亡细菌分辨出来的添加试剂的方法。单叠氮丙啶（PMA）就是一个例子，它是一种高亲和力的光反应性DNA结合染料，通过与双链DNA的反应抑制PCR，且为不可逆性改变。在许多细菌中，这种染料是不能渗透细胞膜的，但可以很容易地穿透失去细胞膜完整性的死亡细胞。因此，PMA只能选择性地修饰死细胞中暴露的DNA，而从活细胞中提取的DNA，则可以作为耐热DNA聚合酶的模板。使用这种方法鉴定弯曲杆菌得到了各种各样的结果，一些工作组报告了与培养方法的良好相关性，而其他组则比较谨慎，表明许多因素可能会影响和歪曲结果。尤其在应激条件下，弯曲杆菌细胞膜的通透性似乎与其他细菌的通透性不一样。类似的染料可用于在显微镜下观察细菌细胞，并区分活细胞和死细胞，但在用于弯曲杆菌时，其结果也并不一致。这是一个快速发展的领域，很可能这些或类似的技术，将很快克服弯曲杆菌培养所遇到的困难，而不需要进行细菌培养作为"金检测"，并可能成为新常态。

8.8.3 验证实验

在选择性培养基上有弯曲杆菌可疑菌落生长，就可以通过显微镜、生化、免疫学和分子实验将其与其他细菌区分开来。显微镜下，弯曲杆菌为革兰阴性，并进行旋转运动。空肠弯曲杆菌和结肠弯曲杆菌氧化酶和过氧化氢酶试验阳性。许多乳胶凝集试验和酶联免疫吸附试

验可用于免疫学确认。PCR 检测既可用于确认，也可用于鉴别不同的种。

8.8.4　种的鉴定

一旦检测到弯曲杆菌，虽然通常不能从食物样本中直接确定其种类，但有时仍对临床有用。利用多重 PCR 引物鉴定种，目前已经相对简单。一些生物化学试验，如马尿酸盐水解试验对空肠弯曲杆菌呈阳性，也有助于鉴定弯曲杆菌种。随着测序成本的降低，检测细菌的整个基因组成为可能，使得传统的检测变得多余。在未来，这将对临床诊断和检测方法产生很大的影响。

8.8.5　分型

为开展疾病监测和应对疫情，有必要对弯曲杆菌进行流行病学研究。表型和基因型两种类型的方法都得到了应用，并且随着新技术的出现而不断发展。最初，血清分型和生物分型是唯一可用的鉴别方法。在过去的二十年里，建立了许多不同的技术，包括噬菌体分型、多位点序列分型（MLST）、脉冲场凝胶电泳、核蛋白分型、鞭毛蛋白分型和扩增片段长度多态性等。现在，主要集中在基于序列的技术上，尤其是集中 MLST 的技术上，该方法的优点是可以在世界不同地区的不同实验室之间进行标准化。MLST 技术包括比较一组确定的保守基因内部片段（450～500bp）DNA 序列。这些基因通常是保守的，但累积的核苷酸差异，使不同品系具有不同的等位基因。每个基因的等位基因图谱的组合分析，产生一个确定的序列

类型（ST）。这种技术突出了空肠弯曲杆菌和结肠弯曲杆菌菌株的遗传多样性，尽管与其他革兰阴性细菌相比，它们的基因组相对较小，但在弯曲杆菌的 MLST 数据库中，仍有近 8000个不同的 STs。如前所述，在未来，全基因组测序（WGS）方法，很可能会彻底改变我们对菌株关系的理解，因为它们对整个基因组进行取样，而不是使用有限的一组基因，例如 MLST。

8.9　控制措施

8.9.1　动物养殖环节

空肠弯曲杆菌和结肠弯曲杆菌在食用家禽中流行，因此，一个明显的目标就是减少其在养殖场的定植，将会减少人类疾病。不幸的是，防止其在饲养场禽类中的定植绝非易事。增加生物安全措施，在防止定植方面并未取得成功。过去，通常在动物饲料中添加低剂量的抗生素，来提高家禽的生长性能。然而，抗生素耐药性的出现，及其对人类健康的后续影响，导致其在欧盟被禁止使用。许多国家仍在使用抗生素，但面对消费者日益增加的关注和市场抵制，这些做法正在受到审查。20 世纪90 年代末期以来，一项成功控制鸡体内沙门菌的疫苗接种策略，使人类的感染病例数量大幅下降。人们已经付出了相当大的努力来开发一种类似的疫苗，这种疫苗可以减少弯曲杆菌在鸡体内的定植。然而，尽管在文献中有各种有希望的报道，但目前还没有产品。各种弯曲杆菌抗原已经进行了测试，包括鞭毛蛋白、膜蛋白、黏附蛋白、胞内酶和表面多糖，其中一些显示了良好的结果。然而，候选疫苗遇到的

常见问题包括：保护力可能不够，在饲养周期中反应可能发生得太晚而没有效果，疫苗可能太贵而不经济。

同时也研究了减少养殖场中携带空肠弯曲杆菌的其他各种措施，并取得了不同程度的成功。已证明对感染弯曲杆菌的鸡使用噬菌体可将盲肠菌群的数量减少为 1/100［2log$_{10}$（CFU/g）］。据估计，这种数量的减少，可能会使弯曲杆菌在人群中的病例减少为 1/30。通过精心选择应用时机，例如在宰杀前 2 天，有可能控制细菌对噬菌体产生抗性的潜在问题。这种方法的优点是噬菌体和宿主一起自然存在于家禽的肠道中，所以没有添加任何人造物质。噬菌体是细菌特有的，避免了任何生态失调的问题，它们对鸡和人都是完全安全的。缺点是噬菌体的特异性，意味着必须为感染特定群体的菌种，量身定做一种混合噬菌体，而且噬菌体的生产，在技术上有很高的要求。

益生元是一种对宿主有益的、不可消化的食物成分，可选择性地刺激结肠中一种或几种细菌的生长和/或活性。如中链脂肪酸或蒜素益生元（一种从大蒜中提取的有机硫化合物），在实验室中显示出明显的抗弯曲杆菌活性，但已证明对鸡没有什么作用。然而，已证明甲酸与山梨酸钾的联合应用，可以减少鸡体内弯曲杆菌的数量。

利用益生菌控制弯曲杆菌是目前正在研究的另一种措施。益生菌被定义为"一种活性微生物饲料添加剂，它通过改善宿主动物的微生物平衡而有效地影响宿主动物"（Fuller，1989）。饲喂家禽的益生菌通常含有一种或多种已知的微生物，通常包括乳酸菌或双歧杆菌，其可能具有不同的效果。尽管还没有完全

理解所有的作用机制，但使用这种方法已经取得了很有希望的结果。益生菌的作用机制，可能包括与病原体和正常菌群争夺黏附位点或营养成分，也可能产生有机酸或细菌素等抑制物质，还可能刺激炎症反应。该方法已经扩展到包括纯化细菌素的直接给药。细菌素是由多种细菌产生的小肽或蛋白毒素，已证明，纯化的唾液乳杆菌和粪肠球菌产生的细菌素，用于鸡时对弯曲杆菌特别有效。

总之，在饲养场层面上，弯曲杆菌的控制处于一种不断变化的状态之下。科学家们的研究已经表明，无论是新技术还是旧技术，都有可能降低发病率，但需要对不同方法进行大规模试验，才能进展到下一个阶段。这里所述的控制措施的组合，可能是最佳的控制策略。消费者还可能不得不为家禽产品支付更高的价格，以补偿养殖场为提高微生物安全而采取的措施。

8.9.2 加工和零售环节

不同国家的家禽屠宰和加工过程各不相同，但基本问题是如何保持胴体的完整和从狭小开口中取出肠子。当取出肠道时，肠子可能会破裂，肠内容物污染肉表面。由于弯曲杆菌易藏在皮棘和羽毛毛囊中，因此很难去除由此带来的弯曲杆菌污染。包括加热在内的更严格的去污方法，会改变产品的颜色、质地和味道，公众无法接受。冷冻是一种减少弯曲杆菌污染产品表面的简单方法，可以减少（1~2）log$_{10}$CFU/g。外壳冷冻是一种快速冷却肉类表面的技术，可以减少弯曲杆菌污染约 0.5log$_{10}$CFU/g，处理后的肉仍作为新鲜产品出售。去

除肉品表皮是另一个简单的方法，可以显著减少弯曲杆菌数量。一种相对较新的方法称为超声波蒸汽，是在很短的时间内，联合应用蒸汽和超声波。这种方法不会改变肉品的感官特性，但却能穿透肉的缝隙和滤泡，并能完全融入加工流水线。照射胴体也是一种非常有效地减少污染的方法，但不受消费者欢迎。使用如气调包装等特殊包装，也可以有效减少弯曲杆菌的污染。研究了将噬菌体作为减少禽肉污染的一种方法，该方法减少污染的程度相对较小。与养殖环节控制措施一样，组合方法比单一方法更为有效。

8.9.3 烹饪环节

禽肉的卫生处理和彻底烹饪是减少弯曲杆菌感染风险的一种非常有效的方法，这一点再怎么强调也不为过。鸡肉"汁"（解冻后产生的液体）可产生较大的危害，它可能会交叉污染那些未烹饪的食物，比如沙拉。对饮食业人员的教育和培训至关重要。刚上大学的年轻人由于厨艺不精进，弯曲杆菌肠类发病率最高。为了减少消费者造成交叉污染的风险，研究人员开发了能够承受烹饪高温的家禽包装技术，这样肉就可以在不打开包装的情况下烹饪食用。

8.10 基因组学

DNA测序技术的进步使比较基因组学、基因调控网络和种群生物学的全面研究成为可能。空肠弯曲杆菌的第一个基因组序列在2000年公布（一个1.6 Mb的基因组，没有质粒DNA序列），随后是该属其他几个成员的基因组序列。可用的基因组DNA序列，目前包括致病性和非致病性的物种，及从宿主动物、食物来源和环境中分离的培养物。与其他革兰阴性食源性病原体相比，弯曲杆菌的基因组较小，介于1.5Mb（红嘴鸥弯曲杆菌）和2.3 Mb（简明弯曲杆菌），G+C含量一般较低（30%~44%）。弯曲杆菌基因组的一个显著特征是在基因序列中出现同源多聚GC带，这些同源多聚GC带可以扩展或收缩，从而破坏开放阅读框的翻译。受这种阅读框变异影响的基因，编码了参与表面结构形成的蛋白质，如脂寡糖、荚膜多糖和鞭毛，它们是与动物宿主相互作用的关键结构。空肠弯曲杆菌的脂寡糖生物合成基因，在含量和组织上存在差异。这些差异可以解释一些菌株如何表达GM1神经节苷类结构。感染该菌株可产生抗GM1抗体，这些抗体攻击周围神经，引起有格林-巴利综合征特征的肌无力。比较基因组研究显示，主要食源性病原体空肠弯曲杆菌和结肠弯曲杆菌具有显著的多样性，这可能解释了它们所栖息的生态位及其潜在的发病机制。然而，从这些研究中也可以明显看出，寄生在同一动物宿主的物种之间，基因水平转移是常见的。空肠弯曲杆菌和结肠弯曲杆菌可以自然转换，并且很容易交换DNA序列。有人提出，当结肠弯曲杆菌和空肠弯曲杆菌都栖息在商品家禽的肠道中时，空肠弯曲杆菌的基因组会向结肠弯曲杆菌渗透，从而削弱了将物种正式区分开的特征。

8.11 总结

弯曲杆菌肠炎不是一种新疾病，但在21

世纪，它给家禽生产商、食品加工商和食品零售商带来了严峻的挑战。空肠弯曲杆菌，其次是结肠弯曲杆菌，是世界各地人类肠炎的常见病原。这种程度的感染伴随着高昂的经济代价。弯曲杆菌是革兰阴性螺旋形杆状菌，微嗜氧，而且重要的是能运动，有一或两根极性鞭毛。该菌大量寄居在许多动物体内，尤其是家禽的肠道内。该菌经常在屠宰过程中污染禽肉。下一步应该继续研究寻找可靠的、让监管者和消费者均能接受的机制，以防止该菌进入食物链。

参考文献

EFSA（European Food Safety Authority），2012. The European Union summary reporton trends and sources of zoonoses, zoonotic agents and food–borne outbreaks in 2010. EFSA Journal 10, 2597.

Fuller, R., 1989. A review: probiotics in man and animals. Journal of Applied Bacteriology 66, 365–378.

Gharst, G., Oyarzabal, O. A., Hussain, S. K., 2013. Review of current methodologies to isolate and identify Campylobacter spp. from foods. Journal of Microbiological Methods 95, 84–92.

Kaakoush, N. O., Castaño–Rodríguez, N., Mitchell, H. M., Man, S. M., 2015. Global epidemiology of Campylobacter infection. Clinical Microbiology Reviews 28, 687–720.

Keithlin, J., Sargeant, J., Thomas, M. K., Fazil, A., 2014. Systematic review and meta–analysis of the proportion of Campylobacter cases that develop chronic sequelae. BMC Public Health 22, 1203.

Kell, D. B., Kaprelyants, A. S., Weichart, D. H., Harwood, C. R., Barer, M. R., 1998. Viability and activity in readily culturable bacteria: a review and discussion of the practical issues. Antonie van Leeuwenhoek 73, 169–187.

Newell, D. G., Elvers, K. T., Dopfer, D., Hansson, I., Jones, P., James, S., Gittins, J., Stern, N. J., Davies, R., Connerton, I., Pearson, D., Salvat, G., Allen, V. M., 2011. Biosecurity–based interventions and strategies to reduce Campylobacter spp. on poultry farms. Applied and Environmental Microbiology 77, 8605–8614.

On, S. L., 2013. Isolation, identification and subtyping of Campylobacter: where to from here? Journal of Microbiological Methods 95, 3–7.

Svensson, S. L., Frirdich, E., Erin, C. G., 2008. Chapter 32: Survival strategies of Campylobacter jejuni: stress responses, the viable but non–culturable state, and biofilms. In: Nachamkin, I., Szymanski, C. M., Blaser, M. J. (Eds.), Campylobacter, 3. ASM Press, Washington, DC, pp. 571–590.

小肠结肠炎耶尔森菌

M. Fredriksson-Ahomaa

赫尔辛基大学，赫尔辛基，芬兰

9.1 前言

小肠结肠炎耶尔森菌（*Yersinia enterocolitica*）是引起耶尔森菌病的一种重要的食源性致病菌，通常可导致动物的无症状感染和人的典型自限性肠炎。但在部分病例中，有时会发生继发性肠外感染，比如反应性关节炎。在欧盟，人肠道耶尔森菌病是一种常见的人畜共患病。欧盟 2014 年报告病例约为 6000 例（1.9 例/10 万人）（EFSA，2015）。而美国 2014 年报告的病例为每 10 万人仅 0.3 例（http：//www.cdc.gov/foodnet/index.html）。就人类而言，病例大多属于散发性的，食源性暴发则属罕见。小肠结肠炎耶尔森菌是一种包括致病和非致病菌株的非常多样化的菌群（Joutsen 和 Fredriksson-Ahomaa，2016）。该菌在世界范围内的动物、食物和环境样本中均有分布，但是小肠结肠炎耶尔森致病性菌株的分离和鉴定费时且具有挑战性。食用动物和野生动物是该菌的重要宿主。研究发现，病原从动物到人类有几种可能的传播途径，其中受该菌污染的食物

是一个重要的传染源（Fredriksson-Ahomaa，2015）。

9.2 特征

小肠结肠炎耶尔森菌是耶尔森菌属中 3 种可引起人致病的菌种之一。鼠疫耶尔森菌（鼠疫杆菌）是鼠疫的病原体，而小肠结肠炎耶尔森菌和假结核耶尔森菌则通常会引起自限性肠炎（EFSA，2007；Petersen et al.，2015）。小肠结肠炎耶尔森菌是一种包括致病性菌株和非致病性菌株的多样化细菌群。耶尔森菌属于大肠杆菌科，为革兰阴性、小的、多形性杆状细菌（Joutsen 和 Fredriksson-Ahomaa，2016）。该类细菌属兼性厌氧菌，能够在有氧和厌氧条件下生长，也能在二氧化碳含量较高的气体条件下生长。然而，与其他肠杆菌科细菌不同的是：它们是一种能在冷藏温度下生长并能在冷冻食品中存活较长时间的嗜冷细菌。耶尔森菌对热处理很敏感，72℃ 15~20s 的巴氏杀菌过程很容易杀灭该菌。

基于 16S rRNA 基因序列分析，将小肠结肠炎耶尔森菌分为两个亚种：小肠结肠炎亚种和古北区亚种。经全基因组分析，小肠结肠炎耶尔森菌可分为 6 个不同的系统发育类群（Reuter et al.，2015）。该菌通常是脲酶阳性，能够发酵蔗糖，但不能发酵鼠李糖或蜜二糖（Petersen et al.，2015）。该菌在生物化学上分为 6 种生物型，且根据外膜脂多糖 O 抗原分为大约 30 个血清型。小肠结肠炎耶尔森菌属于特定生物血清型，与人类和动物感染有关（表 9.1）。认为生物型 1B 和 2-5 菌株具有致病性，生物型 1A 菌株通常不具有致病性，因为它们在染色体上缺少最重要的毒力基因，也缺乏毒力质粒。生物型和血清型组合 2∶O5、27、2∶O9 和 3∶O3，特别是 4∶O3 是与人小肠结肠炎耶尔森菌感染相关的已知组合。

表 9.1 致病性小肠结肠炎耶尔森菌生物血清型在动物宿主中的分布

生物血清型	宿主
1B∶O8	家猪（美国、亚洲、欧洲） 野生动物（亚洲、欧洲）
2∶O9	家猪（欧洲） 家绵羊（北欧国家） 野生小型哺乳动物（全球） 野猪（欧洲）
2∶O5,27	家猪（美国），野猪（欧洲）
3∶O3	家猪（亚洲） 啮齿动物（亚洲）
3∶O（1,2）3	毛丝鼠（欧洲）
4∶O3	家猪（全球） 啮齿动物（世界各地）
5∶O（2）3	绵羊/山羊（澳大利亚、欧洲），野鹿（欧洲），野兔（欧洲）

所有致病性耶尔森菌都有定植淋巴组织的习性（Chung 和 Bliska，2016）。这些细菌含有一个能够在淋巴组织中存活和增殖所必需的大约 70kb 的毒力质粒。该质粒编码Ⅲ型分泌系统，将耶尔森菌外膜蛋白输出到宿主细胞膜或宿主细胞的细胞质中，用以破坏细胞功能。另外它还编码耶尔森菌的一种黏附外膜蛋白，介导小肠结肠炎耶尔森菌的血清抗性、黏附宿主细胞和保护细菌免受补体介导免疫反应的杀伤。

这些编码质粒只在 37℃（宿主体温）下表达，而一些染色体编码的毒力基因如 *inv* 和 *yst* 则在 30℃下被激活。充分表达毒力还需要染色体毒力基因，如 *inv*、*ail* 和 *yst A* 等的激活。Inv（外膜入侵）和 Ail（附着入侵位点）是负责小肠结肠炎耶尔森菌在感染初期定植和入侵回肠上皮细胞的外膜蛋白（Mikula et al.，2013）。*Ail* 基因参与血清抗性，与耶尔森菌毒力相关。*Ail* 和 *ystA* 基因通常只在致病菌株中检测到。*YstB* 基因在大多数属于1A型的菌株中都能检测到，但通常与耶尔森鼠疫杆菌肠道疾病并不相关。生物型1B小肠结肠炎耶尔森菌强毒株合成耶尔森杆菌素——一种能够捕获铁的载体，是小肠结肠炎耶尔森菌必需的生长因子。耶尔森杆菌素的生物合成和转运基因聚集在高致病性岛（HPI）内，该区域位于高致病性菌株的染色体上。

9.3 耶尔森鼠疫杆菌肠道疾病

小肠结肠炎耶尔森菌通常通过受污染的食物或水摄入（Fredriksson-Ahomaa，2015），且这些感染大多是散发性的，没有明显的传染源，疫情暴发则很少发生（EFSA，2007，2015）。小肠结肠炎耶尔森菌的暴发与猪肉、沙拉和牛奶有关（表9.2）。

小肠结肠炎耶尔森菌通过上皮细胞的M细胞进入淋巴系统（Valenti-Weigand et al.，2014），这些上皮细胞覆盖于回肠末端的肠道集合淋巴结上。毒力质粒阳性菌株能够阻止免疫细胞的吞噬和清除，从而使其能够在肠系膜淋巴结中存活、复制，并通过淋巴系统扩散到更多的组织和器官，如脾脏、肝脏和肺。感染的严重程度取决于患者的年龄、免疫状况、人类白细胞抗原（HLA）类型以及引起感染的小肠结肠炎菌株。

表9.2 暴发的小肠结肠炎耶尔森菌食源性疾病

来源	病例数量/例	国家	年份	档案编号
包装的生菜混合物	20	挪威	2011	20110409.1114
巴氏灭菌牛乳	16	美国	2011	20110828.2637
沙拉、胡萝卜丝	42	芬兰	2010	THL（2011）
鸡尾酒、香肠	5（<5岁的儿童）	新西兰	2007	20071128.3839
碎猪肉冻（猪头肉）	11	挪威	2006	Grahek-Ogden et al.（2007）

小肠结肠炎耶尔森菌通常引起一种无需抗生素治疗的肠道疾病（Joutsen和Fredriksson-Ahomaa，2016）。仅在儿童中引发急性腹泻且伴随发热症状，年龄一般在5岁以下。但在年龄较大的儿童和青少年中，由于肠系膜淋巴结炎可能会引起类似阑尾炎的症状而导致不必要的手术。在成人中，腹泻通常是非常轻微的，但感染后会在一些病例中出现类似后遗症的关节疼痛（反应性关节炎）和皮疹（结节性红斑），这些症状可能会持续几个月的时间。反应性关节炎症状在携带人HLA-B27白细胞抗原的人身上更为常见，而HLA-B27则与人反应性关节炎等自身免疫性疾病相关。脓毒症主要发生在免疫抑制的病人身上，但也可能发生在输血过程中，比如受到无症状献血者的血液污染。感染剂量尚不清楚，但预计健康成年人的感染剂量较高，儿童和免疫抑制者的感染剂量明显较低。

动物感染小肠结肠炎耶尔森菌后很少出现症状（Fredriksson Ahomaa，2015）。耶尔森鼠疫杆菌肠道病多见于幼龄动物，尤其是在应激状态下的动物。但就大多数动物而言并无症状发生，只是偶尔会在粪便中排出小肠结肠炎耶尔森菌。小肠结肠炎耶尔森菌常见于 5～6 个月龄屠宰猪的扁桃体中，但在母猪扁桃体中却很少发现。

小肠结肠炎耶尔森菌轻度感染通常会自愈，只有在严重的情况下，比如全身性感染才需要抗生素治疗（Joutsen 和 Fredriksson-Ahomaa，2016）。该病原对多种抗生素（抗菌药物）敏感，但由于耐内酰胺酶的活性，对青霉素则显示出天然的耐药性。小肠结肠炎耶尔森菌株对氨基糖苷类、广谱头孢菌素类、磺胺甲噁唑类、四环素类和氟喹诺酮类等药物敏感（Petersen et al.，2015）。但由于 $gyrA$ 基因突变或外排机制，该病原对氟喹诺酮类药物偶尔会产生耐药性。已报道生物血清型 4：O3 猪源菌株具有多重耐药性（Bonardi et al.，2014）。

9.4　储存宿主

动物分离菌株（除育肥猪外）往往缺失毒力质粒和最重要的染色体毒力基因。但动物是人致病性小肠结肠炎耶尔森菌的贮主（Joutsen 和 Fredriksson-Ahomaa，2016）。致病性小肠结肠炎耶尔森菌从不同来源的动物中零星地分离出来，如农场动物、宠物、野生和圈养动物以及实验动物（表 9.1）。世界范围内，人类感染中最常见的菌株是生物血清型 4：O3 菌株，它在猪群中普遍存在（Laukkanen-Nin-

ios et al.，2014a）。但此种类型的病原菌常见于肥育猪，仔猪和母猪中很少发现。

在欧洲，人耶尔森鼠疫杆菌肠道病中，不断发现生物血清型 2：O9 菌株，并且该类型菌株偶尔也会从反刍动物和野生小型哺乳动物中分离出来（Joutsen 和 Fredriksson-Ahomaa，2016）。生物血清型 1B：O8 和 2：O5，27 菌株在人类中更为罕见，且这些类型菌株的宿主仍然未知。主要在北美发现的生物血清型 1B：O8 菌株，最近在欧洲和日本也有分离。亚洲猪中最常见的则是生物血清型 3：O3 菌株。所有人类致病性生物血清型菌株都已零星地从犬、猫和野生动物中分离出来（图 9.1）。比如从龙猫（毛丝鼠）中分离到生物血清型 3：O1，2，3 菌株；从野兔、绵羊和山羊中分离到生物血清型 5：O2，3 菌株。另外人们利用聚合酶链式反应（PCR）在地表水（包括污水）中检测到致病性小肠结肠炎耶尔森菌，但很少能够分离到细菌。

9.5　在食物和水中的流行性

已对在食品和水中存在的致病性小肠结肠炎耶尔森菌进行了广泛研究，但由于培养方法的敏感性较差，很少能发现致病性分离株（Fredriksson-Ahomaa，2015）。随着 PCR 技术的应用，该菌在食品和水中的 PCR 检出率明显高于传统培养方法的检出率。生猪肉是最常见的受污染食品，但新鲜农产品和奶制品也偶尔会受到致病性小肠结肠炎耶尔森菌的污染（表 9.3）。常从严重污染的猪肉产品中分离出生物血清型 4：O3 菌株，如舌肉和猪头肉，但也可以从肉末和发酵香肠中分离出菌株。

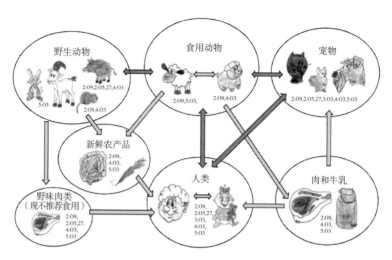

图 9.1　小肠结肠炎耶尔森菌的来源和传播途径

表 9.3　食品中小肠结肠炎耶尔森菌 PCR 检测阳性率

食物	国家	样品数量/份	阳性率/%	参考文献
生猪肉	芬兰	155	39	Laukkanen Ninios 等（2014b）
生猪肉	马来西亚	25	80	Tan 等（2014）
脏器	马来西亚	23	61	Tan 等（2014）
乳制品	中国	88	7	Ye 等（2014）
肉末	阿根廷	61	54	Lucero Estrada 等（2012）
猪肉香肠	阿根廷	121	36	Lucero Estrada 等（2012）
鲜牛乳	伊朗	354	8	Hanifian 和 Khani（2012）
干酪	伊朗	200	11	Hanifian 和 Khani（2012）
舌头	德国	129	45	Messelhäusser 等（2011）
头肉（如猪头肉）	德国	48	17	Messelhäusser 等（2011）
肉末	德国	102	5	Messelhäusser 等（2011）
猪肉	德国	153	7	Messelhäusser 等（2011）
野味肉类	德国	51	6	Messelhäusser 等（2011）

9.6　传播途径

小肠结肠炎耶尔森菌主要通过受污染的食物或水经口传播（Fredriksson-Ahomaa，2015）。耶尔森鼠疫杆菌肠道病，通常是因为食用未经加工或未经充分热处理的食物（如肉、牛奶、蔬菜）和即食食物才发生的。受污染的猪肉制品是 4：O3 生物血清型菌株的重要传染源，这种病原体也可以直接从动物传播到人或在人与人之间传播（图 9.1）。当基本的卫生和洗手习惯不佳时，可能会发生这种传播。狗和猫等伴侣动物经粪便排出致病性小肠结肠炎耶尔森菌，很容易传染给人类，特别是那些与宠物密切接触的幼儿。

9.7 分离、鉴定和表征

利用耶尔森菌选择性琼脂平板，从急性耶尔森菌病患者以及动物的临床样本中很容易分离出致病性小肠结肠炎耶尔森菌。由于猪扁桃体通常被高致病性菌株所污染，因此在选择性琼脂平板上直接涂布即可分离细菌（EFSA，2009；Bonardi et al.，2014）。但对无症状携带者的粪便或食物以及环境样本进行分离培养时，其技术要求通常很高，且需要大量时间才能分离成功（Fredriksson-Ahomaa 和 Korkeala，2003）。这种情况下，直接在选择性琼脂平板上涂布往往会失败。这是由于小肠结肠炎耶尔森菌的数量相比其他细菌而言往往很低，而其他细菌，尤其是肠杆菌科细菌的数量通常较高且超过了耶尔森菌的数量所造成的。在选择性琼脂平板上涂布之前进行选择性富集可抑制背景菌群，以增加耶尔森菌的数量。对于食品样品，特别是猪肉产品中最常用的选择性富集培养基是伊尔加斯-替卡西林-氯酸钾（ITC），它对从猪和猪肉产品中最常分离出的 4：O3 生物血清型效果良好（Laukkanen Ninios et al.，2014b）。可采用在 4℃的低温选择性磷酸盐缓冲液或添加山梨醇和胆盐（PSB）的蛋白胨水中冷富集 2~3 周，这是一种对所有生物血清型菌株都有效的富集液，通常与 ITC 富集并行使用。用 0.25%~0.5%氢氧化钾（KOH）溶液对浓缩肉汤进行短时间（20~30s）碱处理，然后在选择性琼脂平板上涂布，可有助于

减少背景菌群。（Cefsulodin-irgasan-novobio-cin，CIN）是应用最广泛的耶尔森菌选择性琼脂增加剂（Petersen et al.，2015）培养基。另外，一些显色琼脂（CHROMagar，YECA，YeCM）最近也被设计用于小肠结肠炎耶尔森菌的分离。分离耶尔森菌最常用的培养温度为 25~30℃。耶尔森菌菌株，特别是毒力质粒阳性菌株，37℃下生长非常缓慢，同时，质粒编码的毒力因子在这个温度下会被激活。

已开发了以毒力质粒（yadA 和 virF）和小肠结肠炎耶尔森菌（$Y. enterocolitica$）染色体特异性区域基因（ail、inv 和 yst）为靶点的多种 PCR 方法，用于直接检测临床、食品和环境样本中的小肠结肠炎耶尔森菌，从而克服了细菌培养方法敏感性和特异性低的缺点（Fredriksson-Ahomaa 和 Korkeala，2003）。血清学方法可作为估算猪群中小肠结肠炎耶尔森菌流行率的替代方法，用以识别已经或正在感染小肠结肠炎耶尔森菌的猪群（Felin et al.，2015）。血清学检查可利用血清或肉汁液进行，这些成分在屠宰时很容易收集到。

致病性小肠结肠炎耶尔森菌的鉴定具有挑战性（Fredriksson-Ahomaa，2015）。目前已有几种商品化的鉴定试剂盒可供选择，其中 bioMerieux Api20E 鉴定试剂盒的应用最为广泛。但由于某些耶尔森菌之间的生化反应相似，某些情况下小肠结肠炎耶尔森菌之间的生化反应不典型，因此使用这些试剂盒有时不能对小肠结肠炎耶尔森菌进行正确鉴定。使用 Api20E 试剂盒时，在 30℃培养条件下比 37℃更能成功地鉴定耶尔森菌。基质辅助激光解吸电离飞行时间（MALDI-TOF）质谱是一种快速鉴定大量耶尔森菌分离株的有价值的方法，可在一

定程度上鉴定属于不同生物类型的小肠结肠耶尔森菌菌株（Stephan et al.，2011）。利用PCR技术，以种特异性毒力基因为靶点，也可以快速筛选菌株，用于进一步的生物分型和血清分型。

小肠结肠炎耶尔森菌分离株通常可用生物分型和血清分型以确定其特征（EFSA，2007）。生物分型方法包括用于鉴定具有潜在致病性的小肠结肠炎耶尔森菌的吡嗪酰胺酶试验。刚果红-草酸镁（CR-MOX）琼脂是一种在37℃条件下以刚果红吸收和由于草酸镁对钙的依赖而限制生长为基础的琼脂，广泛用于检测耶尔森菌的毒力质粒。与表型毒力试验不同，由于能够检测到染色体和质粒的毒力基因，所以可以用PCR鉴定致病性小肠结肠炎耶尔森菌分离株（Laukkanen Ninios et al.，2014b）。由于毒力质粒较大，在培养过程中易丢失，因此质粒和染色体基因应同时作为靶点。

采用多种基因分型方法追踪小肠结肠炎耶尔森菌的分布、传染源和传播途径。脉冲场凝胶电泳（PFGE）和多位点可变数目串联重复分析（MLVA）是一种具有良好鉴别能力的方法，目前广泛应用于鉴定遗传多样性有限的小肠结肠炎致病性耶尔森菌菌株（Fredriksson-Ahomaa et al.，2006；Virtanen et al.，2013）。这些方法允许对属于同一生物类型的菌株进行分型。有多种基于序列的方法，如全基因组测序、多位点序列分型（MLST）和单核苷酸多态性，其成本和分辨能力有所不同。其中MLST是最早的一个基于DNA序列的分型方法，用于评估小肠结肠炎耶尔森菌的遗传关系和聚类分析。基于4~7个看家基因的MLST方

法，已用于耶尔森菌种的鉴定和分型（Kotetishvili et al.，2005；Hall et al.，2015）。将来，全基因组测序将为小肠结肠炎耶尔森菌的流行病学研究提供新的契机。

9.8　控制和预防

如何防止小肠结肠炎耶尔森菌进入食物链，特别是猪肉链，是一个非常具有挑战性的问题。可针对从农场到餐桌的猪肉链中的几个关键点采取控制措施，以最大限度地减少小肠结肠炎耶尔森菌在猪肉链中的传播（表9.4）。良好的卫生规范在生猪生产和猪肉加工的所有阶段都至关重要，尤其是对减少小肠结肠炎耶尔森菌4：O3菌株的污染而言，更是如此。

饲养场水平上，小肠结肠炎耶尔森菌在猪中的高流行率，是屠宰时胴体污染的一个诱发因素。减少该菌在饲养场的流行将减少屠宰场的污染风险。但是，目前饲养场的污染源和传播动态尚不清楚（Laukkanen-Ninios et al.，2014a）。在屠宰场控制该病原的方法之一是通过对血液或肉汁液进行血清学分析，将育肥场划分为高风险场和低风险场，并在最后阶段屠宰高风险场的猪（Felin et al.，2015）。另一种降低肥育猪小肠结肠炎耶尔森菌流行率的方法是在猪更大日龄时屠宰，但在屠宰未阉割的公猪时，可能会造成公猪膻味的污染（Bonardi et al.，2014；Laukkanennios et al.，2014a）。在肥育猪中小肠结肠炎耶尔森菌的流行率非常高，因此屠宰卫生仍然是减少胴体污染的重要控制措施。

表9.4 减少小肠结肠炎耶尔森菌在
猪肉生产链中传播的预防措施

工序	预防措施
饲养场	受控的管理制度
	购买小肠结肠炎耶尔森菌阴性猪
屠宰场	合理屠宰：低风险畜群优先
	避免交叉污染
	净化
处理加工	避免再次污染
	防止野生动物进入
储存	防止野生动物进入
零售	限制冷鲜肉等产品的保质期
厨房	良好的卫生习惯
	正确处理加工

在屠宰过程中，尤其要防止由于粪便和扁桃体引起的小肠结肠炎耶尔森菌对胴体和器官的污染。因此，接触扁桃体和粪便的各个阶段的设备和人员，都是小肠结肠炎耶尔森菌的关键污染点（Laukkanen-Ninios et al.，2014a）。在肛周切口和去除内脏（舌头和扁桃体、心脏、肝脏和肺）时必须使用两刀法，即在使用一把刀时，要将另一把刀浸泡在80℃的水中。但在污染环境下的每次操作后，都应该清洗刀子并将其放在水中消毒。屠宰时不接触头部的舌头和扁桃体，不切除下颌淋巴结，可以减少小肠结肠炎耶尔森菌的扩散传播。直肠装袋可以减少粪便对猪胴体的污染。而用蒸汽或热水对猪胴体进行去污，也可以在一定程度上减少小肠结肠炎耶尔森菌的数量，该方法在加拿大、丹麦等国已得到普遍应用。

良好的卫生习惯在乳制品和蔬菜的初级生产中很重要。吃生食会增加患耶尔森鼠疫杆菌肠道病的风险。在欧洲，使用包装好的保质期

长的新鲜农产品和饮用生牛奶的新兴趋势增加了感染小肠结肠炎耶尔森菌的风险。新鲜农产品在收获前后，很容易被污染的粪便所携带的致病性耶尔森菌菌株所污染。防止野生动物进入灌溉用水和农田也可以减少地表水和土壤污染的风险。另外还应防止啮齿动物和鸟类进入挤奶和储存设施，并应充分清洁加工设备。同时对使用的水进行适当处理也非常重要。

与其他肠杆菌属一样，耶尔森菌很容易通过加热处理如巴氏杀菌和烹饪而被杀灭。应避免发生食用生肉和生乳制品、饮用未经处理的地表水，以及热处理不充分、生肉制品与熟肉制品交叉污染等情况。值得注意的是，冷藏食品不是控制小肠结肠炎耶尔森菌的有效措施，因为该菌可以在冷藏温度下繁殖，故应注意避免食用超过保质期的食品。除此之外，正确的厨房操作也同样非常重要。

参考文献

Bonardi, S., Alpigiani, I., Pongolini, S., Morganti, M., Tagliabue, S., Bacci, C., Brindani, F., 2014. Detection, enumeration and characterization of *Yersinia enterocolitica* 4/O：3 in pig tonsils at slaughter in Northern Italy. International Journal of Food Microbiology 177, 9-15.

Chung, L. K., Bliska, J. B., 2016. *Yersinia* versus host immunity：how a pathogen evades or triggers a protective response. Current Opinion in Microbiology 29, 56-62.

EFSA (European Food Safety Authority), 2007. Monitoring and identification of human enteropathogenic *Yersinia* spp. Scientific Opinion of the panel on biological hazards. EFSA Journal 595, 1-30.

EFSA (European Food Safety Authority), 2009.

Technical specifications for harmonised national surveys on *Yersinia enterocolitica* in slaughter pigs. Scientific report. EFSA Journal 1374, 1–23.

EFSA (European Food Safety Authority), 2015. The European Union summary report on trends and sources of zoonoses, zoonotic agents and food – borne outbreaks in 2014. EFSA Journal 4329, 1–191.

Felin, E., Jukola, E., Raulo, S., Fredriksson – Ahomaa, M., 2015. Meat juice serology and improved food chain information as a control tool for pork–related public health hazards. Zoonoses Public Health 57, 246–251.

Fredriksson–Ahomaa, M., 2015. Enteropathogenic *Yersinia* spp. In: Sing, A. (Ed.), Zoonoses–Infections Affecting Humans and Animals. Springer, Dordrecht, pp. 213–234.

Fredriksson–Ahomaa, M., Korkeala, M., 2003. Low occurrence of pathogenic *Yersinia enterocolitica* in clinical, food and environmental samples: a methodological problem. Clinical Microbiology Review 16, 220–229.

Fredriksson–Ahomaa, M., Stolle, A., Korkeala, H., 2006. Molecular epidemiology of *Yersinia enterocolitica* infections. FEMS Immunology and Medical Microbiology 47, 315–329.

Grahek–Ogden, D., Schimmer, B., Cudjoe, K. S., Nygård, K., Kapperud, G., 2007. Outbreak of *Yersinia enterocolitica* serogroup O:9 infection and processed pork. Norway Emerging Infectious Diseases 13, 754–756.

Hall, M., Chattaway, M. A., Reuter, S., Savin, C., Strauch, E., Carniel, E., Connor, T., Van Damme, I., Rajakaruna, L., Rajendram, D., Jenkins, C., Thomson, N. R., McNally, A., 2015. Use of whole–genus genome sequence data to develop a multi-locus sequence typing tool that accurately identifies *Yersinia* isolates to the species and subspecies levels. Journal of Clinical Microbiology 53, 35–42.

Hanifian, S., Khani, S., 2012. Prevalence of virulent *Yersinia enterocolitica* in bulk raw milk and retail cheese in northern–west of Iran. International Journal of Food Microbiology 155, 89–92.

Joutsen, S., Fredriksson – Ahomaa, M., 2016. *Yersinia enterocolitica/*Properties and occurrence. In: Caballero, B., Finglas, P., Toldra, F. (Eds.), Encyclopedia of Food and Health, vol. 5. Elsevier, Academic Press, Oxford, pp. 606–611.

Kotetishvili, M., Kreger, A., Wauters, G., Morris Jr., J. G., Sulakvelidze, A., Stine, O. C., 2005. Multilocus sequence typing for studying genetic relationships among *Yersinia* species. Journal of Clinical Microbiology 43, 2674–2684.

Laukkanen – Ninios, R., Fredriksson – Ahomaa, M., Korkeala, H., 2014a. Enteropathogenic *Yersinia* in the pork production chain: challenges for control. Comprehensive Reviews in Food Science and Food Safety 13, 1165–1191.

Laukkanen – Ninios, R., Fredriksson – Ahomaa, M., Maijala, R., Korkeala, H., 2014b. High prevalence of pathogenic *Yersinia enterocolitica* in pig cheek. Food Microbiology 43, 50–52.

Lucero Estrada, C. S. M., Velázquez, L. del C., Favier, G. I., Di Genaro, M. S., Escudero, M. E., 2012. Detection of *Yersinia* spp. in meat products by enrichment culture, immunomagnetic separation and nested PCR. Food Microbiology 30, 157–163.

Messelhäusser, U., Kämpf, P., Colditz, J., Bauer, H., Schreiner, H., Höller, C., Busch, U., 2011. Qualitative and quantitative detection of human pathogenic *Yersinia enterocolitica* in different food matrices at retail level in Bavaria. Foodborne Pathogens and Diseases 8, 39−44.

Mikula, K. M., Kolodziejczyk, R., Goldman, G., 2013. *Yersinia* infection tools − characterization of structure and function of adhesins. Frontiers in Cellular and Infection Microbiology 169, 1−14.

Petersen, J. M., Gladney, L. M., Schriefer, M. E., 2015. Yersinia. In: Jorgensen, J. H., Pfaller, M. A., Carrol, K. C., Funke, G., Landry, M. L., Richter, S. S., Warnock, D. W. (Eds.), Manual of Clinical Microbiology, eleventh ed. ASM Press, Washington, pp. 738−751.

Reuter, S., Corander, J., de Been, M., Harris, S., Cheng, L., Hall, M., Thomson, N. R., McNally, A., 2015. Directional gene flow and ecological separation in *Yersinia enterocolitica*. Microbial Genomics 1, 1−9.

Stephan, R., Cernela, N., Ziegler, D., Pflueger, V., Tonolla, M., Ravasi, D., Fredriksson − Ahomaa, M., Haechler, H., 2011. Rapid species specific identification and subtyping of *Yersinia enterocolitica* by MAL-DI-TOF Mass spectrometry. Journal of Microbiological Methods 87, 150−153.

Tan, L. K., Ooi, P. T., Thong, K. L., 2014. Prevalence of *Yersinia enterocolitica* from food and pigs in selected states of Malaysia. Food Control 35, 94−100.

THL (National Institute for Health and Welfare), 2011. Infectious Diseases in Finland 2010. *Yersinia enterocolitica* O : 9 Caused Gastroenteritis in Leppävirta, p. 19 Report 39.

Valentin − Weigand, P., Heesemann, H., Derscha, P., 2014. Unique virulence properties of *Yersinia enterocolitica* O : 3 − an emerging zoonotic pathogen using pigs as preferred reservoir host. International Journal of Medical Microbiology 304, 824−834.

Virtanen, S., Laukkanen−Ninios, R., Ortiz Martinez, P., Siitonen, A., Fredriksson − Ahomaa, M., Korkeala, H., 2013. Multi−locus variable−number tandem repeat analysis in genotyping *Yersinia enterocolitica* strains from human and pork origin. Journal of Clinical Microbiology 51, 2154−2159.

Ye, Y. W., Ling, N., Han, Y. J., Wu, Q. P., 2014. Detection and prevalence of pathogenic *Yersinia enterocolitica* in refrigerated and frozen dairy products by duplex PCR and dot hybridisation targeting the *virF* and *ail* genes. Journal of Dairy Science 97, 6785−6791.

产气荚膜梭菌

R. G. Labbe[1]，V. K. Juneja[2]

1　马萨诸塞州大学，阿姆赫斯特，马萨诸塞州，美国

2　ARS 东部地区研究中心，温德摩尔，宾夕法尼亚州，美国

10.1　引言

历史上，产气荚膜梭菌之所以广为人知是因为它是引起气性坏疽（主要由于 α 毒素）的常见病原菌，这在第一次世界大战期间得以证实，目前它依然是这种疾病的主要原因。关于它与食物和腹泻有关的第一个报告，可以追溯到 19 世纪和 20 世纪之交，但没有证据可以证实这一点，因为众所周知，这种微生物存在于人类的粪便、食物和环境中。20 世纪 40 年代，在英国和美国出现了关于其在食源性疾病中作用的更确凿的证据，当时以肉汁和鸡肉为媒介的疫情中分离出了大量产气荚膜梭菌。20 世纪 50 年代，霍布斯及其同事在研究中明确了产气荚膜梭菌在食源性疾病中的作用。他们指出，以孢子在 100℃ 下存活 1h 为标准，可以将其分为两大类：耐热（HR）（和弱溶血或不溶血）或热敏性（HS）（和溶血）产气荚膜梭菌。最初认为只有 HR 菌株能引起食源性疾病，但在 20 世纪 60 年代，证明这两种类型都能够引起食源性疾病。1969 年证明了肠毒素与食物中毒的因果关系，它能诱导结扎的家兔回肠积水。这种微生物的食物中毒作用很快在人类志愿者食用试验中得到了决定性的证实。随后确定，导致食源性疾病的肠毒素也会导致其他胃肠道疾病，如抗生素相关腹泻和医院内腹泻。

10.2　疾病特征

产气荚膜梭菌引发的食物中毒不是真正的中毒，也不是病原感染。该病通常是由于摄入了贮藏温度不当的食品中大量的活营养细胞（$>10^8$）造成的。这些细胞在胃通道中存活，随后在小肠中形成孢子。在孢子形成过程中产生产气荚膜梭菌肠毒素（CPE），并在孢子囊自溶过程中与成熟孢子一起释放。

该病能引起腹泻和腹痛，潜伏期为 8～24h。少见发热，这与它不是真正的感染是一致的。不经治疗，症状在 24h 内消退，但抽筋

症状可能再持续 1 或 2d。该病病程短，可能是由于肠毒素结合的肠上皮细胞的正常周转和腹泻导致的游离毒素的清除。死亡时有发生，主要限于老年人或住院病人。在精神病院的住院病人中出现了死亡病例，是因为长期使用精神药物可能会降低胃肠蠕动，延长肠道接触肠毒素的时间所造成的。

在动物模型中，肠毒素诱导小肠内的反向运输，导致水、钠和氯的分泌。绒毛尖上皮细胞的刷状边缘是肠毒素的主要作用部位。在动物模型中，上皮细胞在接触肠毒素 15min 内脱落，大量的膜和细胞质流失到管腔。扫描电子显微图显示绒毛顶端有局部损伤，顶端覆盖有圆形的气泡（图 10.1）。在这一点上，其 CPE 不同于霍乱毒素（CT）的 CPE，CT 对胃肠道组织的损伤很小（第 11 章）。CPE 与 CT 和大肠杆菌热敏肠毒素（第 7 章）的不同之处在于，它不与 GM1 神经节苷脂结合，而是与紧密连接蛋白的密封蛋白家族形成活性膜孔，从而改变质膜的通透性。

通过细胞组织培养也发现了毒素在细胞水平上的作用方式，尤其是在 Vero（非洲绿猴肾）细胞中。肠毒素最初影响离子和小分子（如氨基酸）的渗透性（流入和流出），这导致大分子前体的损失，反过来影响细胞的存活率。在这种体外系统中，体液和电解质的流失可能导致与疾病相关的腹泻症状。目前还不清楚肠毒素是否对人类的大肠有影响，但它确实与兔结肠细胞结合，但对兔结肠的影响很小。

世界多地发生了与 C 型产气荚膜梭菌（第 10.3.1 节）有关的一种特别严重的食源性疾病散发病例，往往具有致命性，但这种疾病在巴布亚新几内亚很常见。从医学上讲，它是

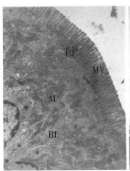 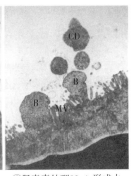

①对照电镜显示绒毛正常细胞形态（MV 为微绒毛）　②肠毒素处理 90min 形成水泡（B 为气泡；CD 为细胞质水泡）

图 10.1　产气荚膜梭菌肠毒素对大鼠回肠的影响

引自 McDonel, J., 1979. The molecular mode of action of Clostridium perfringens enterotoxin. AmericanJournal of Clinical Nutrition 32, 210-218.（经作者和出版商许可再版）

一种坏死性、出血性空肠炎，通常称作"Pig-Bel"（坏死性肠炎），与食用未煮透的猪肉有关。该病可进展至小肠部分坏疽，导致严重的毒血症和休克。食用含有胰蛋白酶抑制剂的本地食物，如红薯，以及营养不良也是导致肠道蛋白酶水平低的明显因素，否则高水平的蛋白酶可能会降解 C 型产气荚膜梭菌产生的 β 毒素。作为预防措施，使用产气荚膜梭菌 C 型培养物的类毒素制剂进行疫苗接种。最近，A 型产气荚膜梭菌引起的坏死性肠炎也有报道。

10.3　病原微生物特征

10.3.1　营养细胞和孢子

产气荚膜梭菌是一种相对较大的、不运动、厌氧、革兰阳性的短粗杆菌。大多数菌株在实验室培养基中不易形成芽孢，只能在孢子培养中证实肠毒素的存在。该菌具有一定的耐

氧性，有利于与食物相关的实验操作。典型的孢子培养如图10.2所示。

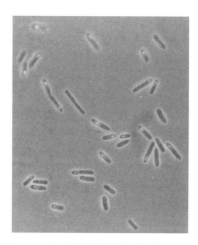

图 10.2　产气荚膜梭菌孢子细胞的相差
显微镜照片（成熟、折光的孢子）

该菌产生十几种外毒素和一种肠毒素。可根据主要致命毒素的存在与否，将分离菌株划分为 A 至 E5 种类型（表10.1）。α 毒素（卵磷脂酶）在所有分型中都很常见，但在 A 型中产生的数量最多。卵磷脂是一种重要的膜成分，所以该毒素主要负责坏疽组织的分解。α 毒素是一种磷脂酶 C，它能分解卵磷脂分子，产生磷酸胆碱和二甘油酯。最初认为该酶可以水解食品中的卵磷脂，形成磷酰胆碱作为食源性疾病的活性物质。然而，人类志愿者食用实验和随后的肠毒素分离，表明这一假设是并不正确。

**表 10.1　产气荚膜梭菌分型中主要
致死毒素的分布**

类型	α	β	ε	ι
A	+	−	−	−
B	+	+	+	−
C	+	+	−	−
D	+	−	+	−
E	+	−	−	+

产气荚膜营养细胞的形态随生长速率的变化而变化。快速生长的细胞（如在含有容易发酵的单糖或双糖的培养基中），明显比在常用的以淀粉作为碳水化合物来源的孢子培养基中生长的细胞小。该菌产生一种荚膜，它是进行血清分型的基础，可以通过在湿菌体上添加印度墨汁观察到。

产气荚膜梭菌引起食源性疾病的媒介通常是肉类和家禽产品。这反映了该生物体对营养的苛求，需要多种氨基酸和数种维生素才能生长良好。在实验室里，其在含有作为氨基酸来源的肉类或酪蛋白消化物的复杂介质中生长良好。这些消化物是氨基酸、发酵碳水化合物、维生素和核苷酸（如酵母提取物）等营养的来源。因乳糖发酵会产生大量的 H_2 和 CO_2，可以将牛奶培养基用于诊断实验。产生的气体冲破由酸导致的酪蛋白凝块，形成"暴性发酵"。

产气荚膜梭菌除了具有产生孢子的能力之外，另一个显著的特征是其快速生长的潜力。在其最适生长温度（43~45℃）和营养丰富的培养基中，世代时间不到10min，是已知细菌中最短的。生长温度为 15~50℃，但在 15~20℃，生长能力具有菌株依赖性。除了在体内产生肠毒素外，该菌在较高温度下的孢子形成和快速生长，也会导致该菌引起食源性疾病。食品中肠毒素的预形成与食源性疾病无关，因为孢子形成所需的时间，食品就已经具有不可接受的感官品质。该菌在极端 pH、低水活性或高盐浓度下生长的能力并不强。

10.3.2　肠毒素

如前所述，早期研究人员根据孢子耐热性

将产气荚膜梭菌分为两种生物类型。HR 菌株在 100℃存活 1h，而 HS 菌株存活不到 15min。虽然目前已知这两种菌株都与食源性疾病有关，但该菌的孢子仍需根据其 D 值进行分类（D 值，即在给定温度下使 90%的孢子种群失活所需的时间）。HS 群的 D_{90C} 值为 3~5min，HR 群为 15~145min。与此相关的是，发现肠毒素基因（*cpe*）可以定位在染色体或质粒上，食源性疾病暴发最常见的是由含染色体 *cpe* 的分离株引起的，这种分离株比带有 *cpe* 质粒的分离株具有更强的耐热性。已设计出用来区分不同 *cpe* 位置的菌株的聚合酶链式反应（PCR）引物。

该菌芽孢的一个不寻常的现象是，当生长培养基中含有溶菌酶时，溶菌酶会复苏，并促进热损伤芽孢的恢复，从而增加其测量或表观耐热性。可渗透溶菌酶的热损孢子数量很少（<1%）。培养液中的溶菌酶取代了热灭活的孢子萌发酶，在萌发过程中，这种孢子萌发酶会破坏孢外壳，使核心水化，从而导致孢子萌发。

如前所述，从不变质的贮藏温度不当的食物中摄取大量产气荚膜梭菌后，小肠内的梭菌在孢子形成过程中产生肠毒素。在某些菌株中，可溶性蛋白（细胞提取物）的很大比例（10%~20%）是肠毒素。毒素形成的原因尚不清楚，但已知其形成于孢子形成的 Ⅱ~Ⅲ 阶段，其水平明显依赖于菌株。

已分离和鉴定出肠毒素，它是一个分子质量约为 35000u 的多肽，有独特的氨基酸序列，但与肉毒梭菌产生的非神经毒性蛋白具有有限同源性，等电点 pH 为 4.3。和大多数类似蛋白质一样，它很容易被加热破坏（例如，

60℃10min）。人类志愿者试食研究表明，引起症状需要较大的口服剂量（8~10mg）。相比之下，葡萄球菌肠毒素仅需约 1μg 即可引起典型症状。与肉毒杆菌 E 型神经毒素一样，用胰蛋白酶或胰凝乳蛋白酶对肠毒素进行有限处理后，可增加其生物活性（2~3 倍），这表明食物中毒时，肠道蛋白酶可激活肠毒素。

食源性疾病暴发中，可在患者的粪便中检测到 CPE，但不能在对照组中检测到。定量分析肠毒素的方法见第 10.5 节。

10.4　通过食物传播

根据对已发病例的调查，无一例外地表明，传播媒介是熟肉和家禽。在非冷藏储存温度下的长时间冷却是一个因素，在不适当的高温下保存食物也是一个因素。通常这些食物都是提前准备好供很多人食用的。孢子在蒸煮过程中存活了下来，而蒸煮过程可使竞争对手失去活力，并排出氧气。大量调查表明，25%~50%的牛肉、猪肉和羊肉中存在该菌，其含量在 1~100 个/g。适当的休息和饥饿（停止饲喂）可以减少动物尸体的内部污染。这些早期的调查并不能确定分离株是否编码 CPE 基因。值得注意的是，在无症状动物中只有少数，即 5%或更少的分离株具有肠毒素基因。

几乎所有成年人的大肠中都有这种微生物，中位数在 10^3~10^4/g 粪便，并且都是典型的肠毒素阴性生物型。

10.5　分离和鉴定

特征性的症状、潜伏期、食物类型和食物

制备方法，将提示疾病暴发可能是由产气荚膜梭菌引起的。通过在相关食品中分离出>10^{5}个微生物/g，在患病个体粪便分离出>10^{6}个孢子/g，或直接在粪便样本中检测出肠毒素进行确诊。分离株的血清分型（基于特定荚膜抗原的存在）可为流行病学研究提供有用信息。不幸的是，许多可疑的分离株都无法分型，而且也难以买到抗血清。英国的公共卫生官员收集了大量的抗血清型，但这些血清型在美国则并不常见。

产气荚膜梭菌对某些抗生素的耐药性、相对耐氧性和快速的生长速度使其成为最容易分离的梭状芽孢杆菌之一。目前推荐的培养基是色氨酸-亚砜-环丝氨酸（TSC）琼脂，含有铁和亚硫酸盐。当在 TSC 琼脂板上厌氧培养时，产气荚膜梭菌将亚硫酸盐还原为硫化物，与铁产生黑色沉淀。在预期含菌量很低的情况下，如市场或环境监测中，使用含铁牛奶培养基的最大可能数量（MPN）程序已被证明是有效的，该程序不需要厌氧培养。将稀释后的样品在 75℃加热 20min，然后倒在 TSC 琼脂平板上，便可轻松进行粪便孢子计数。

因为某些其他罕见的梭状芽孢杆菌可以在 TSC 培养基上产生黑色菌落，所以有必要对分离菌株进行确认。一般采取 10～12 个分离菌落，接种到动力-硝酸盐和乳糖-明胶管中。产气荚膜梭菌是不动的，能够水解明胶，减少硝酸盐，发酵乳糖。有关程序的细节可以在美国食品和药物管理局、美国公共卫生协会和国际标准化组织（ISO）发布的手册中找到。

另一种通过生化检测确认的方法是通过 PCR 特异性引物检测暴发和非暴发食品中的卵磷脂酶基因（α 毒素）。当与 cpe 的引物结合时，可以在一个 PCR 反应（双重 PCR）中检测到这两个基因。

多年来，已经有许多方法能够检测产孢肉汤和粪便样本中是否存在肠毒素。所有这些都需要特定的抗血清，有些还需要专门的设备。有两种血清学方法可供商业使用：一种是酶联免疫吸附测定法，另一种是反向被动胶乳凝集法。如前所述，PCR 被用于检测具有产生肠毒素潜力的产气荚膜梭菌菌株，这就避免了通过诱导分离菌的产孢来验证其产肠毒素性质的必要性。另一方面，使用这种方法获得的阳性结果，推测所有含有肠毒素基因的分离株都能够表达毒素，但该推测尚未得到证实。最近，新开发了一种 PCR 技术，用于直接检测和定量牛肉中的产肠毒素的产气荚膜梭菌菌株。在含有背景菌群的生牛肉泥中，该技术的灵敏度足以检测到<10CFU/g 的含有肠毒素基因的产气荚膜梭菌菌株。

10.6 治疗和预防

与大多数食源性疾病一样，没有基础疾病的个体中，由产气荚膜梭菌引起的食源性疾病通常可以自愈，因此不建议使用抗生素治疗。尽管老年人中出现了严重的病例甚至偶发死亡，但只需要支持性治疗，因为对他们而言，脱水是一个重要的问题。

由于产气荚膜梭菌的营养细胞和孢子可以存在于许多生食中，仅仅在食物中发现它们的存在并不重要。然而，预制食品的温度滥用（存放于不合适的温度下）是一个主要问题，并且总是能引起暴发。快速冷却和适当地再加热是控制本病的一个重要方面。热食应按照美国公共卫生协会推荐的热食品保温温度（≥60℃，140℉）进行保存。重新加热的食物应达到71℃（160℉）后才能食用，此温度能够杀死营养细胞。

参考文献

Grass, J., Gould, H., Mahon, B., 2013. Epidemiology of foodborne disease outbreaks caused by *Clostridium perfringens*, United States, 1998–2010. Foodborne Pathogens and Disease 10, 131–136.

ISO (International Organization for Standardization), 2004. Microbiology of Food and Animal Foodstuffs-Horizontal Method for Enumeration of *Clostridium perfringens* -Colony Count Technique. ISO 7937:2004. International Organization for Standardization, Geneva, Switzerland.

Katahira, J., Inoue, N., Horiguchi, Y., Matsuda, M., Sugimoto, N., 1997. Molecular cloning and functional characterization of the receptor for *Clostridium perfringens* enterotoxin. Journal of Cell Biology 136, 1239–1247.

Labbe, R., Harmon, S., 1992. *Clostridium perfringens*. In: Vanderzant, C., Splittstoesser, D. (Eds.), Compendium of Methods for the Microbiological Examination of Foods, third ed. American Public Health Association, Washington, DC, pp. 623–635.

Labbe, R., 1989. *Clostridium perfringens*. In: Doyle, M. (Ed.), Foodborne Bacterial Pathogens. Marcel Dekker, New York, pp. 191–223.

McClane, B., Robertson, S., Li, J., 2013. *Clostridium perfringens*. In: Doyle, M., Buchanan, R. (Eds.), Food Microbiology: Fundamentals and Frontiers, fourth ed. ASM Press, Washington, DC, pp. 465–489.

McDonel, J., 1979. The molecular mode of action of *Clostridium perfringens* enterotoxin. American Journal of Clinical Nutrition 32, 210–218.

Miyamoto, K., Li, J., McClane, B., 2012. Enterotoxigenic *Clostridium perfringens*: detection and identification. Microbes and Environments 27, 343–349.

Miyamoto, K., Wen, Q., McClane, B., 2004. Multiplex PCR genotyping assay that distin-guishes between isolates of *Clostridium perfringens* type A carrying a chromosomal enterotoxin gene (*cpe*) locus, a plasmid *cpe* locus with an IS1470-like sequence or a plasmid *cpe* locus with an IS *1151* sequence. Journal of Clinical Microbiology 42, 1552–1558.

Opinion of the scientific panel on biological hazards on a request from the Commission related to *Clostridium* spp. in foodstuffs. European Food Safety Authority Journal 199, 2005, 1–65.

Rhodehamel, E. J., Harmon, S. M., 2001. *Clostridium perfringens*. In: The Food and Drug Administration Bacteriological Analytical Manual. http://www.fda.gov/Food/ FoodScienceResearch/LaboratoryMethods/ucm070878. htm.

Smith, L. D. S., Williams, B. L., 1984. *Clostridium perfringens*. In: The Pathogenic Anaerobic Bacteria, third ed. Charles Thomas, Springfield, Illinois, pp. 101–136.

弧菌

J. L. Jones

墨西哥湾岸区海产品实验室，多芬岛，亚拉巴马州，美国

11.1 前言

弧菌（*Vibrio*）是一类公认的能够引起人类疾病的普遍存在于海洋和河口的微生物。自1854年霍乱弧菌（*Vibrio cholerae*）首次被确定为霍乱的病原体以来，这种细菌受到了医学微生物学家的广泛关注。作为人类病原体的副溶血性弧菌（*Vibrio parahaemolyticus*）和创伤弧菌（*Vibrio vulnificus*）是发达地区海产品中引发疾病传播的主要病原菌。尽管弧菌属中有100多个种，但大约只有12个种与人类疾病有关。在本章中，主要介绍3种主要致病弧菌：霍乱弧菌（*V. cholerae*）、副溶血性弧菌（*V. parahaemolyticus*）和创伤弧菌（*V. vulnificus*）。

11.2 霍乱弧菌

11.2.1 背景及引发的疾病

根据 *ctxAB* 操纵子存在与否，霍乱弧菌可分为有毒的或无毒的。*ctxAB* 操纵子编码霍乱毒素（CT），而霍乱毒素是该生物的主要毒力因子。产毒菌株具有引起霍乱的能力，约1000000个细胞就能引发感染。霍乱是一种发病快速，具有轻度至重度胃肠炎症状的疾病。"米泔水"样粪便并可能伴有呕吐是霍乱的典型特征。在严重的情况下，每天可能导致高达16L的腹泻液体流失，因此必要的时候需要进行补液治疗，直到感染消退为止（病程为几天之内）。在发达国家，产毒素霍乱弧菌引起的疾病很少导致死亡（<1%的病例），但全球霍乱的死亡率一般为 1%~5%。

第一次霍乱大流行始于印度，并传播到亚洲大部分地区、整个波斯湾和非洲。这场始于19世纪初期的大流行导致霍乱在亚洲大部分地区流行，至今仍在那里流行。自从第一次大流行以来，又陆续发生了6次霍乱大流行，几乎影响了全球每个大陆。第7次也是目前的大流行始于20世纪60年代初的印度尼西亚。前6次大流行是由霍乱弧菌O1群"古典"生物型引发的。当前的流行是由一种新的O1群生物型（称为El Tor生物型）引发。最初人们

根据这两种生物型的流行病学特征对其进行区分，其中古典生物型通常比 E1 Tor 生物型引起更严重的感染。与此同时，这两种生物型也可以通过其生化差异来区分，最明显的区别依据是它们对多黏菌素 B 的敏感性不同。在这次大流行中，霍乱弧菌 O139 血清群出现在印度次大陆的孟加拉地区，并迅速传播到整个地区，但此后几乎销声匿迹。由于霍乱的大流行主要与 O1 血清群的菌株有关，因此霍乱弧菌通常分为 O1 群和非 O1 群霍乱弧菌。有时候，使用 O1/O139 和非 O1/非 O139 进行描述以区分引发霍乱流行的血清型。在大流行或 O1 群中，菌株可以是古典或 El Tor 生物型。例如，2010 年在海地暴发的霍乱与霍乱弧菌 O1 群 El Tor 生物型有关。除了产毒素的 O1/O139 霍乱弧菌外，其他引起霍乱样疾病的菌株也正在出现。最近两个带有 *ctxAB* 操纵子的 O75 和 O141 血清群被发现与霍乱样感染相关。

不产毒素霍乱弧菌（非 O1/非 O139）也可引起肠胃炎，其严重程度通常不及霍乱。与霍乱一样，疾病发作可能很快，在摄入后 24h 内出现症状。疾病通常是自限性的，不需要医疗干预。但是，这种疾病在免疫系统低下的个体中可能更为严重。不产毒素霍乱弧菌也是肠外伤口和耳朵感染的偶然病因。

11.2.2 生物型性状

11.2.2.1 表型特征

霍乱弧菌是一种可以运动的，稍弯曲至直形的革兰阴性杆菌，有单端鞘式鞭毛。它可以在含有 0%~6%NaCl 的常规实验室培养基中或上面生长。霍乱弧菌具有能在不添加盐的培养基中生长的能力，这种能力使得它在大多数其他嗜盐弧菌中是独一无二的。该菌在 35~42℃ 的温度下生长良好。与所有弧菌一样，霍乱弧菌具有很高的耐碱性（最大 pH 为 9），因此分离培养基的 pH 通常高于 7.0。细胞色素 C 氧化酶的产生是区分霍乱弧菌和其他弧菌的有用表型特征。

11.2.2.2 致病机制

如前所述，霍乱毒素（Cholera Toxin，CT）是霍乱弧菌的主要致病因子。该毒素包含一个 A 亚基和 5 个 B 亚基，均由 *ctxAB* 操纵子中编码。CT 是一种 ADP – 核糖基化毒素，其通过 B 亚基与宿主小肠中的靶细胞结合，并将一部分 A 亚基（A1）送入宿主细胞中。A1 将 ADP – 核糖转移给腺苷酸环化酶，从而提高细胞中的 cAMP 水平。cAMP 的增加激活了依赖 cAMP 的氯离子通道蛋白，称为囊性纤维化跨膜传导调节因子（Cystic Fibrosis Transmembrane Conductance Regulator，CFTR），导致离子流逆转。这种逆转导致离子在细胞外积聚，为了使细胞保持渗透平衡，水从细胞释放到小肠腔中，导致腹泻。

CT 通过丝状噬菌体 CTXφ 在菌株之间转移。该噬菌体与许多其他溶原性噬菌体不同，因为它利用宿主整合酶形成稳定的溶原，而不是使用噬菌体编码的整合酶插入或者移出宿主基因组。霍乱弧菌细胞上 CTXφ 的受体称为毒素共调菌毛（Toxin Coregulated Pilus，TCP），是 IV 型菌毛。因此，TCP 毒力岛通常被认为是被 CTXφ 感染之前获得的。TCP 除了为 CTXφ 提供入口外，还具有黏附功能，是霍乱弧菌引起霍乱的必需物质。通常，CT 和 TCP 在 O1/O139 群中同时产生，但在其他非 O1/

非 O139 群中，CT 或 TCP 可以独立产生。

尽管霍乱弧菌的非 O1/非 O139 产毒菌株引起类似于霍乱的疾病，但该病通常较轻。这表明还有其他因素可能影响霍乱菌株的毒性。可能的辅助毒素包括封闭带毒素（Zot）和辅助霍乱毒素（Ace）。此外，在其他黏附分子中，一种辅助定植因子在霍乱中的作用已有研究。一些辅助毒力因子，如 TCP 和 Zot，已在不产毒素的霍乱菌株中被鉴定，这可能有助于解释它们在没有 CT 的情况下致病的能力。另外，其他公认的毒力因子，如 Ⅵ 型分泌系统（Type Ⅵ Secretion System，T6SS），也已被注意到。

虽然上述机制被提出，但是关于霍乱弧菌更详细、全面的毒力机制仍不明确。

人类宿主的易感性也是影响霍乱弧菌毒性的潜在因素。霍乱弧菌引起霍乱的能力可能受宿主的胃酸度（该菌对胃酸敏感，因此胃酸降低的个体可能更容易生病）或免疫史影响。另外一个可能的影响因素是宿主的血型，O 型血的人更容易患重病。CFTR 突变也可能会影响个体疾病的严重程度。

11.2.3 传播

霍乱最常见的传播途径是通过环境，可能的来源是自然发生或者人粪便污染的水。该生物可以自由生活或定居在浮游动物、其他含几丁质海洋生物的表面。贝类可能是霍乱传播的重要媒介。例如，在滤食期间，贝类可以收集游离的或者定植在浮游动物上的致病菌。此外，由于霍乱弧菌可以在无盐的情况下存活，因此饮用水和灌溉用水也可能会受到污染，尤

其在欠发达地区。使用被霍乱弧菌污染的水烹饪、沐浴或洗涤将显著增加受感染的几率。饮料类，尤其是那些添加了被污染的冰块的饮品，是在流行地区传播霍乱的潜在媒介。中非、西非以及印度次大陆地区该流行病暴发非常频繁，而邻近地区也时有发生。从 2010 年开始的海地疫情已蔓延到多米尼加共和国和古巴，在这些地区霍乱被认为是地方病。

11.2.4 实验室检测方法

11.2.4.1 分离与鉴定

碱性蛋白胨水（APW）和硫代硫酸盐柠檬酸盐胆盐蔗糖（TCBS）琼脂是分离霍乱弧菌最广泛使用的培养基。APW 支持霍乱弧菌生长，同时通过将培养基的 pH 调到 8.5 以抑制其他微生物的生长。在高温（42℃）下培养可以进一步选择出霍乱弧菌。TCBS 琼脂是弧菌属（包括霍乱弧菌）的高度选择性和特异性培养基。TCBS 上分离菌株可通过直接涂布培养（主要用于临床标本）或在 APW 增菌富集（通常用于分析食品和环境样品）后涂布培养来获得。

霍乱弧菌在 TCBS 上显示为扁平的黄色菌落，可以使用快速氧化酶测试筛选可疑分离株，以确认弧菌属，然后进行耐盐性试验。在所有弧菌中，只有霍乱弧菌和拟态弧菌（Vibrio mimicus）在不含 NaCl 的 1% 胰蛋白胨肉汤中生长。氧化酶阳性且在无盐条件下生长的分离株被认为是霍乱弧菌的疑似菌。通常使用生化鉴定对可疑菌进行确认，生化鉴定可以单独进行各指标的测试或者使用商业试剂盒。虽然生化鉴定对于临床标本是可靠的，但是环境中

菌株的快速生长会混淆生化鉴定结果。因此，通过分子方法如聚合酶链式反应（PCR）确认分离株已越来越普遍。

11.2.4.2 分型

分离霍乱弧菌后，通常通过分子技术进行分离株的分型，以评估主要和辅助毒力因子的存在。此外，还可以使用分子方法来区分古典和 El Tor 生物型。目前还报道了用于测定 CT 的乳胶凝集试验。商品化抗血清可用于鉴定 O1 和 O139 血清群。

11.2.5 预防

霍乱的主要传播途径是经污染的水和海鲜传播。在霍乱流行地区实施适当的卫生和清洁水供应将最大程度地减少疾病的传播。在发达国家，只有偶尔零星的霍乱病例报告。但是，由于存在适宜霍乱弧菌生存的环境，根除与该微生物有关的疾病是不现实的。

11.3 副溶血性弧菌

11.3.1 背景和疾病

副溶血性弧菌于 1951 年在日本首次被确定为食源性疾病的病原体。此后不久，研究人员发现，来自感染患者的大多数分离株，以及极少数来自食物或环境的分离株在血琼脂上是溶血的，这种溶血现象称为神奈川（Kanagawa）现象，随后确定这是由耐热直接溶血素（Thermostable Direct Hemolysin，TDH）引起的。从患者中鉴定出缺乏 TDH 的分离株后，人们还发现了与 TDH 高度同源的另外一种溶血素，即热稳定直接相关溶血素（Thermostable Direct-related Hemolysin，TDH）。长期以来，分别由 *tdh* 和 *trh* 基因编码的 TDH 和 TRH 一直被认为是副溶血性弧菌的主要毒力因子。

自从副溶血性弧菌被确认为能够引起海鲜相关的疾病以来，全球温带和热带地区都有该菌感染的报告。被副溶血性弧菌感染后 4h 内迅速发展，出现症状，但通常是自限性的，在 2~6d 内无需干预即可治愈。副溶血性肠胃炎的症状通常包括腹泻和腹部绞痛，恶心、呕吐、发热和血性腹泻较少见。

尽管副溶血性弧菌感染剂量相对较高，约为 1 亿个细菌，但流行病学调查表明，特定的血清型可能需要较少的细菌就能引起感染。副溶血性弧菌的血清分型方案同时使用了菌体（O）抗原和荚膜（K）抗原。更多具有感染性的血清型包括 O3：K6、O4：K68、O1：K56 和 O1：K-未分型，这些血清型已导致大流行。此外，美国和西班牙暴发的与 O4：K12 菌株有关的疫情表明该血清型的菌株具有较高的感染率。

11.3.2 生物学性状

11.3.2.1 表型特征

副溶血性弧菌是一种嗜盐的、直形到略弯曲的革兰阴性杆菌，可以在含有至少 0.5% NaCl 的常规实验室培养基上生长。当在肉汤培养中生长时，它具有单端鞘状的鞭毛，但是当在固体培养基表面生长时，可以表现出周鞭毛。与霍乱弧菌一样，细胞色素氧化酶 C 的产生和碱性 pH 的耐受性是其重要的表型特征。

11.3.2.2 致病机制

如前所述，数十年来一直认为 TDH 和 TRH 是副溶血性弧菌的主要毒力因子，这两种蛋白都通过影响肠道细胞的离子通量直接诱发腹泻。但是，越来越多的证据表明还有其他因素与副溶血性弧菌的毒力相关。有报告显示，多达 1/4 的临床分离株缺乏 *tdh* 和 *trh* 基因。此外，细胞培养实验已证明 TDH 的存在与否和体外毒性无关。

副溶血性弧菌的毒力机制目前仍不清楚。但是，已鉴定出许多可能的致病因子。副溶血性弧菌的某些菌株具有Ⅲ型分泌系统（T3SS）或Ⅵ型分泌系统（T6SS），两者均与宿主细胞信号传导的破坏有关。此外，还鉴定出了可能导致生物体毒性的多种黏附因子和蛋白酶。

与霍乱弧菌相似，宿主因素可能对副溶血性弧菌引起感染的易感性和/或疾病的严重性有影响。由于该生物体对胃酸敏感，因此使用酸阻滞剂的人更容易被感染或导致严重感染疾病。另外，已经观察到宿主可能具有由先前感染所赋予的短期免疫能力，但这似乎是只针对某些特异的血清型。

11.3.3 传播

由于副溶血性弧菌是天然存在的海洋和河口细菌，因此几乎在所有海产品中普遍存在。鱼和贝类是由这种生物体引起的肠胃炎的最常见来源，尤其是当这些食物被生吃或未煮熟被食用时。其他的因海鲜类消费引发的疾病则主要是由于生熟未分开导致的交叉污染所引起的。食用生鲜农产品（水果、蔬菜等）有关的弧菌性肠胃炎通常被认为是厨房内交叉污染或使用未经处理的污染水冲洗农产品所致。

11.3.4 实验室检测方法

11.3.4.1 分离和鉴定

建议使用 APW 和 TCBS 琼脂分离副溶血性弧菌，孵育温度为 35～37℃。含有 2% NaCl 和 50μg/mL 多黏菌素 B 的多黏菌素盐肉汤也通常用作选择性富集培养基。大多数规程建议培养 18～24h。由于副溶血性弧菌较快的生长速度（在 37℃ 下代时为 12～14min），应采用较短的培养时间以最大程度地减少竞争性菌群的过度生长。正如霍乱弧菌一样，TCBS 对副溶血性弧菌的分离可以直接从标本中获得，也可以在 APW 富集之后进行。

副溶血性弧菌不能分解蔗糖，因此在 TCBS 上显示为绿色菌落。通过对氧化酶的测定可以筛查疑似菌株，然而遗憾的是，很少有其他的快速测试方式能够筛选溶血性弧菌。传统的生化鉴定是确认副溶血性弧菌的主要手段。DNA 杂交或者对特异基因的 PCR 检测是更为可靠的分子方法。

11.3.4.2 分型

可使用针对 *tdh* 和 *trh* 基因的 PCR 方法鉴定副溶血性弧菌分离株的特性。与此同时，还存在着多种用于检测 T3SS 和 T6SS 基因的分子生物学方法。血清分型是一种常用手段，市售抗血清可用于 O11 和 K70 抗原的鉴定。然而，由于副溶血性弧菌的高度遗传多样性，许多菌株的 K 抗原是不能分型的。

11.3.5 预防

由于副溶血性弧菌在河口和海洋环境中广

泛存在，因此完全预防因食用生食海产品引起的疾病是不现实的。为了降低食用海产品引发的感染风险，应对海鲜进行温度控制以最大程度地减少其在收获后副溶血性弧菌的生长。减少副溶血性弧菌感染风险的另一项控制措施是防止熟食与生海产品交叉污染。充分加热可有效消除海鲜中的副溶血性弧菌，将患病的风险降至最低。

11.4 创伤弧菌

11.4.1 疾病

早在公元前五世纪，希腊名医希波克拉底（Hippocrates）就注意到了一种疾病，其症状与创伤弧菌引发的疾病一致。然而，直到1964年人们才认识到该生物体的存在，并于1979年才获得"创伤弧菌"的名称。该物种名称来自拉丁语"受伤"（Wounding）一词，用以表示其主要疾病综合征。创伤弧菌除了引起海产品源性疾病外，还可能导致严重的坏死性伤口感染。伤口感染可能是由于海洋生物（鱼刺等）的刺伤或将先前存在的伤口暴露在含有该微生物的河水中而引起的。

尽管在欧洲和北非有与伤口相关的创伤弧菌感染的报道，在东南亚有与食物相关的病例，但大多数感染与美国生吃贝类食品的消费模式有关。有证据表明，食入创伤弧菌会引起胃肠道疾病，但最常见的感染是败血症。免疫功能低下的个体（如血清铁水平高、糖尿病、恶性肿瘤、艾滋病等）更容易因食入创伤弧菌而受到侵袭性感染，最后发展为败血病并引发四肢坏死性筋膜炎。此外，40岁以上的男

性也被认为是高危人群。疾病的最初表现在不同个体间差异很大，症状可能包括发烧、迷失方向、低血压和四肢病变，败血症还可以继发于伤口感染。无论采取哪种途径，一旦引发败血症，疾病就可以迅速发展，病死率约为35%。

11.4.2 生物学性状

11.4.2.1 表型特征

创伤弧菌可在含有0.5%~6%NaCl的常规实验室培养基上生长。与霍乱弧菌和副溶血性弧菌相似，细胞色素氧化酶C的产生和碱性pH的耐受性是其重要的表型特征。值得注意的是，根据传统的生化反应，该物种分为3种生物型。生物型1是典型的人类病原体，会产生吲哚以及发酵纤维二糖和水杨苷。生物型2不产生吲哚，仅仅是鱼类病原体。生物型3不发酵纤维二糖或水杨苷，仅在以色列周围的有限区域内有文献记载，能够引起伤口感染。

11.4.2.2 致病机制

尽管针对创伤弧菌已提出了多种可能的毒力因子（蛋白酶、黏蛋白酶、脂肪酶、软骨素酶、透明质酸酶、脱氧核糖核酸酶、酯酶和硫酸酯酶），但尚未发现任何单一因素对引起人类的感染至关重要。大多数创伤弧菌有荚膜，在小鼠毒力模型中已观察到有荚膜或无荚膜菌株之间存在明显差异。小鼠模型中，所有缺少荚膜的菌株都是无毒的，而有荚膜的菌株对小鼠表现出不同程度的毒力。

铁载体的产生通常与细菌的毒力有关。创伤弧菌可产生多种铁载体，该物质有助于提高创伤弧菌的毒力。铁载体的产生与宿主易感性有关。如前所述，血清铁水平升高的个体更容

易发生严重感染，这可能是由于细菌铁载体介导的铁过载所致。有限的研究表明，雌激素可以预防创伤弧菌疾病的发展，这可能解释了为什么男性的风险更高。目前尚不清楚还有多少其他因素与该生物体引起严重感染的能力有关，关于创伤弧菌的致病机制仍有很多未知之处。

11.4.3 传播

与霍乱弧菌和副溶血性弧菌一样，创伤弧菌是天然存在于海洋和河口的细菌，在几乎所有海产品中普遍存在。生的和未煮熟的贝类是其最常见的感染媒介。大多数疾病主要与从美国墨西哥湾沿岸收获的贝类有关，但生态变化可能会影响该生物在其他地理区域的传播。

11.4.4 实验室检测方法

11.4.4.1 分离与鉴定

APW 是创伤弧菌推荐的培养介质。虽然其在 TCBS 上生长良好，但建议使用更具选择性的培养基进行分离：使用改良纤维二糖-多黏菌素 B 琼脂（mCPC）或其衍生物。在使用 APW 富集时，建议增菌温度设定在 35~37℃，而如果使用 mCPC 琼脂时，高温孵育（40℃）可以提高其选择性。与其他弧菌一样，可以直接从标本中或在 APW 中富集之后在琼脂培养基上进行分离。

创伤弧菌 1 型和 2 型在 mCPC 及相关琼脂上具有"煎蛋"样外观。可疑的分离株可进一步验证其氧化酶产生。很少有其他快速测试方法进行创伤弧菌的快速鉴定。与副溶血弧菌一样，通常通过传统的生化鉴定或以物种特异性基因为靶标的更可靠的分子方法（如 DNA 杂交或 PCR）确认分离株。

11.4.4.2 分型

与其他弧菌属的菌株相比，较少对创伤弧菌分离株进行分型，这可能是由于其缺乏独特的毒力因子。但是有报道指出，可根据小鼠毒力相关的基因多态性来区分 1 型菌株，这些遗传变异最近已被用作致病潜力的指标。

11.4.5 预防

由于创伤弧菌在贝类的生长环境中自然存在，因此彻底消除由生鲜海产品带来的疾病风险是不现实的。与副溶血性弧菌一样，严格的温度控制和防止交叉污染是重要的预防策略。有一些商业化的方法可以将牡蛎中的创伤弧菌减少到检测不到的水平。免疫系统低下或有较高食源性疾病感染风险的人，应避免食用生贝类。

11.5 总结

霍乱弧菌主要引发非侵袭性肠道感染，根据能否产生霍乱毒素可以将其分为产毒素菌株或不产毒素菌株，这些生物在河流和河口环境中天然存在。产毒素霍乱弧菌 O1 和 O139 血清群最常与霍乱疾病有关，但其他的产毒血清型也可引起类似疾病。较差的卫生条件下饮用水的污染是造成霍乱弧菌传播的最常见途径，海鲜也可能是传染的媒介。关于不产毒素菌株，非 O1/非 O139 霍乱弧菌的毒力因子知之甚少，但这些毒株仍在全球范围内引起零星疾病。

一直以来 TDH 和 TRH 是表征副溶血性弧菌毒力的重要因子。然而不具有任何溶血素基因的菌株仍能引发肠道疾病的案例也有发现。副溶血性弧菌比霍乱弧菌更具肠道侵袭性，并且摄入生的、未煮熟的或交叉污染的海鲜产品是引发感染的主要原因。由于副溶血性弧菌天然存在于海洋和河口环境中，从海产品中消除这种生物是不现实的。在海产品收获后最大限度地抑制微生物生长或在进入市场前对海产品进行检测是有效的缓解策略。

正如本章前面所述，创伤弧菌感染是 3 种弧菌中最不常见但最严重的一种。摄入创伤弧菌会导致败血症，对于患有某些特定疾病的人，其死亡率可达 35% 左右。创伤弧菌引起的食源性疾病几乎完全与生食贝类有关。该致病菌还可能导致严重的坏死性伤口感染，这种感染产生的可能原因是伤口被暴露于含高水平创伤弧菌的海水中。目前，可应用一些商业化程序，以减少牡蛎中的创伤弧菌，降低患病风险。

参考文献

Broberg, C. A., Calder, T. J., Orth, K., 2011. *Vibrio parahaemolyticus* cell biology and pathogenicity determinants. Microbes and Infection 13, 992-1001.

Jones, J.L., 2014. *Vibrio*: introduction, including *Vibrio parahaemolyticus*, *Vibrio vulnificus*, and other *Vibrio* species. In: Batt, C. A., Tortorello, M. L. (Eds.), Encyclopedia of Food Microbiology, vol. 3. Elsevier Ltd, Academic Press, pp. 691-698.

Oliver, J.D., Jones, J.L., 2014. *Vibrio parahaemolyticus* and *Vibrio vulnificus*. In: Tang, Y. - W., Sussman, M., Liu, D., Poxton, I., Schwartzman, J. (Eds.), Molecular Medical Microbiology, second ed. Elsevier Ltd, Academic Press, pp. 1169-1186.

Strom, M.S., Paranjpye, R.N., 2000. Epidemiology and pathogenesis of *Vibrio vulnificus*. Microbes and Infection 2, 177-188.

单核细胞增生李斯特菌

C. E. D. Rees[1], L. Doyle[2], C. M. Taylor[3]

1 诺丁汉大学，诺丁汉，英国

2 利亚姆柯南道尔联合公司，沃特福德，爱尔兰

3 爱丁堡纳皮尔大学，爱丁堡，英国

12.1 前言

单核细胞增生李斯特菌（以下简称单核增生李斯特菌）最早发现于 1923 年。1982 年以前，李斯特菌被认为是引起许多动物（特别是牛和羊）流产和脑炎的病因之一，且与受污染的动物饲料或青贮饲料有关。虽然它是人类疾病的病因之一，但直到 1981 年才被广泛认为与食物相关。

对李斯特菌及其流行病学、毒力机制，在食品和环境中的分布以及在食品中的检测方法已有大量文献报道；读者可以参考列出的文献，其中有对该菌更详细的描述。本章将概述单核增生李斯特菌及其相关疾病，以及通过食物链的传播，此外，本章还介绍了与食品生产相关的监管准则。

12.2 单核增生李斯特菌

12.2.1 特性

单核增生李斯特菌是一种革兰阳性、短

[（0.4~0.5）μm×（1~2）μm] 的钝头杆状细菌，广泛存在于自然界和人类环境中。它是一种兼性厌氧菌，发酵葡萄糖产生酸（乳酸和其他产物），但不产生气体。该菌是嗜冷菌，在 37℃ 下生长最佳，反映了其作为条件致病菌和肠道共生菌的能力，但其能在较宽的温度范围（0~45℃）内保持生长；对 NaCl 具有相对抗性，在 10% 浓度条件下可以生长，20%~30% 浓度下可存活，并可以在较宽的 pH 范围内保持生长（pH4.6~9.2）。CO_2 不能显著抑制其生长，李斯特菌可耐受多种加工技术，如冷冻和干燥等。表 12.1 显示了理想实验室条件下单核增生李斯特菌的生长限值。在食品体系中，对细菌生长限制可能更严格，诸多条件均未达到其最适生长条件。因此，一些监管机构可能会设定特定的理化参数 [pH、水活度（A_w、抑制剂和储存温度）]，以确定即食（Ready to Eat，RTE）食品不支持单核增生李斯特菌的生长（表 12.2）。如果 RTE 食品的理化参数不在规定范围内，则需要进行挑战性试验研究。

表 12.1 单核增生李斯特菌的生长特性

限值	温度/℃	pH	NaCl/%	A_w
最小值	-1.5	4.0	—	0.90
最适值	30~37	6.0~8.0	—	0.97
最大值	45	9.6	10	—

表 12.2 RTE 食品不支持单核增生李斯特菌生长的特性[a]

国家	条件
加拿大	1. pH<4.4，不考虑 A_w 2. 水活度（A_w）<0.92，不考虑 pH 3. 各种因素的组合（如 pH<5.0 且 A_w<0.94） 4. 冷冻食品[b]
美国食品药品监督管理局	1. pH≤4.4 2. A_w≤0.92 3. 配方中含有一种或多种抑制剂，单独或联合使用，可防止单核增生李斯特菌的生长
澳大利亚	1. 当食品 pH<4.4 时，不考虑 A_w 2. 当食品 A_w<0.92 时，不考虑 pH 3. 食品 pH<5.0 且 A_w<0.94 4. 食品冷藏保质期不超过 5d 5. 冷冻食品（包括即食冷冻食品和食用前需解冻的食品）[b] 6. 至少在预计保质期内，单核增生李斯特菌增幅不超过 0.5lg CFU/g 7. 在预计保质期内，加工过程中未经李斯特菌杀菌处理的即食食品中单核增生李斯特菌的水平不超过 100CFU/g 时，认为其不会发生单核增生李斯特菌的生长
欧盟	1. pH≤4.4 2. A_w≤0.92 3. pH≤5.0 且 A_w≤0.94

注：[a]参数考虑了在声明保质期内销售、储存和使用条件的合理的可预见的变化；[b]冷冻蔬菜中李斯特菌病暴发（2013—2016 年）可能导致这些指南的改变。

12.2.2 分类法

与其他细菌一样，随着微生物分类技术日益成熟，李斯特菌属的定义发生了重大变化。根据基因序列分析，李斯特菌目前由 17 个公认的种组成，可分为四个进化枝：①狭义李斯特菌（*Listeria sensu stricto*），包括单核增生李斯特菌、马氏李斯特菌（*L. marthii*）、英诺克李斯特菌（*L. innocua*）、威尔斯李斯特菌（*L. welshimeri*）、西尔李斯特菌（*L. seeligeri*）和伊氏李斯特菌（*L. ivanovii*）；②弗雷曼尼李斯特菌（*L. fleischmannii*），埃夸帝卡李斯特菌（*L. aquatica* sp. nov.）和夫劳瑞顿斯李斯特菌（*L. floridensis* sp. nov.）；③洛克帝李斯特菌（*L. rocourtiae*），魏氏李斯特菌（*L. weihenstephanensis*），康奈伦李斯特菌（*L. cornellensis* sp. nov.），格兰顿斯李斯特菌（*L. grandensis* sp. nov.），瑞帕瑞尔李斯特菌（*L. riparia* sp. nov.），博瑞李斯特菌（*L. booriae* sp. nov.）和纽约肯斯李斯特菌（*L. newyorkiensis* sp. nov.）；④格氏李斯特菌（*L. grayi*）（仅一种）。这些细菌中的大多数不编码引起感染所需的毒力因子，被归类为非致病细菌。唯一已知的病原体仅限于进化枝①，其中单核增生李斯特菌被认为是主要的人类病原体，也是唯一一被认为具有公共卫生意义的菌种。然而在极少数情况下，西尔李斯特菌和伊氏李斯特菌也可引起人类感染。

12.2.3 单核增生李斯特菌的亚型

传统的单核增生李斯特菌是根据血清型，基于磷壁酸和鞭毛抗原的不同而分型的。血清分型所需试剂的生产困难，因此基于聚合酶链式反应的血清分型方法逐步得到发展，这种方法基于基因的多态性反映血清型的分型，这是目前最常用的确定血清型的方法。使用不同方法的分子分型法已将单核增生李斯特菌种鉴定为四个不同的谱系（Ⅰ、Ⅱ、Ⅲ和Ⅳ）。血清型和谱系分组之间存在一些对应关系，血清型 1/2b、3b、4b、4d 和 4e 归类为 Ⅰ 型谱系，血清型 1/2a、1/2c、3a 和 3c 归类为 Ⅱ 型谱系。然而，根据 5 个基因（*che*、*flaR*、*lmo0693*、*phoP* 和 *lmo2537*）的序列类型分析来区分时，血清型 4a、4c 和一些非典型血清型 4b 菌株介于Ⅲ和Ⅳ系。

已经发现这些不同的谱系占据不同但重叠的生态位，可能反映出这些菌株在生物行为学上的细微差异。据报道大多数引起人类疾病的单核增生李斯特菌临床分离株似乎属于 Ⅰ 和 Ⅱ 谱系，包括血清型 1/2a（Ⅱ型）和血清型 1/2b和4b（Ⅰ型）。相比之下，谱系Ⅱ菌株大多是从食品中分离出来的，广泛分布于自然和农场环境中。除了引起人类疾病（血清型 1/2a）外，动物李斯特菌病病例中经常分离出Ⅱ系菌株。谱系Ⅲ和Ⅳ型菌株很少分离到，二者主要为动物源菌株。然而，基因分析尚未解释为什么95%的人类分离株属于血清型 1/2a、1/2b 或 4b。实际上，血清学 4b 型菌株引发全球人类 33%~50% 李斯特菌病的病例，并与许多食源性疾病暴发有关。这可得到一种假设，即这种血清型的克隆株比其他血清型克隆株的毒力更强，尽管该假设还没有得到感染模型中的成功验证。

在流行病学研究中，首选分子分型方法，因为分子分型方法能够更好地区分不同的分离株，政府机构通常采用脉冲场凝胶电泳法（PFGE）进行单核增生李斯特菌的可重复亚型分型。然而，最近已经有向全基因组测序（WGS）迈进的趋势，可能在不久的将来会取代 PFGE。即使在报告病例很少的情况下，常规的分子分型方法在李斯特菌病暴发的早期鉴定中被证明也是有效的。然而，如前所述，目前任何一种分型方法都无法区分无毒或毒性较低的菌株，因此，已鉴定的食物源单核增生李斯特菌都需假定可对人类健康构成威胁。

12.2.4 储存宿主

单核增生李斯特菌广泛分布于环境中，因此常被认为是普遍存在的。作为一种能够利用植物糖的腐生生物，它经常被发现与植物材料、腐烂的植被和青贮饲料以及土壤有关。此外，该菌还可从动物和人类粪便中分离出来，且与污水和其他水源有关联。大约2%~6%的健康人群被认为是该菌的无症状携带者，野生动物和家畜、鸟类和鱼类的胃肠道中也可能携带该菌。研究还表明，苍蝇和甲虫等昆虫可能被李斯特菌感染，并在农场和食品生产环境中作为传播媒介。

单核增生李斯特菌已从多种零售食品中分离出来。它可以与大量动植物源食材相关联，可由多种途径进入食物链。同时，它可在低温和低营养条件下生长的能力意味着李斯特菌还能够在食品生产设施和设备中生存，这将导致工厂环境中食品的交叉污染。尽管这些产品中的细菌数量通常很少，但由于在冷藏零售和家庭存储过程中可能会出现单核增生李斯特菌的增殖，尤其值得关注的是超长保质期的冷冻

RTE 食品的卫生问题。

12.3 李斯特菌病

李斯特菌病主要通过食用受污染的食品传播。然而，感染也可由动物接触而发生，在新生儿出生时亦可受到感染。

12.3.1 感染剂量

李斯特菌的感染剂量并不明确，但已知高度依赖于宿主的免疫状态。基于伦理道德考虑，难以在人体进行剂量-反应研究，而动物饲养模型的结果尚无定论。因此，病例暴发数据提供了估计剂量反应的基础，并用于计算感染的概率。除在与烟熏腊肠相关的一次重大暴发中检测到污染水平<0.3CFU/g 外，在已被确定为导致暴发或散发病例的案例中，单核增生李斯特菌的污染水平通常>100CFU/g。在此基础上估计，食物中单核增生李斯特菌的浓度<100CFU/g 时，导致疾病的可能性非常低，<1000CFU/g 对健康成人来说是无实际意义的。但是，对于免疫功能低下人群，该污染水平可能会导致疾病的发生，因此，提供给健康护理机构的食品应适用更严格的规定。

12.3.2 潜伏期

李斯特菌病的潜伏期取决于个体的易感性和摄入的剂量，文献记录范围从 24h 至 91d 不等。除了与摄入量和宿主免疫系统有关，目前还不清楚为什么这个范围如此之大。极长的潜伏期导致难以确定感染源，尤其是当食物贮存

于家用冰箱时。因此，当试图将疾病暴发因素归因于食物源时，最好从同一来源的未打开的食物中分离微生物。

12.3.3 症状

临床症状包括流感样症状（有/无呕吐和腹泻）以及败血症和脑膜炎（表12.3）。李斯特菌病常引起更严重的危及生命的疾病，但在健康的成年人中很少诊断出由该菌引发的胃肠炎，结果是常导致患有轻微的自限性疾病。单核增生李斯特菌感染后的细胞内特性意味着细胞介导的免疫应答对于清除感染是重要的。因此，T细胞介导的免疫反应被抑制的人群更容易患李斯特菌病，包括孕妇、新生儿、老年人以及患有其他基础疾病的人。然而，据报道，不止一次的暴发表明高水平的细菌摄入会导致健康人引发感染，临床出现流感样症状且伴有呕吐和腹泻。这些人群的病死率在13%～34%，据报道，获得性免疫缺陷综合征患者对李斯特菌病的易感程度是健康人的280倍。在免疫功能低下的人和老年人中，典型的发病过程常涉及脑周围组织的感染（脑膜炎）和循环血液的感染（败血症）。

对孕妇而言，该病可导致流产、死产或重病婴儿的出生。单核增生李斯特菌是少数能够穿过胎盘屏障并能够直接进入胎儿的细菌之一。新生儿出生后也可能从母亲或其他受感染的婴儿那里感染该病。

表12.3　单核增生李斯特菌引起的疾病

感染类型	微生物来源	症状	发病时间
人畜共患	皮肤病变的局部感染	轻度和可自愈	1～2d
新生儿（李斯特菌病）	新生儿在出生时受到母亲的感染，或医院内一个新生儿与另一个新生儿的交叉感染	可能非常严重，导致脑膜炎和死亡	1～2d（早发），通常由出生时感染引起；5～12d（晚发）由新生儿交叉感染引起
怀孕期间（李斯特菌病）	食用受污染的食物	孕妇会出现轻微的流感样或无症状。自然流产、胎儿死亡、死产和未出生婴儿发生脑膜炎。妊娠晚期感染时较常见	1d至数月
未怀孕的成人和大于1个月的儿童（李斯特菌病）	食用受污染的食物	无症状或轻度。在免疫功能低下者或老年人中，疾病可能发展为中枢神经系统感染，如脑膜炎	1d至数月

续表

感染类型	微生物来源	症状	发病时间
胃肠炎	食用超高水平单核细胞增生李斯特菌污染的食物（$>10^7$/mL 或 g）	呕吐和腹泻，通常可自愈	摄食后<24h

改编自 Bell，C.，Kyriakides，A.（Eds.），2005. Listeria：A Practical Approach to the Organism and Its Control in Foods，second ed. Wiley-Blackwell. © 1998，2005 C. Bell and A. Kyriakides 经允许转载。

12.3.4　毒力因子

在了解单核增生李斯特菌发病机制方面取得了相当大的进展，毒力是由一系列毒力因子介导的，毒力因子使其易于侵染各种不同类型的细胞，基因组中这些基因仅局限于进化枝①的菌株。然而，尽管伊氏李斯特菌可诱发动物疾病，拥有全套毒力基因，也能在食品加工环境中发现，但据报道只有单核增生李斯特菌是人类致病的主要病菌，所以人类感染过程中仍有一些机制尚未清楚。

当单核增生李斯特菌通过胞吞转运作用穿过肠道屏障时即已发生感染，或者在绒毛顶端的细胞挤压部位，或者在分泌黏液杯状细胞和吸收性上皮细胞之间的连接处，或通过派尔斑的 M 细胞建立感染。一旦进入上述细胞后，细菌以液泡的形式以微管依赖的方式通过转胞吞作用穿过肠上皮细胞，并通过胞吐作用进入固有层中。这种快速迁移依赖于细菌表面侵袭蛋白（InlA）和宿主细胞上皮黏附分子钙黏蛋白（E-cad）之间的相互作用。细菌越过膜屏障后，可以感染吞噬细胞，并从肠道系统扩散到肠系膜淋巴结，在那里它们可以通过淋巴系统进一步转运，最终进入血液。当细菌到达身体其他部位时，宿主细胞的侵袭依赖于适当的内部蛋白，InlA 或 InlB 与其宿主细胞质膜受体的相互作用；InlA 的 E-cad 或 InlB 的肝细胞生长因子受体 c-Met。内化蛋白毒力因子的多样性使李斯特菌能够感染包括大脑或（孕妇）胎盘在内的多种组织类型，并引发已报道的各种疾病。

内化蛋白与受体结合导致信号级联激活，进而触发网格蛋白的集聚和细胞骨架重排导致细菌被吞噬。一旦被内化后，李斯特菌溶血素 O（Listeriolysin O，LLO）和磷脂酶 PlcA 的协同作用导致含有病原体的液泡破裂，使李斯特菌逃逸到胞液中。在这里，细菌通过磷酸糖载体（Hpt）的诱导摄取葡萄糖-6-磷酸盐（宿主细胞内现成的碳源）进行复制。细胞分裂后，以肌动蛋白为基础的运动是由肌动蛋白微丝在细菌细胞一端重组引起的。肌动蛋白尾部推动细菌穿过细胞质，将细菌推向宿主细胞膜，形成一个膜结合的突起（伪足），可被相邻细胞吞噬。这一过程由表面蛋白 ActA 通过激活宿主细胞 Arp2/3 复合物介导，同时，InlC 通过与宿主肌动蛋白结合蛋白 Tuba 相互作用，调节向邻近细胞的扩散。ActA 被毒力基因金属蛋白酶 Mpl 激活。一旦被吞没，细菌就存在于一个新的液泡中，液泡有一个双层膜，通过 LLO 和 PlcA 以及降解第二层膜内层所需的磷脂酰胆碱特异性磷脂酶 C、PlcB 的作用来实现溶解。液泡的溶解将单核增生李斯特菌释放到新感染细胞的胞浆中，最终导致细胞间的扩散，并在感染组织中出现典型的感染灶。这种细胞内的生活方式也解释了为什么需要功能完全的细胞介导免疫才能清除单核增生李斯特菌感染。

12.4 单核增生李斯特菌的食源性传播

单核增生李斯特菌引起的食源性暴发相对较少，但由于其高致死率而备受关注。例如，在 2009—2011 年，平均年发病率为每 10 万人口 0.29 例，但在美国，李斯特菌病的病死率为 21%。在世界范围内观察到同样的情况，报道的年发病率相对较低［澳大利亚 2011 年：每 10 万人口 0.3 例；新西兰 2010 年：每 10 万人中 0.5 例；欧洲联盟（EU）2011 年：每 10 万人口 0.32 例］，但病死率很高（2010—2011 年，这些地区的报告病死率分别为：澳大利亚 21%、新西兰 3.8% 和欧盟 12.7%）。

由于单核增生李斯特菌最常见的传播途径是通过食用受污染的食物，而且其病死率至少是其他食源性传播引起感染的 10 倍，因此，该细菌仍然是食品生产商面临的一大挑战。

李斯特菌病的暴发与多种不同的食物有关，包括水果、蔬菜、乳制品、海鲜、肉制品和预加工的即食食品（表 12.4）。据估计，80%～90% 的李斯特菌病病例与摄入受污染的食物有关，其余病例是由孕妇的垂直传播引起的。然而，大多数确诊病例是散发性的，食源性李斯特菌病病例相对较少。例如，在 2009—2011 年，美国报告了 12 起李斯特菌病疫情，导致 224 人感染，其中 5 起疫情是由于食用软奶酪引起的。这一时期记录的另外 1427 例病例被认为是散发性感染，没有归因于特定的食物来源。在病例对照研究中，零星的食源性李斯特菌病病例与食用未经加热的热狗、未煮熟的鸡肉、软质干酪和熟食柜台提供的食物有关，所有这些都与更大规模的疾病暴发有关。

表 12.4 食源性李斯特菌病暴发实例

年份	国家	病例数（死亡）	食物	暴发血清型	是否是食物源
1983	美国	49（14）	巴氏杀菌牛奶	4b	否
1983—1987	瑞士	122（31）	奶酪芝士	4b	是
1985	美国	142（48）	墨西哥式软质干酪	4b	是
1987—1989	英国	>350（>90）	比利时肝酱	4b	是
1992	新西兰	4（2）	熏制贻贝	1/2a	是
1992	法国	279（85）	肉冻中的猪舌	4b	是
1994	美国	45（0）	巧克力牛奶	1/2b	是
1998—1999	芬兰	11（4）	黄油	3a	是
1999	英国	4（1）	零售三明治	4b	是

续表

年份	国家	病例数（死亡）	食物	暴发血清型	是否是食物源
2002	加拿大	86（0）	软质成熟干酪	4b	是
2006—2008	德国	11（5）	即食热香肠	4b	是
2008	美国	5（3）	沙拉金枪鱼	1/2a	是
2008	加拿大	57（23）	熟食肉片	1/2a	是
2008—2009	奥地利/捷克/德国	34（8）	酸奶酪	1/2a	是
2015	美国	35（7）	拔丝苹果	WGS[a]	是
2015	美国/加拿大	33（1）	包装蔬菜沙拉	WGS[a]	是

注：[a]暴发的病例采用全基因组测序进行分型，因而未见血清型的报道。

尽管各政府机构为降低李斯特菌病水平做出了努力，但疾病报告数普遍增加，以 2000 年尤为显著。例如，在 2000 年之前，英国 10 年报告数平均值为 109.2 ± 11.2，而 2001—2010 年的 10 年间报告平均值为 188.5 ± 33.0。同样，在 2009—2013 年，欧盟/欧洲经济区（EEA）报告李斯特菌病呈显著上升趋势。虽然过去 10 年美国报告的李斯特菌病病例数量没有明显增加，但 65 岁以上老年人病例数量有所上升。类似情况在其他国家也有报告，菌血症发病率较高但无中枢神经系统感染。发病人口统计学上的变化反映了食源性李斯特菌病易感人群比例的增加，但与病因学无关。考虑到医疗费用和死亡情况，在美国，医疗费用和生产力损失估计约为每年 20 亿美元。在全球范围内，世界卫生组织 2014 年进行的一项分析表明，2010 年全球的发病数为 23150 例，导致 5463 人死亡和 172823 伤残调整寿命年的损失。

12.4.1 食源性李斯特菌病暴发

最常与李斯特菌病暴发有关的食品是在冷藏条件下储存且保质期超过 10d 的即食食品。在病例对照研究中，散发性李斯特菌病也与类似的食物有关。与李斯特菌病相关的 RTE 食品包括烟熏腊肠、熟食肉、肝酱、软奶酪和熏鱼（表 12.4）。此表不包含后续详细介绍的案例。汇总的病例或者导致高病死率，或者代表了不同的李斯特菌病常见食物载体。

12.4.2 典型李斯特菌病暴发的案例研究

选择以下案例来阐明不同类型的疾病暴发情况，包括受污染的原料、不当的产品加工和储存、加工厂内持续性菌株污染，以及工程施工后工厂环境污染引发的疫情。此外，还举例说明了采用分子分型技术发现的一次早期小规模暴发。所举的例子主要发生在美国，但这只是反映了该国在调查食源性疾病暴发方面更加开放的准入政策，世界其他国家也报告了所述的相似情况。

12.4.2.1 凉拌卷心菜（1981 年，加拿大沿海省份）：受污染的原材料

● 产品类型：切碎的卷心菜和胡萝卜，零

售店销售的混合品。

- 污染程度：未知。
- 血清型：4b。
- 严重程度：41 例发病（18 例死亡）（2 例成人和 16 例胎儿或新生儿）。
- 注：病例对照研究表明凉拌卷心菜是感染的媒介。从患者冷藏的凉拌卷心菜样品和从工厂获得的未开封包装中分离出单核增生李斯特菌。怀疑卷心菜在田间受到了来自非堆肥羊粪的单核增生李斯特菌的污染。两只绵羊疑似死于李斯特菌病，一只在 1979 年，另一只在 1981 年初。卷心菜在加工前被放在冷藏间里以便长时间保存，期间未采用抗李斯特菌措施。
- 防控措施：采用良好的农业规范做法，控制肥料的使用。在可防止单核增生李斯特菌繁殖的低温条件下（<1℃）或短时间（<10d）存储。

12.4.2.2　哈密瓜（2011 年 7 月—2012 年 10 月，美国多个州）：产品加工和储存不当

- 产品类型：哈密瓜。
- 污染程度：未知。
- 血清型：多种血清型菌株，1/2a 和 1/2b。
- 严重程度：147 例感染了与李斯特菌 5 种暴发相关的亚型，其中 33 例死亡，1 例流产。
- 注：牲畜和农场设备之间的交叉污染以及使用未经消毒的马铃薯清洗机造成了疫情暴发。哈密瓜随后储存在适宜李斯特菌生长的条件下，并且在冷藏前无预冷导致瓜表面细菌聚集。
- 防控措施：在包装设施以及种植区中采用良好的农业和管理规范可以避免此种情况的疾病暴发。

12.4.2.3　火鸡肠和火鸡熟食肉（1988 年美国俄克拉何马州；2000 年美国多个州）：持久性菌株污染

- 产品类型：火鸡肠（1988 年）和火鸡熟食（2000 年）。
- 污染程度：未知。
- 血清型：1/2a。
- 严重程度：1988 年：1 例发病，成人，败血症。

2000 年：30 例发病，4 例死亡，3 例流产/死产。

- 注：1988 年的感染可追溯到患者家中的火鸡肠和生产商处未拆封的相同产品，分子分型技术显示二者为同一菌株。最终导致产品召回，同时采取措施改善工厂卫生状况。2000 年，在对分离株进行分子分型后发现了一次波及多个州的疾病暴发。在美国 11 个州，30 株单核增生李斯特菌的临床分离株具有相同的 PFGE 分型。火鸡熟食肉被确定为可能的感染源，对被污染产品的溯源表明与 1988 年发生感染的一家工厂有关。对两次暴发中分离出的菌株进行 WGS 分析表明，该菌株在工厂中的存活时间超过 12 年。
- 防控措施：李斯特菌可以在工厂环境中持续存在，本例说明了它们如何在难以清理和难以识别的场所生存。如果怀疑有持续性李斯特菌存在，应特别注意生产过程的卫生措施。环境监测与产品检测同样重要，因为在工厂环境中一旦发生李斯特菌的积累，产品将受到持久性的菌株污染。

12.4.2.4　热狗和熟食肉类（1998 年 8 月—1999 年 1 月，美国多个州）：工程施工后的污染

- 产品类型：热狗和熟食肉。

- 污染程度：未知。

- 血清型：4b。

- 严重程度：108 例发病，15 例死亡，6 例流产。

- 注：1998 年 7 月，事发工厂进行维修工作并将一台制冷机组从工厂移除。在此之前，该工厂食品生产区环境中李斯特菌检出率很低。待维修工程完工后，维修作业区域 60% 以上的环境样拭子检出有李斯特菌，其他生产区域也存在阳性检出。疫情自 1998 年 8 月开始暴发，直到 1999 年 1 月产品召回后才有所缓和。据推测，制冷机组或其机壳表面可能存在大量李斯特菌，在机组拆除过程中，随散落的粉尘在工厂环境中广泛传播，导致了食品的李斯特菌污染现象。

- 防控措施：在任何施工后，需对环境中的李斯特菌进行监测。同时，应重视产品包装过程中的卫生条件，若条件允许，应考虑对包装后的 RTE 食品进行巴氏灭菌。

12.4.2.5 软制成熟干酪（2013 年，美国多个州）：采用 WGS 技术进行疾病暴发的早期鉴别

- 产品类型：巴氏杀菌乳制成的洗浸软质成熟干酪。

- 污染程度：>2 个 log10。

- 血清类型：未报告（采用 WGS 技术分型）。

- 严重程度：5 个州共有 6 例发病；6 例住院治疗，其中 1 例死亡，1 例流产。

- 注：2013 年 6 月 27 日，CDC 收到两例由侵袭性李斯特菌引起的病例报告。该菌株与 2010—2011 年从干酪产品中分离的菌株相同，未被 PFGE 分型。使用国家分子亚型网络和 WGS 进一步细分亚型，最终诊断为食源性疾病。病例对照研究表明，受污染的软质成熟干酪均为最初报道此类 PFGE 亚型的同一家工厂所生产。对生产场所调查后发现，该工厂卫生措施不完善，最有可能导致产品李斯特菌污染的因素是用于生产奶酪的巴氏杀菌乳的污染。

- 防控措施：合理、卫生的生产方式即可有效预防此次事件的发生。WGS 技术的使用使人们得以在疾病暴发早期进行有效鉴别，通过对所有可能受到污染的产品的早期召回有效控制了感染病例的数量。

12.5　食品监控

12.5.1　温度

李斯特菌可在冷冻食品中长期存活（表 12.3 注），并在冷藏条件下繁殖，但当温度低于或高于 10℃ 时，其生长速度会受到显著影响（表 12.5）。

表 12.5　李斯特菌在指定预测模型中增长 100 倍的预测时间

温度/℃	pH 7.0，0.5%NaCl，A_w = 0.97			pH 6.2，3%NaCl，A_w = 0.98		
	SSSP /（天[a]）	PMP /（天[a]）	Combase /（天[a]）	SSSP /（天[a]）	PMP /（天[a]）	Combase /（天[a]）
4	8	3	5	10	4	6
5	6	3	4	8	4	5

续表

温度/℃	pH 7.0，0.5%NaCl，$A_w = 0.97$			pH 6.2，3%NaCl，$A_w = 0.98$		
	SSSP /（天[a]）	PMP /（天[a]）	Combase /（天[a]）	SSSP /（天[a]）	PMP /（天[a]）	Combase /（天[a]）
6	5	2	3	6	3	4
8	2	2	2	4	2	3
10	1	1	2	3	1	2
14	<1	<1	<1	2	<1	<1
16	超出范围	<<1	<<1	超出范围	<<1	<<1

注：[a] 所有预估采用最近的天数。

摘自 http://www.foodsafety.govt.nz/elibrary/industry/short-shelf-life/report.pdf。经 UTAS 食品安全中心和新西兰初级产业部（原新西兰食品安全局）许可引用，使用的程序包括：①海鲜变质和安全预测 V.3.1（SSSP）。②病原体建模程序 V.6.1.（PMP）。③ComBase［ComBase（Combined Database）是英国食品标准局（Food Standards Agency）、英国食品研究所（Institute of Food Research）、美国农业部农业研究服务中心（USDA Agricultural Research Service）及其下属东部地区研究中心（Eastern Regional Research Center）和澳大利亚食品安全中心（Food Safety Centre）共建和开发的预测微生物的数据库，译者注］。迟滞时间假设为零，所有其他潜在生长抑制剂假设为零。

12.5.2 pH 和水活度

酸性条件对单核增生李斯特菌的生长抑制或灭活取决于 pH、酸化剂种类和浓度。李斯特菌能在 pH 为 4.0~9.3 生长。已知的李斯特菌适宜生长最低水活度为 0.92~0.95，并与溶质和其他物理条件相关（表 12.1 和表 12.2）。次优条件的组合能显著影响李斯特菌在特定产品中的存活或生长。在评估任何特定食品中李斯特菌生长能力时，病原菌生长建模程序有助于产品优化（表 12.5），但无相关实践经验时，则应进行攻毒试验以建立其生长模型。

12.5.3 其他因素

食品包装采用低氧、无氧或高浓度二氧化碳（Modified-atmosphere Packaging，MAP）方法能够有效抑制革兰阴性需氧腐败菌的生长，大大延长食品的保质期。但是，李斯特菌生长引起的食物变质并不明显，可能无法通过肉眼辨别。MAP 食品主要依靠正确的冷藏措施（≤4℃）得以保存，但不幸的是食品离开加工车间后保存的最大障碍是难以控制保存条件，结果导致不能有效抑制李斯特菌的生长。

尽管上述增加二氧化碳浓度或采用其他措施的空气包装法并不能抑制李斯特菌的生长，但有证据表明 MAP 包装的食品可改变产品中微生物菌群结构，进而可影响李斯特菌的生长。例如，利于腐败假单胞菌的生长环境中分泌物可同时作为李斯特菌生长的营养素而促进李斯特菌的生长。相反，利于乳酸菌生长的环境可抑制李斯特菌的生长，其原因是乳酸菌会降低局部 pH 或者分泌某些具有杀菌作用的小分子肽——细菌素。大量研究显示，这种由乳酸乳球菌乳酸亚种（*Lactococcus lactis* subsp.

lactis) 分泌的乳酸链球菌肽能降低李斯特菌的耐热性，抑制李斯特菌的生长，因此在一些国家被批准作为食品添加剂使用。某些发酵剂可产生抗李斯特菌的细菌素，因而可在发酵产品中使用以控制单核增生李斯特菌的生长。此外，某些常用作增味剂的乳酸菌发酵产物含有抗李斯特菌的细菌素，能影响某些产品中李斯特菌的迟滞期和生长速率。

噬菌体作为专门侵袭细菌的病毒，同样可以控制 RTE 食品中李斯特菌的污染。目前，已发现多种能感染大多数李斯特菌的广谱型（广泛宿主型）噬菌体，现已有商业化的产品可用于 RTE 食品的表面灭菌。作为一类食品加工改性剂，噬菌体在食品储存过程中处于休眠状态，但在最终产品中具有活性。噬菌体已成功应用于肉类、禽肉、干酪、鱼和海鲜、蔬菜和水果等的生产过程以及其他与李斯特菌病暴发有关的食品中。噬菌体不影响产品的感官特性，且对李斯特菌具有较好的特异性，不会影响其他有益菌（如发酵剂）的生长。因此，噬菌体产品在世界范围内许多国家获批使用（欧盟、美国和加拿大），同时也获得了 GRAS（Generally Recognized as Safe）和有机食品组织的双重认证。

高静压（High-hydrostatic Pressure Processing，HPP）作为一种新兴的食品加工或干预技术，具有无需加热的优点，易于保持产品质量，适合 RTE 食品的保鲜处理。与抗菌药物、噬菌体和天然油等抑菌措施不同，HPP 通过水或油等介质对食品表面施加瞬时、均衡的压力，在室温条件下即可杀死食品中的李斯特菌等病原菌，食品的体积或形状不影响该技术过程，这种技术遍及食品表面，尤为适合如新鲜

水果、蔬菜、干酪、鳄梨酱、沙拉酱、洋葱辣酱、调味酱、牡蛎和其他贝类等非均一外观的食品。但是，HPP 技术仅降低了产品中的微生物载量而非杀灭微生物，因此仍推荐采用低温储存技术以抑制残存的李斯特菌或其他易引起变质的微生物生长。

尽管李斯特菌具有与其他革兰阳性菌相似的电子束和 γ 射线抗性，但这类灭菌方法并不常用于处理食品中的李斯特菌。

12.5.4　在食品中的习性

如表 12.4 所示，多种食物均可引起李斯特菌病的暴发，其中以软质干酪、熟肉和海鲜这 3 种食物最为常见，最近又发现预制的新鲜果蔬为高风险食物。

研究显示，单核增生李斯特菌在液态乳制品和发酵乳制品中的存活率有所不同，在巴氏乳中无法存活，如在巴氏乳中有检出，则意味着产品发生了加工后的污染。单核增生李斯特菌在牛乳中的最适生长温度为 4~35℃；在用于制造干酪的乳中检出单核增生李斯特菌的生长将因乳酸发酵剂的影响而受到部分抑制（见下文）。单核增生李斯特菌主要富集于制干酪凝块中，乳清液中则较为少见。富集在菲达奶酪凝乳中的病原菌可能会继续生长，而在茅屋芝士中则几乎全部死亡。在干酪成熟期，半硬奶酪中的单核增生李斯特菌的数量会逐渐降低（如切达干酪或科尔比干酪），在成熟初期，细菌数量迅速下降，然后逐渐趋于稳定（蓝纹奶酪）或显著增加（霉熟奶酪）。在初始发酵后，霉菌表面发酵软奶酪（如卡蒙贝尔奶酪和布里干酪）和蓝纹奶酪（斯提耳顿

奶酪）还需经一系列重要的工艺处理，这使得上述品种的奶酪易于受到污染。此外，乳酸被卡地干酪青霉菌等降解后，奶酪表面或内部（例如蓝纹奶酪）的 pH 会有所增加，进而促进李斯特菌的生长。通常来说，奶酪在低温下发酵时间越长，李斯特菌的污染程度就越严重，甚至有可能达到临界值水平。

单核增生李斯特菌不仅可在沿海地区的淡水和海水中被检出，在各种新鲜、冷冻或加工后的海产品中也有所分离。李斯特菌病的暴发与冷熏鱼和贝类食品有关（表 12.4）。对零售业的调查表明海鲜产品中具有高微生物检出率，但其污染水平通常低于 100CFU/g。热熏制过程可减少产品中单核增生李斯特菌的数量，因此产品加工后的污染成为主要关注点，尤其是产品中较高的水分可促进病原菌在冷藏过程中的继续增殖。冷熏鱼的熏制温度较低，为 20~30℃，熏制时间为 18~20h 或更长。这样的熏制方法可能会杀死部分细菌，但并不能抑制李斯特菌在某种环境下的生长。不仅如此，在鱼熏制前，常使用盐水注射、盐水浴或腌制等方法控制冷熏鱼最终的盐分含量在 3.5%~5%。但是由于单核增生李斯特菌的耐盐特性，这种方法非但不能抑制其繁殖，而且还增加了单核增生李斯特菌通过盐水或注射用针头污染食品的风险。

熟食、肝酱和热狗均与李斯特菌病的暴发有关，这些产品中的亚硝酸盐含量可能较低，不会抑制单核细胞增生李斯特菌的生长。食物中较高的水分和 pH、真空或改良空气包装以及较长时间的储存都会增加食品受李斯特菌污染的风险。烹饪可以最终杀灭李斯特菌，但食品的加工和包装过程也会导致李斯特菌污染食

品，例如切片机对产品的污染。因此，除严格要求食品加工后的卫生环境外，对包装后的食品进行巴氏杀菌等处理对于控制产品中的单核增生李斯特菌仍是十分重要的。

单核增生李斯特菌属于腐生微生物，可从土壤和腐烂的植物中分离得到，因此广泛分布在未加工的果蔬中，与其他植物的污染也有关。迄今为止，对李斯特菌是否可以藏匿于植物组织中以逃避对产品表面消毒措施的研究尚无定论。尽管如此，植物和用作沙拉中蔬菜的植物产品是人通过食物感染李斯特菌的重要途径之一。李斯特菌可利用植物中的糖提供营养，且相对不受低 pH 环境的影响，在众多冷藏的鲜切水果和蔬菜中可大量繁殖。因此，疾病的暴发常与水果和包装沙拉有关，后者常与预制三明治引起的疾病暴发有关。

12.5.5 食品加工环境的控制

单核增生李斯特菌的广泛流行性导致难以在食品加工环境中进行有效控制。食品和食品加工厂环境中李斯特菌属和单核增生李斯特菌的低水平、持续性、反复污染的相关报道时有发生。

研究显示，李斯特菌可以通过食材原料或工作人员再次污染食品加工场所。借助人员、设备及原材料在食品加工厂内的流动，细菌变得更易于传播。尤其值得关注的是生产 RTE 和可供二次加热的即食品的工厂，此类产品食用时的加热温度难以保证彻底杀灭可能产生的李斯特菌污染。在这种情况下，应对工厂进行特别设计，设立完全隔离区、洁净区或高风险区以隔离原材料和最终产品。在生产过程

中，产品烹饪或净化后，应直接转移至洁净区进入下一生产流程或进行包装。为了达到对李斯特菌的有效控制，需制定详细的管理措施监管该区域以保证高水平的卫生标准。

由于可在冷藏温度下生长，李斯特菌广泛存在于寒冷和潮湿环境中，因此含水食品加工厂中李斯特菌的污染现象十分普遍。保持工厂尽可能地干燥是减少微生物传播的有效途径，例如在加工转换过程中采用干洗工艺、严格控制湿洗工艺。此外，避免高压清洗导致的气溶胶扩散，以及通风不畅引起的工厂环境湿冷，也是预防李斯特菌传播的重要措施。

食品加工厂厂房简约、卫生的设计，如表面光滑且具有良好密封性的墙壁和地板，以及完善的排水系统以及建筑物表面清洁和消毒工作的开展将有利于确保李斯特菌无法在建筑物上孳生。无效的清洁标准将导致微生物在食品加工厂的孳生。从食品加工厂环境中清除李斯特菌最重要的一点是对工厂和设备进行彻底和定期的清洁。食品加工设备变得日益复杂，不利于清洁工作的开展，因此需精心设计和安装设备以利于日后的清洁和消毒。微生物可在建筑物和设备，尤其是难以到达和难以清洁的部位形成生物膜定植。例如，李斯特菌可在制冷机和空气处理机组上定植和孳生，并导致整个食品生产区内微生物的广泛传播。因此，对设备进行定期和彻底的清洁至关重要，包括对设备进行尽可能全面地拆卸。生产期间的清洁工作应尽可能安排专门的工作人员负责。

食品加工厂还应制定具有挑战性的针对环境中李斯特菌属细菌的拭子法监测计划。基于李斯特菌属均具有相似的生长特征，此类监测计划可监测所有李斯特菌属细菌，任何细菌的

检出均意味着污染发生，单核增生李斯特菌也可能被检出。采样的时间、频率和位置选择极具挑战性，对微生物的监测具有双重目的，除确认无污染发生外，还可同时核实清洁程序的清洁效果。除清洁完成后需采样外，还应在生产日全天进行棉拭子采样以识别李斯特菌污染发生的时间和位置。棉拭子检测结果应跟踪工厂生产计划及动态变化并结合时间/生产调整进行分析。这可为确认污染来源和交叉污染途径提供有益信息。

这种执着和法医式的监测有助于建立有效的控制措施。工厂管理团队对任何阳性检测结果应抱有"零容忍"的态度。作为管理过程的一部分，还应建立李斯特菌监测管理团队指导监测、动态分析，任何阳性检测结果的处理以及识别涉及的污染因素等各方面工作。

12.6　常规监控

李斯特菌独有的特性意味着要实现所有食品的零污染是不切实际的，由于适当的加热可以将细菌灭活，普遍的观点认为对随后需要彻底加热且中心温度至75℃（或相等的时间-温度组合）的产品不必制定过于严格的卫生标准。单核增生李斯特菌是最耐热的而无孢子形成的食源性病原菌，在达到75℃时，李斯特菌的数量将下降6D（D指十倍减少时间，6D指细菌数量以6个对数递减）。此外，食品生产商也可以采用其他的时间/温度组合烹饪方法，如70℃处理2min或67℃处理5min，同样可以达到瞬时75℃的灭菌效果。

某些特定群体的消费者对感染更为易感，如青少年、老年人、基础疾病导致的免疫力低

下者。因此，通常采用决策树的方法来设定食品中李斯特菌的可接受水平，参见食品微生物标准（EC Regulation No. 2073/2005，图 12.1）。在该标准中，为婴儿、医院或医疗保健机构生产的即食食品具有更为严格的李斯特菌监控标准，即保质期内每 25g 产品中不得检出李斯特菌，而对普通公众的即食食品监控标准要求保质期内食品中的李斯特菌的检出水平不得超过 100CFU/g。如 12.2 节所述，决策树还综合考虑了保质期内的食品是否有利于李斯特菌的生长。

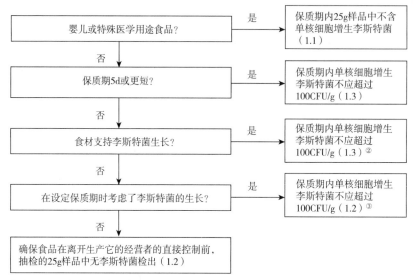

①对于以下即食食品，常规检测不适用。
· 在最终包装后，经充分处理杀灭李斯特菌且二次污染不可能发生的食品（如最终包装阶段的热处理）
· 新鲜未分割且未经加工的水果和蔬菜（不包括发芽的种子）
· 面包、饼干和早餐谷类及类似食品
· 瓶装水、包装水、软饮料、啤酒、苹果酒、葡萄酒、烈酒及类似产品
· 糖、蜂蜜和糕点糖果，包括可可和巧克力产品
· 活的双壳贝类
②包括以下产品。
· pH≤4.4
· 水活度（A_w）≤0.92
· pH≤5.0 且 A_w≤0.94
③若保质期研究表明，在保质期的末期李斯特菌含量可能超过100CFU/g，则需评估保质期的合理性或审查食品安全管理程序，以确保在食品离开经营者的直接控制前抽检的25g样品中无李斯特菌的检出。

图 12.1　决策树来自 EC 第 2073/2005 号法规 "对于即食食品，应该使用哪种单核增生李斯特菌标准"

（© European Union, http://eur-lex.europa.eu/, 1998-2016）

在加拿大，根据健康风险研究结果将 RTE 食品分为两类。Ⅰ类为单核增生李斯特菌可增殖的食品，此类食品受到最严格的控制。Ⅰ类即食产品中单核增生李斯特菌的检出意味着健康风险1级关注，产品需即时召回。Ⅱ类食品分为两个亚类：2A 类食品在声明保质期内单核增生李斯特菌可有限增殖，其检出水平不超过 100CFU/g；2B 类食品在预计的保质期内单核增生李斯特菌不得增殖。上述食品为低风险产品（健康风险 2 级），但当单核增生李斯特菌的检出水平超过100CFU/g时，产品同样会被立即召回。

在美国，单核增生李斯特菌被称为"掺杂品（Adulterant）"，因此李斯特菌可生长的RTE食品中细菌的检出水平要求低于1.0CFU/25g（0.04CFU/g）。在25g样品中，任何发现有此种微生物的产品均属I级召回和/或没收，此种情况下，使用或暴露于此种产品而导致严重不良健康问题将成为大概率事件。在美国，大约50%的I级召回事件都是由食品中出现李斯特菌污染引起的。与其他发达国家相同的是，美国对不利于单核增生李斯特菌生长的RTE食品的监管相对较松，仅当李斯特菌的检出水平达到100CFU/g，相关产品才会被召回。

除了工业指南外，消费者教育计划在李斯特菌病控制过程中扮演着重要角色。部分国家通过卫生保健系统和其他机构针对易感人群开展的食品安全教育活动已初见成效。已经面向消费者积极开展有关预防李斯特菌病流行的教育工作。例如，在英国1988年因肝酱污染而导致大规模的李斯特菌病流行之前，每年约有50例孕妇感染李斯特菌病。疫情暴发后，政府向孕妇普及应对高风险食物的特别建议，包括有效的食品处理、适宜的储存和恰当的烹饪方法，以及保持环境卫生和减少RTE食物的摄入对预防李斯特菌病传播的重要性。随后，孕妇李斯特菌感染病例下降到每年约25例，且在2000年总人口显著增加后相关病例并未反弹（第12.4节）。

12.7 单核增生李斯特菌的分离和鉴定

在食品工业，现已建立有鉴别李斯特菌属和单核增生李斯特菌的检测方法。在工厂环境中，李斯特菌属细菌被用作检测单核增生李斯特菌污染的指示菌株，检测时需从环境和设备主要部件上采集棉拭子样品。有关食品安全的立法仅要求检测食品中的单核增生李斯特菌，因此对此类细菌的特异性检测就尤为重要。食品监测包括确定是否存在污染，并对25g样品中李斯特菌属细菌计数。采用培养法对李斯特菌进行种水平的鉴定时首先要求识别出"疑似"分离株，并通过进一步实验确证是单核增生李斯特菌。基于预防为主的原则，一旦确认为疑似菌株后即启动相关产品的召回程序，因此，建立快速而准确的特异性单核增生李斯特菌鉴定方法显得尤为重要，亟须发展标准培养方法的替代方法。

出于国际监管的需要，一些常规的用于分离环境和食品样品中单核增生李斯特菌的方法已得到国际的认可，包括美国食品和药品监督管理局、官方分析化学家协会以及国际标准化组织（ISO）等公布的相关检测方法。以ISO检测方法为基础，欧盟标准化委员会（CEN，EN）制定了EN ISO 11290-1和EN ISO 11290-2方法，分别用于单核增生李斯特菌的检测和计数方法。不考虑批准检测方法的监管机构不同，上述李斯特菌检测方法的基本原理大致相同。将样品接种于选择性富集培养基中，此类培养基含有的选择性成分可以抑制其他细菌的生长。对冷冻或干燥食品而言，样品中的细菌可能处于应激状态或受到不同程度的损伤，选择性培养基的直接培养反而会导致细菌的死亡。因此在接种选择性培养基之前，可先接种于非选择性培养基以免导致受损细菌细胞死亡，造成漏检。

用于首次分离培养的肉汤培养基含有氯化锂、较低浓度的吖啶黄和萘啶酸等具有选择性培养作用的试剂。在所有检测方法中，首次培养均为30℃条件下孵育24h，随后接种于含高浓度选择性成分的第二种选择性富集培养基中孵育48h。然而，第二次富集培养的培养温度不同，介于30~37℃。最后，将富集后的培养物接种于选择/鉴定琼脂，如Oxford或PAL-CAM琼脂，也可以是基于Ottaviani和Agosti的新型琼脂产品，此类琼脂可以区分分离株是否为致病性李斯特菌。基于此配方的众多新型商业化琼脂产品还添加了显色剂成分，可以根据显色反应更为直观地进行李斯特菌的鉴定。

虽然选择性培养基能区分致病性和非致病性分离株，但上述菌株仍被认为是疑似菌株，还需进一步实验以确定是否为单核增生李斯特菌。不仅如此，食物样品中可能存在多种类型李斯特菌污染，因此在对食品进行李斯特菌鉴定时，通常在每个平板上选择三个或三个以上的单个菌落进行生化、分子生物学或免疫学鉴定。通常而言，商业化的试剂盒可在预制的检测板或试纸条上有系列底物，可以同时进行多个生化试验。然而，生化检测体系仍需额外的检测以验证某一分离株的致病力，如采用PCR对毒力基因进行检测，或将分离株接种于血琼脂上，以检测是否发生李斯特菌溶血素O介导的溶血反应。近年来，基质辅助激光解吸电离飞行时间质谱（MALDI-TOF）日益广泛地应用于细菌的快速鉴定，该方法可对从选择性琼脂培养基中获取的菌落直接进行种水平的鉴定。MALDI-TOF技术通过生成待测菌株的生化图谱，将其与数据库对比，从而可以区分出单核增生李斯特菌或李斯特菌属的其他类型细菌。

此外，不需要对细菌进行分离的快速细菌鉴定方法也日益成熟。此类方法通过敏感DNA扩增技术或基于特异性抗体的ELISA试验技术直接检测富集的液体培养基中的细菌菌体。这种方法虽然可以节省从琼脂平板中分离细菌消耗的大量时间，但无法获得分离菌株，进而无法进行确证试验、流行病学调查或溯源研究。然而，这些方法确实能提供快速的阳性或阴性样品鉴定结果。

12.8 总结

目前，单核增生李斯特菌在世界范围内，尤其是发达国家，已成为引起食源性疾病的重要病原菌之一，对孕妇和其他免疫力低下人群的生命健康构成了威胁。不仅如此，每年因单核增生李斯特菌引起的临床治疗，以及污染食品的召回，造成了巨大的经济损失。单核增生李斯特菌分布广泛的特性使其控制非常困难，但已经开发出了控制良好的工业程序。要彻底控制食品中的污染，食品生产商仍需保持警惕并遵循最高水平的食品卫生标准。食品生产环境中单核增生李斯特菌的监测是防控李斯特菌污染的主要方法，同时也是评判食品生产商是否遵循良好生产规范（GMP）以及污染风险分析和关键点防控（HACCP）计划的重要手段。尽管如此，食品中单核增生李斯特菌的污染仍偶有发生，因此仍需对终产品进行单核增生李斯特菌的检测以保护公众的健康。单核增生李斯特菌具有嗜冷的特性，因此要求在食品贮存、销售及消费环节保持严格的温度控制措施，以降低单核增生李斯特菌在食品消费前发生大量繁殖的可能。工业界人士已充分认识到该菌所带来的风险，因而，对消费者进行食品安全知识的普及，则成为进一步降低李斯特菌病发病水平的关键环节。

参考文献

Bell, C., Kyriakides, A. (Eds.), 2005. Listeria：A Practical Approach to the Organism and Its Control in Foods, second ed. Wiley-Blackwell.

Den Baaker, H.C., Warchocki, S., Wright, E. M., Allred, A.F., Ahlstrom, C., Manuel, C.S., Stasiewicz, M.J., Burrell, A., Roof, S., Strawn, L.K., Fortes, E., Nightingale, K.K., Kephart, D., Wiedmann, M., 2014. *Listeria floridensis* sp. nov., *Listeria aquatica* sp. nov., *Listeria cornellensis* sp. nov., *Listeria riparia* sp. nov. and *Listeria grandensis* sp. nov., from agricultural and natural environments. International Journal of Systematic and Evolutionary Microbiology 64, 1882-1889.

Carpentier, B., Barre, L., EURL, 2012. Guidelines on Sampling the Food Processing Area and Equipment for the Detection of *Listeria monocytogenes*. Version 3 http://ec. europa. eu/ food/safety/docs/biosafety _ food-hygiene_microbio_criteria-guidelines_sampling_en. pdf.

Carpentier, B., Cerf, O., 2011. Review-persistence of *Listeria monocytogenes* in food industry equipment and premises. International Journal of Food Microbiology 145, 1-8.

Cossart, P., 2011. Illuminating the landscape of host-pathogen interactions with the bacterium *Listeria monocytogenes*. Proceedings of the National Academy of Sciences United States of America 108, 19484-19491.

Centers for Disease Control and Prevention, 1999. Update：multistate outbreak of listeriosis - United States, 1998 - 1999. Morbidity and Mortality Weekly Report 47, 1117-1118.

Centers for Disease Control, 2013. Multistate Outbreak of Listeriosis Linked to Crave Brothers Farmstead Cheeses (Final Update) Posted September 24, 2013 1：00 PM ET. http://www. cdc. gov/listeria/outbreaks/cheese-07-13/index.html.

Centers for Disease Control, 2012. Multistate Outbreak of Listeriosis Linked to Whole Cantaloupes from Jensen Farms, Colorado (Final Update) Posted August 27, 2012 10：30 AM ET. http://www.cdc.gov/listeria/outbreaks/cantaloupes-jensen-farms/index.html.

EC Regulation No. 2073/2005 on Microbiological Criteria for Foodstuffs. http://eur-lex. europa. eu/LexUriServ/LexUriServ.do？uri=OJ：L：2005：338：0001：0026：EN：PDF.

Ferreira, V., Wiedmann, M., Teixeira, P., Stasiewicz, M.J., 2014. *Listeria monocytogenes* persistence in food-associated environments：epidemiology, strain characteristics, and implications for public health. Journal of Food Protection 77, 150-170.

FSIS Laboratory Methods for Isolation and Identification of *Listeria monocytogenes* in Red Meat, Poultry and Egg Products, and Environmental Samples. http://www. fsis. usda.gov/wps/wcm/connect/1710bee8-76b9-4e6c-92fc-fdc290dbfa92/MLG-8. pdf？MOD=AJPERES.

FSIS Laboratory Flow Charts for Isolation and Identification of *Listeria monocytogenes* in Red Meat, Poultry and Egg Products, and Environmental Samples. http://www.fsis.usda. gov/wps/wcm/connect/0a9a57b5-bc3a-46fa-8898-1278bf49aea1/MLG-8-Appendix-1. pdf？MOD=AJPERES.

FDA Bacteriological Analytical Manual. http://www.fda. gov/Food/FoodScienceResearch/ Laboratory-

Methods/ucm071400.htm.

Food Standards Australia New Zealand. https://www. foodstandards. gov. au/publications/Documents/Guidance%20on%20the%20application%20of%20 limits%20for%20 Listeria%20monocyt ogenes%20FINAL. pdf.

Health Canada. http://www. hc－sc. gc. ca/fn－an/legislation/pol/policy_listeria_monocytogenes_2011－eng.php.

Ivaneka, R., Gröhn, Y.T., Tauer, L.W., Wiedmann, M., 2005. The cost and benefit of *Listeria monocytogenes* food safety measures. Critical Reviews in Food Science and Nutrition 44, 513－523.

Law, J.W.－F., Ab Mutalib, N.－S., Chan, K.－G., Lee, L.－H., 2015. An insight into the isolation, enumeration, and molecular detection of *Listeria monocytogenes* in food. Frontiers in Microbiology 6, 1227.

Liu, D. (Ed.), 2008. Handbook of *Listeria monocytogenes*. CRC Press. ISBN: 9781420051407.

Mead, P.S., Dunne, E.F., Graves, L., Wiedmann, M., Patrick, M., Hunter, S., Salehi, E., Mostashari, F., Craig, A., Mshar, P., Bannerman, T., Sauders, B.D., Hayes, P., Dewitt, W., Sparling, P., Griffin, P., Morse, D., Slutsker, L., Swaminathan, B., 2006. Nationwide outbreak of listeriosis due to contaminated meat. Epidemiology & Infection 134, 744－751.

Muhterem－Uyar, M., Dalmasso, M., Bolocan, A. S., Hernandez, M., Kapetanakou, A.E., Kuchta, T., Manios, S.G., Melero, B., Minarovi, J., Nicolau, A. I., Rovira, J., Skandamis, P. N., Jordan, K., Rodríguez－Lazaro, D., Stessl, B., Wagner, M., 2015. Environmental sampling for *Listeria monocytogenes* control in food processing facilities reveals three contamination scenarios. Food Control 51, 94－107.

Nikitas, G., Deschamps, C., Disson, O., Niault, T., Cossart, P., Lecuit, M., 2011. Transcytosis of *Listeria monocytogenes* across the intestinal barrier upon specific targeting of goblet cell accessible E－cadherin. Journal of Experimental Medicine 208, 2263－2277.

OIE Terrestrial Manual. http://web. oie. int/eng/normes/MMANUAL/2008/pdf/2. 09. 07 _ LISTERIA _ MONO.pdf.

Olsen, S.J., Patrick, M., Hunter, S.B., Reddy, V., Kornstein, L., MacKenzie, W.R., Lane, K., Bidol, S., Stoltman, G.A., Frye, D.M., Lee, I., Hurd, S., Jones, T.F., LaPorte, T.N., Dewitt, W., Graves, L., Wiedmann, M., Schoonmaker－Bopp, D. J., Huang, A.J., Vincent, C., Bugenhagen, A., Corby, J., Carloni, E. R., Holcomb, M. E., Woron, R. F., Zansky, S.M., Dowdle, G., Smith, F., Ahrabi－Fard, S., Ong, A.R., Tucker, N., Hynes, N.A., Mead, P., 2005. Multistate outbreak of *Listeria monocytogenes* infection linked to delicatessen turkey meat. Clinical Infectious Diseases 40, 962－967.

Orsi, R.H., den Bakker, H.C., Wiedmann, M., 2001. *Listeria monocytogenes* lineages: Genomics, evolution, ecology, and phenotypic characteristics. International Journal of Medical Microbiology 301, 79－96.

PHE UK Microbiology Services Food Water and Environmental Microbiology Standard Method. https://www. gov. uk/government/uploads/system/uploads/attachment_data/file/329432/ Detection_and_enumeration_of_bacteria_in_swabs_and_other_environmental_samples. pdf.

Ribet, D., Cossart, P., 2015. How bacterial pathogens colonize their hosts and invade deeper tissues. Microbes and Infection 17, 173－183.

Ryser, E.T., Marth, E.H. (Eds.), 2007. Listeria, Listeriosis and Food Safety, third ed. CRC Press.

Stasiewicz, M.J., Oliver, H.F., Wiedmann, M., den Bakker, H.C., 2015. Whole genome sequencing allows for improved identification of persistent *Listeria monocytogenes* in food associated environments. Applied and Environmental Microbiology 81, 6024-6037.

Schlech III, W.F., Lavigne, P.M., Bortolussi, R. A., Allen, A.C., Haldane, E.V., Wort, A.J., Hightower, A.W., Johnson, S.E., King, S.H., Nicholls, E. S., Broome, C.V., 1983. Epidemic listeriosis evidence for transmission by food. The New England Journal of Medicine 308, 203-206.

Tomasula, P.M., Renye, J.A., Van Hekken, D. L., Tunick, M.H., Kwoczak, R., Toht, M., Leggett, L.N., Luchansky, J.B., Porto-Fett, A.C.S., Phillips, J.G., 2014. Effect of high pressure processing on reduction of *Listeria monocytogenes* in packaged Queso Fresco. Journal of Dairy Science 97, 1281-1295.

USDA Food Safety and Inspection Service Policies. http://www.fsis.usda.gov/wps/portal/fsis/ topics/regulatory-compliance/listeria.

Vongkamjan, K., Fuangpaiboon, J., Jirachotrapee, S., Turner, M.P., 2015. Occurrence and diversity of *Listeria* spp. in seafood processing plant environments. Food Control 50, 265-272.

Zunabovic, M., Domig, K.J., Kneifel, W., 2011. Practical relevance of methodologies for detecting and tracing of *Listeria monocytogenes* in ready-to-eat foods and manufacture environments-a review. LWT-Food Science and Technology 44, 351-362.

非常见的微生物感染

C. E. R. Dodd

诺丁汉大学，拉夫伯勒，莱斯特郡，英国

13.1 范围

随着时间的推移，食品生产和饮食习惯的改变使食源性疾病的重要病原发生了变化。例如，牛乳的巴氏杀菌已经消除了与生乳密切相关的风险，如布鲁菌、白喉杆菌、结核分枝杆菌、伯纳蒂杆菌和化脓性链球菌感染，但在食用未加工的乳的地区仍然存在这些风险。同时，也出现了新的病原体，例如新的大肠杆菌菌株（第7章），以及以前未被确定为食源性病原的物种，如单核细胞增生李斯特菌（第12章）。本章介绍了一些未被广泛认知的食源性病原微生物，这可能与它们的报道不足有关。这些微生物是机会致病菌，仅在特定情况下才引起疾病。尚未最终证实它们可以通过食物途径引起胃肠道疾病，或者尚未明确确定这些微生物与疾病的关联。

13.2 食源性疾病中的芽孢杆菌属

蜡样芽孢杆菌是芽孢杆菌属中广泛引起食源性疾病的物种，它可引起呕吐和腹泻综合征（第20章），但已知该属中的其他物种也具有通过食物引起疾病的能力。

13.2.1 炭疽杆菌

如第20章所述，炭疽杆菌是蜡样芽孢杆菌的一种，它是炭疽的病原体，炭疽是一种由毒素引起的动物和人类疾病。感染炭疽的途径有3种：吸入孢子导致严重肺部疾病；因孢子进入皮肤切口而引起的皮肤炭疽，造成坏死性病变，并由毒素引起肿胀；因摄入受污染的食物而导致的胃肠道炭疽。一些地区对牲畜接种炭疽疫苗，或者在屠宰前检查食用动物的炭疽，在这些地区中的炭疽报告比较及时，但在世界上的炭疽流行地区（主要是热带和温带地区），其胃肠道炭疽的漏报率很高。例如，泰国、印度、伊朗、冈比亚和乌干达都有炭疽病例的报道（Sirisanthana 和 Brown，2002）。通常是在食用未煮熟的炭疽感染的动物肉后发生这种炭疽。症状表现为恶心、呕吐，特别是带血呕吐、腹泻，甚至是带血腹泻，暴露后1~7d出现胃痛和腹部肿胀。可能伴有发烧、寒战、咽喉疼痛导致的声音嘶哑和吞咽困难、颈部和腺体肿胀，严重的可能会影响正常呼吸，其他症状还包括脸红和眼睛红。该病由于食入可感染胃肠道上皮细胞的炭疽芽孢杆菌营养细胞或孢子导致溃疡性病变，病变可以从口腔到盲肠蔓延到整个胃肠道，出血严重时可能会威胁生命，而肿胀是炭疽毒素作用的典型后果。未经治疗的炭疽死亡率很高，使用抗生素治疗后死亡率可以降低到40%以下。炭疽典型病例多来自农村，因为当地人可能会食用不明原因死亡的动物（通常是当地野生动物）。例如，2014年乌干达暴发了炭疽，其原因是当地渔民食用了在河岸上发现的河马尸体。Friebe等（2016）详细阐述了炭疽毒素的作用机理。

13.2.2 枯草芽孢杆菌群

枯草芽孢杆菌群包括枯草芽孢杆菌枯草亚种、解淀粉芽孢杆菌、萎缩芽孢杆菌、地衣芽孢杆菌、莫海威芽孢杆菌、短小芽孢杆菌、枯草芽孢杆菌斯氏亚种、死谷芽孢杆菌（Fritze，2002）和索诺拉沙漠芽孢杆菌（Palmisano et al，2001）。这些物种DNA中G+C含量为43%~44%。

其中与食源性疾病相关的常见菌种是枯草芽孢杆菌、地衣芽孢杆菌和短小芽孢杆菌，但它们的致病情况尚不清楚，只有在未发现其他病原体且这些芽孢杆菌菌落形成单位（CFU/g）大于10^5个的情况下，才认为是这些病原体引发的疾病。该疾病与食物中微生物生长预先产

生的毒素有关。人们也逐步认识到了枯草芽孢杆菌群体中的其他物种在食源性疾病暴发中的作用。

枯草芽孢杆菌相关疾病，在10min至14h内可迅速发病且症状短暂，1.5~8h内消失，典型报告症状为呕吐和腹泻，腹部绞痛较为少见，恶心、脸红、出汗和头痛等症状更为少见。已从与食物中毒有关的菌株中鉴定出一种热稳定的细胞毒素——淀粉素，细胞毒素在细胞膜上形成K^+、Na^+和Ca^{2+}通道。在与食物中毒有关的莫海威芽孢杆菌菌株中也发现了淀粉素。枯草芽孢杆菌产生的另一个毒力因子是一种称为枯草菌素的酶。研究表明，当这种酶大量存在时会引发过敏反应，这可能是枯草芽孢杆菌有时引起异常症状的原因。与这种微生物相关的典型食品是肉馅糕点产品、肉或海鲜饭、其他肉制品和婴儿配方奶。枯草芽孢杆菌引起的一种罕见的食物中毒形式，与被称为"rope"的烘焙产品的变质有关，在这种情况下，微生物生长可破坏结构、产生胞外多糖链，通常伴有腐败变质的味道，这是由二乙酰基和异戊醛所致的典型过熟菠萝气味。该微生物可从烘焙食品中分离出来，致病量很高（10^6~10^8CFU/g），典型症状是呕吐和腹泻。

地衣芽孢杆菌引起的食物中毒发作迅速（2~14h），症状持续时间较短（6~24h）。典型症状是呕吐、腹泻和腹部绞痛。毒性成分是地衣素，一种由地衣素合成酶基因 *lchAA*，*lch-AB* 和 *lchAC* 产生的非蛋白质环状脂肽。地衣素在宿主细胞膜上形成离子通道，具有表面活性剂的作用，但不是线粒体毒性（有关催吐毒素的作用参见第20章）。从结构上讲，它对热、蛋白酶、酸或碱不敏感，因此与许多预先

形成的毒素一样，烹饪或宿主的消化系统不能够破坏其毒性（Salkinoja-Salonen et al., 1999）。典型食品载体类似于枯草芽孢杆菌的食品载体，包括糕点、大米、蔬菜、肉类或家禽等，生奶也是其食品载体。

短小芽孢杆菌引起的中毒在 15min 至 11h 内快速发作，持续时间可能长达数天。典型症状是呕吐和头晕，接着是腹痛或抽筋，之后腹泻。在一些病例的报道中，称其有急性症状如背部疼痛、头痛和发冷等。另一种细菌毒性物质是称为短小酸素（Pumilacidins）的细胞毒性环脂肽复合物（环酰基七肽）。肉馅糕点、中餐厅煮熟和再加热的米饭是该疾病的传播载体。

13.3 克罗诺杆菌

国际食品微生物规范委员会（2002 年）已将克罗诺杆菌描述为"对限制性人群危害严重，可能威胁生命或造成长期严重的慢性后遗症"的一种病原体。克罗诺杆菌是一种机会病原体，会在低体重和早产儿及 1 岁以下的儿童中引起偶发性感染，严重时危及生命。尽管这种微生物常与婴儿相关，但也可以在所有年龄段引起疾病，并在老年人中普遍存在。Jaradat 等（2014）对其进行了综述。

克罗诺杆菌是肠杆菌科中的一员，最初称为"黄色阴沟肠杆菌"，随后在 1980 年被命名为阪崎肠杆菌。2007 年，重新对该物种进行分类，建立了克罗诺杆菌属，分别为阪崎克罗诺杆菌、丙二酸盐克罗诺杆菌、苏黎世克罗诺杆菌、莫金斯克罗诺杆菌和都柏林克罗诺杆菌，随后又发现了新菌种：尤尼沃斯克罗诺杆菌和康帝蒙提克罗诺杆菌（Iversen et al.,

2007；Jaradat et al., 2014）。阪崎克罗诺杆菌和丙二酸盐克罗诺杆菌的 16S rDNA 序列具有高度的相似性，最初被指定为阪崎克罗诺杆菌的两个亚种，随后的多位点序列分型和其他基因序列数据可将二者进行区分，从而可以将其分别归为单个物种。由于细菌分类的变化，有关阪崎肠杆菌作为致病原因的早期研究难以追溯。在这些物种中，除康帝蒙提克罗诺杆菌以外的所有物种均与人类疾病有关，并可导致一系列传染病，包括尿路感染、结膜炎和肺炎。然而，阪崎克罗诺杆菌、丙二酸盐克罗诺杆菌和苏黎世克罗诺杆菌与新生婴儿的脑膜炎、坏死性小肠结肠炎和败血症有关，正因为这些联系，人们将这些微生物划分为食源性病原菌。

与其他肠杆菌科成员相比，克罗诺杆菌的一个关键特征是对低水活度和干燥压力具有更强的抵抗力。在环境和食品中，这被视为一种具有生存持久性的选择优势，这种优势反映在与之相关的食品性质上。克罗诺杆菌广泛存在于环境中，在水、土壤、植被甚至真空吸尘器的内容物中均有发现，苍蝇也是一个潜在来源。这种微生物已经从一系列食物来源中分离出来，包括碎牛肉、香肠、奶酪、沙拉和蔬菜。但最引人关注的是在低水活度（A_w）食物中仍能分离出该菌，如奶粉、干肉、豆类、坚果、谷物、面包面团、干面粉、香草香料和其他干货等。

生物膜的形成需要多种材料，其中荚膜多糖对其成膜很重要，但也涉及其他因素（鞭毛、表面蛋白）。

尽管与鞭毛和表面蛋白等的形成有关，但荚膜多糖的产生是最重要的，已经证实了生物膜的形成。生物膜的形成使微生物对消毒剂具有更强的抵抗力，并被认为是其传播的重要因素。也有人提出生物膜使微生物具有更强的耐热性，但这还没有得到确切证明，菌种变异可能是一个因素。已经证明标准巴氏杀菌条件可以使生物失活。该微生物比其他肠杆菌科成员表现出更强的耐酸能力，许多菌株可以在 pH 为 4.5 时生长，有些菌株可以在 pH 为 3.9 时生长。

致病性是由于摄入的细菌活细胞附着并侵入肠道，进而进入循环系统（菌血症或脓毒症）。对易感人群而言，直接结果可能是致病菌进入肠道导致坏死性小肠结肠炎。致病菌一旦进入循环系统，就会趋向侵入中枢神经系统，并可能导致脑膜炎。微生物穿过血脑屏障，一旦进入内部，就会引起囊肿或脓肿，从而导致脑积水（脑脊液积聚）和脑室扩大，这会导致大脑损伤和长期视力、听力和运动障碍。新生儿（<4 周龄）是最大的危险群体，尤其是低体重儿，但病例也可见于 3 岁以下的儿童。尽管报告的发病率很低，但是其导致的高死亡率（40%~80%）以及随后的慢性神经和发育障碍使其成为重要的病原体。

多位点序列分型（第 2 章）显示，阪崎克罗诺杆菌序列 4 型（ST4）是与新生儿和严重婴儿脑膜炎病例相关的主要类型。人们通过研究找到了使组织粘连、入侵和对宿主细胞造成损伤的致病性决定因素，并提出了一些致病性因子。克罗诺杆菌基因组包含 IV 型菌毛和 P 型菌毛的基因，与泌尿道致病性大肠杆菌（第 7 章）显示出结构同源性，也可导致婴儿脑膜炎，但并非所有克罗诺杆菌物种都携带这些基因。一些克罗诺杆菌利用外膜蛋白 OmpA 黏附纤连蛋白受体，在侵袭上皮细胞和细胞内

保护中发挥重要作用。通过生物信息学分析已鉴定出三种假设毒力基因：铁载体相互作用蛋白（*sip*）、III 型溶血素（*hly*）和纤溶酶原激活物（*cpa*）。在不同的阪崎克罗诺杆菌菌株中已经报道了质粒携带的铁捕获基因；IV 型分泌系统也是质粒携带的，可促进蛋白质分泌。有趣的是，阪崎克罗诺杆菌有一个基因簇，可以利用唾液酸作为碳源。唾液酸存在于母乳、婴儿配方奶粉和肠黏蛋白中，是脑神经节苷脂复合物一部分，这提示该菌可能利用唾液酸产生胞外多糖，从而避免免疫系统的干扰。

直到 20 世纪 80 年代，人们还不知道与克罗诺杆菌有关的食物来源。受污染的婴儿配方奶粉（PIF）是唯一与新生儿和婴儿脑膜炎病例相关的食物来源。根据与暴发有关的 PIF 污染水平，已提出极低感染剂量（0.36~66CFU/100g），克罗诺杆菌在不同研究报告中的污染率为 6.7%~14%。标准的牛奶巴氏灭菌法可以呈现以 10 个数量级水平减少该微生物的数量，克罗诺杆菌与 PIF 的关联被认为是由添加的其他干燥成分引起的。该种细菌在环境中的广泛存在及其因干燥耐受性而引起的生命持久性也表明，经生产条件污染是细菌污染的一个途径，这就要求 PIF 的生产必须在高度卫生的条件下进行，许多主管部门也制定了严格的检出标准。拆除包装后的卫生状况不佳也被认为是其中一个因素，一次食源性疾病暴发的调查显示，未开封的罐头没有受到污染，但开封的罐头受到了污染。

新生儿和婴儿对阪崎克罗诺杆菌易感与其免疫系统发育不完全、肠道菌群竞争激烈以及胃酸过低有关；在这方面，某些菌种对酸的耐受性也较高。已确认的疫情暴发发生在特别护

理婴儿病房，那里经常对低出生体重婴儿进行鼻胃饲喂，婴儿哺喂拆封的 PIF 后，发生了克罗诺杆菌脑膜炎。某些情况下，是发现了受污染的 PIF，但在其他情况下则怀疑是环境污染造成的。也要考虑克罗诺杆菌在鼻胃管中形成生物膜，可能会造成感染所需菌体数量的增加。

粮食及农业组织/世界卫生组织（2008）已就克罗诺杆菌和婴儿配方奶粉做了详细报告。

13.4 气单胞菌属

气单胞菌属是环境革兰阴性需氧菌，它们的最佳生长温度为 28℃，在 -0.1~>45℃ 均可存活；在 4~5℃ 下生长一代需 9~14h。该菌对酸敏感，最低 pH 约为 6.0，对碱耐受性更高，可以使用碱性培养基进行分离。根据其理化特性，该菌属可分为两个群：一个是嗜冷无动力群，导致鱼类疾病，代表种是杀鲑气单胞菌；另一个是嗜温有动力群，包括嗜水气单胞菌、豚鼠气单胞菌和维罗纳气单胞菌温和生物变种，它们可能是人类病原体。其中，嗜水气单胞菌与食源性疾病显著相关。

气单胞菌广泛存在于环境中，在世界各地的淡水、滞水、河口或微咸水中均有发现，其数量随温度变化而变化（10^2~10^6 CFU/100mL）。它们还存在于许多水生植物或动物中，尽管研究表明它们对消毒剂（例如氯）敏感，但它们在家庭饮用水、水槽、下水道和废水中很常见，污水中的含量为 10^8 个/mL。气单胞菌在动物和人类粪便中短暂存在，通常不被认为是人类肠道菌群的一部分，热带地区（30%）的粪便含量高于温带地区（3%）。气单胞菌很容易从肉类、鲜乳、家禽、鱼类、贝类和蔬菜中分离出来，在美国，嗜水气单胞菌主要存在于蔬菜中。据报道，临床和食品分离菌的 D_{48}（48℃ 处理该菌杀死 90% 的原有活菌所需要的时间）值在 3.2~6.2min。

气单胞菌是机会致病菌，在健康人中很少引起疾病，它可能与严重的肠外感染（包括伤口感染）有关。1954 年首次记录了因肠外感染而死亡的病例，1964 年首次发现嗜水气单胞菌与胃肠炎的关系。尽管有报道称气单胞菌与肠道感染有关，但其作为肠道致病菌的作用仍存在许多疑问（参见 Klontz et al., 2012）。

与气单胞菌有关的胃肠道疾病是多样的。典型的腹泻病是霍乱样、大量水泻和轻度发烧，2 岁以下的儿童也有呕吐。通常这种疾病是自限性的，持续时间不到一周，但在很大比例的病例中，它可以持续两周或更长时间。然而，一些患者可能出现更严重的类似痢疾样症状，也有出现溶血性尿毒症综合征的报道（第 7 章）。肠胃炎是季节性的，在夏季环境中最常见。该病最常见于 5 岁以下儿童、老年人和免疫功能低下者。危险因素包括住院、抗生素治疗、抗酸剂的使用、肝脏疾病和潜在胃肠道问题（如手术、出血或炎症性疾病）。

感染剂量尚不清楚，有限志愿者的研究确定了这种微生物为病原体。在 57 位服用 10^4~10^{10} CFU/mL 剂量的嗜水气单胞菌志愿者中，只有两名患病。一名志愿者在接受从健康个体中分离出的 10^9 CFU 产毒菌株后表现出轻度腹泻，另一名志愿者在接受患病个体分离出的 10^7 CFU 产毒菌株后表现出轻度腹泻。

在气单胞菌中已鉴定出一系列潜在的毒力

因子。大多数临床分离株产生溶血素（aerA），这是一种热不稳定的溶血素，与红细胞表面结合并形成孔洞，破坏细胞膜。与典型霍乱样疾病一致，目前已鉴定出三种肠毒素。Act（*Act*基因）是一种细胞毒性肠毒素，可导致上皮细胞孔隙的形成，致使小肠隐窝和绒毛变性；Alt（*Alt*基因）对热不稳定（56℃可维持10min），Ast（*ast*基因）对热稳定（100℃可维持30min），它们均为细胞兴奋性肠毒素，后者在结构上与霍乱毒素有些相似。这些毒素的作用方式与霍乱毒素类似，通过增加肠上皮细胞中的环腺苷单磷酸水平，导致体液分泌到管腔中。其他已知的毒力因子（铁载体、蛋白酶、脂肪酶等）在肠道外感染中可能更为重要。这一系列毒力因子可能是出现一系列胃肠道疾病症状的原因之一。

在食源性疫情中，所有气单胞菌的主要来源是受污染的水，也经常涉及冷冻和未充分煮熟的食物。在瑞典暴发的一次疫情中，27人吃了一次典型的瑞典自助餐，其中包括虾、蛋黄酱、肝酱、火腿、香肠和豆类沙拉；22人在20~34h内发病，出现严重急性腹泻、腹痛、头痛、发热和呕吐，持续数天。5个健康的人在第二天吃了剩下的食物，然后有2个人出现了类似的症状。从虾蛋黄酱、烟熏香肠、肝酱和水煮火腿中分离出来了嗜水气单胞菌，其计数为 10^6 ~ 10^7 CFU/g，分离出的菌株携带一系列毒力因子（Krovacek et al., 1995）。

13.5 类志贺邻单胞菌

多年来邻单胞菌属被认为是弧菌科的一员，但根据系统发育分析，已对其分类学地位进行了修订，并将其归类为肠杆菌科的一员，尽管其有些特征不是肠杆菌科核心家族成员所特有的（如氧化酶呈阳性），类志贺邻单胞菌是该属的唯一一种。邻单胞菌属具有嗜温性，最适生长温度在35~39℃，生长范围在8~45℃。盐度为0~4%，此特性影响其环境分布，该生物通常存在于淡水和河口等世界各地的水生环境，但不包括海洋。水温也影响其分布，热带或亚热带等较暖的水域显示出该菌含量的较高；在温带水域，往往在一年中较温暖的月份出现。由此可以预测，该生物存在于鱼类、贝类、水生哺乳动物和水禽中。有报道称它们不存在于非水生物种（例如爬行动物、猫和狗）中，也有报告称该菌可引起鱼类、鸟类和爬行动物疾病。该菌可以无症状地存在于5岁以下儿童的肠道中，这种情况较罕见并仅存在于特定的地理区域。

类志贺邻单胞菌与一系列人类的感染有关，包括胃肠炎、败血症、蜂窝织炎、关节炎、胆囊炎、骨髓炎和脑膜炎，但病例数量非常少。这种微生物是一种机会致病菌，尽管有一些感染病例报告来自明显具有免疫能力的宿主，但在免疫功能低下的人群中引起疾病的概率更高。像气单胞菌一样，它作为一种真正肠致病菌在一段时间内受到质疑；然而，它与胃肠道疾病暴发的联系，证明这种微生物确实会在健康受试者中产生胃肠炎，因此是一种真正的胃肠道病原体。当该菌在有症状的患者粪便培养中占优势时，通常认为它就是胃肠道疾病的病因。

类志贺邻单胞菌肠胃炎最常表现为轻度自限性疾病，典型症状为水样腹泻和腹痛（分泌型肠胃炎），摄入活细菌约24h后出现症状，症状可能会持续 7d。第二种最常见疾病是传染性结肠炎，这是一种急性痢疾样疾病，粪便中有血液和黏液，有明显的腹痛和呕吐，在严重的情况下会出现发热。已证明类志贺邻单胞菌可引起慢性腹泻（长达 2 个月），像霍乱样疾病一样，是一种严重的分泌型肠胃炎。尽管死亡人数很少，但有实例记录。

据报道，水是导致旅行者腹泻最常见的传播途径，但食用海鲜（例如生鱼和贝类，尤其是牡蛎）与食源性疾病暴发也有关。感染率较高的国家/地区有：与生鱼消费有关的日本、印度地区（Klontz et al.，2012）、非洲（在尼日利亚被列为肠胃炎的第三大病因）和中国（肠胃炎的第四大病因）。据报道，欧洲和北美的感染率较低（据估计，美国的胃肠道感染率不到 1%）。某些类志贺邻单胞菌肠外感染（如败血症）与食用受污染的海鲜有关。

类志贺邻单胞菌与胃肠道致病性的相关机制目前尚不清楚。已发现细胞入侵与携带大质粒（>120-Mu）和 3 种肠道毒素有关：类胆汁毒素、耐热毒素和不耐热毒素。这种潜在致病因素的多样性可以解释该病的不同症状。Janda 等（2016）对类志贺邻单胞菌进行了综述。

13.6 可能的食源性病原体

13.6.1 艰难梭状芽孢杆菌

艰难梭状芽孢杆菌（艰难梭菌）是一种形成孢子的厌氧杆菌，具有梭菌属的典型特征（第 10 章）。人们通过住院患者的院内感染发现了它与腹泻病的联系，其中气溶胶和环境传播是其主要传播途径。但最近，它通过食物（特别是肉类，还有贝类和蔬菜）传播的潜力，也受到了人们的关注（Lund 和 Peck，2015）。

艰难梭菌和其他梭菌一样，可以从健康个体消化道中分离出来，定植率为 3%~4%，定植时间通常短暂。在正常肠道菌群改变的情况下（菌群失调），它可成为一种病原体，通常在口服某些抗生素（如氨苄西林、阿莫西林、头孢菌素和克林霉素）时发生。该微生物在肠道中过度生长，像产气荚膜梭菌一样，会产生毒素，导致与抗生素相关的腹泻。在轻度病例中，将导致频繁、恶臭的水样粪便；严重情况下表现出假膜性结肠炎，腹泻中含有血液和黏液，并有腹部绞痛，也可能出现心律失常。

艰难梭菌产生两种毒素：毒素 A（TcdA）和毒素 B（TcdB），它们在氨基酸水平上具有高度的结构同源性，含有 4 个功能域，具有共同酶活性。毒素与结肠壁细胞表面受体结合后发生内吞作用，当 pH 较低时，插入囊泡膜，通过自我蛋白水解作用，将 N 末端结构域释放到细胞质中。这是一种单糖基转移酶，作用于 Rho GTP 酶，是调节许多细胞功能的细胞信号转导开关。毒素作用的一个重要结果是破坏细胞骨架，最终导致细胞死亡，造成腹泻和结肠炎症。毒素基因 tcdA 和 tcdB 在 19.6 kb 的毒力岛上，因此毒素在不同菌株中的携带情况是不同的。产毒菌株的携带率从社区居民的 2% 到门诊患者的 10%，住院患者携带率高达 20%。由于艰难梭菌可以在健康人体内无症状携带，所以如果要确诊，就需在粪便标本中检测毒素。当腹泻症状持续较长时间时，则需要监测患者脱水和电解质失衡情况，考虑使用治疗腹泻的相关药物，以改善抗生素药物的治疗。

最近有人指出，在感染病例与以前的病例明显不同的情况下，艰难梭菌有可能是通过食物传播的，因此没有明显的直接传播途径。Lund 和 Peck（2015）对此进行了综述，他们比较了艰难梭菌和产气荚膜梭菌孢子在食物中的发生率和存活率。有报道称，美国生牛肉、猪肉和火鸡样本中分离出艰难梭菌的比率为41%~44%，从即食香肠中分离出艰难梭菌的比率为14%~63%。这一数据高于欧洲和加拿大对生碎肉的研究，后者分别有 4.3% 和 12%的样本呈阳性。艰难梭菌孢子在 74℃ 或 70℃温度下可存活 2min，并表现出与产肠毒素产气荚膜梭状芽孢杆菌相似的耐热性。这表明两种微生物可能表现出相同的传播途径，但艰难梭菌能否以这种方式达到感染剂量，以及在非肠道菌群失调情况下该微生物是否是病原仍有待研究。

13.6.2　弓形杆菌

弓形杆菌属是弯曲杆菌科的成员，并与弯曲杆菌属共享许多特征（革兰阴性、运动型、螺旋杆状，可微需氧生长）（第 8 章）。但它们具有更好的耐氧性并且能够在有氧条件下生长，也能在 15℃ 环境下生长，但最适生长温度为 30℃，这是它们与弯曲杆菌属的区别所在。

从人肠外侵袭性感染中分离的弓形杆菌及其在动物中引起传染病的能力证明了该属的致病潜力。在已报道的 14 个物种中，布氏弓形杆菌、斯氏弓形杆菌和嗜低温弓形杆菌可从急性腹泻和腹痛的患者中分离，也可从持续数周

的水样腹泻患者中分离。在家畜的肠道中广泛分离出了弓形杆菌，而生肉，特别是鸡肉、猪肉和牛肉，也是该菌的来源。在法国，从家禽中分离到的布氏弓形杆菌与从人类腹泻病例中分离到的布氏弓形杆菌相似，食用未煮熟的肉可能是引起食源性疾病的潜在途径。尽管基因组测序已揭示了毒力因子，但对其致病性知之甚少。由于没有对弓形杆菌进行常规检测，所以可能会出现漏报情况。Lehner 等（2005）对此进行了综述。

13.6.3　副结核分枝杆菌

禽分枝杆菌副结核亚种（MAP）引起人类疾病的原因尚不清楚。约翰病是反刍动物消化道的一种慢性消耗性疾病，在牛群中具有重要的经济参考意义，而该菌是约翰病的病因，但其他非反刍动物也容易感染。动物肠道MAP 感染导致肠壁"鹅卵石状"增厚，减少了营养摄取，最终由于营养剥夺而造成消耗性疾病。MAP 与人类疾病的关联是由于约翰病与人克罗恩病高度相似。克罗恩病是一种慢性炎症性疾病，通常在盲肠中表现出相似的肠壁增厚，营养物质吸收的损失会导致渗透性腹泻和疼痛，并可能发展为溃疡，从而需要手术干预。有限的证据表明这种疾病是由 MAP 引起的，但尚无定论。

尽管缺乏确凿的证据，一些相关当局仍在研究 MAP 通过牛奶传播的可能性。其中一些研究表明，标准牛奶巴氏杀菌法无法根除MAP，因此一些加工商将标准巴氏杀菌时间从15s 改为 25s。但在英国食品标准局进行的一项全国性研究（英国食品标准局，2002 年）

中表明，在 562 份巴氏杀菌牛乳样本中，有 1.8%样本即使经过 25s 加热仍然带有活菌。如果发现 MAP 与人类疾病有关，那么此项研究结果将表明食品供应中存在与 MAP 接触的重大风险。

参考文献

Beatty, M. E., Ashford, D. A., Griffin, P. M., Tauxe, R. V., Sobel, J., 2003. Gastrointestinal anthrax: review of the literature. Archives of Internal Medicine 163, 2527-2531.

FAO/WHO, 2008. *Enterobacter sakazakii* (*Cronobacter* spp.) in Powdered Follow-Up Formulae. Microbiological Risk Assessment Series 15. Food and Agriculture Organization of the United Nations/World Health Organization, Rome.

Food Standards Agency UK, 2002. Report of the National Study on the Microbiological Quality and Heat Processing of Cows' Milk. Available from: www.food.gov.uk/multimedia/pdfs/ milksurvey.pdf.

Friebe, S., van der Goot, F.G., Bürgi, J., 2016. The ins and outs of anthrax toxin. Toxins 8, 69-83.

Fritze, D., 2002. *Bacillus* identification-traditional approaches. In: Berkeley, R., Heyndrickx, M., Logan, N., De Vos, P. (Eds.), Applications and Systematics of *Bacillus* and Relatives. Wiley-Blackwell, UK, pp. 100-122.

International Commission for Microbiological Specification for Foods (ICMSF), 2002.In: Microbiological Testing in Food Safety Management, vol. 7. Academic/Plenum Publisher, New York, NY.

Iversen, C., Lehner, A., Mullane, N., Bidlas, E., Cleenwerck, I., Marugg, J., Fanning, S., Stephan, R., Joosten, H., 2007. The taxonomy of *Enterobacter sakazakii*: proposal of a new genus *Cronobacter* gen. nov. and descriptions of *Cronobacter sakazakii* comb. nov. *Cronobacter sakazakii* subsp. *sakazakii*, comb. nov., *Cronobacter sakazakii* subsp. *malonaticus* subsp. nov., *Cronobacter turicensis* sp. nov., *Cronobacter muytjensii* sp. nov., *Cronobacter dublinensis* sp. nov. and *Cronobacter* genomospecies. BMC Evolutionary Biology 7, 64-75.

Janda, J.M., Abbott, S.L., 2010. The genus *Aeromonas*: taxonomy, pathogenicity, and infection. Clinical Microbiology Reviews 23, 35-73.

Janda, J.M., Abbott, S.L., McIver, C.J., 2016. *Plesiomonas shigelloides* revisited. Clinical Microbiology Reviews 29, 349-374.

Jaradat,Z.W., Al Mousa, W., Elbetieha, A., Al Nabulsi, A., Tall, B.D., 2014. *Cronobacter* spp.-opportunistic food-borne pathogens. A review of their virulence and environmental-adaptive traits. Journal of Medical Microbiology 63, 1023-1037.

Klontz, E. H., Faruque, A. S.G., Das, S. K., Malek, M.A., Islam, Z., Luby, S.P., Klontz, K.C., 2012. Clinical and epidemiologic features of diarrheal disease due to *Aeromonas hydrophila* and *Plesiomonas shigelloides* infections compared with those due to *Vibrio cholerae* Non-O1 and *Vibrio parahaemolyticus* in Bangladesh. International Scholarly Research Network Microbiology 2012:654819 6 pp.

Krovacek, K., Dumontet, S., Eriksson, E., Baloda, S.B., 1995. Isolation, and virulence profiles, of *Aeromonas hydrophila* implicated in an outbreak of food poisoning in Sweden. Microbiology and Immunology 39, 655-661.

Lehner, A., Tasara, T., Stephan, R., 2005. Relevant aspects of *Arcobacter* spp. as potential foodborne pathogen. International Journal of Food Microbiology 102, 127-135.

Lund, B. M., Peck, M. W., 2015. A possible

route for foodborne transmission of *Clostridium difficile*? Foodborne Pathogens and Disease 12, 177-182.

Palmisano, M. M., Nakamura, L. K., Duncan, K. E., Istock, C. A., Cohan, F. M., 2001. *Bacillus sonorensis* sp. nov., a close relative of *Bacillus licheniformis*, isolated from soil in the Sonoran Desert, Arizona. International Journal of Systematic and Evolutionary Microbiology 51, 1671-1679.

Salkinoja-Salonen, M. S., Vuorio, R., Andersson, M. A., Kämpfer, P., Andersson, M. C., Honkanen-Buzalski, T., Scoging, A. C., 1999. Toxigenic strains of *Bacillus licheniformis* related to food poisoning. Applied and Environmental Microbiology 65, 4637-4645.

Sirisanthana, T., Brown, A. E., 2002. Anthrax of the gastrointestinal tract. Emerging Infectious Disease 8, 649-651.

病毒

M. Koopmans[1]，A. Bosch[2]，S. Le Guyader[3]*

1 伊拉斯谟医疗中心，鹿特丹，荷兰

2 肠道病毒实验室，巴塞罗那大学，巴塞罗那，西班牙

3 伊弗雷默·南特，卫生、环境和微生物实验室，南特，法国

14.1 引言

14.1.1 食品病毒学历史

在了解病毒的性质之前，一些病毒病就被记录为食源性疾病。特别是在分离出脊髓灰质炎病毒之前，就有脊髓灰质炎暴发与饮用鲜牛奶相关的记录。脊髓灰质炎病毒仅感染人类和其他灵长类动物，且经粪便排菌。因此，牛乳传播的脊髓灰质炎病毒问题是与食品传播相关的一个典型例子，在发达国家使用疫苗和根除脊髓灰质炎之前，通过改善卫生条件和对牛乳进行巴氏消毒，解决了该问题。

相似地，在分离出病原或开发疫苗之前，发现甲型肝炎暴发与食用生牡蛎有关。现在，人们还清楚地了解到甲型肝炎病毒（HAV），在本质上是人类特异性的，并会经粪便排出病毒。在世界范围内，食源性病毒感染与牡蛎以及其他食品（如干番茄或冷冻浆果）有关。在世界卫生组织的支持下，全球食源性疾病负担估计报告获得了发布。基于系统的文献综述，结合食源性疾病的病因比率进行建模和分析，得出了病毒是全球食源性疾病首要原因之一的结论（Havelaar et al.，2015）。迄今为止，最重要的疾病负担是由诺如病毒（NoV）造成的，但由于疾病的潜在严重性，HAV 感染也很重要。2010 年，这些病毒引起的食源性疾病病例估计达 1.38 亿例，约占全球食源性疾病病例总数的 22%。人畜共患的戊型肝炎越来越被认为是潜在的食源性健康威胁。越来越多的其他腹泻病病毒的重要性仍有待进一步评估。

14.1.2 食源性病毒的特定共性

病毒是高度进化的微生物，只能在合适的

注：* 原由 D. O. Cliver（已故）和 S. M. Matsui 编写，第三版由上述作者修订。

活宿主细胞内繁殖（复制）。这意味着病毒不能在食物或环境中复制。病毒的颗粒太小，用于观察细菌的显微镜无法用于观察病毒，因此在发明电子显微镜之前，其外观一直是个谜。病毒结构的许多重要特征仍在研究中。病毒颗粒可能由单链或双链、不分节或分节的 RNA 或 DNA 组成，由蛋白质外壳包裹和保护，有时由含脂质物质的外膜包围和保护。大多数食源性疾病病毒均含有 RNA（通常为单链），并且在其蛋白外壳外面没有囊膜（表 14.1）。除了表中显示的分类标准外，每个病毒组（属）都有自己独特的遗传结构。

为了感染易感细胞，病毒颗粒必须在潜在宿主细胞的质膜上结合合适的受体，才能开始其感染周期。大多数通过食物传播的病毒可以在人体内复制，并经粪便排出，而通过呕吐物排出则比较罕见。病毒在宿主体外时是惰性颗粒，其在食物中所造成的风险，在很大程度上取决于环境稳定性。人类肠道病毒通过表面污染或污染水的排放进入环境。诺如病毒和甲型肝炎病毒在污染的表面上可以长时间保持感染性。对于废水，排入环境之前的处理方式（如果有），决定了病原体的浓度和其相对风险。原始废水中存在大量病毒，目前的水处理方式并不能确保完全清除病毒，这就使得病毒成为了环境污染物。因此，生食所有可能与处理不当的污水接触的食品后，都可能引发食源性疫情。贝类软体动物生长在可能被人类粪便污染的沿海水域，是常见的病毒载体。贝类在滤食活动期间可能会浓缩病毒，但在净化条件下（特指将水生贝壳类动物放置于清水中，使其清除自身的细菌——译者）病毒浓缩非常缓慢。已经证明，通过与糖类配体特异性结合，一些诺如病毒毒株可以通过牡蛎选择性地传播给人类。这些配体，会影响某些病毒颗粒在牡蛎体内的生物积累和持久性，并表明牡蛎不仅仅是过滤器或离子陷阱，它们还可以特异性地浓缩某些病原体。

表 14.1　最常见的食源性病毒

通用名	粒子/基因组	属	科
人类诺如病毒	无囊膜/单链 RNA	诺如病毒属	杯状病毒科
人类札如病毒	无囊膜/单链 RNA	札如病毒属	杯状病毒科
人类星状病毒	无囊膜/单链 RNA	哺乳动物星状病毒属	星状病毒科
人类轮状病毒	无囊膜/分节双链 RNA	轮状病毒属	呼肠孤病毒科
人类肠道腺病毒	无囊膜/双链 DNA	哺乳动物腺病毒属	腺病毒科
人类细小病毒[a]	无囊膜/单链 DNA	细小病毒属	细小病毒科
甲型肝炎病毒	无囊膜/单链 RNA	嗜肝病毒属	小 RNA 病毒科
戊型肝炎病毒	无囊膜/单链 RNA	戊型肝炎病毒属	肝炎病毒科

注：[a] 很少或从不是食源性的。

14.2 甲型肝炎病毒和戊型肝炎病毒

14.2.1 病原

甲型肝炎病毒（HAV）属于小 RNA 病毒科嗜肝病毒属成员。病毒颗粒为单链正义 RNA，周围有一层蛋白质外壳，直径 28～30nm，没有明显的表面特征。HAV 是一种高度稳定的病毒，耐高温、极低 pH 或干燥等极端条件。但是，它对影响基因组靶点的紫外线等的敏感性，远高于对高温和低 pH 的敏感性，这表明甲型肝炎病毒的高抗性表型，主要是由其极其稳定的衣壳所致。因此，食品中的 HAV 可以抵抗使其他病毒灭活的灭菌过程，该过程实际上也可以使大多数细菌病原体的营养细胞失活。尽管 HAV 的核苷酸多样性与其他小核糖核酸病毒相似，但衣壳结构限制了其氨基酸的变异性，因此 HAV 以单一血清型存在，人甲型肝炎病毒分为 3 种基因型（Ⅰ、Ⅱ和Ⅲ）和 7 种基因亚型（ⅠA、ⅠB、ⅠC、ⅡA、ⅡB、ⅢA 和ⅢB）。现有的甲型肝炎病毒灭活疫苗对所有基因型都非常有效，可提供至少 15 年的持久免疫力，主要诱导高滴度的特异性抗体和中和抗体。

14.2.2 疾病

甲型肝炎是急性肝炎的常见形式，在世界各地都有发生。尽管从未描述过慢性病例，其严重程度也较低，但与乙型肝炎和丙型肝炎相比，其临床影响随初次暴露后年龄的增长而增加，老年患者的死亡率高达 1%。甲型肝炎在发展中国家呈地方性流行，但在发达国家其发病率要低得多。地方性流行模式对平均暴露年龄具有重要影响，因此对临床疾病的严重程度也具有重要影响。由于甲型肝炎感染可诱导终身免疫，因此在严重流行地区，成年人严重感染的情况很少见，这类地区大多数儿童在生命早期就被感染，通常没有临床症状。相反，在低流行地区，该病大多发生在成年人中，并常发展为一种严重的急性症状型疾病。

甲型肝炎的潜伏期为 15～50d。虽然 1.5%～15% 患者的症状延长或复发长达 6 个月，但通常临床疾病持续不会超过 2 个月。据报道，病毒血症持续时间很长，其高峰期（高达 10^7 个基因组拷贝/mL 血清）出现在症状出现前至发病后 2 周，病毒血症平均持续到症状出现后的 6 周。在症状出现之前，粪便排出病毒量达到最高，此时患者传染性最强。有时感染可能会发展为暴发性肝炎，主要发生在患有潜在慢性肝病的患者中。症状包括发烧、食欲不振、恶心和腹部不适，通常在几天后出现黄疸，免疫反应通常持续一生。免疫始于 IgM 类抗体的产生，但该抗体在几个月后会下降。这种抗甲型肝炎病毒 IgM 反应通常仅限于初始感染，并被用作急性疾病的标志。在一段时间内也可诱导产生 IgA，并存在于血清和粪便中，但分泌性免疫在抵抗 HAV 感染中的作用似乎非常有限。相反，与 IgM 和 IgA 反应相比，IgG 反应延迟，但持续时间长，并对再次感染具有抵抗力。肝脏中被感染的细胞在细胞毒性 T 细胞的作用下被破坏。

14.2.3 传播

如前所述，HAV 仅在粪便中排出，因此

其来源是在发病期或更可能是在潜伏期或隐性感染期排出的人类粪便。然而，暴发通常是由明显患有黄疸的人处理的食物所引发的。甲型肝炎病毒的直接人际粪-口传播可能最常见，当感染者在没有采取适当卫生措施处理食物时，会发生这种传播。此类疫情的媒介通常是原始加工或未煮熟的食物，如沙拉和三明治。

14.2.4 重要疫情

- 1988 年底，在中国上海食用生毛蚶的人们暴发了甲型肝炎，该暴发是由于贝类养殖场的污水污染所致，近 30 万人被感染。在肝炎暴发之前，还暴发了病毒性胃肠炎。

- 2013 年，美国 9 个州（亚利桑那州、加利福尼亚州、科罗拉多州、夏威夷州、新罕布什尔州、新墨西哥州、内华达州、犹他州和威斯康星州）发生甲型肝炎疫情，154 人感染。该起疫情是由于食用了来自土耳其的受污染的石榴种子所引发的（http：//www.cdc.gov/hepatitis/Outbreaks/2013/A1b-03-31/）。

- 欧洲多国持续暴发的甲型肝炎，是由于食用浆果引起的，导致 1500 多人感染。由于浆果已经冷冻，疫情持续了很长一段时间（Severi et al.，2015）。

14.2.5 戊型肝炎病毒

戊型肝炎病毒（HEV）无囊膜，呈球形，直径 30~34nm；表面亚结构不明确，与杯状病毒相比，人们对该病毒的表面亚结构了解更少。基因组为单链、正义的多腺苷酸 RNA 分子，大小为 7.5kb，由 3 个开放阅读框架（ORF）组成。戊型肝炎通常与甲型肝炎相似，但有 3 个显著不同：潜伏期略长，为 15~62d，不同情况下的平均潜伏期为 26~42d；目标年龄人群通常是年轻的成年人，而不是儿童；感染可能是致命的，特别是孕妇感染本病后。戊型肝炎病毒的排出高峰出现在潜伏期和疾病的早期、急性期。感染人类的戊型肝炎病毒有 4 种基因型，其中 2 种（基因 III 型和基因 IV 型）也存在于猪中。基因 I 型和 II 型戊型肝炎病毒仅在人际间传播，并与主要由水源传播的疾病的大规模暴发有关，尤其是在卫生条件较差的地区和情况下更是如此，如难民营。它们与孕妇的严重疾病有关，极有可能导致暴发性肝炎，并出现高死亡率（Kmush et al.，2015）。相反，人们认为基因 III 型和 IV 型感染是人畜共患的，虽然对有潜在健康问题的人较严重，偶尔是致命的，但其症状通常是轻微或无症状。最近的研究表明，在工业化国家的商品化猪群中，基因 III 型 HEV 的流行率很高，而且环境中也存在 HEV。人畜共患型戊型肝炎病毒的确切传播模式尚待确定，但无症状感染的高发生率，引发了人们对食源性基因 III 型戊型肝炎病毒相关疾病的争论。

14.3 诺如病毒

14.3.1 病原

1968 年，美国俄亥俄州诺瓦克市一所学校暴发胃肠炎，在 1 名患者的粪便样本中首次发现了诺如病毒（NoV）。1990 年，完成了诺瓦克病原体的基因组和序列测定，标志着 NoV 分子时代的开始。此后，NoVs 被确定为所有年龄段人群胃肠炎的最常见病因。诸如病毒被归类为杯状病毒科，该科还包括另一个属的腹泻病原体——札如病毒属。杯状病毒颗粒为单链正义 RNA 分子，其表面覆盖着多个衣壳蛋白拷贝，其直径为 27～28nm，电子显微镜下已明确其结构。NoV 至少分为 6 个基因群，已知存在于人类和许多动物中（包括牛、猪、鼠、狗、猫、海豚和蝙蝠），但引起人类感染的大多是属于基因群（GGs）Ⅰ和Ⅱ的病毒，尤其是 GGⅡ.3 和 GGⅡ.4 的病毒。自 20 世纪 90 年代以来，GGⅡ.4 病毒一直占主导地位，这些病毒通过变异迅速进化。结果，每2～3 年就会出现一个新的变异株（漂移），可以逃脱以前产生的、可阻断感染的抗体的作用。GGⅡ.4 是医疗保健机构发生疫情的最常见原因，这些机构食源性疫情中发现的病毒更为广泛多样。人类杯状病毒基本上是人特异性的，目前还没有易于使用的体外细胞培养载体或动物模型，但最近的进展表明细胞培养模型将在不久的将来可用。重要的是，不仅要回答有关不同加工条件下食品中 NoV 稳定性等悬而未决的问题，而且要了解群体免疫水平的基本问题，即感染一种 NoV，是否可以预防其他感染（De Graaf et al.，2016）。

14.3.2 疾病

该病的特征是潜伏期为 12～48h（平均 36h），随后出现恶心、呕吐和腹泻，但也可能出现各种疼痛和低烧。对于健康状况正常的人来说，通常在 12～60h 内结束病程，但粪便排毒有时会持续 1 周以上。最近的研究表明，有潜在健康问题的人患病后其症状会更为严重，导致慢性腹泻和长期排出病毒。此外，死亡率高峰与 NoVs 暴发的季节性高峰有关，主要是由于老年人死亡率过高，该现象类似于流感病毒。

患病期间，粪便和呕吐物中都可能发现完整的病毒颗粒。目前最先进的诊断方法是针对病毒基因组的检测，据估计在疾病急性期排出病毒量高达每毫升或每克粪便 10^{10} 个病毒颗粒。感染会使机体产生针对该病毒的抗体，但免疫力持续时间显然不会超过 1 年。此外，NoVs 通过变异和重组快速进化，能够逃避先前暴露于同一基因型病毒引发的抗体的抗病毒活性。

14.3.3 传播

只需要少量的 NoV 颗粒就能引起感染（少于 100 个颗粒），并能够快速在群体内传播（如日托中心的儿童）。患病期间经粪便排出病毒，有时会持续 1 周或更长时间。慢性感染中，排出病毒可能持续数年，尽管目前很少有证据表明慢性排出病毒者有助于感染传播。病毒传播的主要媒介是双壳类滤食软体动物和未煮熟的即食食品。由于这些病毒的传染性很强，而且机体对其免疫力不持久，因此在共源暴发中，发病率往往很高。NoVs 通常会产生继发病例——那些因食用受污染食物而感染的人会将该病毒传播给其他未食用这些食物的人。由于二次传播的发病率很高，可能很难找到暴发源头。

14.3.4 重要疫情

● 1982 年，在美国明尼苏达州明尼阿波利斯和圣保罗附近的一家大型面包店工作的一位面包师助理，在腹泻时准备了一大批奶油糖霜。糖霜用于各种糕点，从而将诺瓦克胃肠炎传染给了至少 3000 位顾客。虽然个别人的疾病病程很短暂，但大量教师和医院工作人员感染，严重扰乱了当地学校和医院的活动。

- 英国北约克郡的一名厨师呕吐到水槽里，并用他工作餐厅中使用的消毒剂将水槽清洗干净。第二天，这个水槽被用来准备土豆沙拉，导致至少 47 名在婚宴上吃了沙拉的人患上病毒性胃肠炎。

- 杜克大学（美国北卡罗来纳州）足球队吃了盒饭，第二天飞往佛罗里达州立大学（美国佛罗里达州塔拉哈西市）参加一场比赛。在吃盒饭的人中，至少有 43 人（62%）发生 NoV 胃肠炎——许多人是在比赛期间发病的。第二天，杜克大学队的另外 11 人和佛罗里达州立大学队的 11 名成员作为继发病例而患病。两支球队在赛场外没有接触，也没有分享任何食物和饮料。

- 1993 年，美国多个州发生 NoV 胃肠炎，起因是一个养殖场的牡蛎。一个邻近的发病牡蛎养殖场，曾在该养殖场处理污水。尽管稀释因子很大，但收获的牡蛎中仍含有足够的 NoV 来传播疾病。对感染者身上发现的病毒序列分析表明，疫情与受污染的牡蛎有关。

- 2012 年，由于食用冷冻草莓，德国暴发了一起涉及 1.1 万多个病例的大规模疫情。

14.4 其他胃肠炎病毒

14.4.1 病原

引起食物相关胃肠炎的另外两组病毒是星状病毒（AstVs）和轮状病毒（表 14.1）。AstVs 的大小与诺如病毒和小 RNA 病毒差不多，但其特征是具有特征性的星状表面外观（astron 在希腊语中的意思是"星状"）。星状病毒基因组是一个大约 6.8kb 的单链正义 RNA 分子，不包括 3′端的多聚腺苷酸尾。VPg 蛋白共价连接到基因组的 5′端，基因组包含 3 个开放阅读框。虽然 AstVs 最初是在儿童粪便中检测到的，但是在多种哺乳动物的粪便中也发现了 AstVs，包括猫、牛、鹿、狗、老鼠、大鼠、猪、绵羊、水貂、蝙蝠、猎豹、兔子，甚至海狮和海豚，以及鸟类如火鸡、家鸡、鸭、鸽子、珍珠鸡和其他野生水禽。人类 AstVs 最初分为 8 个血清型，可以进行细胞培养。然而，随着宏基因组监测研究的发现，AstV 领域的完整面貌发生了巨大变化，发现了多种高度分化的新型 AstVs，能够感染不同的动物物种，包括人类，与先前描述的 8 种血清型（现在称为经典的 HAstVs）无关。2008 年，在澳大利亚墨尔本的儿科诊所粪便标本中发现了第一组新的 HAstVs，命名为 HAstV-MLB；到目前为止，已经在世界各地检测到了几个与 MLB 相关的毒株（命名为 MLB1、MLB2 和 MLB3）。2009 年，在美国弗吉尼亚州以及尼日利亚、巴基斯坦和尼泊尔腹泻儿童的样本中发现了第二组新型 HAstVs〔HMO，指人（Human）、水貂（Mink）和羊（Ovine）星状病毒〕。

轮状病毒为 11 个节段的双链 RNA。外壳蛋白由直径 70~75nm 的双层组成，在病毒颗粒进入宿主细胞之前，必须通过蛋白水解去除最外层。这种粒子在电子显微镜下看起来像轮子（希腊语中的"rota"），许多血清型可以划分到已知的 8 个组。引起人发病的似乎多数为 A 组成员，但同源暴发可能常涉及其他血清组成员。轮状病毒有人和动物毒株，人和动物的重组病毒（包含来自一种亲本病毒的特定 RNA 片段和来自另一种其他亲本病毒的其他 RNA 片段）可引起人类感染，并导致轮状病毒感染的多样性。在临床标本中发现的人类轮状病毒可以在细胞培养物中繁殖，但有困难。

14.4.2 疾病

人们认为星状病毒（尤其是经典 AstVs）是影响全球儿童的胃肠道病原体，在正常健康成年人中很少有关于 HAstV 引发疾病的报道。症状与 NoV 感染相似，但较少见呕吐。与轮状病毒相比，ASTV 引起的疾病似乎更轻微，脱水更少。尽管已有报道，推测可以在具有免疫力的人群中暴发疫情（第 14.4.4 部分），但免疫力仍可能是相对持久的。由其他新型非典型 HAstV（HAstV－MLB 和 HAstV－VA/HMO）引起的感染通常也与胃肠炎有关，但其在人类健康中的致病作用尚不清楚。此外，在一名患有脑炎的免疫缺陷儿童神经组织中检测到 HAstV-HMO C（VA1）病毒感染时，也观察到免疫缺陷个体的肠道外传播。

轮状病毒经常影响世界各地的幼儿。在发展中国家，它们是导致儿童死亡的重要原因。该病潜伏期为 24~72h，随后出现呕吐、发烧和水样腹泻，平均持续 4~6d。据说，排毒很少持续到感染后的第八天，除非是免疫受损的人。日本最近的一项研究表明，有症状的轮状病毒感染通常发生在健康成年人中，这对持久免疫的假设提出了挑战。自引入轮状病毒疫苗以来，在疫苗覆盖率较高的国家，轮状病毒感染的住院人数大幅减少。

14.4.3 传播

星状病毒和轮状病毒大多通过粪-口途径传播，偶尔会涉及食物和水等途径。虽然人与人之间的传播是最主要的，但也有其他媒介引发疫情的记录。

14.4.4 重要疫情

- 1991 年 6 月，日本大阪交野市 10 所小学和 4 所初中的 4700 多名学生和教师感染星状病毒，病毒来源是一家共同供应商提供的受污染的食品。

- 2000 年 3 月和 4 月，美国华盛顿哥伦比亚特区一所大学自助餐厅的熟食三明治，导致至少 108 名学生发生轮状病毒肠胃炎。食堂的两名厨师也发病了，但他们发病是在疫情暴发期间，而不是之前。

14.5 其他病毒和食物

14.5.1 蜱传脑炎病毒

蜱传脑炎（TBE）病毒表明，食源性传播并不局限于没有包膜的病毒，该病毒为含脂质层的 RNA 病毒。在 TBE 呈地方性流行的地区，蜱类生物媒介将病毒传播给乳用动物——主要是山羊，但也包括绵羊和牛。这些动物乳汁中存在的病毒可感染人类，如果人类饮用这些动物未经巴氏灭菌的乳品，会导致严重的脑炎。自从在存在该病毒的地区进行 TBE 疫苗接种以来，就很少发生疫情了。

14.5.2 其他食源性肠道病毒

其他几种人类病毒通过粪-口途径传播（但它们与胃肠综合征并非主要相关），也可能通过食物或水传播。引起脊髓灰质炎的 3 种病毒是人类肠道病毒组的成员，目前世界大部分地区通过接种疫苗已根除脊髓灰质炎。肠道病毒是小 RNA 病毒科成员，除脊髓灰质炎病毒外，还包括其他称为柯萨奇病毒 A、B 和艾柯病毒的组，以及名称后面带有数字的肠道病毒类型。这些病毒能引起多种疾病，包括脑膜炎和脑炎，不同群体的成员都曾涉及罕见的食源性疾病暴发。腺病毒含有双链 DNA，呈经典的二十面体形状。大多数腺病毒与呼吸道感染有关，但血清型 40 和 41 型在人类中会引起胃肠炎，显然是通过粪-口途径传播的，还未见食源性腺病毒疫情的报道。

14.6 检测和监控

鉴于病毒是食源性疾病的重要原因，因此需要有用于食品中病毒的检测方法，这带来了特殊的问题，因为病毒含量水平可能很低（但仍对消费者健康构成威胁），并在食品中异质分布，不能像细菌病原体那样从样品中富集。此外，最重要的食源性病毒（如甲型肝炎病毒和诺如病毒），也不容易进行细胞培养以证明其传染性。虽然大多数食源性病毒病的暴发都是通过诊断人类感染来识别的，但食品检测方法已经取得了不少进展。

14.6.1 取样和样品处理

选择样品进行检测，要么是因为对风险的常识性看法，要么是因为食品历史表明这些特定的食品与正在调查的疫情有关。由于甲型肝炎的潜伏期较长（平均为 4 周），在确定病原时，很可能无法获得导致肝炎暴发的代表性食物进行检测。此外，暴发中调查的样品，其最常见的问题是，它们在细菌学检测时已经用完，或者在考虑进行病毒学检测之前就已经严重变质。样品的大小不仅取决于可用的检测方法，还要取决于将要使用的检测方法。这些方法在很大程度上都是对已有病毒病诊断方法的改进，包括透射电子显微镜、细胞培养、血清学反应以及与病毒核酸的反应（所谓的分子学方法）或这些方法的组合。

由于难以从样品中富集病毒，因此精心提取样品（尽可能从食品成分中分离更多的病毒），并在病毒损失最小的情况下进行浓缩是非常重要的。依据便利情况，各种研究中的样品量通常在 $10 \sim 100g$。

14.6.2 可用的检测方法

在过去，电子显微镜是诊断和描述病毒病特征的重要工具。除了对检测的食物和水样品缺乏敏感性外，多种病毒形态相似的现象也限制了电镜方法的应用。通过使用已知的抗血清，收集或凝集电子显微镜网格上病毒的免疫电子显微镜方法，有时可以改善这些限制。

14.6.2.1 ISO*/CEN 方法，定性、定量检测 NoV 和 HAV

2016 年，发布了双壳类软体动物、绿叶蔬菜、浆果、食品表面和瓶装水等不同食品基质中 NoV 和 HAV 的分子学检测标准化参考方法（ISO/TS15216）。该标准描述了基质特异性病毒提取和基于磁性二氧化硅捕获的常见RNA 提取方法，然后在定性或定量条件下使用一步法实时荧光反转录聚合酶链式反应（RT-PCR）进行检测（ISO/TS 15216 的第 1章和第 2 章）。对于双壳类软体动物，剪取 2g 消化组织用蛋白酶 K 消化，从部分上清液中提取核酸，以便进一步纯化和检测。对于其他食物，如绿叶蔬菜或浆果，从 25g 食物表面洗脱出病毒，然后用聚乙二醇进行浓缩。对于瓶装水，病毒是通过过滤来回收的，而对于食物表面，病毒是通过拭子来回收的。由于食品的物理和化学性质，检测食品基质中的病毒具有挑战性，该方法包括一些控制措施，以防止假阴性结果或病毒数量的低估。为了衡量病毒提取效率，必须增加一种（任何食品基质中都不存在的）病毒作为外部过程对照。通过添加 RNA 对照至实时 RT-PCR 中，来评估对目标扩增物的抑制作用。这种方法针对世界范围内暴发的两种主要病毒和食品基质，是第一个国际认可的检测食品中病毒的 ISO 方法。从同行评议出版物中选择、优化和验证的各种对照和详细方案增加了对结果及其解释的信心。然而，使用标准化方法也有一些缺点，因为它缺乏适应遗传多样性病原体的灵活性。此外，大量的对照增加了成本，也必须解决标准曲线的

参考质粒等参考物质的缺乏问题。

定量检测对于更好地了解食品消费者的临床疾病和常规监测很重要，因为它可以提供数据，用于确定食品商品的安全水平和进行定量风险评估。实时 RT-PCR，可以通过应用已知数量（代表 RNA 或 DNA 的合成或体外转录）目标基因所制作的标准曲线进行定量，但该过程需要仔细验证，因为它容易出错。而且，病毒通常分布不均，这使得有必要检测重复或多个样品（双壳类软体动物）以获得最可靠的定性或定量结果。

为复核检测到的阳性结果并帮助进行流行病学研究，建议进行毒株分型。为此，建议对一小段基因组片段进行测序，但是随着下一代测序技术的快速发展，这种做法在不久的将来可能会改变。然而，很难从食品样本中获得序列，且只有不到 35% 的阳性样本可以通过测序进行确认，这表明该方法还有改进的空间。

14.6.2.2 感染性

最初的食源性病毒检测方法一般是基于病毒对培养细胞的感染性进行研发的。最终，比较清楚的是最常传播的病毒不能通过现有的细胞培养方法检测到，对敏感细胞系的探索仍在继续。细胞培养可以用来检测可培养的肠道病毒，但这需要能够保持病毒活力的病毒浓缩方法。由于一些毒株可以在体外增殖，因而这种方法可用于肠道病毒和甲型肝炎病毒培养。然而，尽管多次尝试了大量的细胞系，以及各种细胞系的三维组织结构，但诺如病毒的体外复制并未成功。不过，最近证实，一株 GⅡ-4 型悉尼 NoV 毒株，在表达组织血型抗原的肠

---

*：ISO：国际标准化组织；CEN：欧洲标准化委员会。

道细菌存在情况下，在 B 细胞中进行了复制。最近证明人肠道样体是复制某些轮状病毒株的一个很好的模型，因此可以用来研究其他人类肠道病毒。一些方法，如细胞培养 RT-PCR 整合，提出了细胞培养物初始扩增和 PCR 检测相结合的方法。这些方法已被建议用于腺病毒、星状病毒、肠道病毒或甲型肝炎病毒等的检测。

该方法已用于贻贝中传染性甲型肝炎病毒的检测，但其他应用仍然很少。事实上，即使该方法比细胞培养方法更敏感，但是食物基质对细胞的毒性和其敏感性水平，仍然对其常规应用有一定的影响。

14.6.2.3 完整病毒衣壳的检测

其他方法，如核糖核酸酶或单叠氮丙啶处理，可以提供有关衣壳完整性的信息，这在热灭活甲型肝炎病毒上得到了成功证明。然而，这些方法必须根据病毒种类和所用的处理方式进行调整。已经研发了一些捕获 NoV 毒株的核酸适配子，单链 DNA 适配子可能是抗体的良好替代品。其他技术，例如在侧流分析（试纸条技术——译者）中使用噬菌体纳米颗粒技术，似乎很有前景。

基于 NoVs 识别组织血型抗原多糖的能力，可以评估衣壳的完整性。经氯、热或紫外线辐射处理后，选择性结合到组织血型抗原多糖上的基因组滴度下降 3 个梯度（3log），显示了该多糖专门针对未受损衣壳的能力。这项技术也可用于评估针对 2 种动物杯状病毒株（小鼠诺如病毒和杜兰病毒）的高静水压。猪黏蛋白结合和核糖核酸酶处理的联合应用，减少了不同灭活方法处理后的损伤颗粒。

14.6.2.4 新技术进展

最近的技术发展为重新认识和分析食品基质提供了机会。除了数字 PCR（dPCR）在定量方面的一些技术改进外，还将通过酶、探针标记以及病毒基因组知识的改进来提高准确性。dPCR 的基础是将样品分成在微流控芯片或微滴上进行的单个标准 PCR。可以检测到每一个扩增反应，"理论上"包括目标核酸的一个拷贝或没有的信号，并直接计算目标分子的绝对数量，而不需要标准曲线或任何参考物质。该技术对抑制物质有较强的耐受性，可定量检测生菜种子和瓶装水中的 NoVs 和 HAV，该技术用于水样分析也是很有前途的。与更常见的方法相比，下一代测序技术在病毒基因组鉴定中的应用将提供新的数据，这将有助于改进引物和探针的选择。临床和环境样品中微生物群和病毒体鉴定方面的一些技术进展，将有助于未来食品或环境样品的分析。

14.6.3 监控指示物的前景

由于通过食物传播的病毒通常随粪便排出，因此尝试通过寻找粪便污染指示物来代替检测食源性病毒的方案是合理的。为此探索的指示物包括细菌、人类病毒和噬菌体。由于食源性病毒是人类特有的，该指示物应该能够证明存在人类来源的粪便污染，但这是非常困难的。细菌指示物的范围从大肠菌群、粪便（耐热）大肠菌群、肠球菌到大肠杆菌或脆弱拟杆菌。细菌作为指示物最大的问题是，它们不会以病毒灭活的速度死亡，甚至可能在环境（包括食物）中繁殖，所以它们与病毒存在的相关性非常差。

指示物噬菌体包括感染大肠杆菌相关细菌的噬菌体和感染脆弱拟杆菌的噬菌体。大肠杆菌噬菌体或通过细胞壁上的受体（细胞壁大肠杆菌噬菌体），或 F 菌毛［碰巧含有单链 RNA-FRNA（F 代表鞭毛）大肠杆菌噬菌体，就像大多数食源性病毒一样］上的受体感染。

最后，人类肠道病毒，如脊髓灰质炎疫苗病毒，经常出现在社区污水中，是人类粪便污染的特异性指标，但它们本身存在检测问题，不太可能出现在处理污染食物的个人粪便中。就脊髓灰质炎病毒而言，随着在脊髓灰质炎病毒根除计划末期改用灭活疫苗，该病毒正在消亡。

14.7 预防

14.7.1 防止食品污染

由于通过食物传播的病毒几乎只在人类粪便中排出（人类呕吐物中排出的 NoVs 除外），仅让食品远离人类粪便即可防止污染。就水污染（例如贝类）而言，挑战始于这样一个事实，即我们的社区卫生基本标准要求使用水冲式厕所。每次冲洗马桶处理粪便时，都会有相当数量的水受到污染。当这些污水到达处理厂时，在排放的污水用于其他目的或进入软体动物养殖的河口之前，要清除或灭活可能存在的病毒也是一个挑战。通过洗手可以预防粪便污染的手污染食物，但由于粗心、文化障碍或缺乏洁净水，并不总是能达到必要的清洁。最极端的案例是软体动物相关病毒病的暴发，其用水被直接排出的粪便污染。在冷冻草莓的疫情中，从未摸清其粪便污染模式。对于甲型肝炎，可以考虑接种疫苗来预防该食源性疾病。

14.7.2 食源性病毒灭活

病毒不像其他一些病原体一样在食物中繁殖，因此在食物食用前，病毒只能存活或灭活。食物表面或水中的病毒可通过强氧化剂（如氯）或紫外线进行化学灭活。甲型肝炎病毒能很好地抵御干燥，但许多其他病毒会被干燥灭活。食物中的病毒通常只能通过加热来杀死。虽然电离辐射能很好地穿透食物，但病毒太小，需要相对较大的辐照剂量和昂贵的设备。病毒在冷冻和冷藏条件下相对稳定，在高于冰点的温度下都会逐渐失去传染性，但在大多数食品的保质期内，需要更高温度才能灭活病毒。大多数病毒的耐热性，略高于许多通过食物传播的非芽孢致病菌。

14.8 小结

病毒是全球食源性疾病的常见病因。大多数食源性病毒是从人类粪便中排出、经口感染的。其中绝大多数是 RNA 病毒，通常很小，含有单链 RNA。它们通过肠壁感染，但其中一些在致病前被转移到肝脏（偶尔还会转移到其他器官）。病毒颗粒大小为亚显微，不能在食物中繁殖。众所周知，它们污染的食物可导致数千个病例水平的暴发，但大多数食源性病毒传播，可能是由于未洗手而导致粪便污染少量食物，而后被少数人食用后引发的。在食品样本中检测病毒通常是可行的，但困难在于，人们必须有令人信服的理由才能对这些食品样本进行检测，洗手和煮熟食物可能是预防食源性病毒病最有效的两项措施。

参考文献

Cromeans, T., Nainan, O.V., Fields, H.A., Favorov, M.O., Margolis, H.S., 1994. Hepatitis A and E viruses. In: Hui, Y.H., Gorham, J.R., Murrell, K.D., Cliver, D.O. (Eds.), Foodborne Disease Handbook. Diseases Caused by Viruses, Parasites, and Fungi, vol. 2. Marcel Dekker, New York, pp. 1–56.

Cubitt, W.D., 1996. Historical background and classification of caliciviruses and astro viruses. Archives of Virology. Supplementum 12, 225–235.

De Graaf, M., van Beek, J., Koopmans, M., 2016. Human norovirus transmission and evolution in a changing world. Nature Microbiology Reviews 14, 421–433.

Green, K.Y., Ando, T., Balayan, M.S., Berke, T., Clarke, I.N., Estes, M.K., et al., 2000. Taxonomy of the caliciviruses. The Journal of Infectious Diseases 181 (Suppl. 2), S322–S330.

Greenberg, H.B., Matsui, S.M., 1992. Astroviruses and caliciviruses: emerging enteric pathogens. Infectious Agents and Disease 1, 71–91.

Grešíková, M., 1994. Tickborne encephalitis. In: Hui, Y.H., Gorham, J.R., Murrell, K.D., Cliver, D.O. (Eds.), Foodborne Disease Handbook. Diseases Caused by Viruses, Parasites, and Fungi, vol. 2. Marcel Dekker, New York, pp. 113–135.

Havelaar, A.H., Kirk, M.D., Torgerson, P.R., Gibb, H.J., Hald, T., Lake, R.J., Praet, N., Bellinger, D.C., de Silva, N.R., Gargouri, N., Speybroeck, N., Cawthorne, A., Mathers, C., Stein, C., Angulo, F.J., Devleesschauwer, B., World Health Organization Foodborne Disease Burden Epidemiology Reference Group, 2015. World Health Organization global estimates and regional comparisons of the burden of foodborne disease in 2010. PLoS Medicine 12, e1001923.

Kmush, B.L., Nelson, K.E., Labrique, A.B., 2015. Risk factors for hepatitis E virus infection and disease. Expert Review of Anti-infective Therapy 13, 41–53.

Sattar, S.A., Springthorpe, V.S., Ansari, S.A., 1994. Rotavirus. In: Hui, Y.H., Gorham, J.R., Murrell, K.D., Cliver, D.O. (Eds.), Foodborne Disease Handbook. Diseases Caused by Viruses, Parasites, and Fungi, vol. 2. Marcel Dekker, New York, pp. 81–111.

Severi, E., Verhoef, L., Thornton, L., Guzman-Herrador, B.R., Faber, M., Sundqvist, L., Rimhanen-Finne, R., Roque-Afonso, A.M., Ngui, S.L., Allerberger, F., Baumann-Popczyk, A., Muller, L., Parmakova, K., Alfonsi, V., Tavoschi, L., Vennema, H., Fitzgerald, M., Myrmel, M., Gertler, M., Ederth, J., Kontio, M., Vanbockstael, C., Mandal, S., Sadkowska-Todys, M., Tosti, M.E., Schimmer, B., O'Gorman, J., Stene-Johansen, K., Wenzel, J.J., Jones, G., Balogun, K., Ciccaglione, A.R., O'Connor, L., Vold, L., Takkinen, J., Rizzo, C., 2015. Large and prolonged food-borne multistate hepatitis A outbreak in Europe associated with consumption of frozen berries, 2013 to 2014. Eurosurveillance 20. Available online: http://www.eurosurveillance.org/ViewArticle.aspx?ArticleId=21192.

Smith, J.L., 2001. A review of hepatitis E virus. Journal of Food Protection 64, 572–586.

寄生虫

F. Bruschi[1], M. A. Gómez-Morales[2]

1　比萨大学，比萨，意大利

2　萨尼塔高等教育学院，罗马，意大利

15.1　引言

本章以食源性寄生虫所依赖的媒介食物类别为基础展开论述。主要包含 4 个类别：肉源性寄生虫、鱼源性寄生虫、淡水养殖植物为媒介的寄生虫，以及散布在受粪便污染的食物和水中的其他寄生虫。大多数寄生虫都是原生动物。

15.2　肉源性寄生虫

15.2.1　刚地弓形虫

刚地弓形虫（*Toxoplasma gondii*）属于顶复合门球虫类，是一种专性细胞内寄生的原生动物。引起人类发病的弓形虫主要包含 3 种不同的基因型（Ⅰ、Ⅱ和Ⅲ型），其中Ⅰ型的毒力最强。猫科动物，如家猫（*Felis catus*）和野生猫科动物是弓形虫的终末宿主，而包括人类在内的各种温血动物则为其中间

宿主。终末宿主，更常见的是猫，在感染的第一阶段，未孢子化的非感染性卵囊（大小为 $10\mu m \times 11\mu m$）随宿主粪便一起排出，根据环境条件（温度和湿度）的差异，这些卵囊在一天或几天内发育为孢子化卵囊。卵囊能够抵抗冷冻和干燥，能存活数月并保持感染性。每个孢子化卵囊含有 2 个孢子囊，每个孢子囊内含有 4 个香蕉型的子孢子（$8\mu m \times 2\mu m$）。

通过食物或水摄入孢子化卵囊后，子孢子在肠腔内释放，形成不耐受胃肠环境的速殖子，因此不能经口传播。速殖子（$6\mu m \times 2\mu m$）可以通过顶端复合体进入所有有核细胞，并通过二分裂法在很多细胞内增殖，经 3~4d 以缓殖子的形式存在于组织包囊中。这些缓殖子对胃肠道有抵抗力，因此可以经口传播。缓殖子（$7\mu m \times 2\mu m$）被包裹在一个组织包囊中，其特征是囊壁很薄。组织包囊可在许多部位形成，如中枢神经系统、横纹肌和平滑肌（变细长），以及许多可食用

的器官。根据宿主免疫功能的差异，组织包囊可能会终生存在于宿主体内。当宿主的免疫功能受到抑制，包囊破裂，缓殖子会再次转变为速殖子（重新激活过程）。由活化的巨噬细胞产生的一氧化氮对缓殖子阶段的维持至关重要。

所有宿主，包括终末宿主猫科动物，都可以通过摄取包囊而感染。在中间宿主中，缓殖子在感染后18h内转变为速殖子，并重复着速殖子-缓殖子循环。然而，在猫科动物中，缓殖子在小肠上皮中以常规的球虫样发育周期进行增殖［即先进行无性生殖（裂殖生殖），接着进行有性生殖（配子生殖）］。通过大、小配子体结合形成卵囊，终末宿主感染组织包囊后3d内，即可完成整个无性和有性繁殖周期（图15.1）。

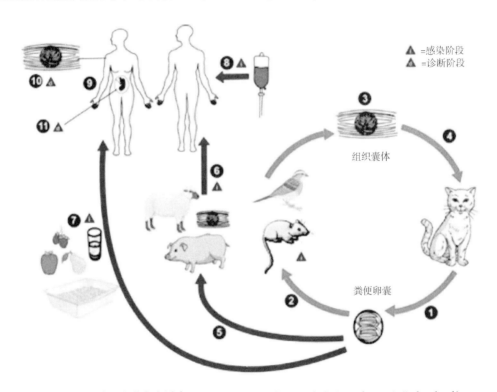

图 15.1　刚地弓形虫生活史（http：//www.cdc.gov/dpdx/toxoplasmosis/index.html）

组织包囊或卵囊感染会引起宿主寄生虫血症，对怀孕母畜而言，也可引起胎儿感染。先天性弓形虫感染经常发生在人类、绵羊和山羊身上，可导致流产。猫、狗和猪也有严重的先天性弓形虫病报道，但牛和马尚未见相关报道。人类先天获得性弓形虫病通常比出生后感染的弓形虫病更为严重，严重感染的婴儿可同时患有脉络膜视网膜炎、脑积水、智力低下和黄疸等。成人表现为广泛的临床症状和体征，这取决于宿主和寄生虫的遗传特性、感染方式、免疫功能以及所感染的器官。

大多数免疫功能正常的人感染弓形虫后常不表现临床症状。慢性弓形虫病则可能不同程度地产生多种后果：如精神疾病的易患性增加

（精神分裂症、精神病、双相情感障碍、帕金森病等）、过敏性疾病、驾驶能力下降等，都是一个有争议的问题。然而，对于免疫功能受损的人，如艾滋病患者、接受免疫治疗的癌症患者以及器官移植患者等，弓形虫感染将导致严重的疾病，甚至危及生命。在正常人体中，弓形虫很少引起严重疾病，这取决于所感染的弓形虫基因型的毒力。临床多表现为流感样症状和淋巴结肿大，并伴随发热、头痛、疲劳，以及肌肉和关节痛等症状。较为罕见的症状包括丘疹、恶心、腹痛、脉络膜视网膜炎症导致的视力丧失等。

生物学、血清学、组织学方法，或者不同检测方法的联合应用可用于弓形虫感染的诊断。直接诊断是通过活体组织检查或尸检，在采集的宿主组织中发现该寄生虫而判定。通过接种实验动物（通常是小鼠）或组织培养，可以提高弓形虫检测的敏感性。

目前，分子扩增技术因其灵敏度高、检测时间短等优点而受到青睐。在分子诊断学中，扩增的通常是 B_1 基因。人类弓形虫感染的诊断多基于间接检测方法的应用，如检测特定的 IgM/IgA 和 IgG。目前，对感染时间的判定（孕妇为主）是通过 IgG 亲和力测试来进行评估的。一些个体呈现低的 IgG 亲和力，此种情况可能会在感染后持续数月，因此在任何情况下，低亲和力的检测结果可能并不表明是近期发生的弓形虫感染。

在免疫功能正常的个体中，弓形虫病一般不需要治疗。若因感染引发脉络膜视网膜炎症，应口服磺胺嘧啶（或克林霉素）和乙胺嘧啶 1 个月，以达到治疗的目的。这些药物可以影响速殖子的繁殖，但对组织包囊几乎没有任何作用。同时也应给予叶酸来抵消乙胺嘧啶的骨髓毒性作用，免疫缺陷患者的治疗更为复杂。在一些国家，螺旋霉素被用作预防药物，以最大限度地减少寄生虫从母体到胎儿的传播，然而没有任何方法可以完全阻止垂直传播的发生。

肉品处理完成后，应用肥皂彻底洗手。所有接触生肉的器具都应彻底清洗，最大程度地清除可能含有组织包囊的肉屑。食用前，任何动物的肉品都至少要加热到 66℃，以降低感染的风险。因为意外摄入卵囊的风险很大，所以孕妇应特别注意避免接触猫粪或猫砂等。进行园艺活动时戴手套、食用前彻底清洗蔬菜也是有效避免接触的方法，怀孕期间食用生贝类的风险是有争议的。前往南美旅行也是一个主要的危险因素，因为那里有更具毒性的基因型弓形虫。

为了防止因摄入受感染的组织而感染，应避免对猫投喂未煮熟的肉、内脏或骨头等，而应只喂食干的、罐装的或煮熟的食物。在家中，冷冻过夜（-12 ~ -8℃）可以杀死可能存在于肉中的大多数弓形虫的组织包囊。目前还未研发出可靠的弓形虫疫苗。

15.2.2 肉孢子虫

肉孢子虫隶属于球虫亚纲，具有严格的猎物-捕食者双宿主生活史。其感染引起人兽共患的肉孢子虫病，该病在世界范围内广泛分布，能够引起中间宿主（如猪、牛）以及人类的感染。其无性生殖阶段只在中间宿主体内进行，在自然界中常出现在被捕食生物中，而有性生殖阶段的发育则仅在肉食性的终末宿主体内完成，终末宿主通过吞食含有缓殖子的肉孢子虫囊而感染。缓殖子在小肠内发育为雌雄配子，受精后生成卵囊。卵囊含有两个孢子囊（每个孢子囊含有四个子孢子）。由于卵囊壁很薄，时常破裂，释放出孢子囊。通常在摄入包囊一周后，这些孢子囊可能会与卵囊一起随粪便排出。无性生殖阶段最初发生在血管内皮细胞，通过血液循环最后定位于肌细胞。1~2个月后，肉孢子虫囊成熟，具备感染食肉动物宿主的能力。

在200多种不同的肉孢子虫中，人类是两种肉孢子虫（人肉孢子虫和猪人肉孢子虫）的终末宿主。此外，人类偶然也充当几种肉孢子虫的中间宿主，此时人是终端中间宿主，例如，在马来西亚，内氏肉孢子虫的最适宿主为蛇，但偶然也能导致人类肌肉肉孢子虫病。临床症状因感染部位及感染的肉孢子虫种类不同而有所差异。

人肉孢子虫对人类有轻微的致病性，通过摄入含有人肉孢子虫包囊的生牛肉而感染。当感染表现出症状时，就会出现腹泻和胃痛。猪人肉孢子虫（比人肉孢子虫更具致病性）是通过食用未煮熟的猪肉而感染的。进食未煮熟的受感染猪肉后24h内，或误食孢子囊后11~13d内，开始表现出包括恶心、呕吐、胃痛、腹泻和呼吸困难等临床症状。肠道肉孢子虫病极易通过粪检做出诊断，但并不能从孢子囊的形态鉴别出感染的虫种。孢子囊（或卵囊）在粪便中已完全孢子化。在人类的横纹肌中已经发现过肉孢子虫囊，但大部分是偶然发现的。在肌肉肉孢子虫病中，早期临床症状以发热和肌痛为主要特征，但需要与登革热、基孔肯雅热、钩端螺旋体病和立克次体病等进行鉴别诊断。当发生肌炎时，必须排除病毒性肌炎、弓形虫病、旋毛虫病、弓蛔虫病，特别是后二者，会伴随嗜酸性粒细胞增多。

只有在肌肉组织中鉴定出肉孢子虫囊后，才能做出明确诊断。理想情况下，活体样本可以通过核磁共振成像检出，或者在临床感染部位发现虫体。组织学检查的结果是可变的，若发现具有母细胞的未成熟肉孢子虫囊则提示是近期获得感染，而仅发现存在成熟的肉孢子虫囊，则提示是既往感染。

聚合酶链式反应（PCR）已被用于人体肌肉中内氏肉孢子虫的检测，但PCR检测的敏感性并不是很高。事实上，已有研究报道，通过肉眼观察已经发现肉孢子虫囊的组织样本，通过PCR检测却出现了阴性结果。此外，直接对18S rRNA进行测序，以及巢式PCR等技术也在人肌肉中的内氏肉孢子虫检测中得到了应用。

肉孢子虫感染引起的胃肠疾病通常是自限性的，不需要特殊治疗。另一方面，抗球虫药，例如复方新诺明（TMP-SMX）、克林霉素和乙胺嘧啶，已经用于肌肉肉孢子虫病的治疗，但迄今仍缺乏理想的治疗方法。目前，尚没有疫苗可以保护牲畜或人类免受肉孢子虫的侵害。为了防止感染，人类应禁食生肉。

15.2.3 旋毛虫

旋毛虫是一种线性寄生虫，最先被认为是引起人类旋毛虫病的病因，多来源于家猪肉。旋毛虫属的其他种类（乡土纤毛虫、纳氏旋毛虫、布氏旋毛虫、伪旋毛虫、米氏旋毛虫、巴布亚旋毛虫）在形态上相似，均可以感染人。新发现的种，如津巴布韦旋毛虫和

Trichinella patagoniensis，其感染人类的能力还不清楚。所有种类的旋毛虫均在单一宿主体内完成发育。形成包囊的寄生虫，如旋毛虫、乡土纤毛虫、纳氏旋毛虫、布氏旋毛虫、米氏旋毛虫和巴塔哥尼亚旋毛虫（*T. patagoniensis*），一期幼虫（L1）阶段的感染性幼虫被修饰的骨骼肌细胞（称为哺育细胞）所包围，其外有一个胶原蛋白囊，当受感染的肌肉被新宿主摄入后，胶原蛋白囊在胃中被消化，而后游离幼虫进入小肠上部，入侵小肠柱状上皮细胞。在 30h 内，幼虫经过四次蜕皮，转变为成熟的旋毛虫成虫（雄虫和雌虫）。雌虫、雄虫交配后，成年雌虫于感染后 5d 产出活的新生幼虫（NBL），也称少年幼虫。成虫可能会在人类肠道中存活数周。NBL 通过血液和淋巴循环系统迁移至全身各处，在许多不同组织的毛细血管中循环。但其仅在骨骼肌细胞中才能入侵和进一步发育，在细胞内生活的前 2 周继续生长和发育，直到发育成为成熟的 L1 期感染性幼虫。这一阶段的幼虫对胃液有抵抗力，可以传播给新宿主，新宿主消化了含有幼虫的肉，从而完成整个生活周期。

该病最初表现为肠内阶段，伴有胃肠道症状，如恶心、腹痛和腹泻。随后表现为肠外期，出现面部水肿、发热和嗜酸性粒细胞增多等症状。在 NBL 入侵肌肉之后，出现剧烈的肌肉疼痛。心肌病及中枢神经系统疾病（神经旋毛虫病）可能会使情况变得复杂，这是由于幼虫不成功地入侵组织并诱发免疫病理过程造成的。

可以通过直接或间接的手段进行旋毛虫病的诊断。在感染的前 3 周内到达肌肉组织的幼虫，可以较容易地通过压片和组织学技术检测到，除此之外，对肌肉组织进行消化是首选的检测方法。即使是轻度感染的患者，在感染 3~4 周后，也可以检测到循环抗体；重度感染的患者，可以在 2 周后检测到循环抗体。在已使用多年的几种血清学方法中，采用排泄/分泌抗原建立的酶联免疫吸附试验（ELISA）被认为是最可靠的。但是，ELISA 检测显示阳性的样本仍应通过免疫印迹（IB）来进行确认。

旋毛虫病的治疗药物包括苯并咪唑类，如甲苯咪唑（MBZ）或阿苯达唑（ABZ），与皮质类固醇一起使用，绝不能单独使用。MBZ 每日剂量为 5mg/kg 体重（分两次给药，例如成人每天两次，每次两片），疗程 10~15d。5d 后可重复整个治疗周期。ABZ 每日剂量应为 800mg［15mg/（kg·d）］，每日分两次服用，共 10~15d。为防止可能产生的副作用，应定期监测血细胞数和肝功能。

为预防猪感染旋毛虫，应采取下列措施：①严格遵守厨余饲养规定，特别是厨余废弃物煮熟要求（100℃煮 30min）；②严格控制啮齿动物；③防止猪接触死亡动物，包括死猪；④迅速并妥善处置死猪和其他动物尸体（如掩埋、焚烧或深埋）；⑤在猪、野生动物甚至家养宠物之间建立有效的屏障。

肉类产品检测已被证明是控制旋毛虫病的一种非常有效的策略，但在美国并没有广泛应用。目前直接的检查方法主要包括两种：显微镜检查（旋毛虫检查镜）或肌肉样品消化。旋毛虫检查镜检查方法昂贵、费力，而且没有在全球范围内实现标准化。实际使用的检测灵敏度极限约为每克膈肌 3 条幼虫。在大多数强制进行肉类检验的国家，消化法正迅速取代旋毛虫检查镜法。这种方法通过将膈肌组织（或其他肌肉，视动物种类而定）进行人工消化（胃蛋白酶-HCl），分批进行，目的是减少样本数量和检查所需的时间。目前，在肉类检验过程中，旋毛虫感染的血清学检测方法被认为不适合用于保证食品安全。

可以通过使用其他方法来降低消费者的感染风险：①彻底煮熟肉类，使其内部温度达到60℃至少1min。②如果肉的厚度小于15cm，将肉类在-15℃冷冻20d、-23℃冷冻10d，或-30℃冷冻6d。津巴布韦旋毛虫和布氏旋毛虫能感染鳄鱼、软壳龟等爬行动物，已有食用感染了布氏旋毛虫的软壳龟后发生人旋毛虫病暴发事件的报道。由于这个原因，应避免生食这类肉品。

当有可用疫苗时，疫苗可能对猪群有效，而对人类没有效用。事实上，教育公众养成正确的卫生习惯更为行之有效。

15.2.4　带绦虫

牛带绦虫（牛肉绦虫）和猪带绦虫（猪肉绦虫）是两种主要的绦虫，可以引起人类感染。此外，东南亚的生物学和流行病学研究也表明，存在一种亚洲牛带绦虫亚种，其中间宿主是猪而不是牛。

这些绦虫的成虫驻留在人的小肠里，它由一串链状（称链体）的节片组成，同时包含雄性和雌性生殖系统。当节片成熟并充满虫卵时，它们脱离并从肛门排出，或是游离的，或是和粪便混在一起。成虫可持续存活长达30~40年。这种绦虫每天从宿主体内排出数万个虫卵（500000~1000000），从而造成高度的环境污染。这些虫卵内含有六钩蚴，也就是感染性阶段，可以在环境中成熟。感染绦虫的个体可能会呈现出不同强度的症状，如紧张、失眠、食欲不振、体重减轻、腹痛和消化紊乱等。

如果牛或猪摄入了带绦虫卵，在消化道中进入六钩蚴阶段。六钩蚴穿过肠道，通过循环系统迁移到全身，并分布到不同的组织［主要是骨骼肌或心肌（牛带绦虫）］，在那里发育为成熟的囊尾蚴，囊内充满液体。无论是生的还是未煮熟的，当牛肉或猪肉被人类摄入时，包囊中的幼虫被释放出来，并通过头节的吸盘附着在肠壁上。2个月后，发育为成熟的有钩绦虫并完成生命周期，开始排卵。

当猪囊尾蚴的虫卵被摄取（在无带绦虫的情况下）或在肠道中释放（伴随有带绦虫）时，人类也会发生囊尾蚴病，囊尾蚴主要分布在肝脏、脑、中枢神经系统（脑囊虫病，NCC）、骨骼肌和心肌。脑囊虫病越来越被认为是一个严重的公共卫生问题，特别是在发展中国家，它是导致非遗传性癫痫最重要的病因。在美国、加拿大和西欧，病例一般从流行率相对较高的拉丁美洲、中国和非洲输入。

大多数人类囊虫病（猪囊尾蚴）都是无症状的，当寄生虫长时间感染后退化并死亡时，就会出现神经系统症状，并且由于不再受寄生虫抑制，会出现大量炎症反应。有症状的感染可表现为弥散性、眼部或神经性感染。弥散性感染可出现于内脏、肌肉、结缔组织和骨骼中，皮下囊尾蚴感染呈现结节状。这些部位通常是无症状的，但可能会导致疼痛和肌肉无力。中枢神经系统受累可包括脑实质、蛛网膜下腔、脑室和脊髓等部位的侵犯。幼虫囊肿可能会持续数年，感染的症状可能包括局部瘫痪、痴呆、脑炎、头痛、脑膜炎、癫痫发作和中风。眼部感染最常见的部位是玻璃体和视网膜下，在感染的早期阶段，会出现视网膜水肿、渗出和出血。随着病变的发展，炎症反应可导致严重的葡萄膜炎、视网膜和玻璃体增生、视网膜血管阻塞和渗出性视网膜剥离。当寄生虫死亡时，大量的毒素被释放到玻璃体中，导致更为严重的组织破坏和视力障碍。

绦虫病的诊断主要基于对粪便中的节片或虫卵的鉴定。目前已开发出一种用于斑点印迹分析的特异性 DNA 探针，用于检测猪带绦虫和牛带绦虫。对于囊虫病的血清学诊断，建议用纯化的虫体糖蛋白作为抗原进行免疫印迹分析（IB）。在已证实的寄生虫学病例中，该方法的敏感性和特异性分别高达 98% 和 100%。最近，一种含有来自猪带绦虫的低分子质量重组蛋白（8ku）的酶联免疫吸附试验（ELISA）被证明在特异性和敏感性方面都是最理想的。

一种基于单克隆抗体 HP10 的抗原捕获免疫诊断系统已用于血清和脑脊液样本的检测。HP10 是针对牛带绦虫和其他带绦虫分泌的重复性糖基的一种特异性抗体。这种捕获 ELISA 对携带有多个活囊尾蚴或 NCC 严重的患者显示出极高的敏感性。

对于带绦虫病，氯硝柳胺是首选药物；成人患者推荐单次口服 2g。NCC 的治疗包括使用杀囊剂、对症治疗（抗癫痫药）、皮质类固醇（防止杀囊剂治疗期间的过敏症状），有时还根据囊尾蚴在脑中的定位进行手术。抗囊虫药物疗法主要包括两种药物：①阿苯达唑（ABZ），剂量为 15mg/（kg·d）（最大为 800mg），通常用药 28d，但也有较短的 8~14d 疗

程，副作用取决于用于治疗的剂量和持续时间。②吡喹酮（PZQ），剂量为 50mg/（kg·d）。PZQ 疗法通常持续 15d，副作用与使用剂量有关，但并不常见。一些学者建议同时使用 ABZ 和 PZQ 进行治疗。

为了预防绦虫病，肉类应至少煮至 60℃。在流行地区，囊虫病的控制还依赖于严格的卫生规定。

在几种候选疫苗中，六钩蚴阶段特异性 TSOL18 抗原是一种很有应用前景的疫苗。TSOL18 能够提供近 100% 的保护，并已准备用于控制不同地区绦虫病的流行。

猪和牛的囊尾蚴病在特定地区也表现为一个重要的经济问题，主要是由于屠宰场中染病的动物尸体被收缴。

15.3 鱼源性寄生虫

15.3.1 菲律宾毛细线虫

菲律宾毛细线虫是一种引起肠道毛细线虫病的鞭毛线虫，该线虫体型较小，雄性长 1.5~3.9mm，雌性长 2.3~5.3mm。成虫寄生在小肠内，雌虫产生的虫卵随终末宿主的粪便到达淡水中。这些卵能够在水中存活数月，一旦淡水鱼食入这些虫卵，就会孵化，穿透鱼类肠道，并迁移到特定组织中。当鱼被终末宿主吃掉时，幼虫在 2 周内发育成成虫，第一代雌虫产卵，并通过粪便排出虫卵。但总是有一些成年雌虫驻留在肠道，继续产生未孵化的虫卵，这些卵在肠道中孵化，并释放幼虫最终发育成成虫。这是一个自体感染的过程，能够维持感染并增加虫体的数量。自体感染是其生命

周期中不可或缺的一部分。

目前人类是其唯一确定的终末宿主，但吃鱼的鸟类可能是其自然宿主，菲律宾和泰国的许多小型淡水鱼是中间宿主。人类感染该毛细线虫的报告大多来自这些国家或地区，日本、韩国、中国台湾、埃及、印度、伊朗、意大利和西班牙等地有零星报道。肠毛细线虫病患者通常表现为水样腹泻、体重减轻、腹痛、腹鸣、肌肉萎缩、虚弱和水肿。实验室检查显示宿主血液中钾和白蛋白水平较低，脂肪和糖吸收不良。这些临床表现可能是菲律宾毛细线虫分泌水解蛋白物质，或其直接穿透肠壁，导致细胞损伤和功能障碍所致。随着人体中寄生虫数量的增加，症状变得愈发严重。钾、蛋白质和其他必需元素的丢失会导致体重减轻和恶病质。若不及时治疗，可能导致患者死亡。治疗方法是恢复钾水平，并服用止泻药和驱虫药。推荐药物是甲苯咪唑 400mg/d，给药 20d，或 ABZ 400mg/d，给药 10d。菲律宾毛细线虫感染通过检测患者粪便中的虫卵、幼虫和成虫来诊断。免疫诊断可作为辅助诊断，有助于检测菲律宾毛细线虫感染。目前旋毛虫抗原已用于肠毛细线虫病的间接诊断。

15.3.2 颚口线虫

颚口线虫属于旋尾目，其生物学特征是在其生命周期中需要一种或多种中间宿主参与，该属有 12 种，其中只有 4 种可以感染人类：①棘颚口线虫，常见于印度、中国、日本和东南亚野生或家养的猫和狗；②刚刺颚口线虫，常见于欧洲、亚洲和澳大利亚的野猪和家猪；③杜氏颚口线虫，在野猪体内发现；④日本颚口线虫，在日本的黄鼠狼体内发现。颚口线虫的幼虫短而粗，头端呈球状，其上有一排排的小勾，下半身也有小棘。雄性幼虫大小为 11~25mm，雌性幼虫大小为 25~54mm。成年颚口线虫盘绕在食鱼哺乳动物的胃壁上，形成一个肿瘤样的团块。雌虫产的卵会随动物粪便到达水中并孵化。幼虫从卵中孵化出来，被淡水桡足类动物（第一中间宿主）吞食后，发育为第二期幼虫。含有成熟第二期幼虫的第一中间宿主被鸟、鱼、青蛙、乌龟或哺乳动物等第二中间宿主吞食后，幼虫在肠内被释放并发展为第三期幼虫，三期幼虫不会进一步发展。幼虫在中间宿主的肌肉中形成包囊，并维持感染性。当第二中间宿主被终末宿主摄取时，幼虫将穿透肠壁，迁移到肝脏和腹腔，大约经过 4 周返回腹膜腔，穿透胃壁并形成肿块。猫和狗是有棘颚口线虫的终末宿主，而猪是刚刺颚口线虫的终末宿主。中间宿主是鱼、青蛙、蛇、鸡、鸭、老鼠等。在泰国，主要感染途径是生吃或发酵食用一种名为乌鳢的、头像蛇一样的鱼类；在日本，食用寿司摄入生鱼会导致感染；在墨西哥，酸橘汁腌鱼是一种感染源。

人类不是颚口线虫的自然宿主，颚口线虫在人体内不能发育到成熟阶段。人类颚口线虫病是由于食用未加工或未充分煮熟的淡水鱼或其他中间宿主如蛇、青蛙和鸡后，未成熟的三期幼虫（L3）迁移至体内引起的。然而，有人提出了两种其他感染途径：摄入受感染的桡足类动物污染的水（从而取代第二中间宿主）或从受感染的肉中的 L3 期幼虫穿透食物处理人员的皮肤而感染。L3 晚期幼虫在组织中迁移时，人体就会表现出症状。症状为间歇性的皮肤症状或内脏幼虫移行症（VLM）。观察到幼虫可以 1cm/h 的速度通过皮下组织移动到皮肤，引起典型的迁移性肿胀（皮肤疾病），并渗透到更深的组织和内脏，涉及肺、眼、耳、胃肠、泌尿生殖和中枢神经系统（内脏疾病）。尽管很少出现，但一旦引起中枢神经系统症状，通常是致命的。

嗜酸性粒细胞增多症、移行性损伤和暴露风险三联征高度提示颚口线虫感染。目前，有许多血清学试验可用于颚口线虫病的诊断。在欧洲以及地方病流行的国家（日本、中国、东南亚、印度以及中美洲和南美洲）最广泛使用的诊断方法是免疫印迹试验（IB），用于检测颚口线虫的特异性 24ku 抗原。只有在从手术标本、尿液或阴道分泌物中发现幼虫时，才能做出明确的诊断。在人类颚口线虫病的治疗中，使用 400mg 的 ABZ，每天两次，连续治疗 21d，已经取得了很高的治愈率。在长期使用 ABZ 治疗后，幼虫可能会从皮下组织中逸出，从而更容易接触并切除。研究已证明，伊维菌素是一种有效的治疗方法，无论是单剂 0.2mg/kg，还是连续 2d 服用 0.2mg/kg 剂量。

15.3.3 异尖线虫

异尖线虫类疾病是一种线虫幼虫引起的感染性疾病，可由异尖线虫科的任意成员引起，而异尖线虫病则是由异尖线虫属的成员引起的。简单异尖线虫和伪新地蛔线虫是最常引起感染的异尖线虫物种。这些寄生虫主要寄生于海洋哺乳动物体内，如鲸目动物和鳍脚亚目动物的胃内。虫卵随粪便排出，并停留在海底，直到发育为幼虫。幼虫从卵中孵化出来，被一种小型甲壳类动物（磷虾目动物）食入。在甲壳类动物中发育至 L3 期，当海鱼和软体动物（第二中间宿主）吞食含幼虫的甲壳类后，幼虫会穿透肠道，进入腹膜腔或肌肉组织。含第三期幼虫的海鱼被哺乳动物（终末宿主）吞食后，幼虫就会从组织中释放出来，进入哺乳动物的胃内。

鲸鱼、海豚和鼠海豚是简单异尖线虫的终末宿主，海豹、海狮和海象是伪新地蛔线虫的终末宿主。鲭鱼、鲱鱼、鳕鱼、鲑鱼和鱿鱼是简单异尖线虫的第二中间宿主，鳕鱼、大比目鱼、比目鱼等是伪新地蛔线虫的第二中间宿主。

L3 期的幼虫对人类具有致病性。幼虫呈乳白色至黄褐色，长 20~50mm，宽 0.3~1.22mm。

这些食源性病原体的传播与食用生鱼或未煮熟的鱼紧密相关。一些鱼类菜肴被认为是感染异尖线虫病的高风险食品，包括日本寿司和刺身、菲律宾发酵鱼酱、荷兰腌鲱鱼或烟熏鲱鱼、斯堪的纳维亚渍鲑鱼片、夏威夷生鱼片、南美洲酸橘汁腌鱼和西班牙腌凤尾鱼等。通常在摄入受感染的海鱼后的几个小时内，L3 期感染性幼虫会穿透胃肠道，引起急性、一过性感染，可能导致腹痛、恶心、呕吐和/或腹泻等症状。L3 期幼虫诱导形成嗜酸性肉芽肿，一些患者在食用活体寄生虫后同时出现过敏和感染的临床症状。研究证明，异尖线虫相关的过敏反应与简单异尖线虫和派氏异尖线虫相关，并可能导致严重的临床症状，如过敏性休克。简单异尖线虫抗原引起的过敏反应与特异性 IgE 的产生有关，包括没有过敏症状的患者，所有异尖线虫感染者体内都能检测到这一特异抗体。简单异尖线虫在沿海人群和 20~50

岁的男性中更为常见。日本北部和美国加利福尼亚州海岸沿线曾报道人类感染了伪新地蛔线虫。在这些地区，海狮和中间宿主的数量已经增加到很高的水平，伪新地蛔线虫感染通常会引起"喉咙发痒"。

感染的诊断是在急性腹痛发生后通过手术收集寄生虫来进行的。目前，正利用光纤胃十二指肠镜代替手术方法来收集幼虫。免疫学诊断方法也被用于感染后的诊断，以 ABZ 作为治疗药物进行异尖线虫感染后治疗尚存在争议。为了防止感染异尖线虫病，建议进行冷冻（-35℃ 15h，或-20℃ 及以下 7d，或-15℃ 至少 96h）和烹调（中心温度 60℃ 以上至少 1min），以确保致死幼虫。但应注意的是，这些方法可能达不到灭活过敏原的目的。

15.3.4　华支睾吸虫

华支睾吸虫，又称中国肝吸虫，在亚洲广泛分布，中国、日本、韩国和越南等地均有报道。成虫长 10~25mm，宽 3~5mm，虫体扁平呈叶状，略带粉红色。雌雄同体的成虫寄生在宿主的胆管末端内。成虫产生的虫卵随胆汁进入肠道，并随粪便一起排出。虫卵必须进入淡水中，被第一中间宿主淡水螺食入，才能完成其生命周期。华支睾吸虫的第一中间宿主包括广谱的软体动物，主要为 5 个科：山椒蜗牛科、豆螺科、水甲科、黑螺科和走螺科。在螺的消化道内孵出毛蚴，进入螺的组织中发育为多胚胎的胞蚴、雷蚴和尾蚴。成熟的尾蚴从螺体逸出，寻找第二中间宿主鲤科鱼，常见于麦穗鱼（麦穗鱼属）或鲤鱼（草鱼属），另外 60 种不属于鲤科的鱼类可以寄生华支睾吸虫。

尾蚴侵入鱼的皮肤并进一步发育为囊蚴。当这些鱼被生食、腌制或烟熏后由人或动物摄入，便会感染。囊蚴在终末宿主的肠道内脱囊并经过肝胰管壶腹进入胆道根部，在那里经至少 1 个月发育为成虫。吸虫在十二指肠和胃中也可被发现。成虫可存活 20~25 年。

胆道中的寄生虫利用其吸盘附着在胆管上皮上，引起上皮增生，导致胆管的纤维性化。可能伴随发热、寒颤等症状，肝脏可能会肿大变软。由华支睾吸虫引起的病理程度取决于其侵染数量、感染的持续时间和宿主的易感性，长期感染可能导致胆管癌。国际癌症研究机构已将华支睾吸虫和麝猫后睾吸虫列为第一类致癌物。

15.3.5　麝猫后睾吸虫

麝猫后睾吸虫在泰国和东南亚周边国家被发现，而猫后睾吸虫则在东欧、西伯利亚和欧盟国家被发现。它们的生命周期与华支睾吸虫相似，但中间宿主不同。猫后睾吸虫的第一中间宿主是三种豆螺属的软体生物：粗豆螺、凸豆螺和 *Bithynia troscheli*。后睾吸虫的幼虫可在 *Bithynia funiculata* 和两个 *Bithynia siamensis* 的亚种（*B. siamensis siamensis* 和 *B. siamensis gomiomphalos*）中发现。有很多种鱼类是它们的第二中间宿主，后睾吸虫最重要的第二中间宿主为圆唇鱼属、裂峡鲃属和无须鲃属的鲤鱼。在欧洲，猫后睾吸虫的囊蚴在欧白鱼、东方真鳊、上口欧鳊、粗鳞鳊、*Idus idus*、拟鲤、红眼鱼和丁鱥中被发现，患病率可达 95%。人类是通过食用烹调不当、腌制不当或发酵不当的鱼肉而感染的。后睾吸虫感染所致的疾病与华支睾吸虫病相似。后睾吸虫感染通过检测粪便或十二指肠内容物中的虫卵，或通过免疫学方法进行诊断。目前，治疗后睾吸虫病患者的首选药物是吡喹酮（Praziquantel，PZQ）。

世界卫生组织（1995年）对治疗肝吸虫感染的推荐剂量为40mg/kg。PZQ的日剂量应为75mg/kg，每隔4~5h分3次服用，每次25mg/kg。这种治疗方法对后睾吸虫和华支睾吸虫感染的治愈率分别达100%和80%~85%。为了预防华支睾吸虫病和后睾吸虫病，作为寄生虫宿主的淡水鱼应于65℃处理至少1min（EFSA，2010）。鱼片中的猫后睾吸虫囊蚴可通过-28℃冷冻20h、-35℃冷冻8h或-40℃冷冻2h来灭活。囊蚴也可通过-10℃冷冻5~70d来灭活，时长取决于鱼的大小。鲤鱼肌肉中的猫后睾吸虫囊蚴需要-18℃冰冻96h以灭活。

15.3.6 其他鱼源性吸虫

与其他鱼源性吸虫相比，肠道吸虫虽然致死率低，但也是引起高发病率的病因。最常见两个科是：异形科和棘口科。受精卵与宿主的粪便一起释放到环境中，这些虫卵可能会到达池塘、湖泊、溪流或河流等水源。每个虫卵内均含有毛蚴，被中间宿主蜗牛食入后，在蜗牛体内孵化，或像后睾吸虫（异形科）一样，或是虫卵孵化后将毛蚴释放到水中（棘口科）。

横川后殖吸虫和异形吸虫是两种微小的肠道异嗜性寄生虫，其虫卵随粪便排出。锥形小塔螺是异形吸虫的第一中间宿主，川卷螺（Pirenella spp. of snails）是横川后殖吸虫（H. heterophyes）的第一中间宿主；半沟螺（Semisulcospira spp.）是横川后殖吸虫的第一中间宿主。异形吸虫只特定存在于埃及和中国

境内，而横川后殖吸虫则是韩国和日本的特定种属。这两种吸虫都很小，只有1~2mm长，0.3~0.7mm宽。成虫栖息在小肠中部的黏膜上，吸虫附着可能会引起黏膜溃疡，导致腹痛、腹泻和嗜睡，症状的严重程度取决于入侵的寄生虫数量。成虫释放的虫卵可能会穿透肠道，通过循环系统/淋巴系统迁移到多种重要器官上。事实上，有报道称这些虫卵位于一些异常位置，如大脑和心脏。据报道，在日本北部经常有渔民因生食刚从山上寒冷的溪流中捕捉的鱼的肉而感染，判定感染的诊断依据是在粪便中发现虫卵。

棘口吸虫是一种肠道吸虫寄生虫，是通过食用各种水生动物，特别是亚洲的淡水鱼而被感染的。该吸虫往往寄生于其他动物，人类是其偶然宿主。毛蚴从卵中孵化，进入易感的旋螺（蜗牛，第一中间宿主）体内，产生的尾蚴可能再次感染其他螺或其他水生动物。林杜棘口吸虫、伊族棘口吸虫和 *Echinostoma misyanum* 特定存在于印度尼西亚、菲律宾和马来西亚的某些地区。这种寄生虫在口吸盘周围有一个特征性的棘环，呈纺锤形，长4~7mm，宽1.0~1.35mm，其症状的严重程度通常比异形吸虫要高。吸虫入侵的机械性刺激和其毒性代谢物引起的过敏反应是其发病的重要因素，这也取决于感染的强度。该病的诊断是基于粪便中虫卵的检测，治疗棘口吸虫感染的药物是PZQ，单次口服10~20mg/kg。

15.3.7 阔节裂头绦虫

阔节裂头绦虫是绦虫的一种。鱼类绦虫有几种不同的种属，但最重要的是阔节裂头绦

虫，其广泛分布于北半球的温带和亚北极地区，最近也在南美洲（智利）发现。最近在以前没有观察到阔节裂头绦虫的欧洲国家（荷兰、瑞士、捷克等）也报道了阔节裂头绦虫感染的病例。在欧洲，阔节裂头绦虫似乎正在亚高山带的湖泊中出现，法国、瑞士和意大利等与这些湖泊接壤的地区已报告有超过 100 起人感染案例。这种寄生虫通常寄生于食鱼鸟类（如海鸥）和哺乳动物（如狐狸或熊）中，人类通常为偶然感染，以鱼为食的哺乳动物是其终末宿主。成虫寄生在小肠，产生虫卵后通过粪便进入水中。钩球蚴（一种有纤毛的幼虫）从卵中孵化出来后，存在于水体中直到有桡足动物将其摄入。在桡足动物体内发育为原尾蚴，当被第二中间宿主吃下后，在鱼的肉内发育为全尾蚴或裂头蚴。当鱼被生食时，全尾蚴或裂头蚴附着在肠黏膜上，并发育为成年绦虫，它是感染人类的最大寄生虫，长度为 2~15m，孕节的最大宽度为 20mm。头节长 2mm，宽 1mm，有背侧腹沟或吸槽。成熟的孕节含一个呈玫瑰花状的子宫，内装满虫卵。

与鱼类绦虫感染有关的疾病较罕见。这些成虫可能会与宿主争夺维生素 B_{12}，并导致巨幼红细胞性贫血。此症状在芬兰更为常见，患者会感到疲倦、虚弱、想要吃盐、腹泻、上腹痛和发热，通过粪便检出虫卵来做出诊断。单剂量吡喹酮（25mg/kg）通常足以消灭绦虫，氯硝柳胺作为替代品（单剂 2g）也有一定的治疗效果。

各种鱼类作为其第二中间宿主，包括梭鱼、鲈鱼、比目鱼、鲑鱼和鳟鱼等。如果鱼肉未经正确的加工处理就食用，即引发感染。日本把鱼当作生鱼片或寿司吃，这可能会增加感

染的风险。除狗外，终末宿主还包括狐狸、熊、水貂、海豹和海狮等。

人类偶尔也会感染迭宫绦虫的裂头蚴，这是一种寄生于犬科动物和猫科动物的双叶状绦虫，全尾蚴感染会导致一过性的迁移性肿胀。

15.4 淡水生植物传播的寄生虫

淡水生植物如豆瓣菜是许多菜品中的一部分，也是吸虫传播的重要传播媒介，而吸虫可以引起人的片形吸虫病，该病对许多地区的人和牲畜来说都是一个重要的健康问题。这类疾病由片形科吸虫引起，尤其是肝片吸虫，呈世界性分布，而大片吸虫仅限于非洲和亚洲地区。

片形吸虫在安第斯山脉国家、加勒比、北非、地中海东部沿岸地区、东南亚和西欧地区造成了严重的人类健康问题。在人类高度流行地区，儿童和女性受影响最大，人类肝片吸虫病表现出明显的流行状况和传播模式的多样性。气候的变化和人为环境的改变，导致了肝片吸虫病的季节性变化和长期疾病风险趋势的增强。片形吸虫对宿主的免疫反应有快速而有效的抑制能力，解释了为何宿主对片形吸虫无法产生抵抗力，以及片形吸虫常与其他病原体混合感染的原因。两个种（指肝片吸虫和大片吸虫，译者注）的双宿主生活史是相近的，都包括以特定的淡水螺，如土蜗属、椎实螺属、伪琥珀螺属作为媒介。肝片吸虫从欧洲向其他大陆扩散，是由于该寄生虫适应了螺的新种类，同时，也是由于其中间宿主螺向其他大陆扩散所致。相比之下，大片吸虫的中间宿主螺（南非萝卜螺和耳萝卜螺）的扩散能力较

差，因此大片吸虫地理分布较小。在被感染的哺乳动物的大胆管中，片形吸虫发育为成虫（肝片吸虫长达 30mm×13mm，大片吸虫可长达 75mm），它们产生的未成熟的虫卵随粪便排出。在淡水中，数周后虫卵孵出毛蚴，进入水中并感染中间宿主淡水螺。在最佳条件下，毛蚴在螺体内的发育可在 5~7 周内完成，经无性繁殖发育为尾蚴，尾蚴逸出螺体进入水中，附着在水生植物上形成囊蚴（感染性幼虫），失去尾巴。与尾蚴相比，囊蚴有坚硬的外囊壁，可以在潮湿的环境中存活很长时间。在人类中，从囊蚴到成熟的成虫需要 3~4 个月，该病主要局限于肝脏，寄生虫在肝脏消化组织，造成广泛的实质性损伤，并伴有严重的出血性病变、免疫及炎症反应。幼虫（在移行过程中）可造成异位片吸虫病，临床表现在侵袭期和移行期都很明显，由胆管失血引起的贫血是最具特征性的症状之一，尤其是在较严重的感染中。肝纤维化是该病晚期的特征，但与华支睾吸虫病或后睾吸虫病不同的是，尚无与胆管癌相关的报道。该病的诊断主要依靠粪便检查和血清学技术。在使用的药物中，目前三氯苯达唑是首选药物（单剂 10mg/kg；如果治疗失败，剂量可以增加到 20mg/kg，在 12~24h 内分两次给药）。遗憾的是，目前还没有人用疫苗。

15.5 寄生虫在受粪便污染的食物和水中的传播

15.5.1 贝氏囊等孢球虫（以前称为贝氏等孢球虫）

贝氏囊等孢球虫是一种球虫类原生动物，

引起人类肠道球虫病，其卵囊呈长椭圆形，大小为 （20×19）μm，卵囊孢子化后，内含两个椭圆形孢子囊，不含斯氏体（一种位于球虫极区的细胞器），每个孢子囊 ［大小 （9~14）μm×（7~12）μm］ 含有 4 个新月形子孢子和 1 个残体。无论是在宿主内还是在外部环境中，均在 5d 内发生孢子化。因此，未孢子化卵囊和孢子化卵囊均可从粪便中排出。

贝氏囊等孢球虫通过摄入被卵囊污染的食物而发生感染。裂殖生殖和配子生殖发生在小肠前段的上皮细胞中，从隐窝到绒毛顶端。在艾滋病患者中，寄生虫可弥散到肠外器官，包括肠系膜和纵隔淋巴结、肝脏和脾脏等。被包囊（囊壁）包围的单个子孢子有一个明显的折光或晶体，提示被包裹的生物体是子孢子，而有囊壁的生物体只在肠外器官中发现。

贝氏等孢子虫可急性发作，引起严重症状，尤其在艾滋病患者中。据报道，贝氏等孢子虫感染会引起发热、不适、胆囊炎、持续性腹泻、体重下降、脂肪泻甚至死亡。

感染期间，粪便富含脂肪，有时呈水样。对贝氏囊等孢球虫的诊断可以通过在粪便中发现特征性的钟状卵囊，或者在肠道活检材料中发现某个球虫样发育阶段虫体来确诊。受感染的肠道部分可能有扁平的黏膜，类似于腹泻（乳糜泻）。可以用创新的 FLOTAC（是一种简便高效的虫卵计数方法）双重技术检测贝氏囊等孢球虫卵囊，该技术使用漂浮溶液，由于其存在自身荧光，采用荧光显微镜也有助于诊断。以核糖体 RNA 基因内转录间隔区序列 2 为靶标，已建立了一种实时荧光定量 PCR 方法，用于检测粪便样品中的贝氏囊等孢球虫。

免疫功能正常的患者中，贝氏囊等孢球虫

病感染通常是自限性的，不需要治疗，仅需对症支持，如使用（肠道）蠕动抑制剂来控制腹泻。对于免疫功能低下的患者，最有效的治疗方法是联合使用二氢叶酸还原酶抑制剂和磺胺类药物，特别是 TMP-SMX。

15.5.2 卡耶塔环孢子虫

卡耶塔环孢子虫是一种寄生于人类肠道的球虫类原虫，其卵囊直径约为 8μm，内含两个卵形孢子囊（4×6）μm，每个孢子囊内含有两个子孢子。未孢子化卵囊随粪便排出体外，在体外孢子化，其生活史的其他阶段尚不清楚。人类环孢子虫病的暴发与摄入被卵囊污染的水果、蔬菜和沙拉有关。所有年龄段的免疫功能正常和免疫抑制患者都可能出现腹泻、发热、疲劳和腹部绞痛，有好几个国家已经报道发生感染事件。

环孢子虫病的诊断可以通过粪便检查来进行。卵囊形状规则，包含一个孢子体（内部团块），占据了卵囊的大部分。由于其存在自体荧光和抗酸染色的特性，可以与隐孢子虫进行鉴别诊断。与隐孢子虫卵囊不同的是，卡耶塔环孢子虫的卵囊壁较厚，其内容物呈更标准的颗粒状。

用 TMP-SMX 进行治疗能有效缓解症状，辐照是杀灭水果和蔬菜上卵囊的一种推荐方法。在水和食物基质中，卵囊在加热或冷冻时不能孢子化，因此失去传染性，但卵囊对化学处理和食品工业中常用的杀虫剂有抵抗力。

15.5.3 隐孢子虫

微小隐孢子虫是一种球虫类原生动物寄生

虫，是引起人类肠道寄生虫病的主要病因，其卵囊直径约 5μm，包含 4 个子孢子。在宿主摄入被孢子化卵囊污染的食物或水后，子孢子脱囊并穿透宿主细胞微绒毛边缘的表面。经无性繁殖，产生第一和第二代裂殖体。裂殖子从第二代裂殖体逸出，形成雄（小）配子和雌（大）配子，大小配子受精后，发育成卵囊。卵囊在宿主体内孢子化，然后经粪便排出。多达 79 种哺乳动物被认为是微小隐孢子虫的宿主。除了那些能够在种间传播的微小隐孢子虫外，目前人们认为还有一种人类特有的基因型，称为人隐孢子虫，甚至一些新物种（例如犬隐孢子虫）曾经一度被认为是微小隐孢子虫。

隐孢子虫感染很常见，但幸运的是，在免疫功能正常的人中，发病非常少见。在免疫抑制患者（尤其是艾滋病患者）中，感染可能会危及生命。隐孢子虫感染最典型的症状是大量的水样腹泻、痉挛、腹痛、呕吐和低烧。在极少数情况下，肠外器官，包括胆囊、肺、眼睛和阴道等也会发生隐孢子虫病。

通过粪检可以对隐孢子虫感染进行诊断，包括直接检查粪便漂浮物、使用抗酸染色和其他染色方法对粪便涂片进行染色、直接免疫荧光或免疫层析试验等。然而，迄今为止还没有特异的治疗方法，硝唑尼特［2-乙酰氧基-N-（5-硝基-2-噻唑）苯甲酰胺］是美国食品药品监督管理局批准的唯一一种用于治疗免疫功能正常患者的隐孢子虫病药物。

15.5.4 十二指肠贾第鞭毛虫

十二指肠贾第鞭毛虫是一种两侧对称、有

鞭毛的寄生原虫，滋养体和包囊是其简单的粪-口循环的两个阶段。滋养体呈梨形，长 $10\sim20\mu m$，宽 $5\sim15\mu m$，包含两个细胞核和八根鞭毛（四根外侧，两根腹侧，两根尾侧）。其背部表面凸起，而腹部表面通常是凹陷的，在较宽的一端有吸盘。包囊呈圆形至椭圆形，含有两个滋养体，有四个细胞核，没有鞭毛。脱囊后，滋养体通过黏附盘附着在肠上皮上，并通过纵向二分裂繁殖。包囊和滋养体可通过粪便排出，虽然滋养体不能在宿主体外长时间存活，但包囊可以在外部环境中存活。

利用分子分类技术，可以将十二指肠贾第鞭毛虫分成多个基因型或组合，其中 A1、A2 和 B 型可以感染人和动物，表明可能存在人兽共患传播途径。其他集合（C、D、E、F、G 和 H）能感染动物，而不感染人类。

人类通过摄入被包囊污染的食物（如蔬菜、草莓、贻贝）或水而感染，特别是在水没有得到充分处理的低收入国家。据统计，每年报告的临床病例约为 2.8 亿。由于寄生于细胞外，其确切的发病机制尚不清楚。最初它可能会导致机械损伤，进而引发炎症反应，加剧损伤。贾第鞭毛虫病可导致严重的肠道功能紊乱，引起腹泻、恶心、消化吸收不良和体重下降，通过粪检可对其进行诊断。要找到滋养体，应该在等渗盐水（不是水）中对新鲜粪便进行涂片。硫酸锌漂浮法和 Ritchie 法都是检测粪便中包囊的有效方法。粪便中贾第鞭毛虫的排出并不总是规律的，因此，可能需要进行多次粪检。贾第鞭毛虫的免疫学诊断方法，包括酶联免疫吸附试验、免疫层析或直接免疫荧光试验，这些试剂盒均已上市。

甲硝唑是推荐用于治疗贾第鞭毛虫病的药物，然而已经被报道其在一些病例中产生了耐药性。由于野生动物和家养动物可能成为其感染宿主，所以保持良好的个人卫生，对预防贾第鞭毛虫感染是必要的。在水中煮沸能够杀死贾第鞭毛虫。

15.5.5　经土壤传播的线虫及其幼虫在内脏中的迁移

有好几种线虫可以通过摄入被污染的土壤而传播。

临床上通常用 VLM（幼虫在内脏中的迁移）来表示线虫幼虫在人类宿主中的迁移。猫弓首蛔虫、猪蛔虫、犬猫钩虫等都能引起 VLM 病或皮肤幼虫移行症，但人类最常见的 VLM 病由犬弓首蛔虫和浣熊贝氏蛔虫引起，这些寄生虫的终末宿主分别是犬和其他犬科动物以及浣熊。

成虫生活在胃和小肠中，交配后，雌虫排出未孵化的卵，卵随粪便排出体外。一期的幼虫在卵内发育，经过蜕皮形成二期的幼虫。弓首属和贝蛔属的虫卵是黏性的，能在环境中存活很多年。人类通过食用被孵化的虫卵污染的水或食物，或通过摄入受污染的土壤而感染。在偶然的人类宿主中，二期幼虫可以迁移至许多器官，但并不能发育成熟。即使眼睛和大脑仅寄生一个或几个幼虫，也会造成大范围的损伤，而症状会因寄生的器官不同而异。在终末宿主（犬）中，犬弓首蛔虫幼虫返回肠道并发育为成虫，在那里它们可以长时间产卵、产生大量的虫卵。犬弓首蛔虫可以通过胎盘和乳汁垂直传播给幼崽，三周大的幼犬就会在粪便中排出犬弓首蛔虫虫卵，这对人类，特别是儿童的健康构成威胁。浣熊贝蛔虫只能通过粪便传播，而浣熊粪便中的虫卵会传播给人类，尤其是儿童。

由于产生的症状多变，人类 VLM 的诊断很困难，嗜酸性粒细胞增多提示可能存在成虫感染。血清学方法能够辅助诊断，如果酶联免疫吸附试验反应呈阳性，结果应采用免疫印迹法进行验证。目前，MBZ 和 ABZ 已用于人类 VLM 病的治疗。犬应定期驱虫，以减少虫卵对环境的污染。

15.6 总结

本章介绍了与食源性（肉源性和鱼源性）寄生虫有关的疾病信息，以及在受粪便污染的食物和水中传播的寄生虫，包括它们的病原、生活史、症状、诊断、治疗、预防和控制。所涵盖的寄生虫包括异尖线虫属、贝蛔属、毛细线虫属、华支睾吸虫属、隐孢子虫属、环孢子虫属、裂头绦虫属、片形属、贾第鞭毛虫属、颚口线虫属、囊等孢虫属、后睾吸虫属、肉孢子虫属、带绦虫属、弓首属、弓形虫属、旋毛虫属等。

参考文献

Ash, L.R., Orihel, T.C., 1990. Atlas of Human Parasitology, third ed. American Society of Clinical Pathologists Press, Chicago.

Bruschi, F. (Ed.), 2014. Helminth Infections and Their Impact on Global Public Health. Springer, Wien.

Bruschi, F. (Ed.), 2016. Frontiers in Parasitology: Waterborne protozoa in Humans. Bentham Publ (in press).

Doyle, M.P., Buchanan, R. (Eds.), 2012. Food Microbiology: Fundamentals and Frontiers, fourth ed. American Society for Microbiology Press, Washington, DC.

Fayer, R., Gamble, H.R., Lichtenfels, J.R., Bier, J.W., 2001. Waterborne and foodborne parasites. In: Downes, F.P., Ito, K. (Eds.), Compendium of Methods for the Microbiological Examination of Foods, vol. 31. fourth ed. American Public Health Association, Washington, DC, pp. 429-438.

Garcia, L.S., 2007. Diagnostic Medical Parasitology, fifth ed. American Society for Microbiology Press, Washington, DC.

Heymann, D.L. (Ed.), 2014. Control of Communicable Diseases Manual, twentieth ed. American Public Health Association, Washington, DC.

Hung, N.M., Madsen, H., Fried, B., 2013. Global status of fish-borne zoonotic trematodiasis in humans. Acta Parasitologica 58, 231-258.

Various authors, 1995. Parasitology. In: Murray, P.R., Baron, E.J., Pfaller, M.A., Tenover, F.C., Yolken, R.H. (Eds.), Manual of Clinical Microbiology, sixth ed. American Society for Microbiology Press, Washington, DC, pp. 1141-1256.

Xiao, L., Morgan, U.M., Fayer, R., Thompson, R.C.A., Lal, A.A., 2000. *Cryptosporidium* systematics and implication for public health. Parasitology Today 15, 287-292.

16

食品中自然产生的有毒物质

S. L. Taylor, S. L. Hefle

内布拉斯加大学，林肯，林肯州，美国

16.1 引言

所有化学物质在一定剂量下均具有毒性，因此食品中的每一种化学物质，包括化学添加物和自然存在的成分，都可以被认为是食源性毒物。虽然这种定义方法在哲学上是正确的，但用这种方式看待食品成分显然是不切实际的。在我们日常摄入的食品中，只要我们食用的加工食品的数量适当，其天然或合成的化学成分含量通常较低，并不会对人体产生有害影响。该说法也有一些例外，因为对某些食物成分过敏的非典型消费者，可能会对我们通常饮食中的部分食品产生不良反应。此外，这一说法忽略了食物成分在癌症、心脏病或高血压中的作用，尽管食物成分与这些慢性疾病有关的说法是有争议的（第23章）。

因此，与化学品有关的疾病危害，比该化学品本身的毒性更重要。毒性是所有化学物质的固有属性，而危害则是指暴露于某种物质的情况下造成伤害的能力，危害考虑了接触的剂量和频率以及特定化学品的相对毒性。本章将重点介绍食品中天然存在的化学物质及其危害程度。

16.2 食品中有毒物质的自然来源

食品中存在两类天然有毒物质：天然产生的成分和食品在自然加工过程中产生的污染物。其中，食品中天然产生的成分可认为是正常的，也是不可避免的。自然产生的污染物并不总是存在的，如果避免了污染，该类物质是可以避免的。

16.2.1 食品中的天然成分

在正常暴露的情况下，大多数存在于动物、植物或真菌食品中的天然成分都没有危险。动物性食品包括肉、奶、蛋、鱼、软体动物和甲壳类动物。尽管有许多海产品毒素是自然产生的污染物，而不是正常的、不可避免的成分，但我们在有毒的海产品中，发现了天然成分中最危险的化学物质（第17章）。植物性食品包括蔬菜、水果、谷物、种子、坚果、香料和饮料。大多数植物源性化学物质并不是特别危险，但其中的一些仍有潜在危险。真菌类的主要食物是蘑菇，其中许多是危险的。

16.2.2 食品中的天然污染物

食品会被细菌、霉菌、藻类和昆虫污染，这些生物污染物会产生化学物质，即使在生物污染物被清除或破坏后，这些化学物质仍然会残留在食品中。来自细菌、霉菌和藻类的污染物将在其他章节中详细讨论。昆虫也可以产生有毒化学物质，并将其分泌到食品中，因此预防食品中的虫害不仅仅是基于审美方面的考虑。

16.3 关注天然食品

在过去的几十年中，食品中的食品添加剂和农药残留等合成毒素一直是人们关注的焦点。因此，一些消费者接受了不含添加化学物质的食品比含有添加化学物质的食品更安全的观念。尽管无法证明"天然"等同于"安全"，但消费者仍热衷于天然食品。

16.3.1 "天然"的定义

在美国食品法中，关于"天然"一词没有法律定义，因此对该术语的使用没有法律限制。《韦氏词典》中与食品最相关的释义是："自行种植或生长的；未经人工栽培或引入的，例如草；自然存在的或自然产生的；由自然存在或产生的物体组成的；不是人造的。"

大多数消费者可能会把"天然"定义为任何非人造的东西——另一个不符合定义的术语。而对于食品工业而言，天然可能意味着不添加添加剂、防腐剂或抗氧化剂，其也可以指源自动植物原料的食品，经过加工的农产品或未经加工的农产品。

16.3.2 对食品添加剂的担忧

为什么消费者担心添加到食品中的化学物质，他们的担心是否合理？这些担忧可能源于政府针对某些食品添加剂和污染物（杀虫剂）采取了明显的监管措施，而与之相反，没有针对食品中天然存在的化学物质采取行动。此外，保健食品行业宣传天然产品有益于健康，并已使一些消费者确信天然产物和补品是饮食中的宝贵成分。最近，标记一些天然食物成分为"保健食品"，即当添加到食品中时对健康有益的化学物质，这也助长了天然食品更为安全的观念。消费者担忧的原因似乎很清楚，但是这些担忧是否合理？

16.3.2.1 添加剂的监管重点

美国食品法假定天然食品是安全的，大多数添加剂（包括所有新开发的添加剂）必须要证明其安全性。尽管存在天然来源的有毒或致癌性化学物质，美国食品药品监督管理局（FDA）也很少采取行动来限制天然食品的供应。

但也有例外，由于天然成分黄樟素已被证明具有致癌性，FDA 在 20 世纪 70 年代决定禁止在黄樟茶和根汁汽水中使用黄樟树皮。与此同时，FDA 却允许在花生等食品中含有高达 0.02mg/L 的黄曲霉毒素，黄曲霉毒素是一种天然的强致癌物（见第 21 章）。

与对天然产生的毒物缺乏监管形成鲜明对比，FDA 因为担心食品添加剂的安全性，其对许多食品添加剂采取了行动。因为在动物饲养试验中有致癌作用的证据，《德莱尼条款》已经禁止使用甜蜜素（一种非热量甜味剂）和 FD&C Red#2（一种食用染料）。糖精是一种无热量的甜味剂，目前是允许的，但产品标签上必须有警告声明，提醒消费者糖精能导致实验动物癌症。FDA 要求在食品标签上明确声明 FD&C Yellow#5（柠檬黄）和亚硫酸盐，并禁止在新鲜水果和蔬菜上使用亚硫酸盐，因为担心这些添加剂会引起某些敏感个体的不良反应。同时，由于其潜在的致癌性，美国环境保护局已禁止了多种杀虫剂，例如二氯二苯基三氯乙烷和二溴乙烷。随着这些监管限制的出现，也就不难理解消费者对添加到食品中的化学物质所持的怀疑态度了。此外，即使 FDA 批准了一些新的食品添加剂，如阿斯巴甜（一种无热量甜味剂）和蔗糖聚酯（一种脂肪替代品），很多消费者利益团体仍试图引导公众关注这些新型添加剂的安全性。

16.3.2.2 饮食与健康的展望

添加剂和杀虫剂的广泛使用以及上述的监管措施，引起了人们对诸如癌症等慢性疾病的担忧。然而，近几十年来美国的健康进程表明，慢性病流行的可能性不大。美国人的预期寿命在增加，心脏病和中风的死亡率在下降，并且 49 岁以下死于癌症的人数越来越少。与此同时，大多数化学品在食品中的使用仍在继续，这显然引发了人们对食品中合成化学物质的担忧是否合理的疑问。有关饮食和癌症的更多信息，请参见第 23 章。

16.3.3 与天然成分有关的危害

消费者担忧食品中添加化学物质的安全性，即使缺乏正当理由也是可以理解的，但不担忧食品中天然存在的化学物质，则可能是没有道理的。

16.3.3.1 食品中的天然急性有毒物质

某些食物天然含有一些众所周知的有毒物质，例如海产品中的汞和砷、利马豆中的氰基糖苷——一种与胃酸接触就会释放氰化物的糖衍生物。表 16.1 列出了估计的美国消费者对某些急性毒物的人均摄入量。

表 16.1　食品中天然急性有毒物质

化学物质	来源	估计年人均摄入量（美国）/mg
砷	贝类、海鲜	50~332
氰化物	利马豆、木薯	40
汞	金枪鱼、剑鱼	1.8~3.6
肉豆蔻醚	肉豆蔻	44
茄碱	马铃薯	10000

虽然这些化学物质肯定是有毒的，但有几个因素让我们吃这些食物时几乎没有不良反应：首先，接触这些有毒物质的正常水平通常低于有毒物质阈值；其次，这些化学物质的食

用形式可能会降低它们的毒性。例如，鱼体内的汞残留物可能会与硒结合，这种形式的汞比其他形式汞的毒性小得多；第三，除了汞之外，这些有毒物质不会在体内蓄积。因此，上一餐中的小剂量在下次用餐前就会被代谢和排出。

16.3.3.2　食品营养素的毒性

因为所有化学物质过量都是有毒的，所以即使是食品中的基本营养素也具有轻微的毒性，尽管在大多数情况下，在典型的、非补充营养素的消费者饮食中发现的含量是无害的。在喂食相当高剂量的葡萄糖、蔗糖或盐时，能够杀死实验动物。但是某些微量营养素，例如维生素 A 和硒，摄入量仅比我们的需求量多几倍时，就是危险的。以维生素 A 为例，成年人摄入 200 万～500 万 IU 时会发生急性毒性，成年女性的维生素 A 推荐摄入量为 4000IU，成年男性为 5000IU。

16.3.3.3　天然成分的慢性毒性

天然致癌物的例子很多，一些真菌毒素，如黄曲霉毒素 B_1 和杂色曲霉毒素，可能是许多食品的天然污染物，具有致癌性（第 21章）。植物中某些天然存在的有毒物质，包括吡咯里西啶生物碱和黄樟素，都具有致癌性。许多精油中也含有致癌物质，如黄樟素，甚至常见的香料（如胡椒）也显示出致癌性。黄曲霉毒素 B_1 的致癌性比某些已被禁止的添加剂更强，它在食品中被允许的含量需低于 $0.02mg/L$。

16.3.3.4　加工食品替代物的风险

如前所述，一些消费者对食品中添加的化学物质充满怀疑，因此这些人会寻找一些替代物，比如到野外去寻找食物，或者去一些保健食品商店购买补充剂。现在的保健食品商店经营非常成功，很多此类产品都是通过专门的食品商店提供，食品工业也会将一些据说有益处的化学物质和营养保健品加入各种各样的食物产品中。

16.3.3.5　野外觅食

如果不懂得识别可食用食物种类，任何人在野外寻找食品都是充满危险的。因为野外的有毒物质名目繁多、难以辨别，所以在野外收集植物和蘑菇时都充满风险、令人担忧。蘑菇中毒无一例外都发生在食用野生蘑菇的人员中，在 1988—1992 年，美国疾病预防控制中心（CDC）报告了 5 起、共 18 人蘑菇中毒事件。食用野生植物偶尔也会引起不良反应，这通常发生在露营者和背包客身上。有时候，有些人采集自种草药准备凉茶的时候也会引起不良反应。1977 年，美国华盛顿州的一对老年夫妇采摘草药制备凉茶的时候，误把剧毒的毛地黄当成了紫叶草，导致夫妇二人不幸中毒去世。

16.3.3.6　保健食品商店及其产品

保健食品商店或天然食品商店的产品种类通常有限，这使得许多消费者不能从这些商店购买到所有的食品，这些商店出售的大部分产品都是声称天然或有机的，有些产品被宣传为健康补充剂。由于法律上并没有要求对这些产品中所含的天然化学物质进行安全评估，因此与普通超市相比，在保健食品店中更容易遇到危险产品。

成分鉴别：在一些草药制剂中，很难对干叶进行鉴别。

与成分相关的危险：一些保健食品和补充剂中含有剧毒物质。例如，杏仁中含有苦杏仁苷，也称为维生素 B_{17}。据称苦杏仁苷具有抗癌作用，但实际上其是一种糖苷，当与胃酸接触时会释放出 HCN。氰化物的毒性相当大，确实发生过有人因食用杏仁而死亡的例子。同样，其他果核中也含有氰基糖苷，大量摄入是危险的。

许多食物，包括某些保健食品，都可能含有致癌物质，尽管没有直接的证据表明它们会致癌。例如紫草茶，因其有促愈合作用而被保健品店广泛推荐，它含有几种可引起实验动物肝脏损伤和肿瘤的吡咯西啶生物碱。这些生物碱属于强致癌物，但许多消费者都在食用这种产品。

人参是一种受欢迎的健康食品，据报道，大剂量的人参会导致男性出现继发性雌性特征，包括体毛脱落和乳房增大。人参摄入量过高也可能导致类似皮质类固醇中毒的现象，包括高血压、紧张和失眠。这种雌激素效应肯定是由人参中的某些化学物质引起的，而其他的毒性效应可能是由经常冒充人参出售的其他植物引起的。

一些保健食品会引起敏感消费者的过敏反应。洋甘菊茶会引起对豚草（在美国很常见）敏感的人发生过敏反应，而对花粉过敏的人在摄入蜂花粉后也可能出现过敏反应。

制备方法：保健食品的制备方法在避免某些相关危害方面是很重要的。一些花草茶需要非常仔细地过滤，以去除潜在的有毒成分。含有缬草根的补充剂经常作为镇静剂销售，但其活性成分很容易被热、酸或碱灭活，因此其商业产品通常毫无价值。

有害成分的剂量：有毒成分的剂量决定产品的危险性。保健食品通常是在自然条件下生长后在野外收获，所以有毒物质的浓度可能是不可预测的。在保健品商店里出售的各种补充

剂中偶尔会用到艾菊，艾菊中含有的侧柏酮是一种惊厥剂和致幻剂。艾菊中侧柏酮的含量差异性很大，因此消费者无法确定自己在服用补充剂时摄入了多少这种有毒物质。

经济欺诈：欺诈行为在保健品商店和天然食品商店中非常普遍，这在草本植物补充剂市场中最常见，典型的问题是这些产品其实并没有治疗功效。在有些产品中，有效活性成分或者不存在，或者可以忽略不计，如作为安眠药出售的野生生菜，用于调理月经问题的黑升麻，用作兴奋剂和平滑肌松弛剂的红色树莓叶，以及用于治疗肾脏和膀胱疾病以及肺结核的马尾。美国联邦法律禁止在标签上出现无事实根据的健康声明，因此这些声明通常出现在产品的宣传册中，在保健品商店中也有这些介绍资料。

常规医学治疗：与保健食品补充剂相关的另外一个危险是对常规医学治疗的逃避。很多时候，消费者使用保健食品补充剂的目的是尝试治疗疾病，而这些疾病如果采用确定的医疗手段是可以更好地得到治疗的。因此，在得到合适的医学治疗之前，疾病有可能恶化，从而出现不必要的并发症甚至死亡。

16.4 天然有毒物质中毒

食品中存在许多天然存在的、具有潜在危险的化学物质。摄入这些有毒物质并不总会引起疾病，但是在某些情况下可能会导致中毒，如表16.2所示。慢性疾病，例如癌症，很难与食品或特定的食源性有毒物质相关联，因为许多混杂因素均会影响疾病的发作和病程。因此，这里讨论的许多病例是相关的急性中毒病例。

表 16. 2　食用天然食源性有毒物质引起的中毒

不正常的天然污染物，　对食用正常数量的正常消费者产生不利影响：

　　海产品中的藻类毒素

　　各种食品中的葡萄球菌肠毒素

　　各种食品中的肉毒毒素

　　各种食品中的霉菌毒素

　　食品中的昆虫和螨类毒素

不正常的"食物"，　对食用正常数量的正常消费者产生不利影响：

　　毒蘑菇

　　毛地黄和千里光等有毒植物

　　河豚等有毒的鱼类

食物中的正常成分，　如果消费者摄入过量，　会导致疾病：

　　利马豆、　木薯和果核中的氰基糖苷

　　人参中的植物雌激素

食物中的正常成分，　食用正常数量，　对敏感消费者产生危害：

　　食物过敏

　　乳糖不耐症

　　乳糜泻

正常食品以不正常的方式加工或制备，　并由正常消费者食用正常数量：

　　加工不足的芸豆中的凝集素

　　加工不足的豆类中的胰蛋白酶抑制剂

　　储存不当的酸性饮料中的重金属

正常消费者在较长时间内按正常量食用的正常食物（　据称　）：

　　胆固醇与动脉粥样硬化

　　饱和脂肪与动脉粥样硬化

膳食脂肪与癌症：

　　热量摄入与癌症

　　钠与高血压

16.4.1　食源性疾病的化学病因统计

　　美国报告的关于 2009—2013 年所有食源性疾病暴发中，化学致病因素占 2.5% ~ 8%（表 16.3）。葡萄球菌食物中毒（第 18 章）和肉毒毒素中毒（第 19 章）可归类为化学中毒，但美国疾病预防控制中心（CDC）将其归到细菌感染的类别中。通常，食源性疾病的报告不足，然而，即使在报告充分的情况下，化学致病因素引起的暴发也可能占暴发总数的 5% ~ 10%。

表 16.3　2009—2010 年度化学性食源性疾病暴发的发病率报告（ 确诊和疑似 ）*

年份	暴发总数	化学病因的暴发	
		数量	百分比/%
2009	675	22	3.3
2010	852	21	2.5
2011	801	33	7
2012	831	40	7
2013	818	47	8

注：＊美国疾病预防控制中心（CDC）食源性疾病暴发监测，2009—2013 年。

表 16.4 列出了 2009—2014 年发生的化学性病原引起的食源性疾病暴发所涉及的致病因素。天然有毒物质是引起疫情暴发的主要原因，其中鱼和贝类毒素是化学中毒中最常见的原因。雪卡毒素、麻痹性贝类毒素和河豚毒素中毒将在第 17 章讨论。鲭鱼中毒实际上是一种微生物中毒，也将在第 17 章进行讨论。蘑菇中毒也是一种很常见的食源性化学中毒，将在本章中讨论。表 16.4 中列出了几种天然存

表 16.4　2009—2013 年化学性食品中毒
事件的致病因素（ 确诊和疑似 ）

致病因子	暴发（ 病例 ）
鲭鱼/组胺中毒	72（ 226 ）
雪卡毒素	54（ 195 ）
霉菌毒素	10（ 33 ）[a]
麻痹性贝类毒素	5（ 37 ）
农药	2（ 42 ）[a]
植物/草药毒素	1（ 6 ）[a]
记忆缺失性贝类毒素	1（ 2 ）[a]
河豚毒素	1（ 2 ）[a]
其他化学品	17（ 120 ）

注：[a] 数据不完整（未报告所有年份的中毒率）；美国疾病预防控制中心（CDC）食源性疾病暴发监测，2009—2013 年。

在的化学物质，包括不同植物的生物碱。也有一些不是自然产生的化学物质。大多数的重金属中毒是由包装失误引起的，其他化学品包括洗涤剂、消毒剂和加工辅助剂，这些物质使用不当就会带来危险。

16.4.2　天然产生的污染物

如表 16.2 所示，食品中存在许多天然污染物。本书中有单独的章节专门介绍细菌毒素（第 18、19 和 20 章）、真菌毒素（第 21 章）和来源于藻类的鱼类和贝类毒素（第 17 章）。综合考虑，这些天然污染物是造成食源性疾病发生的常见病因。由于书中其他地方都涉及了这些常见的天然毒素，接下来本章要讨论的是食品中的其他微生物污染和昆虫源的污染。

16.4.2.1　食品中的其他微生物毒素

如前所述，本书有专门的章节介绍主要的食源性细菌引起的中毒：葡萄球菌中毒、肉毒毒素中毒、蜡样芽孢杆菌中毒（分别见第 18、19 和 20 章）和霉菌毒素中毒（第 21 章）。组胺中毒主要是由某些鱼源细菌所引起的（尽管也发生了几次与干酪有关的暴发），将在第 17 章中讨论。剩余的其他微生物毒素，仅在

极个别情况下才会引起人类疾病。

a. 食品米酵菌（*Bongkrek*）中毒

米酵菌中毒一度流行于印度尼西亚，但从未在美国发生。这种食源性疾病的症状包括低血糖、严重痉挛、抽搐和死亡。

这种疾病与食用米酵菌有关，将压扁的椰子肉包在香蕉叶中通过米根霉（*Rhizopusoryzae*）发酵而成的一种白色扁饼，引起中毒的物质称为米酵菌酸（bongkrek acid，图16.1），这种毒素是由椰毒假单胞菌（*Pseudomonas cocovenenans*）产生的，这种菌在某些情况下生长得比米根霉菌更快。米酵菌酸是一种耐热的不饱和脂肪酸，通过使用酢浆草叶替代香蕉叶可以防止椰毒假单胞菌的过度生长。酢浆草叶可使米酵菌的 pH 迅速下降到大约 5.5，从而抑制了椰毒假单胞菌的生长。酢浆草叶的使用基本消除了食品米酵菌中毒。

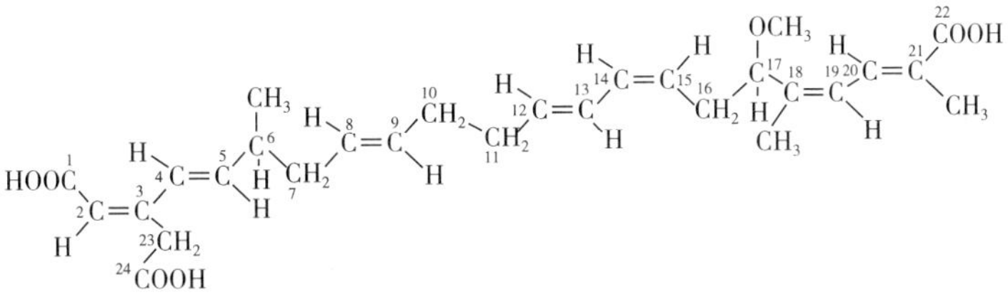

图 16.1　米酵菌酸的结构

b. 酵米面中毒

1961—1979 年，中国报告了 327 例因食用酵米面而中毒的案例，其中死亡 101 例。该病发病期短，以腹部不适、腹泻和呕吐为主要特征，严重者可发展为黄疸、昏迷、神志不清、少尿、血尿、四肢僵硬、尿潴留、中毒性休克和死亡。

引起这种疾病的毒素是由酵米面黄杆菌（*Flavobacterium farinofermentans*）产生的，该毒素被鉴定为米酵菌酸（图 16.1）。可以通过适当控制酵米面的发酵，确保发酵的 pH 足够高来预防这种食源性疾病。中国受影响地区生产的酵米面是在中性 pH 条件下生产的，碱性条件会抑制酵米面黄杆菌的生长，且在该条件下毒素不稳定。

c. 硝酸盐还原菌引起的中毒

硝酸盐的还原产物亚硝酸盐对人类有剧毒。亚硝酸盐中毒的症状包括高铁血红蛋白血症、恶心、呕吐、头痛、虚弱、气短、发绀、虚脱，偶尔会引起死亡。大多数亚硝酸盐中毒的病例都涉及在食品中无意添加了含有亚硝酸盐的肉类腌制盐，这些病例与细菌将硝酸盐转化为亚硝酸盐的反应无关。

硝酸盐在植物中可自然产生，施用氮肥可以增加植物中硝酸盐的含量。有些植物的可食用部位会富集更多的硝酸盐/亚硝酸盐，但是在不同的物种、品种、植物部位、成熟期和环境条件下（干旱、收获温度、营养缺乏、虫害、除草剂和/或杀虫剂的使用，以及肥料的施用），植物中的硝酸盐/亚硝酸盐含量存在较大差别。有些植物含有硝酸盐还原酶，可将硝酸盐转化为亚硝酸盐，但在大多数植物中，大部分硝酸盐/亚硝酸盐仍以硝酸盐的形式存在，毒性较小。

有些细菌中含有硝酸盐还原酶，可将植物组织中的硝酸盐转化为亚硝酸盐。随着温度升高，菠菜和胡萝卜汁中的细菌孳生，会导致产生亚硝酸盐，引起中毒。假单胞菌、肠杆菌、葡萄球菌和产气荚膜梭状芽孢杆菌等许多常见细菌中都含有硝酸盐还原酶。含硝酸盐的植物存储于适当的冷藏温度下，可以防止细菌性亚硝酸盐的形成。

16.4.2.2　食品中昆虫源性和螨源性毒素

提供食物的过程中会频繁出现昆虫侵扰，这会令大多数消费者感到厌恶。有些昆虫可以产生一些有潜在危害的化学物质，即使去除了昆虫，这些化学物质也会留在食品中。常见的甲虫杂拟谷盗（*Triboliumconfusum*）和赤拟谷盗（*Triboliumcastaneum*）会产生邻苯醌类（*o*-benzoquinones）化合物，这些邻苯醌类化合物虽然对人类的致癌性尚不清楚，却是可能的实验动物致癌物。奇怪的是，当面粉受昆虫污染程度较高时，邻苯醌对面粉甲虫本身具有致突变性。目前还没有因食用面粉甲虫污染的食物而致人患病的报告。摄入受到螨虫污染的食物会导致人类疾病。尘螨是常见的吸入性过敏原，尘螨会污染食品，如果食品储存条件不好，有时会有大量的尘螨。当摄入被尘螨污染的食物时，易感人群会出现尘螨过敏症状。由于尘螨是细微物种，消费者并不会意识到食品已被尘螨所污染。

16.4.2.3　食用正常数量的天然成分的危害

一些植物和动物中含有造成危险水平的有毒物质，不应该食用这些动植物，当有意或无意中食用它们时，会导致食源性化学中毒。

a. 动物

大多数动物不含有害水平的毒物，但有毒鱼类是一个例外。关于河豚及其所含毒素（可能来自藻类）以及海产品中的有毒物质，将在第 17 章另行介绍。

b. 植物

许多植物含有危害水平的有毒成分，其中一些植物，如毒芹属和茄属植物，是早期用来毒害敌人的经典药剂。在现代，摄入有毒植物而引起的中毒主要是个人在野外采集食物时对植物的错误识别而导致的。总体来讲，植物中最危险的成分是生物碱，生物碱种类繁多，毒性差异很大。生物碱是指在杂环结构中至少有一个氮原子，具有类似碱的性质的一大类化学物质的统称。生物碱存在于大量的植物物种中，人类在食用各种植物性食品时，通常会接触到生物碱。幸运的是，这些可食用植物中的生物碱含量通常不足以引起急性症状，而饮食中较低含量的一些生物碱的慢性毒性仍然不清楚。对植物的天然成分进行彻底评价远远超出了本书的范围，因而本书主要以吡咯里西啶生物碱以及马铃薯中的主要生物碱——茄碱和卡茄碱为例进行讨论。

吡咯里西啶生物碱：一类在吡咯环中含有单一氮的化学物质（图 16.2）。吡咯里西啶生物碱存在于世界各地的许多植物物种中，能引起人和家畜中毒。20 世纪 70 年代，在阿富汗和印度，含有吡咯里西啶生物碱的植物种子污染了粮食，导致数百人患病，数十人死亡。在中亚、非洲、中美洲和南美洲的病例中，吡咯里西啶生物碱中毒通常是由于摄入了含有危害水平的该化合物的野生植物所致。在美国和欧洲，从零售店购买的产品，如被污染的草药茶也发生过中毒事件。

其中一个例子是，一种零售的草药茶被一

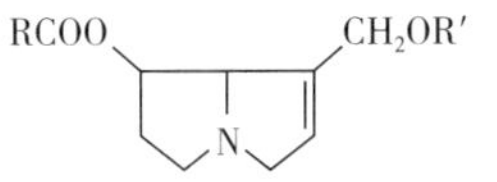

图 16.2　吡咯里西啶生物碱的结构

种众所周知的有毒植物——长叶千里光（*Senecio longilobis*，俗名：钱叶千里光）污染。这种被称为巴拉圭茶（Gordolobo Yerba）的草药茶出售给了亚利桑那州的墨西哥裔美国人，被推广用于治疗婴儿绞痛、病毒感染和鼻塞。摄入这种有害茶的婴儿和其他人的人数尚不清楚，但有 6 名婴儿死亡。该茶中含有 1.5%（干重）的吡咯里西啶生物碱，据估计，其中一例死亡的婴儿在 4d 内摄入了 66mg 的吡咯里西啶生物碱。许多草药茶中吡咯里西啶生物碱的含量较低，通常不会引发急性中毒。例如，紫草科植物（*Symphytum officinale*）中通常含有 0.003% ~ 0.02% 的总生物碱，包括吡咯里西啶生物碱和聚合草素，这显然不足以引发急性疾病，而引起急性中毒的紫草茶中往往含有较高水平的吡咯里西啶生物碱。

吡咯里西啶生物碱急性中毒症状包括腹水（腹腔积液）、伴有肝静脉阻塞性肝损害的肝脏肿大、腹痛、恶心、呕吐、头痛、腹泻和冷漠，肝脏损伤是不可逆的，可能会导致死亡。

如果长时间摄入少量的吡咯里西啶生物碱，也会引起慢性中毒。吡咯里西啶生物碱对肝脏的损害在几个月甚至几年的时间里可发生不可逆的累积。肝硬化和肝癌是吡咯里西啶生物碱慢性中毒的主要表现。一些吡咯里西啶生物碱是实验动物的致癌物。终生摄入含有低水平潜在致癌作用的吡咯里西啶类生物碱的草药产品会带来未知的致癌风险。

茄碱和卡茄碱：茄碱和卡茄碱（图 16.3）

是在马铃薯中发现的结构相似的甾体糖苷生物碱，其剂量通常不高，不会引起危害。

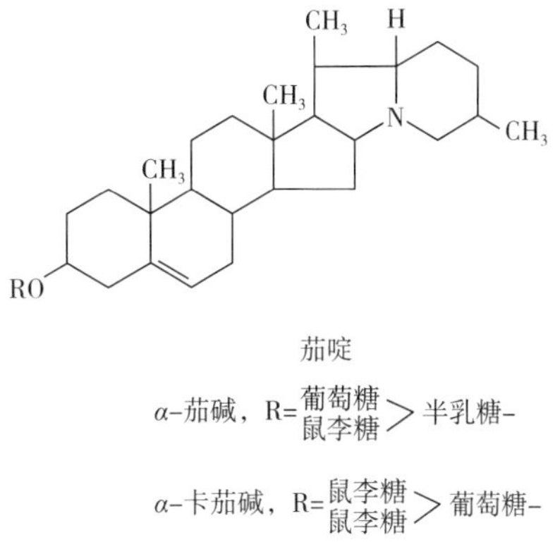

图 16.3　茄碱和卡茄碱的结构（半乳糖苷与葡萄糖和鼠李糖相连，构成 R 基团；或者葡萄糖苷与鼠李糖和鼠李糖相连，构成 R 基团）

马铃薯（*Solarium tuberosum*）是茄科植物中的一种，该科还包括烟草（*Nicotianatabacum*）和致命茄（*Atropa belladonna*）。西红柿和茄子也属于茄科植物，这两种植物也含有甾体糖苷生物碱，其含量通常较低，没有危险。马铃薯中茄碱和卡茄碱的含量变异较大，两者比例大致相同。

茄碱和卡茄碱是有效的乙酰胆碱酯酶抑制剂，乙酰胆碱酯酶是神经突触正常运作所必需的酶。茄碱和卡茄碱可抑制中枢神经系统，造成严重的中毒后果，甚至死亡。此外，茄碱和卡茄碱还能够破坏红细胞和其他细胞的细胞膜，导致胃肠道症状和出血症状。马铃薯生物碱中毒的典型症状包括胃肠道症状（腹痛、恶心、腹泻和呕吐）和神经系统症状（冷漠、嗜睡、精神错乱、呼吸困难、脉搏急促无力、低血压，严重者出现昏迷和死亡），慢性毒性症状尚不明确。

通常食用的马铃薯中含有的糖苷生物碱不足以引起急性症状。马铃薯块茎一般只含有20~130mg/kg的糖苷生物碱，不会导致中毒。在绿色马铃薯块茎、马铃薯芽、马铃薯叶和某些野生马铃薯块茎中发现了较高含量的糖苷生物碱。当食用糖苷生物碱含量为300~800mg/kg的马铃薯块茎时会引起人体中毒，这些糖苷生物碱对人的毒性口服剂量为2~5mg/kg体重。当马铃薯块茎中糖苷生物碱含量为200mg/kg时，达到了商品马铃薯的食用安全上限，那么一个成年人摄入4~5个170g的块茎便会发病。由于其绿色块茎可能含有大量的糖苷生物碱，因此，人类的病例几乎总是与摄入绿色块茎有关。

c. 蘑菇

有毒蘑菇种类繁多，有时即使是专业的采菇人也难以辨别。大部分的蘑菇中毒都是发生在野外采摘蘑菇的人身上，但是随着越来越多的野生蘑菇进入零售店，更多的消费者将面临发生中毒的风险。表16.5列出了一些已知的有毒蘑菇及其毒素，根据毒素的结构及产生的症状将其分为7类。

第Ⅰ类鹅膏毒肽绝对是蘑菇毒素中最危险的毒素，每克干鬼笔鹅膏（*Amanita phalloides*）中含有2~3mg的鹅膏毒肽，一个蘑菇就能杀死一个成年人。鹅膏毒肽是环状八肽，而相关的鬼笔毒肽则是环状七肽。鬼笔毒肽的毒性比鹅膏毒肽小得多，这可能是由于其在胃肠道中吸收不良所致。

摄入蘑菇后6~24h内就会出现鹅膏毒肽中毒症状：第一阶段主要是胃肠道症状，伴有腹痛、恶心、呕吐、腹泻和高血糖。随后通常会有一段短暂的缓解期。中毒的第三个阶段会发生严重的肝肾功能障碍，通常也是致命的阶段，这个阶段的症状包括腹痛、黄疸、肾功能衰竭、低血糖、抽搐、昏迷和死亡。通常在症状出现后的第4~7天死亡，死亡的原因是低血糖休克。没有死亡的病例经过2周的积极治疗后也可能恢复。

表16.5　一些有毒蘑菇及其毒素

物种	俗称	已知毒素（类别）
鬼笔鹅膏	死亡帽	鹅膏毒肽（Ⅰ类）
		鬼笔毒肽（Ⅰ类）
毒蝇鹅膏菌	毒蝇伞	毒蝇碱（Ⅲ类）
		蟾蜍色胺（Ⅵ类）
		鹅膏毒肽（Ⅰ类）
		鬼笔毒肽（Ⅰ类）
		鹅膏蕈氨酸（Ⅴ类）
		毒蝇蕈醇（Ⅴ类）
白霜杯伞	—	毒蝇碱（Ⅲ类）
墨汁鬼伞	—	鬼伞毒素（Ⅳ类）
鹿花菌	—	鹿花蕈素（Ⅱ类）
墨西哥裸盖菇	墨西哥蘑菇、魔力蕈类、死神蘑菇	光盖菇素（Ⅵ类）
		光盖伞辛（Ⅵ类）

第Ⅱ类毒素是肼类，如鹿花蕈素。在食用鹿花菌（*Gyromitra esculenta*）6~12h 后通常会出现腹胀、恶心、呕吐、水样或血样腹泻、腹痛、肌肉痉挛、晕厥和运动协调能力丧失等症状。极少数情况下，可能会出现抽搐、昏迷甚至死亡。

第Ⅲ类毒素影响自主神经系统，使人以毒蕈碱样症状为特征。食用含有这些毒素的蘑菇后的几分钟到几小时内，患者会出现出汗、流涎和流泪综合征、视物模糊、腹部绞痛、水样腹泻、瞳孔收缩、低血压和脉搏减慢。当毒蘑菇（如白霜杯伞）中仅含这一种毒素时，通常不会死亡，而毒蝇伞中还含有Ⅰ类毒素，因此可能会出现致命性的综合症状。

鬼伞毒素是典型的第Ⅳ类毒素，它只有在与酒精一起的作用下才会引发症状，该症状通常是在饮酒后 30min 左右开始显现的，并在食用蘑菇后的持续 5d 内均可出现症状。症状特征包括面部和颈部潮红、颈部静脉扩张、手肿胀和刺痛、金属味、心率过速和低血压，进而出现恶心和呕吐，这也是对自主神经系统作用的结果。

第Ⅴ和Ⅵ类毒素主要作用于中枢神经系统，使人产生幻觉。第Ⅴ类毒素是异噁唑衍生物，包括鹅膏蕈氨酸和毒蝇蕈醇，在摄入后 30min~2h 内会导致身体不协调、蹒跚、肌肉抽搐和痉挛、亢进、昏迷状睡眠和幻觉。第Ⅵ类毒素包括裸盖菇素和光盖伞辛，为吲哚类物质，在摄入该类毒素 30~60min 开始出现症状，包括愉快或忧虑的情绪、莫名其妙地大笑和欢闹、强制性运动、肌无力、嗜睡、幻觉，最后进入睡眠状态，可自行恢复。墨西哥蘑菇因其具有致幻作用被用作娱乐性药物，然而这些蘑菇中的致幻剂含量千差万别，因此使用后可能会出现长期而严重的副作用。有儿童意外食用了裸盖菇属（*Psilocybe*）蘑菇而出现死亡的报道。更常见的是，患者会经历持续性的后遗症，并被送往精神病院。

表 16.5 中未列出第Ⅶ类毒素。已经明确，许多蘑菇在食入后几分钟到几小时内会引起恶心、呕吐、腹泻和腹痛，但尚未识别造成这些症状的毒素。

尚未纳入该经典分类中的另一类蘑菇毒素是奥来毒素（Orellanine）和奥雷林（Orelline），该毒素存在于各种丝膜菌属（*Cortinarius*）中，尤其是毒丝膜菌（*Cortinariusorellanus*）。奥莱毒素是一种肾毒素，通常在食用蘑菇 36h 至 14d 后才会出现症状，包括恶心、感觉异常、厌食、胃肠道功能紊乱、头痛、强烈灼热口渴、少尿，最终导致肾功能衰竭。通过长时间的间歇性透析，肾功能可能缓慢恢复至正常，死亡率曾经达到 15%，但经过透析治疗的患者几乎没有死亡的报告。奥莱毒素中毒主要发生在欧洲，美国也出现过少数病例。

16.4.2.4　过量摄入天然存在的成分的危害

有毒化学物质的剂量是造成危害的决定性因素，只有在过量食用含毒素食品时才会造成食源性中毒。比如木薯和利马豆中的氰基糖苷，就属于这类食源性中毒。

许多植物都含有氰基糖苷，例如利马豆中的亚麻苦苷（图 16.4）。在食品储存和加工过程中，植物组织中存在的酶可以把这些化合物酶解释放氰化物，或者在摄入后，食物在胃酸的作用下也可释放出氰化物。植物中氰化物的含量因植物的种类、品种和植物部位的不同而不同（表 16.6）。商业利马豆（美洲白豆）中氰化物的含量比一些野生品种低得多。

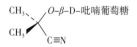

图 16.4　亚麻苦苷的结构式

表 16.6　各种植物中氰化物的最大产量

植物	HCN 产量/ （mg/100g 湿重）
苦杏仁	250
苦木薯	
干根皮	245
全根	53
新鲜根皮	89
新鲜茎皮	133
叶	104
高粱——全株，未成熟	250
利马豆变种	
爪哇岛（彩色）	312
波多黎各（黑色）	300
缅甸（白色）	210
美国亚利桑那州（彩色）	17
美洲（白色）	10

摘自 Montgomery, R. D., 1980. Cyanogens. In: Liener, I. E. (Ed.), Toxic Constituents of Plant Foodstuffs. Academic Press, New York, pp.143-160.

氰化物可与线粒体中的血红素蛋白和血液中的血红蛋白结合，从而抑制细胞呼吸。氰化物还可以阻止氧气与血红蛋白结合，导致"发绀"，即皮肤和黏膜呈现青紫色。氰化物中毒的症状包括快速发作的麻木和头晕、精神错乱、昏迷、发绀、颤搐、抽搐、昏迷和死亡。人口服致死剂量为 0.5~3.5mg/kg 体重，氰化物可从胃肠道被迅速吸收。

合理数量的利马豆或木薯中含有的氰化物并不足以引起中毒症状。美国的利马豆品种中 HCN 产量较低，按湿重计算约为 10mg/100g。假设氰化物致死剂量为 0.5mg/kg，70kg 的成年人不太可能摄入 35mg 氰化物或 350g 利马豆。氰化物可从体内排泄出来，不会在体内蓄积。在非洲和南美洲的部分地区，出现过与木薯有关的氰化物中毒事件，因为那里的人们有时候几乎没有其他食物可吃，但没有死亡案例报告。果核中氰化物含量远远高于利马豆或木薯中的含量，已经发生过因食用果核引起包括死亡在内的不良反应。

16.4.2.5　异常消费者食用天然成分的危害

食物中的某些天然成分只对敏感性高的消费者有害，例如，在第 1 章食源性疾病过程中讨论过的那些患有食物敏感或食物代谢障碍的个体。

16.4.2.6　非常规方式加工或制备的食品中天然成分的危害

多年来，人类已经学会了如何去除食物中的许多有害成分。例如，未加工状态下，大豆含有胰蛋白酶抑制剂、凝集素、淀粉酶抑制剂、皂苷、抗维生素因子和其他潜在危险因素。其中最重要的是胰蛋白酶抑制剂和凝集素，可通过加热大豆使其失活。发酵也可以破坏其中的某些有毒成分，酱油和豆腐等发酵豆制品去除了有害成分，其他豆类中也含有类似的有毒物质。加工过程可以去除或灭活许多食品中含有的有毒物质。食品技术人员应了解原料中天然存在的有毒物质，并确保这些有毒物质在加工食品中的剂量不会对人体造成危害，比如未煮熟或生的四季豆中含有凝集素，而凝集素可与细胞膜表面的糖残基结合，导致红细胞溶血和肠道损伤，引起恶心、腹痛、呕吐和血性腹泻。完全煮熟的四季豆中凝集素会失活，四季豆是英国人常吃的食物，由于新近移居到英国的移民者不了解彻底煮熟四季豆的重要性而出现了一些问题，那些把生豆子泡在水里，不经加热或未完全煮熟就食用的消费者出现了急性胃肠道症状。

16.5　总结

显然，许多存在于食物中的天然成分都是有毒的。自然产生和人工合成物质之间的区别，对食品的安全性来说是没有意义的。政府的大量监管集中于食品中的合成物质，但对于食品中的天然有毒物质，无论存在与否还是存在水平，都鲜有监管。这些天然产物的安全性主要取决于食品的适当加工制备以及某些有毒物质本身的低水平含量。然而有时候不慎摄入的某些天然物质也会产生致命的后果。

参考文献

Committee on Food Protection, National Academy of Sciences, 1973. Toxicants Occurring Naturally in Foods, second ed. National Academy of Sciences, Washington, DC.

Erban, A.M., Rodriguez, J.L., McCullough, J., Ownby, D. R., 1993. Anaphylaxis after ingestion of beignets contaminated with *Dermatophagoides farinae*. Journal of Allergy and Clinical Immunology 92, 846－849.

Hu, W.J., Zhang, G.S., Chu, F.S., Meng, H.D., Meng, Z.H., 1984. Purification and partial characterization of flavotoxin A. Applied and Environmental Microbiology 48, 690－693.

Jaffe, W. G., Seidl, D. S., 1992. Toxicology of plant lectins. In: Tu, A.T. (Ed.), Handbook of Natural Toxins. Food Poisoning, vol. 7. Marcel Dekker, New York, pp. 263－290.

Keating, J. P., Lell, M. E., Straus, A. W., Zarkowsky, H., Smith, G.E., 1973. Infantile methemoglobinemia caused by carrot juice. New England Journal of Medicine 288, 824－826.

Liener, I. E. (Ed.), 1980. Toxic Constituents of Plant Foodstuffs, second ed. Academic Press, New York.

Marais, J. P., 1997. Nitrate and oxalates. In: D'Mello, J.P.F. (Ed.), Handbook of Plant and Fungal Toxicants. CRC Press, Boca Raton, FL, pp. 205－218.

Montgomery, R.D., 1980. Cyanogens. In: Liener, I.E. (Ed.), Toxic Constituents of Plant Foodstuffs. Academic Press, New York, pp. 143－160.

Noah, N.D., Bender, A.F., Reaidi, G.B., Gilbert, R.J., 1980. Food poisoning from raw red kidney beans. British Medical Journal 6234, 236－237.

Sinden, S.L., Deahl, K.L., 1994. Alkaloids. In: Hui, Y.H., Gorham, J.R., Murrell, K.D., Cliver, D.O. (Eds.), Foodborne Disease Handbook. Diseases Caused by Hazardous Substances, vol. 3. Marcel Dekker, New York, pp. 227－259.

SpoerkeJr., D.G., 1994. Mushrooms: epidemiology and medical management. In: Hui, Y.H., Gorham, J.R., Murrell, K.D., Cliver, D.O. (Eds.), Foodborne Disease Handbook. Diseases Caused by Hazardous Substances, vol. 3. Marcel Dekker, New York, pp. 433－462.

Tyler, V.E., 1993. The Honest Herbal a Sensible Guide to the Use of Herbals and Related Remedies, third ed. George F. Stickley, Philadelphia, PA.

Van Veen, A.G., 1967. The Bongkrek toxins. In:

Mateles, R.I., Wogan, G.N. (Eds.), Biochemistry of Some Foodborne Microbial Toxins. MIT Press, Cambridge, MA, pp. 43-50.

Wirtz, R.A., Taylor, S.L., Semey, H.G., 1978. Concentrations of substituted p-benzoquinones and 1-pentadecene in the flour beetles *Tribolium confusum* J. Du Val and *Tribolium castaneum* (herbst). Comparative Biochemistry and Physiology 61B, 25-28.

17

海产品毒素

E. A. Johnson[1]，E. J. Schantz[†]

1　威斯康星星-麦迪逊大学，麦迪逊，威斯康星星州，美国

17.1　引言

在本书成书前的 50 年中，全球水产品产量（包括海鱼、贝类和淡水鱼，在本章中统称为"海鲜"）显著增加，人均海鲜消费量达到了历史最高水平。海鲜供应量以每年 3.2% 的速度增长，超过世界人口的增长速度（1.6%）。海鲜产量对于世界和国家发展、可持续食物供应、食品安全以及减轻饥饿和贫困都是至关重要的。海鲜中富含许多营养素，是人类健康而美味的食物。捕捞渔业和水产养殖提供了占全球消费量 14%～16% 的动物蛋白，超过 10 亿人以海鲜作为蛋白质的主要来源。海鲜产量的稳定增长主要依靠水产养殖，2016 年水产养殖量占海产品总供应量的 46%，而海洋捕捞量保持相对恒定或略有下降。水产养殖是增长最快的动物食品生产行业，每年增长约 6.6%，并且在某些国家（尤其是在中国和其他亚太地区）显著增长。水产养殖的劳动

力人数增加超过 5.4 亿人，占全球人口的 8.0%。据估计，每一个从事捕捞渔业和水产养殖业的人，在其相关活动中，还将增加 3 个工作岗位。

尽管鱼和贝类营养丰富且健康，但它们也可以成为很多食源性疾病的媒介，与食源性疾病的传播有关，包括细菌和病毒感染以及毒素中毒（包括葡萄球菌中毒、弧菌感染和肉毒毒素中毒）。本书其他各章将讨论这些主题。最近的研究也证明了在 2016 年奥运会所在地巴西里约热内卢发现了具有抗药性的"超级细菌"，会导致肺和血液感染。有害藻华（HAB）中会产生传染性细菌和毒素，这些藻华对人类和动物健康以及环境具有负面影响。全球食源性疾病的影响是巨大的，世界卫生组织最近对其进行了总结。

海鲜在传播由微藻和细菌产生的非蛋白、热稳定的低分子质量毒素引发的疾病方面也具有独特性。海鲜毒素在许多地区引起各种人类

注：† 表示已故。

和动物疾病，其中一些疾病数百年前已被认知，例如麻痹性贝类中毒（PSP）、河豚中毒（PFP）和神经毒性贝类中毒（NSP），而其他诸如失忆性贝类中毒（ASP）和腹泻性贝类中毒（DSP），最近才被识别。污染贝类，包括贻贝、蛤、鸟蛤、牡蛎、扇贝和其他以有毒微藻为食的贝类，是海鲜中毒的主要载体。一些毒素引起的疾病中，一个蛤或贻贝含有足够杀死一个人的毒素，但其对贝类则没有明显的健康或感官影响，有毒海鲜的正常外观和味道给疾病控制带来了困难。

除贝类外，某些污染细菌（鲭鱼中毒）或以有毒藻类为食的有鳍鱼类也能引起人的食源性疾病。蓝细菌（蓝绿藻）和某些真核藻类（例如费氏藻）已经引起了毁灭性的水源性动物中毒以及零星的人类中毒事件。有害藻华也可导致人和动物的致病菌生长，妨碍湖泊和海岸娱乐观光，并危害环境。在过去的50年里有害藻华发生了显著的扩张。

随着省际和国际海产品运输的增加，几乎所有食用有鳍鱼和贝类的人都面临海鲜中毒的风险。有证据表明，海鲜中毒的发生频率在增加，正出现一些新型毒素。在美国、加拿大和其他国家/地区，政府对沿海水域海鲜中的有毒藻类和毒素进行了监测、预警，降低了食用有毒水产品的风险。研究人员应寻求改善策略，以减轻有害藻华及其相关毒素和病原体的形成和传播，建立已报道贝类毒素的风险评估和危害特征描述方法。

17.2 水产品毒素病因概述

鱼类和贝类中公认的能引起人中毒的有毒物质主要包括失忆性贝类毒素（Amnesic Shellfish Poisoning，ASP）、西加鱼毒（Ciguatera Fish Poisoning，CFP）、腹泻性贝类毒素（Diarrhetic Shellfish Poisoning，DSP）、神经毒性贝类毒素（Neurotoxic Shellfish Poisoning，NSP）、麻痹性贝类毒素（Paralytic Shellfish Poisoning，PSP）、河豚毒素（Puffer Fish Poisoning，PFP）、鲭鱼毒素（Scombroid Fish Poisoning，SFP）和某些其他罕见毒素。除了鲭鱼毒素（SFP）是由于冷藏不当导致鱼体污染细菌后变质所产生之外，大部分毒素是由海洋单细胞藻类或浮游植物产生的。在5000多种已知的浮游植物中，有60~80种会产生有害毒素。仅仅在本书成书30年前，人们发现的有毒物种还不到25种。有时藻类大量繁殖并形成"藻华"，在附近水面可见色斑。"赤潮"是有害藻华的通称，原因是藻类的色素导致了独特的颜色。藻华的颜色取决于藻类，呈现为红色、棕色或绿色。根据早期的记录和民间传说，有毒藻华的大量出现已有数百年，但直到最近（此书成书时）人们才准确识别引起藻华的藻类。对水生生态系统有直接和间接伤害的单细胞微藻过度增长导致了藻华，这些几乎存在于所有水生环境和健康生态系统中的藻类具有益处，例如产生地球上约50%的氧气。据报道，全球有毒藻华的发生频率、强度和地理范围都在增长，它们对渔业、水产养殖业和人类健康都造成明显的负面影响。与这种增长有关的生态因素尚不完全清楚，但公认的是污染和洋流上升增加了水中可利用的养分。气候、污染、农业耕作和其他影响健康生态系统的全球性活动都可能与藻华有关。

微藻毒素是微藻的次生代谢产物，并通过

食物链传递，聚集于贝类和有鳍鱼体内，但有毒海鲜通常完好无损，看似无害。大多数毒素在毒性水平时无色无味，这种毒素污染模式，再加上其热稳定特性，使得在预防海鲜中毒方面存在相当大的困难。目前，预防海鲜中毒的措施，主要是在收获时对海鲜商品中的毒素进行检测和监测。

17.3　海鲜中毒的发生频率和经济损失

据报道，全球范围内每年约有 60000 例海鲜中毒，至少有 100 例死亡。像大多数其他食源性疾病一样，肯定有至少 10~50 倍的未报告案例，因为许多海鲜中毒病例都是轻度、未报告或误诊的。全世界最常见的中毒是 PSP、SFP 和 CFP。其中，PSP 可能是海鲜中毒中地域最广的，而大多数海鲜中毒都集中在靠近海鲜收获地区的位置。

1978 年以来，美国海鲜中毒事件包括 ASP、CFP、NSP、PSP 和 SFP。在美国，尚未证实侵袭人类的 DSP 事件，但加拿大曾有过一次大暴发。美国疾病预防控制中心（CDC）发布的《发病率和死亡率每周报告》，以前仅列入了 CFP、PSP 和 SFP，类别为"化学中毒"。在美国，80% 的海鲜中毒是由 CFP 和 SFP 引起的。2007—2011 年，蓝细菌或藻类致人中毒 458 例。据 CDC 报告，1992—1997 年，化学中毒约占暴发总数的 17%，约占食源性疾病总数的 1%。1992—1997 年的化学中毒发生率低于 1973—1987 年，1973—1987 年的化学病因分别约占暴发总数和所有病例的 25% 和 4%，这可能是因为暴发定义的改变而造成

的。现在的定义是，因摄入普通食物而引起的两个或两个以上患类似疾病（肉毒毒素中毒除外）称为中毒暴发，但在 1992 年之前，单独一例海鲜中毒即报告为中毒暴发。CDC 列表中不包括游轮上的食源性疾病暴发。在美国，1983 年和 1992 年海鲜食品在传播食源性疾病的产品列表中排名第三，在此期间，加拿大估计有 2970 例食源性疾病是由海鲜中毒引起的，美国则报告了 260 例。

根据 CDC 的报告，美国在 1993—1997 年暴发了西加鱼毒素中毒 60 起，共 205 例，SFP 中毒 69 起，共 297 例，贝类毒素中毒（推测是 PSP）1 起，共 3 例。与早期的报告不同，没有因海鲜中毒而导致死亡的案例。在早期（1988—1992 年）的食源性疾病报告中，西加鱼毒素中毒 42 起，共 176 例；SFP 中毒 76 起，共 514 例（含死亡 1 例），PSP 中毒 5 起，共 65 例（含 2 例死亡）。

2003 年疾病预防控制中心和国家环境卫生中心联合研发新的健康监测系统，为与 HAB 有关的疾病建立了"有害藻华相关疾病的疾病监控系统（HABISS）"，已在 2016 年更新为"同一健康藻华系统"（One Health Harmful Algal Bloom System，OHHABS）。OHHABS 的目标是提供监测资源并收集信息，以支持对 HAB 和 HAB 相关疾病的了解和预防（www.cdc.gov/habs/ohhabs.html）。OHHABS 与全国性暴发报告系统整合，收集美国有关疾病暴发中各种疾病的数据，包括水源性（包括饮用水）、食源性和其他疾病来源。

17.4　失忆性贝类毒素（多摩酸）

失忆性贝类毒素多摩酸（ASP），也称软骨

藻酸，是威胁人类生命的贝类毒素，可引起肠胃炎，影响中枢神经系统。这是由于食用了被假硝化硅藻产生的多摩酸污染的贝类造成的（表17.1）。自1987年有人吃了加拿大爱德华王子岛的有毒蓝贻贝引起海鲜中毒，才被人们认知。在此次暴发之前，不认为假硝化硅藻（diatom Pseudonitzschia）会产生对人类或动物有毒的毒素。加拿大暴发的疫情中，大多数人都表现有肠胃炎，包括呕吐（75%）、腹泻（42%）和腹部绞痛（49%），而一些患有基础慢性疾病的老年人则在48h内出现神经系统症状，包括记忆力减退、精神错乱、神志不清、癫痫发作、昏迷或颅神经麻痹，某些患者经历了至少5年的记忆丧失，有些患者无法认出家族成员或执行简单的任务。在70岁以上的老年患者记忆力减退要比年轻患者更常见。有证据表明，肾功能受损的人可能面临更高的患多摩酸神经毒性的风险，因为其钝化和排出毒素的能力受损。在加拿大暴发的疫情中有107人感染，3名患者在食用贻贝后3周内死亡。目前，对ASP除了支持疗法，没有其他的治疗办法，用药物控制癫痫发作，有可能减少脑部病变的程度。

表17.1 海鲜中毒毒素

毒性综合征	毒素来源	地理区域	受影响的食物	主要毒素	发病时间；疾病持续时间	主要症状	处理办法	预防措施
失忆性贝类中毒	硅藻：大亚湾拟菱形藻属（Pseudonitzschia spp.）	加拿大东北部、美国西北部、欧洲、日本、澳大利亚和新西兰有罕见病例或影响动物的病例	贻贝、蛤、蟹、扇贝、海藻酸凤尾鱼		数小时；数月到数年	n、v、d、p、r	支持疗法（呼吸）	海鲜监测、海鲜检疫、快速报告
西加鱼毒	有毒的鞭毛藻：双鞭藻岗比毒甲藻（Gambierdiscus toxicus）、原甲藻（Prorocentrum spp.）、蛎甲藻属（Ostreopsis spp.）、单库里亚藻（Coolia monotis）、横裂甲藻属（Thecadinium spp.）、强壮前沟藻属（Amphidinium carterae）	世界各地的热带地区，美国主要在佛罗里达州附近	可食用的热带鱼、梭子鱼、卡哈拉、鲷鱼、石斑鱼	西加毒素	数小时；数月到数年	n、v、d、t、p	支持疗法	海鲜监测、海鲜/区域检疫、快速报告

续表

毒性综合征	毒素来源	地理区域	受影响的食物	主要毒素	发病时间;疾病持续时间	主要症状	处理办法	预防措施
腹泻性贝类中毒	有毒的鞭毛藻:鳍藻(*Dinophysis* spp.)、原甲藻(*Prorocentrum* spp.)	主要在欧洲、日本,智利、东南亚和新西兰有罕见病例	贻贝、蛤、扇贝	冈田酸	数小时;数天	d、n、v	支持疗法	海鲜/水监控、海鲜/区域检疫、快速报告
阿扎螺旋酸贝类中毒	有毒的鞭毛藻:环胺藻属(*Azadinium* spp.)厚甲原多甲藻属(*Protoperidinium crassipes* spp.)	欧洲、北非、日本	贻贝、蛤、牡蛎	氮杂螺菌酸及其衍生物	数小时;数天	d、n、v	支持疗法	海鲜/水监控、海鲜/区域检疫、快速报告
神经毒性贝类中毒	短裸甲藻(*Gymnodinium breve*)或其他物种	墨西哥湾、南大西洋枯萎病疫区、新西兰	海湾干贝、蛤、牡蛎、圆蛤	短裸甲藻毒素	30min到几个小时;几个小时	n、v、d、b、t、p	支持疗法	海鲜/水监控、海鲜/区域检疫、快速报告
麻痹性贝类中毒	有毒的鞭毛藻:亚历山大藻属(*Alexandrium* spp.)、链状裸甲藻(*Gymnodinium catenatum*)、巴哈马麦甲藻(*Pyrodinium bahamense*)	全球沿海地区	贻贝、蛤、海湾扇贝、圆蛤、某些鳍鱼	石房蛤毒素	5~30min;几个小时到几天	n、v、d、p、r	支持疗法(呼吸)	海鲜监测、海鲜/区域检疫、快速报告

续表

毒性综合征	毒素来源	地理区域	受影响的食物	主要毒素	发病时间；疾病持续时间	主要症状	处理办法	预防措施
河豚中毒	河豚，毒性物质存在于其肝、性腺和鱼卵中，可能是细菌产生的	日本和中国附近的太平洋地区，在美国有罕见病例	河豚	河豚毒素	5~30min；偶见几个小时到几天	n、v、d、p、r、b、p（呼吸）	支持疗法	规范食物来源和准备工作、快速报告
鲭鱼中毒	高温（>5℃）下鱼类的细菌分解	世界范围	各种鱼，常见于鲯鳅、金枪鱼、青鱼、鲭鱼、鲣鱼	组胺	10~90min；数小时	a、d、h、v	支持疗法；抗组胺药	规范的食品处理、保持温度<5℃

注：症状：a 表示过敏样；b 表示支气管收缩；bp 表示血压降低；d 表示腹泻；n 表示恶心；p 表示感觉异常；r 表示呼吸窘迫；t 表示温度感的逆转；v 表示呕吐。

调查人员无法在有毒的加拿大贻贝中发现致病菌或病毒感染，或者重金属、有机磷杀虫剂等有毒物质。使用设计用于检测贝类毒素（STX）（分析化学家协会，1997 年）的小鼠实验，发现贻贝提取物通常在腹腔注射 15~45min 内导致小鼠死亡，但是症状不同于 PSP，肩部和后腿表现独特的抓挠综合征，随后抽搐、死亡。通过检查贻贝，发现其消化腺内含有绿色浮游植物。调查人员迅速纯化出多摩酸，并证明它可以引起小鼠类似的独特症状。每千克有毒贻贝的组织中含有多达 900mg 的多摩酸。尽管有几种藻类可以产生多摩酸，但发现在暴发时，笔状硅藻——尖刺拟菱形藻多列生长型（Nitzschia pungens f. multiseries）生长旺盛，且含有多摩酸。分离到的菱形藻在培养基中产生了多摩酸，表明硅藻不仅仅是毒素的载体，而且是病原体。多摩酸是 Nitzschia pungens f. multiseries 藻在无菌培养时的次级代谢产物。有证据表明，多摩酸是由菱形藻（Nitzschia）、海人草（Digenea）、旋叶藻（Vidalia）、绯缄藻（Amansia）和树状软骨藻（Chondriaarmata）属中的少数物种产生的。目前拟菱形藻属（Pseudonitzschia）中的某些种被认为是多摩酸的主要生产者。

多摩酸是水溶性的，分子质量为 311u，它包含一个谷氨酸样部分，是红藻氨酸的类似物。红藻氨酸与某些中枢神经系统中的受体结合，以兴奋毒素的方式刺激谷氨酸释放。有证据表明，多摩酸会影响钙的传递并刺激钙依赖性过程，该过程的调节来自突触前神经末梢谷氨酸的释放。已证明多摩酸对包括啮齿动物和灵长类动物在内的多种模型动物具有兴奋性，高剂量还可诱发癫痫。多摩酸会造成啮齿动物多个大脑区域神经元的损失，尤其是海马。1987加拿大暴发的疫情中受害者的脑组织尸检时发现，有几个区域都有损害，包括海马、杏仁核、丘脑和大脑皮层。据估计小鼠腹腔注射中位致死剂量为 3.6mg/kg 体重，ASP 中毒事件表明中毒者是在摄入 1~5mg/kg 体重后发生的。事实证明，多摩酸会导致多种海洋动物死亡，包括鸟类和海洋哺乳动物，如海狮和座头鲸。

最初，采用小鼠腹腔试验检测 PSP 来研究海鲜中的多摩酸毒性，但是，这种测定方法始终不够灵敏，无法达到加拿大监管所要求 20μg/g 组织含量水平。无损萃取方法结合反相色谱分离和 242nm 紫外波长检测，已于 1990 年被分析化学家协会首次正式采用，该方法的检测限是约 1μg/g 组织。其他生化方法还研究了检测多摩酸的灵敏性和准确性，加拿大和英国海鲜中的 PSP 限量指南为 0.8mg/kg 可食用肉。

尽管全球海洋中都存在有毒的拟菱形藻属物种（*Pseudonitzschia*），但很少有 ASP 影响人或动物的中毒事件暴发。第一次暴发是在 1987 年的加拿大，随后是 1991 年 9 月在美国加利福尼亚州蒙特雷的海鸟中大范围暴发，从该地区收获的南方拟菱形藻（*Pseudo-nitzschia australis*）中发现了高水平的多摩酸。由于凤尾鱼是该地区海鸟的主要食物来源，很可能由草食鱼类（例如凤尾鱼）传递毒素。

在欧洲某些地方已经报告了人类暴发。多摩酸中毒还导致海狮和座头鲸死亡。ASP 暴发侵袭了食用竹蛏的 24 人，表现为胃肠道症状，其中 2 例进展为温和神经系统症状，调查发现

美国华盛顿州和俄勒冈州的竹蛏和大吉蟹中都含有多摩酸。

监测浮游植物藻华中是否存在多摩酸（1987 年暴发的病因）有助于预防 ASP。建议对可疑地区的贝类进行测试，不应捕捞多摩酸含量 ≥20mg/kg 的贝类供人类食用。如果发现贝类的多摩酸水平 5~20mg/kg，要密切监视捕捞区域。在美国，双壳贝类和煮熟的蟹内脏中多摩酸限量分别为 20 或 30mg/kg 组织。1988 年，美国开展了"国家贝类卫生计划"，这是一项合作计划，旨在减少食用有毒贝类的风险，该计划包括暴发时的应急方案，以及颁发给采收者、加工者和分销商的证书，同时跟踪贝类的运输。针对 PSP 的贝类监测最广泛，但对多摩酸的监测程度较小。

1998 年，加拿大和美国的合作监测计划在华盛顿州、加利福尼亚州、俄勒冈州、阿拉斯加、芬地湾、不列颠哥伦比亚省和爱德华王子岛的海产品中发现了多摩酸。此外，还在澳大利亚、欧洲、日本和新西兰的海产品中检测到低浓度的多摩酸。除了监测多摩酸外，贝类净化方法也可以让贝类脱毒，但其效率变化很大，取决于动物的种类和毒素类型，因此净化不是一种统一的脱毒方法。

17.5　西加鱼毒（也称雪卡毒素）

西加鱼毒（Ciguatera Fish Poisoning, CFP）是最常见的海鲜相关毒素之一，由进食热带珊瑚礁和岛屿栖息地的鳍鱼引发，从食物链上的表皮鞭毛藻便开始积累西加鱼毒（CTX）。据估计，以往全世界每年发生此类病例约 2 万例。每年 CDC 会报告 10~20 次暴发，其中美

国有 50~100 例。暴发通常发生在美国夏威夷、波多黎各、维尔京群岛和佛罗里达州，但也可能发生在其他鳍鱼消费地区。

在加勒比和太平洋区域，多达 400 种鱼类与西加鱼毒中毒事件有关（表 17.1），最常涉及的是鲹科（*Carrangidae*）的琥珀鱼、鲷鱼、石斑鱼、梭子鱼、山羊鱼和礁鱼，如表 17.1 所示，已知有多种鞭毛藻产生 CTX。

西加鱼毒中毒可能涉及胃肠道、神经系统和心血管系统症状（表 17.1）。胃肠道症状包括腹泻、腹部疼痛、恶心和呕吐，这些通常会在食入鱼后几小时内发作，且只持续几个小时。神经系统症状通常在食用后 12~18h 内发生，轻重不一。神经系统症状和体征包括逆转温度感觉（如冰淇淋尝起来很热、热咖啡喝起来很冷），肌肉疼痛，头晕，嘴唇、舌头和手指发麻或麻木，口中有金属味道，口干，焦虑，出汗，散瞳，视物模糊和临时失明，也有瘫痪和死亡的记录，但很少见。个别患者的症状和恢复时间差异很大，恢复可能需要数周、数月甚至数年的时间，CFP 的慢性影响尚未阐明。静脉注射甘露醇可以缓解急性症状，建议使用阿米替林或托卡尼德治疗慢性症状。最常见的治疗方法是支持性治疗，要注意呼吸和心血管功能。总体而言，CFP 的死亡率低于 1%，但是各种鱼类暴发的比例在 0%~12%。

从有毒的鱼类和藻类中分离出了几种 CTX，它们属于一个亲脂性短裸甲藻毒素型聚醚化合物家族，原型化合物冈比亚毒素 - 4（Gambiertoxin - 4），是从岗比亚藻（*Gambierdiscus toxicus*）中分离并鉴定的，已经合成了短裸甲藻毒素 A。因为不同的藻类产生毒素的结构不同，结果发现一系列的 CTX，而且动物

或人类的新陈代谢可能会修饰这些毒素。至少确定了 8 种"天然"CTX 结构，检测到通过氧化代谢形成 11 个 CTX。CTX 的毒性机制涉及兴奋时结合并打开细胞膜上的钠和钙通道。像其他大多数海鲜毒素一样，通常通过小鼠生物测定法检测 CTX；也有免疫分析方法，包括试纸法和商品化试剂盒可供使用。

含有毒性水平 CTX 的鱼通常不会变质。对流行地区的鱼类和藻类中毒素进行监测和检测，以及聚集性暴发的迅速报告和治疗，可以预防和控制中毒。对于美国大多数消费者来说，流行地区输入的鱼是该病的传播媒介。

17.6 腹泻性贝类中毒

1976 年发生了食用有毒的贻贝、扇贝或蛤（表 17.1）导致的腹泻性贝类中毒（DSP）。DSP 主要出现在日本和北欧，但世界其他地区也有很多国家暴发，包括南美洲、非洲南部、东南亚和新西兰。DSP 是由轮藻产生的毒素引起的，DSP 通常不会致命，贝类在鞭毛藻低细胞密度（约 200 个细胞/mL）的环境压力下可能产生毒素。DSP 的特点是胃肠道症状，例如严重腹泻、恶心、呕吐、腹部痉挛以及进食有毒贝类后抽筋和发冷，会在 30min 至几小时内发作，通常会在 3d 内完全恢复。

鳍藻（*Dinophysis* spp.）和原甲藻属（*Prorocentrum* spp.）产生各种毒素，包含冈田酸、果胶毒素和耶司毒素，只有冈田酸导致腹泻综合征。某些鳍藻毒素似乎具有诱变、诱发癌症、肝毒性或免疫原属性，但是尚不清楚其对人类的慢性毒性作用。尽管常用小鼠实验检测 DSP 毒素的存在，但是液相色谱-质谱联用

法、免疫法、基于细胞毒性的方法也能用于检测。在日本和某些欧洲国家/地区已经对腹泻性贝类毒素进行了限量（通常小鼠实验无法检测到）。

17.7 原多甲藻酸贝类毒素中毒

原多甲藻酸贝类毒素中毒（AZP）是最近发现的一种食用贝类引起的腹泻性毒性综合征。AZP 在结构和活性机制上与 DSP 截然不同，其包含一系列类似物的毒素，它主要存在于贻贝中，但也存在于其他贝类中，包括牡蛎、蛤蜊和扇贝。症状类似 DSP，包括恶心、呕吐、腹泻和腹部绞痛。已经开发了用于测定 AZP 的灵敏液相色谱-质谱法，该方法证明了许多欧洲国家的贻贝中都存在该贝类毒素，最近在北部非洲和日本也有发现。原多甲藻酸贝类毒素是由鞭毛藻类的厚甲原多甲藻（Proto-peridinium crassipes）和刺环胺藻（Azadinium spinosum）产生的。动物实验表明，原多甲藻酸可导致严重的器官损害，包括肝、脾和小肠。大多数监管机构提出其限量为<0.16μg/g可食用组织。

17.8 神经性贝类毒素中毒

几个世纪前，在某些季节，当沿海水域变红期间，大量鱼类死亡，西班牙探险家和坦帕湾印第安人从中观察到神经性贝类毒素中毒（NSP）。19世纪末和1946年，有贝类中毒的报道。美国的 NSP 通常聚集于佛罗里达州附近地区（表17.1），旺盛期由墨西哥湾流传播，导致北卡罗来纳州暴发，新西兰也有暴发

记录。

NSP 的症状类似于雪西加鱼毒素症状，其中胃肠道和神经系统症状占主导（表17.1）。症状在 30min 至 3h 内出现，包括恶心、呕吐、腹泻、支气管收缩和感觉异常，一般在 2d 内消退。其症状通常不如西加鱼毒中毒症状那么严重，没有死亡的报道，但这种疾病仍然使人衰弱。西加鱼毒可以持续数周，但 NSP 则不然，NSP 通常会在几天内消退。其治疗属于支持性的，尚没有解毒剂。NSP 藻华会在海浪中雾化，并给海滩上的人们造成呼吸系统疾病，如类似哮喘的问题。NSP 在世界范围内似乎很少有记录，只在美国和新西兰暴发过。在西班牙和日本已经检测到与短裸甲藻（Gymnodini-um breve）相关的藻类，中毒事件与从这些地区收获的贝类有关。

研究发现从暴发疫情地方收集到的短裸甲藻会产生聚醚短毒素，含有与某些西加鱼毒类似的结构。短裸甲藻毒素导致神经和其他组织上的钠通道开放，通过小鼠试验或酶联免疫吸附试验测定。对水域中有毒藻类的监测和快速报告可以预防贝类中毒，部分沿海水域已经开展了相关工作，监测了短裸甲藻数量，并成功地阻止了疾病发生。

17.9 麻痹性贝类毒素中毒

麻痹性贝类毒素中毒（PSP）是一种严重的、有时甚至危及生命的中毒，是进食被 STX 和相关毒素污染的贝类所引起的。在全球范围内，PSP 的分布区域比其他藻类源海产品中毒的分布区域更广泛（表17.1）。PSP 于 1793 年首次被报道，当时乔治上尉号船上，有 5 名

加拿大温哥华的船员在食用贻贝后发病，一名水手在食用来自不列颠哥伦比亚省中部海湾的贻贝后丧生。18世纪，美国原住民也认识到了太平洋海岸有毒贻贝和蛤的PSP，并认为中毒与赤潮及相关的生物发光有关。PSP中毒是因为食用了以毒鞭毛藻为食的双壳软体动物（主要是贻贝、蛤、牡蛎、干贝）所致。在美国，PSP的地域分布多于其他鞭毛藻中毒，主要发生在西北太平洋地区海岸和阿拉斯加，以及新英格兰从马萨诸塞州到缅因州的地区。有毒藻类亚历山大藻属（*Alexandrium* spp.）的大量出现，以及北部加利福尼亚州和其他寒冷温带地区产生麻痹性贝类毒素的微藻物种，都是季节性的，主要发生在春天，在上升流中则可能持续到整个夏天。得益于当前的检测和控制程序，从沿海地区收获的商品化贝类很少导致疾病暴发。大多数的PSP暴发，都涉及休闲旅游的双壳贝类采集者，通常来自隔离区。

PSP的症状通常在食用有毒贝类后几分钟开始出现，最初会影响周围的神经系统。中毒的最初迹象是嘴唇、舌头和指尖有刺痛感，然后四肢和面部麻木，接下来是持续不断的步态失衡和肌肉强直，最后导致瘫痪。呼吸衰竭直至死亡可能发生在2~24h内，具体取决于所摄入的毒素量（认定2~4mg是人类的致死剂量）。如果病例能够存活24h，则预后康复良好，一般不会出现疾病的慢性影响。没有有效的解毒剂，中毒者应接受人工呼吸，可以给予支持性治疗。已经报道了对PSP受害者的急救措施，特别要注意给予患者心肺复苏和呼吸帮助，应迅速将患者送往有急救设施的医院。

STX是贝类中公认的第一毒素，并已得到广泛表征。导致PSP中毒的直接病因直到20世纪30年代才发现，属于沟藻属（*Gonyaulax*），该属浮游生物的培养物上清液对小鼠有致死性。从鞭毛藻华和有毒贝类中提取到了致命的物质——麻痹性贝类毒素或有毒贻贝毒素，现称为STX，是由爱德华（Edward J. Schantz）和他的同事纯化和鉴定的。从大量的美国加利福尼亚州有毒贻贝（*Mytilu scalifornius*）和来自阿拉斯加的黄油蛤（*Saxidomas giganteus*）中提取了有毒物质，对其纯化后发现其中含有四氢嘌呤衍生物。获得了优质的STX晶体，并描述了其三维结构，阐明纯化毒素STX的毒性机制。已证明该毒素依靠高亲和性选择性地结合兴奋膜的钠通道，和与河豚毒素（TTX）非常相似的方式完全阻断钠的内向运输，这些毒素由于其毒性而成为重要的神经生物学工具。

选择性和高亲和性阻断可控神经元和骨骼肌的兴奋膜钠通道，如同大多数其他海洋微藻毒素一样，PSP毒素以一系列相关化合物的形式出现，其中20多种已阐明其结构，称为STX、新毒素或淋菌毒素。尽管目前的分类学认为麻痹性贝类毒素是由各种鞭毛藻产生的（表17.1），但是有报道表明某些细菌，包括莫拉菌，在其培养物中产生了少量的STX或无活性的前体及衍生物。

预防PSP的措施，主要是通过积极监测沿海地区的藻华和海鲜中是否存在STX，并迅速提醒贝类加工业者和公众：食用特定地区的蛤蜊、贻贝和某些其他贝类，会对健康造成严重的危害。最初，在20世纪20年代，美国加利福尼亚州的早期调查员发挥了重要作用，其预防计划主要包括在海滩上张贴警告牌，提醒人们不要吃旺季的蛤蜊、贻贝和其他贝类。美国和加拿大的政府人员使用小鼠生物测定法的标准化检测方法进行 STX 检测，以确定贝类中是否存在危险水平的毒素。计划采集贝类的工作人员或娱乐性消费者，应与当地政府、州或国家卫生部门联系，以获取有关这些食物的安全性信息。

17.10　河豚毒素

通常，河豚毒素中毒与食用鲀形目的某些鱼类有关，因为它们会自我膨胀，这些鱼通常被称为府谷（日本河豚）、鲀鱼、球鱼或河豚（表 17.1）。几个世纪前，即已知食用这些鱼可能导致麻痹性中毒。PFP 最常发生在以河豚为佳肴的国家，例如中国和日本。PFP 可能致命，在本书成书前的 40 年中，约有 1800 名日本人因食用受河豚毒素污染和处理不当的河豚而死亡，河豚鱼的毒性取决于其来源和鱼的种类，以及它们是野生捕获的还是人工养殖的。

PFP 的症状与 PSP 相似，食用有毒河豚几分钟后，最先出现嘴唇、舌头和手指的刺痛和点刺感觉，然后在某些情况下可能会出现恶心、呕吐和胃肠道疼痛。根据食用毒素的量，会出现瞳孔和角膜反射丧失，继而呼吸窘迫。目前没有解毒剂，治疗是支持性的，尤其要注意保持呼吸。

河豚毒素于 1909 年首次分离，并命名为 TTX。1964 年，日本和美国报道了 TTX 及其衍生物的结构。TTX 是一种氨基全氢喹唑啉化合物，相对分子质量约为 400，具体大小取决于其分子形式。其化学结构不同于 STX，尽管它们的中毒症状相似。TTX 是已知的非蛋白质类物质中毒性最强的物质之一。小鼠的致死剂量约为 0.2μg，1kg 兔子的致死剂量为 4μg，

对人则为 1~4mg。像 STX 一样，它对兴奋膜内的钠通道具有高度特异性。

TTX 长期以来被认为是由河豚产生的，但在某些情况下，也可以在青蛙、海洋蜗牛、章鱼、鱿鱼、螃蟹、海星和其他生物中检出，表明它是在食物链中形成的，可能源自细菌，包括链霉菌、弧菌和其他细菌。这些细菌产生形式各样、效力不同的 TTX，包括非毒素前体或衍生物。

17.11　费氏毒素

20 世纪 90 年代初期，人们认识到有毒的异养鞭毛藻——有害费氏藻（*Pfiesteria*）造成了大西洋中部和美国东南部沿海水域数百万至数十亿的鳍鱼和贝类死亡。这种掠食性生物主要是杀鱼费氏藻（*Pfiesteria piscicida*），在地中海、墨西哥湾和西大西洋也有报道。藻体一般有几个生命阶段。藻体以包囊的形式存留于河流和沿海海底多年，并受鱼粪中未知因素的诱导，包囊会膨胀成一种可移动的形式，聚集到上层水域中，产生很强的毒素。这导致"喂食狂潮"，此后，藻体转化为以微生物和鱼残骸为食的变形虫状态，然后是包囊的再形成阶段，这些包囊定居在沿海沉积物中完成其循环周期。由于杀鱼费氏藻与其他鞭毛虫在某些形态学阶段相似，光学显微镜通常不能区分，目前需要电子显微镜来鉴定。

除了致命的鱼类死亡外，接触污染源的水和气溶胶也会给人类健康带来严重不良影响。人们近距离接触 5 个以上的不同实验室的费氏藻培养物，或接触发生杀鱼事件的水，都会产生不良反应，例如麻醉、眼睛刺激，皮肤急性

灼伤和皮肤病变、胃痉挛、呼吸困扰、认知障碍和记忆力减退长达数月之久。尽管尚未检出和鉴定出费氏藻的毒素，但已证明该藻会产生金属配合物，形成有毒自由基。关于费氏毒素对人类的毒性作用仅由费氏藻引起还是与其他微生物共同作用的研究已经展开。目前应该认定污水中的费氏藻是导致人类疾病以及职业性和实验室危害的病因，虽然没有关于食源性疾病的确切报告，但这可能只是时间问题以及有效的调查和诊断问题。

已对受费氏藻或类似费氏藻事件影响的水域关闭和重新开放提出了建议。当有以下报告，如重大鱼类死亡，并发现鱼含有与费氏藻毒性一致的疮和病变，或大量鱼类表现不稳定且排除了其他因素如水中低氧水平时，应关闭水域。当这些水域至少14d内没有明显异常迹象时，可以重新开放这些水域的娱乐和商业活动。

17.12 蓝细菌中毒

鞭毛藻和硅藻会导致人类因食用海洋鳍鱼和贝类而食物中毒，与其不同的是，蓝藻细菌（有时称为蓝绿藻）会导致动物因饮用水而生病。来自蓝细菌的绝大多数疾病，是水源性的，能导致动物生病。原核蓝细菌中，有毒性的属有丝状藻鱼腥藻（*Anabena*）、丝囊藻（*Aphanizomenom*）、节球藻（*Nodularia*）、颤藻（*Oscillatoria*）和单细胞藻微囊藻属（*Microcystis*）。与海洋真核微藻一样，它们在适当的淡水条件下能形成藻华。藻华通常是在夏季和秋季的温暖天气出现的，受到一些因素的刺激而快速生长，如养分（特别是氮和磷）充足，

氮和磷通常来自含有化肥的径流水，或者来自牲畜或人类的废水。世界各地的许多湖泊、池塘和河流都发生过有毒藻华，其引起的主要症状包括胃肠道疾病、急性肝中毒、神经毒、呼吸窘迫和过敏反应。虽然不是导致人类疾病的常见原因，但是最近一次水源疫情导致了100多个巴西血液透析患者急性肝衰竭。

蓝细菌的大多数中毒都涉及急性肝中毒和微囊藻毒素及结节蛋白（为热稳定的小肽）介导的死亡。由于生物碱类毒素和过敏毒素，某些蓝细菌也会产生神经毒性，这些毒素可能导致动物在几分钟到几小时内死亡，具体时间取决于动物种类和摄入的毒素量。蓝细菌还产生一种称为鱼腥藻毒素（Anatoxin-α）的乙酰胆碱酯酶抑制剂，该抑制剂具有有机磷酸酯结构。据报道，某些蓝细菌会产生类似PSP样的毒素，包括STX和新毒素。

蓝藻毒素偶尔通过饮用水导致人体中毒，在大多数情况下，水处理系统通过凝结和过滤足以去除蓝细菌，微囊藻毒素可以被炭吸附过滤并被氯降解，但是细胞外蓝细菌毒素可以在水处理过程中保持活性并且耐沸水。已证明人类饮用水中的蓝藻毒素会引起肝脏毒性、肠胃炎、接触性皮炎、过敏反应以及神经元和大脑损伤。一些蓝藻，例如螺旋藻，已经被开发为健康食品。尽管对啮齿实验动物没有表现出毒性，但螺旋藻和其他蓝细菌食品补充剂还应在卫生条件下生产，且要排除有毒物种及其细胞或毒素。

人畜疾病的诊断步骤包括：①饮用水与有毒蓝藻类的藻华有关；②人或动物存在特征性症状；③显微鉴定可疑水中含有有毒种类的蓝细菌；④通过化学和生物分析验证水中毒素的

存在。这些预防水中蓝细菌毒素的步骤依赖于对藻华中有毒藻类浓度的监测程序和检疫措施。研究人员正在开发比显微镜鉴定更灵敏的方法，以快速检测产生毒素的蓝细菌。将化学品特别是硫酸铜，添加到湖泊中可以杀死蓝细菌。减少农田径流和动物或人类粪便对水的污染，也会减少藻华的形成。显然，如果水中发生藻华，动物和人类应该避免饮用。

尽管尚无由蓝细菌毒素引起的食物中毒暴发的报道，贝类还是会过滤水中的蓝细菌并聚积毒素。饲以微囊藻的贻贝（Mytilus Edulis）积累了微囊藻毒素，贻贝转移到清水中后毒素仍会持续存在几天，用污染毒素的水清洗新鲜水果和蔬菜，也会导致污染。既然有食物可以传播蓝细菌毒素的可能，就要监控食物避免接触可疑水。英国和美国俄勒冈州已将饮用水和膳食补充剂中的微囊藻毒素限量为1mg/L。如果不能预防藻华的发生，人类的蓝细菌中毒将可能难以消除。

17.13　鲭鱼（组胺）中毒

鲭鱼中毒可能是世界范围内海鲜传播最普遍的疾病（表17.1）。在日本、加拿大、美国、英国和其他喜食鱼类的国家常常有鲭鱼中毒的报道。鲭鱼中毒症状与IgE介导的食物过敏症状类似，如面部、颈部和上臂潮红，恶心、呕吐、腹泻、腹痛、头痛、头晕、视物模糊、晕厥、瘙痒、皮疹、荨麻疹和口腔灼热感。严重者可出现低血压、心动过速、心悸、呼吸窘迫和休克。症状通常发生在进食受污染的鱼后10～90min。暴露于鲭鱼中毒的个体通常只会表现其中的某些症状，持续时间通常不

超过12h。鲭鱼中毒依据以下症状做出诊断：一般可在较短时间内发作，表现出非特异性但是典型的症状，食用过鱼类，还可通过检测变质鱼中的组胺来确认，测量血浆中的组胺含量。皮质类固醇与H_1和H_2抗组胺药可用于治疗这些症状。

由于症状多种多样且类似于过敏反应，这种疾病经常被误诊，并常常与过敏反应混淆。

过敏反应的许多症状都与鲭鱼中毒类似，因为组胺是过敏疾病的一种初级调节物。通常情况下，出现这些症状没必要治疗，因为绝大多数病例是轻度和自限性的，但是抗组胺药治疗能缓解症状和快速康复，水合作用和电解质更换也可能有效。对于有过敏病史，或有基础心脏病或呼吸系统疾病，或接受某些药物（例如异烟肼或单胺氧化酶抑制剂）治疗的人，鲭鱼中毒症状可能很严重，在这些特殊情况下，要在医生的指导下服用抗组胺药。

几乎所有的鲭鱼中毒案例都与海水鱼类有关，特别是金枪鱼、鲣鱼和鲭鱼等青皮红肉鱼。

有些非鲭鱼和贝类也与鲭鱼中毒有关，包括鳀鳅、箭鱼、鲑鱼、海豚、马林鱼、沙丁鱼、蓝鱼、琥珀鱼、鲲鱼、油鱼（请参阅第25章）和鲍鱼。其他食物也可能引起此类中毒，包括瑞士干酪和一些发酵食品及其提取物。鲭鱼中毒是由鱼体内的某些细菌在存放不当的高温下，使组氨酸脱羧生成组胺，组胺是热稳定的，烹饪后仍然存在活性。由于口服组胺一般不会引起症状，因此可以认为二胺、腐胺和尸胺等增强剂会促使发病。

有些细菌通过组氨酸脱羧酶的作用产生组

胺。与鲭鱼中毒有关的细菌包括摩根菌（Morganella morganii）、肺炎克雷伯菌（Klebsiella pneumoniae）、弧菌（Vibrio sp.）、肠杆菌产气杆菌（Enterobacter aerogenes）、产气荚膜梭菌（Clostridium perfringens）、蜂房哈夫尼亚菌（Hafnia alvei）、布氏乳杆菌（Lactobacillus buchneri）和德氏乳杆菌（Lactobacillus delbrueckii）。其他肠杆菌科、梭菌和弧菌也曾与鲭鱼中毒有关，但摩根菌（Morganii）和肺炎克雷伯菌是最常见的，这些生物通常与活鱼无关，是在处理和储存期间污染鱼的，但是在温水中存放数小时的垂钓鱼也会受到影响。形成毒素的生物不是嗜冷性的，通常需要高于15℃才能正常生长和形成组胺。鲣鱼产组胺的最适温度在30℃，但是一旦形成大量细菌，组氨酸脱羧酶即使在冷藏温度下也可以保持活性，大部分的组胺在肠道附近产生，然后扩散到肉中。

检测组胺和其他生物胺的标准方法是具有柱后衍射和荧光检测功能的高效液相色谱仪。聚合酶链式反应（PCR）可以检测出产组胺的细菌。一般公认的毒性水平是鱼中组胺为100mg/100g肉，但实际上食入人体内的鱼中引起疾病的组胺数量尚未准确定义，组胺可以用来判断某些生鱼的新鲜度。美国食品药品监督管理局认为每100g肉中有20mg组胺，表明金枪鱼变质；50mg/100g则表示有危险。由于其他鱼类和贝类中毒表现出与鲭鱼中毒类似的症状，最终诊断可能取决于食物中毒素的检测。

导致鲭鱼中毒的最重要因素是捕捞的鱼冷藏温度不当，导致细菌繁殖。打捞的鱼应该尽快冷藏，在4h内降到15℃以下，最好是低于10℃；长时间储存的鱼，应用冰、盐水或机械制冷将鱼的温度保持在0℃或以下。在处理、加工和分配鱼时，保持卫生条件将有助于防止细菌污染。组胺是热稳定的，耐烹饪。公共卫生机构报告机制的完善，将强化人们对该病的认识和预防。

17.14　其他鱼类和贝类毒素

多种物质都与鱼类的中毒死亡有关，并可能引起人类疾病。日本报道了食用鹦鹉鱼引起的食物中毒，其致病毒素为岩沙海葵毒素（PTX）。PTX存在于各种海洋生物，例如海藻和螃蟹中，它们似乎也是由微藻合成的。曾报道原多甲藻酸（Azaspiracid）和藻毒素A（Lyngbyatoxin-A）是毒素，但尚不清楚它们的毒性和中毒机理。一种海螺可能会在其唾液腺中积累四亚甲基乙砜四胺，偶尔会引起人类中毒。有人认为，其他一些物质会引起海产品相关的疾病或中毒，导致鱼类死亡，这些物质包括独特的血凝素和活性氧代谢物，如超氧阴离子和羟基自由基。曾报道其会引起沙丁鱼中毒的高死亡率（40%）和幻觉性中毒特性，但尚不清楚其致病毒素。

17.15　海产品毒素的检测

通常，小鼠生物测定法被用于快速、灵敏地检测海产品毒素。近年来，已经研发了几种利用液体或高压毒性检测海产品毒素的方法。由于海产品毒素是小分子质量的代谢物，因此非常适合质谱检测。利用细胞模型对几种海产品毒素进行研究，促使人们了解海产品毒素的体内作用。

17.16　海产品中毒的防治

几篇综述已经发表了各种鱼类和贝类中毒的症状、体征以及用药和治疗方法。大多数贝类中毒的治疗是给予及时的支持性治疗，尤其是要注意防止心肺功能受损、呼吸窘迫和休克（表17.1）。虽然一些小分子化合物和单克隆抗体已用于缓解某些海鲜中毒的症状，但大多数贝类中毒都没有解毒剂。可以使用皮质类固醇以及 H_1 和 H_2 抗组胺药来治疗鲭鱼中毒，但是医生在给药之前应参考患者的用药状况和权威性的医疗指南。参考书目列出的汇编中，提供了确定海鲜毒素类型和数量的方法，用以帮助治疗。

多数海产品的健康风险源于环境，主要来自有害的藻华，而其预防则依赖于收获时的控制。大多数海产品在感官检查时均无法发现风险，少数例外。通过灵敏的检测方法对致病藻类和毒素进行监测、取样和检测，是预防藻类毒素引起的海产品中毒的基础。相反，为防止鲭鱼中毒，需要迅速冷藏，并将鱼的温度保持在0℃左右。文献中有相关监管监督和实施监测以及预防计划的说明。

降低海鲜中毒的发生率需要监管机构和海鲜行业的共同努力。针对海鲜中毒的病原体和毒素进行全面监视和识别程序，有助于提高海鲜处理和加工时的安全性，有助于确定研究需求和预防策略，并可能有助于基于危害分析关键控制点系统建立有效的安全程序。

17.17　处理有毒海产品和藻类的安全预防措施

处理有毒的海产品、培养产生毒素的藻类、提取或纯化毒素，需要小心谨慎，并采取足够的安全预防措施。建议穿着防护服，包括实验室工作服、面部和眼睛防护装置、防渗透手套以及空气安全处理系统，以防止接触毒素或气溶胶。可以使用氯来杀死生物，但是逸出的毒素可能需要额外的化学处理。美国陆军已经开发了各种毒素的化学灭活程序。灯盏花素、微囊藻毒素、TTXs、STXs 和 PTXs 可在2.5%次氯酸钠或在更有效的 2.5% NaOCl + 0.35mol/L NaOH 作用 30min 后失活。藻类海产品毒素可耐受 121℃ 的高压或约 93℃ 10min 的干热，因此通常需要使用化学方法去污染。

17.18　结论和观点

海产品在全球范围内为食品供应做出了重要贡献。据估计，有鳍鱼类和贝类的个人消费量约为 13kg/年，但这随地区和个人习俗的不同而有很大差异。由于水产养殖的进步以及公认和推测的海鲜对健康的益处，全世界海鲜的消费量正在稳步增长。不幸的是，有鳍鱼类和贝类也是食源性疾病的重要媒介。海鲜毒素主要是由赤潮产生的，其发生率和地理分布已大大增加。赤潮发生率的增加是由污染、不断变化的农业生产、气候和全球变暖以及其他对健康生态系统有不利影响的活动所造成的。

有鳍鱼和贝类的食源性疾病是由传染性生物（细菌、病毒、寄生虫）、藻类或细菌毒素引起的。本章阐述了由微藻和细菌产生的涵盖非蛋白、热稳定、低分子质量毒素引发的海产品中毒。SFP 是世界许多地方最常见的海产品疾病之一，是由冷藏不良的鱼中细菌形成的组胺引起的。雪卡毒素中毒也是一种相对常见的海产品中毒，并在被雪卡毒素污染的热带水域的某些鱼类中传播。由海产品传播并引起疾病的其他藻类毒素包括 PSP、PFP、NSP、DSP 和 ASP。费氏菌和蓝细菌产生的毒素也是鱼类疾病的水源性病因，并可能引起人类患病。在本书成书前的 20 年中，藻华和相关的贝类污染日益普遍，并且预计海鲜相关疾病的发病率也会相应增加。

当前的预防措施主要包括监测沿海水域和海鲜中是否存在毒素。已经确定了海鲜中毒的主要地理区域，建议不要在这些地区食用贝类，除非产品经过了检测并被认定为是安全的。赤潮遍布全球，海产品也正在全球范围内运输，海产品相关疾病的发病率可能也会相应增加。疾病预防控制中心负责进行监测，并报告西加鱼毒素、SFP 和 PSP 的发病率。其他海鲜中毒也具有潜在风险，应加强对其的监控和报告。

大多数有毒的有鳍鱼类和贝类从水中积累毒素，没有明显变质，在收获时也无法与无毒海鲜区分开。预防措施主要依靠对藻华和食品进行采样，对致病性毒素进行定量检测，以及对海鲜行业和消费者发出警告，可以通过对收获海鲜的充分冷却和处理来预防 SFP。大多数海鲜疾病的死亡率普遍较低，治疗主要是支持疗法。

有必要开展有毒藻类和有毒海产品的预测及检测研究。新技术可能会改善对于微藻和细菌毒素造成的海鲜中毒的控制，如用分子探针或卫星遥感探测有毒物种。开发解毒剂和特异性药物治疗方法，对于补充目前仅能缓解海鲜中毒的支持性疗法可能极有价值。

参考文献

Ahmed, F. E. (Ed.), 1991. Seafood Safety. Committee on Evaluation of the Safety of Fishery Products. Food and Nutrition Board, Institute of Medicine, National Academy Press, Washington, DC.

Anderson, D., 2012. HABs in a changing world: a perspective on harmful algal blooms, their pathogens, and research and management in a dynamic era of climatic and environmental change. Harmful Algae 2012, 3-17.

Anderson, C. R., Moore, S. K., Tomlinson, M. C., Silke, J., Cusack, C. K., 2015. Living with harmful algal blooms in a changing world: strategies for modeling and mitigating their effects in coastal marine ecosystems. In: Ellis, J. T., Sherman, D. J. (Eds.), Coastal and Marine Hazards, Risks, and Disasters. Elsevier Inc., San Diego, pp. 495-561.

Anderson, D. M., 2000. Harmful AlgalWeb Page. National Office for Marine Biotoxins and Harmful Algal Blooms. Woods Hole Oceanographic Institution, Woods Hole, MA. http:// www. redtide. whoi. edu/hab/.

Andjelkovic, M., Vandevijvere, S., Van Klaveren, J., Van Oyen, H., Van Loco, J., 2012. Exposure to domoic acid through shellfish consumption in Belgium. Environmental International 49, 115-119.

Association of Official Analytical Chemists, 1997. In: Official Methods of Analysis of AOAC International, sixteenth ed. AOAC International, Gaithersburg, MD. 3rd revision.

Backer, L. C., Manassaram-Baptiste, D., LePress, R., Bolton, B., 2015. Cyanobacteria and algae blooms: review of health and environmental data from the harmful algal bloom-related illness surveillance system (HABISS) 2007-2011. Toxins 7, 1048-1064.

Berdalet, E., Fleming, L. E., Gowen, R., Davidson, K., Hess, P., Backer, L. C., Moore, S. K., Hoagland, P., Enevoldsen, H., 2015. Marine harmful algal blooms, human health and wellbeing: challenges and opportunities in the 21st century. Journal of the Marine Association of the U. K. http://dx. doi. org/10. 1017/S0025315 415001733.

Botana, L. M. (Ed.), 2014. Seafood and Freshwater Toxins. Pharmacology, Physiology, and Detection, third ed. CRC Press, Boca Raton, FL, USA.

Botana, L. M., 2016. Toxicological perspective on climate change: aquatic toxins. Chemical Research in Toxicology 29, 619-625.

Brooks, B., 2016. Studies Find "Superbacteria" at Rio's Olympic Venues, Top Beaches. Scientific American. http://www. scientificamerican. com/article/ studies-find-superbacteria-at-rio-s-olympic-venues-top-beaches/.

Brown, L. R., Flavin, C., French, H. (Eds.), 1999. State of the World. The Worldwatch Institute. WW. Norton & Co., New York. Chan, T. Y., 2016. Characteristic features and contributory factors in fatal ciguatera fish poisoning-implications for prevention and public education. American Journal of Tropical Medicine 94, 704-709.

Cook, P. F., Reichmuth, C., Rouse, A. A., Libby, L. A., Dwennison, S. E., Carmichael, O. T., Kruse-Elliott, K. T., Singh, B., Fravel, V. A., Barbosa, L., Stuppino, J. J., Van Bonn, W. G., Gulland, F. M., Ranganath, C., 2015. Algal toxin impairs seal lion memory and hippocampal connectivity, with implications for strandings. Science 350, 1545-1547.

De Wit, P., Rogers-Bennett, L., Kudla, R. M., Palumbi, S. R., 2014. Forensic genomics as a novel tool for identifying the cause of mass mortality events. Nature Communications 5, 1-8.

Evangelista, W. P., Silva, T. M., Guidi, L. R., Tette, P. A. S., Byrro, R. M. D., Santiago-Silva, P., Fernandes, C., Gloria, M. B. A., 2016. Quality assurance of histamine analysis in fresh and canned fish. Food Chemistry 211, 100-106.

Food and Agriculture Organization of the United Nations, 2014. The State of the World Fisheries and Aquaculture, Opportunities and Challenges. Food and Agriculture Organization of the United Nations, Rome (2015). http://www. fao. org/fishery/statistics/ global-consumption/en.

Falconer, I. R. (Ed.), 1993. Algal Toxins in Seafood and Drinking Water. Academic Press, London.

Halstead, B. W., 1967. Poisonous and Venomous Marine Animals of the World. US Government Printing Office, Washington, DC.

James, K. J., Carey, J. B., O'Halloran, J., van Pelt, F. N., Skrabáková, Z., 2010. Shellfish toxicity: human health implications of marine algal toxins. Epidemiology and Infection 138, 937-940.

Jensen, G. L., Greenlees, K. J., 1997. Public health issues in aquaculture. Scientific and Technical Review of the Office International des Epizooites 16, 641-651.

Tetrodotoxin, saxitoxin, and the molecular biology of the sodium channel. In: Kao, C. Y., Levinson, S. R. (Eds.), 1986. Annals of the New York Academy of Sciences 479, 1-445.

Kudela, R., Berdalet, E., Bernart, S., 2015. Overview of Harmful Algal Blooms: A Global Perspective. UNESCO.

Lipp, E. K., Rose, J. B., 1997. The role of seafood in foodborne diseases in the United States of America. Scientific and Technical Review of the Office International des Epizooites 16, 620-640.

Lund, B. M., Baird-Parker, T. C., Gould, G. W. (Eds.), 2000. The Microbiological Safety and Quality of Food, vol. 2. Aspen Publishers, Gaithersburg, MD.

McGinn, A. P., 1999. Charting a new course for the oceans. In: Brown, L. R., Flavin, C., French, H. (Eds.), State of the World, Millennial ed. The Worldwatch Institute, W. W. Norton & Company, New York, pp. 78-95.

Meyer, K. F., Sommer, H., Schoenholz, P., 1928. Mussel poisoning. Journal of Prevititive Medicine 2, 195-216.

Morris Jr., J. G., 1999. Pfiesteria, 'the cell from hell', and other toxic algal nightmares. Clinical Infectious Diseases 28, 1191-1198.

Moestrup, Ø., Akselmann, R., Fraga, S., Hansen, G., Hoppenrath, M., Iwataki, M., Komárek, J., Larsen, J., Lundholm, N., Zingone, A. (Eds.), 2009 onwards. IOC-UNESCO Taxonomic Reference List of Harmful Micro Algae. Available from: http://www.marinespecies. org/hab.

Munday, R., Reeve, J., 2013. Risk assessment of shellfish toxins. Toxins 5, 2109-2137.

Okada, K., Niwa, M., 1998. Marine toxins implicated in food poisoning. Journal of Toxicology Toxins Reviews 17, 373-384.

Plumley, F. G., 1997. Marine algal toxins: biochemistry, genetics, and molecular biology. Limnology and Oceanography 42, 1252-1264.

Price, D., Kizer, W., Hansgen, H. K., 1991. California's paralytic shellfish prevention program, 1927-89. Journal of Shellfish Research 10, 119-145.

Rosen, P., Baker, F., Barkin, R., Daly, R., Levy, R., 1988. Emergency Medicine. Mosby, St Louis.

Schantz, E. J., McFarren, E. F., Schafer, M. L., Lewis, K. H., 1958. Purified shellfish poison for bioassay standardization. Journal of Agricultural and Food Chemistry 41, 160-170.

Smayda, T. J., Shimuzu, Y. (Eds.), 1993. Toxic Phytoplankton Blooms in the Sea. Elsevier, New York.

Sommer, H., Meyer, K. F., 1937. Paralytic shellfish poisoning. Archives of Pathology 24, 560-598.

Stommel, E. W., Watters, M. R., 2004. Marine neurotoxins: ingestible toxins. Current Treatment Options in Neurology 6, 105-114.

Taylor, S. L., 1986. Histamine food poisoning: toxicology and clinical aspects. CRC Critical Reviews in Toxicology 17, 91-128.

Todd, E. C. D., 1997. Seafood-associated diseases and control in Canada. Scientific and Technical Review of the Office International des Epizooites 16, 661-672.

World Health Organization, 2015. WHO Estimates of the Global Burden of Foodborne Diseases: Foodborne Disease Burden Epidemiology Reference Group 2007-2015. WHO, Geneva, Switzerland.

Williams, R. A., Zorn, R. A., 1997. Hazard analysis and critical control point systems applied to public health risks: the example of seafood. Scientific and Technical Review of the Office International des Epizooites 16, 349-358.

Yasumoto, T., Murata, M., 1993. Marine toxins. Chemical Reviews 93, 1897-1909.

葡萄球菌食物中毒

G. C. Stewart

密苏里大学，哥伦比亚，密苏里州，美国

18.1 引言

葡萄球菌食物中毒（Staphylococcal Food Poisoning，SFP）是世界范围内常见的食源性疾病。例如，在 1998—2008 年，美国由金黄色葡萄球菌引起的食物中毒占已报告病例的6%，占食源性疾病的3%，占住院治疗的4%，占食源性疾病相关死亡的2%（Gould et al.，2013）。据估计，美国每年共有 24.1 万例（Sallan et al.，2011）SFP 事件。2013 年，SFP 占欧盟报告的食物中毒病例的 7.4%（EFSA 和 ECDC，2015），因此，SFP 是引发食源性疾病的第四大病因，仅次于诺如病毒、沙门菌和弯曲杆菌。与估计的中毒数量相比，实际报告的病例数量相当少，这是由于 SFP 不是应报告的疾病、误诊、有限的疾病特性导致患者没有就医，未能诊断出食物中毒的具体原因以及样本采集不当等引起的。

几乎一半的 SFP 病例都与肉类食物有关，蛋制品、牛乳和乳制品、沙拉和烘焙产品，尤其是奶油糕点，也经常与 SFP 病例有关。疫情往往较小，其中50%由2~4例组成，只有7%是超过 50 例的大型疫情。然而，历史上报告过大型疫情，如日本乳污染引发 13420 例中毒（Asao et al.，2003），1968 年美国得克萨斯州 1300 人因食用受污染的鸡肉沙拉而中毒，以及从美国阿拉斯加州安克雷奇飞往丹麦哥本哈根的商业航班上，197 人出现典型症状（呕吐和腹泻），最终 143 人被送往丹麦的医院接受治疗（Eisenberg et al.，1975）。

SFP 是一种因摄入了在受污染食物中生长的细菌所产生的肠毒素而引起的典型中毒，通常是因食物存放在适于细菌生长的温度下引起的。1884 年，沃恩和斯腾伯格最早怀疑葡萄球菌污染干酪与食物中毒之间的关系，1894年丹尼斯怀疑食物中毒与污染的肉有关，随后的开创性研究包括巴伯等于 1914 年用乳汁以及达克等于 1930 年用奶油蛋糕进行的实验。1930 年的疫情报告特别揭示疑似葡萄球菌培养物的无菌滤液在摄取后会引起志愿者细菌毒素中毒症状，现归因于肠毒素而不是细菌本身。

18.2 疾病特征

摄入肠毒素后，迅速出现症状，通常持续1~6h，主要症状为呕吐、腹部痉挛和腹泻。大多数情况下，在几小时到一两天内能恢复，死亡率很低，占确诊病例的0.03%，但婴儿和老年患者面临的风险更大。

18.3 污染源

葡萄球菌是革兰阳性菌，常定植于人类和许多动物的皮肤和黏膜上。葡萄球菌属包括许多种，有些种与多种宿主有关，但许多种适应于单一宿主。葡萄球菌根据是否产生凝固酶进行分类，凝固酶能凝固血浆，是一个重要的毒力因子。大多数致病性葡萄球菌能产生凝固酶（凝固酶阳性葡萄球菌），包括金黄色葡萄球菌、部分猪葡萄球菌、中间葡萄球菌和伪中间葡萄球菌。大多数SFP的病例是由食品加工人员直接或间接地通过食品加工设备或储存容器造成金黄色葡萄球菌污染食品后产生肠毒素引起的。金黄色葡萄球菌是人类常见的定植菌，25%~30%的人的外鼻孔里藏匿着金黄色葡萄球菌，作为定植或皮肤感染的结果，污染手或通过打喷嚏或鼻涕（流鼻涕）传播是金黄色葡萄球菌污染食物的常见来源。产肠毒素的金黄色葡萄球菌菌株可引起牛的乳腺炎，并可能成为与牛奶或其他乳制品相关的SFP来源。耐甲氧西林金黄色葡萄球菌菌株在某些情况下可能携带肠毒素基因，是引起SFP的罕见原因。例如，2000年美国田纳西州暴发了3名成年人的食物中毒，1992—1993年荷兰的

一家医院暴发一起41人中毒5人死亡的疫情，这两起中毒的污染源都是食品操作员（Kluytmans et al.，1995；Jones et al.，2002）。

金黄色葡萄球菌及其肠毒素非常易于引发食源性疾病，这种细菌除了能定植于人和动物外，还具有能在食物中生长的生理特性。金黄色葡萄球菌耐盐（能够在高达20%的盐浓度下生长），可在宽pH范围（4~10）生长，但最适pH为6~7，具有很宽的生长温度范围（10~45℃），最适生长温度为37~45℃。肠毒素表现出耐热和抗蛋白酶特性，这意味着毒素在加热食物中仍具有活性。此外，肠毒素的耐酸性和抗蛋白酶活性有助于毒素摄入后通过胃进入肠道且仍具有活性及致呕吐作用。

其他种类的葡萄球菌，无论是凝固酶阳性还是凝固酶阴性，都可携带肠毒素基因，但很少引起SFP暴发。1991年在美国西南部暴发了一次伪中间葡萄球菌污染黄油混合物产生肠毒素引起265例中毒事件（Khambaty et al.，1994）。为什么其他携带肠毒素基因的葡萄球菌与食源性疾病暴发没有更普遍的联系？可能是因为这些种类的葡萄球菌产生的肠毒素类型不同，食品污染率较低，在食品中的生长减少，在食品中产生的毒素减少，以及与其他微生物竞争使得适宜食源性疾病发生的能力降低。

18.4 葡萄球菌肠毒素

SFP是一种因摄入肠毒素而引起的中毒，葡萄球菌肠毒素是一种分子质量为22~29 ku的分泌型蛋白毒素。最新发现，肠毒素有5种经典血清型变体和22种毒素。肠毒素是用字母命

名的，如经典肠毒素命名为 SEA（葡萄球菌肠毒素 A）~SEE。金黄色葡萄球菌中毒性休克综合征毒素最初被错误地归类为 SEF，因此目前不存在葡萄球菌肠毒素 SEF。已经从牛和羊的金黄色葡萄球菌分离株中鉴定出 SEC 的序列变体，并分别命名为 SEC$_{牛}$ 或 SEC$_{羊}$（Marr et al.，1993）。自从鉴定出最初的 5 种肠毒素以来，通过基因组序列分析又发现了 22 个肠毒素类似的

基因。界定葡萄球菌肠毒素的属性是通过在非人类灵长类动物身上检测诱发呕吐的能力。目前，葡萄球菌肠毒素命名的惯例是，如果它们已被证明具有呕吐特性，则命名为 SE。对那些已被证明缺乏呕吐能力或尚未经动物诱导呕吐测试的假定肠毒素，加上一个字母，将它们命名为 SEl（葡萄球菌样肠毒素），表 18.1 列出了目前已鉴定的葡萄球菌肠毒素。

表 18.1　葡萄球菌肠毒素

SEA	SEC$_3$	SEH	SE/L^a	SE/P	SET	SE/W
SEB	SED	SEI	SE/M	SE/Q^a	SE/U	SE/X
SEC$_1$	SEE	SE/J	SE/N	SER	SE/U$_2$	SE/Y
SEC$_2$	SEG	SE/K	SE/O	SES	SE/V	

注：SEA、SEB 等是葡萄球菌肠毒素名称，KKNVTVQELD、KKKVTAQELD 等是转位结构域序列，是氨基酸序列。

SEA 是最常见的葡萄球菌肠毒素，占美国 SFP 的 78%，其次是 SED（38%）和 SEB（10%）（Argudín et al.，2010）。英国（SEA 占 79%）、法国（SEA 占 69.7%）、日本（SEA 占 64.1%）和韩国（SEA 占 92%）也报道了类似的发现，而且其他经典肠毒素的检出率顺序也类似（Wieneke et al.，1993；Cha et al.，2006；Kerouanton et al.，2007；Suzuki et al.，2014）。葡萄球菌肠毒素是一种对热、蛋白酶消化、冷冻、干燥和酸性环境有相当大抵抗力的蛋白质。食品中毒素的抗性特性往往比纯化的肠毒素样品更强，葡萄球菌肠毒素的耐热性比金黄色葡萄球菌菌体强，因此，SFP 也可能是由再次加热的不含活菌的食物造成的。食品污染引起的 SFP 通常来自食品处理厂，制作好的食物在食用前被污染，并保存在细菌可以生长和肠毒素可以产生的温度下，一旦摄入，这种毒素就会引起呕吐、腹部痉挛和腹泻

等典型症状。能引起 SFP 所需的肠毒素含量极少，例如，摄入浓度约为 0.5ngSEA/mL 的污染巧克力奶就会引起了大规模暴发（Evanson et al.，1988）。虽然一般成年人的呕吐剂量很难准确定义，尽管较小的暴露（约 100ng）也能引起成年人呕吐，但通常认为引起呕吐的半数感染量为 0.2μg/kg。

18.5　肠毒素产生的遗传学

许多金黄色葡萄球菌菌株不携带编码肠毒素的基因，其他葡萄球菌可以产生一种或多种肠毒素。因此，所有的肠毒素基因都是"附属元件"，即附加到葡萄球菌基本遗传能力上的基因。肠毒素基因可以位于质粒上（在细菌细胞质中发现的染色体外的、能自我复制的环状 DNA 分子）、温和噬菌体基因组上、染色体上较小或较大致病岛的一部分，或者连锁到

编码葡萄球菌甲氧西林耐药染色体移动元件上，不同菌株的一些肠毒素决定子分布在不同的元件（如质粒上或致病岛上）中。一些金黄色葡萄球菌携带 egc 位点（肠毒素基因簇），该位点编码数量可变的肠毒素样基因序列，一般认为是通过基因重组产生新的肠毒素基因。

肠毒素 A 决定子（sea）是金黄色葡萄球菌菌株通过噬菌体获得的（Betley 和 Mekalanos，1988）。携带 sea 的噬菌体是一个与编码 β-毒素（即溶血性鞘磷脂酶）的 hlb 基因座内原噬菌体整合位点相关但不完全相同的噬菌体家族。携带 sea 的噬菌体称为双转换噬菌体或三转换噬菌体（Coleman et al.，1989）。获得该噬菌体的菌株失去了产生 β-毒素的能力，这是因为该噬菌体的整合导致了 hlb 的插入失活。因此，双转换噬菌体在获得产生 SEA 能力的同时失去了合成 β-毒素的能力。三重转换噬菌体携带 sak（葡萄球菌激酶基因）和 sea，因此溶原菌能同时产生 SEA 和葡萄糖激酶，却不能产生 β-毒素。紫外线诱导的噬菌体上也发现了编码 SEE 的基因，这些噬菌体与携带 sea 的噬菌体具有序列同源性（Couch et al.，1988）。由于紫外线诱导的携带 see 的噬菌体不能形成金黄色葡萄球菌蚀斑，因此推测携带 see 的噬菌体是缺陷型。根据染色体序列分析，selK、selP 和 selQ 很可能与噬菌体 DNA 相关。

金黄色葡萄球菌的青霉素酶型质粒上携带 sed、selj 和 ser 决定子（Bayles 和 Iandolo，1989；Zhang et al.，1998；Omoe et al.，2003）。21 个独立的 sed 编码质粒的物理图谱揭示 selj 总是共存的，因此产 SED 的葡萄球菌也可能产生 SElJ 和 SER。发现另一个青霉素酶质粒 pF5 携带编码 SElJ、SER、SES 和 SET 的基因（Ono et al.，

2008）。部分金黄色葡萄球菌菌株的质粒中携带 seb 决定子，而其他产 SEB 的金黄色葡萄球菌染色体中携带 seb 决定子。

已发现某些肠毒素基因位于致病岛内，目前在金黄色葡萄球菌基因组序列中鉴定出至少 23 个葡萄球菌致病岛（SaPIs），它们存在于许多且不太相关的葡萄球菌菌株基因组中，是在 GC 含量上不同于染色体其余部分的相对较大的基因组片段（>15kb），包含毒力基因，短的直接重复序列侧翼有可能作为元件插入基因组中，并具有与整合酶等遗传移动性相关的基因编码功能。由 Lindsay 等（1998）分离和鉴定的第一个葡萄球菌致病岛 SaPI1 是编码中毒性休克综合征毒素-1 的遗传元件，SaPI1 还能编码 SEK 和部分 SEQ。已证实只有在辅助噬菌体（如 80α）存在时 SaPI1 才具有迁移性，已证实 SEB、SEC（3 和 4）、SElK、SElL 和 SElQ 在致病岛内编码。这表明肠毒素决定子可以在葡萄球菌菌株之间发生转移，这些被噬菌体迁移的致病岛可能参与产肠毒素金黄色葡萄球菌的进化。

在一些金黄色葡萄球菌菌株中，发现 seh 决定子连同一个截短的 selo 基因与耐甲氧西林葡萄球菌基因盒染色体元件非常接近。

18.6 肠毒素的表达

肠毒素的表达因血清学类型不同而不同，SEA、SEE、SElJ、SElK、SElP 和 SElQ 在指数增长阶段以一种明显不受调控的方式产生。然而，特定的携带 sea 的温和噬菌体的 SEA 产量差异达 8 倍（Betley et al.，1992）。相反，SEB、SEC、SED、SEH、SElL 和 SER 在从指数期向

平缓期的过渡期产生最多。*seb*、*sec* 和 *sed* 决定子在指数期后的生长过程中表达最多，且受辅助调节基因（Agr）群体感应系统的调节。除了表达动力学上的差异外，毒素的合成量也有很大的差异。SEA、SED、SEE 和 SEJ 的产量通常在细菌上清液中的浓度低于 5μg/mL，而 SEB 和 SEC 的产量较大，细菌上清液中的浓度通常约为 100μg/mL（Bergdoll，1979）。特定肠毒素的产生也可能因宿主背景不同而不同。

18.7　发病条件

当食物被产肠毒素的细菌污染时，就会暴发 SFP 疫情。细菌的来源可以是动物或食品加工者（通过直接接触食品或通过接触食品的器皿间接污染），污染发生在烹调后或在温度不足以完全杀死葡萄球菌的条件下，然后将食品保存在允许细菌生长和产生一种或多种肠毒素的温度下，最后需要摄取足够数量的食物以获得足够量的毒素才能引起症状。这些条件通常是在食物被提前准备好并在食物被食用前细菌在允许的生长温度下保存数小时后才能满足。切记，在某些情况下，食物被再次加热，温度足以杀死葡萄球菌，但不足以使肠毒素变性而失活，因此，筛查食物中是否存在活菌可能不足以阻止 SFP 的发生。

18.8　肠毒素作用模式

18.8.1　呕吐

SFP 的标志性症状是呕吐，在摄入污染食物后几个小时内迅速发生。由于肠毒素的稳定性和抵抗力，肠毒素蛋白能耐受胃的酸性环境和肠道的蛋白质水解环境而作用于胃肠道引起呕吐。肠毒素刺激肠道中的神经感受器，通过迷走神经和交感神经传递冲动，从而刺激脑室后区的呕吐中心，导致呕吐反射。在对胃内引入肠毒素产生呕吐反应的家养麝鼠（*Suncus murinus*）上进行的研究表明，这种毒素是从肠腔转位的。肠毒素与肠上皮细胞刷状边缘结合后，干扰膜运输，使它们能够跨细胞传播（Danielsen et al.，2013）。转运的肠毒素可与黏膜下肥大细胞相互作用，这种联系触发 5-HT（5-羟色胺或血清素）的释放，进而与迷走神经上的 5-HT 受体结合，这种刺激引起呕吐反射。肠毒素诱导的呕吐可被迷走神经切断术、5-HT 合成抑制剂或 5-HT 受体激动剂阻断，从而证实这种肠毒素诱导呕吐的模式（Hu et al.，2007）。

表 18.2　肠毒素假定转位结构域序列

SEA	KKNVTVQELD	SEI	KKLVTAQEID	SE*l*P	KKEVTVQELD
SEB	KKKVTAQELD	SE*l*J	KKKVTIQELD	SE*l*Q	KKEVTAQEID
SEC	KKSVTAQELD	SE*l*K	KKFVTAQEID	SER	KKTVTVQELD
SED	KKNVTVQELD	SE*l*L	KKMVTAQEID	SES	KKEPTIQELD
SEE	KKEVTVQELD	SE*l*M	KKLVTAQEID	SE*l*U	KKNITAQEID
SEG	KNMVTIQELD	SE*l*N	KAKVTVQELD		
SEH	KKNVTVQELD	SE*l*O	KKKVTAQELD		

葡萄球菌肠毒素中存在一个保守的转位序列，可能是导致毒素从肠腔转位出来的原因（Shupp et al.，2002）。KKKVTAQELD是存在于大多数金黄色葡萄球菌的肠毒素和肠毒素样蛋白中的基因序列，通常只有一个或两个位点差异，结构域序列见表18.2。这个结构域中序列的微小差异对转位效率影响尚不清楚。

18.8.2　肠毒素的超抗原/致热特性

肠毒素的致呕吐活性对细菌与感染宿主的相互作用没有实质作用，它不可能在细菌传播到新宿主的过程中发挥重要作用。肠毒素是与细菌毒力密切相关的附加生物活性，是由葡萄球菌和化脓性链球菌产生的热源性外毒素家族的一部分（Stach et al.，2014）。肠毒素可通过特定的Vβ元件刺激T细胞，从而诱导强烈的免疫应答。肠毒素激发应答T细胞的比例比传统抗原大几个数量级，因此被称为超抗原。肠毒素是一种功能性的双价T细胞有丝分裂原，可同时与抗原提呈细胞上的MHCⅡ（主要组织相容性复合体Ⅱ类）分子和T细胞受体的β链可变区（Vβ）结合。肠毒素具有氨基末端寡糖/寡核苷酸结合（OB）折叠和C-末端的β-抓握结构域。二者之间的凹槽中是可变区β-链TCR结合基序。在OB折叠中，存在一个低亲和力的MHCⅡ结合位点。

传统的蛋白质抗原首先是由抗原提呈细胞进行处理，然后将肽放入MHCⅡ上的肽结合槽中。与传统的蛋白质抗原不同，超抗原在与MHCⅡ分子结合前不用处理，可直接结合在MHCⅡ的外表面，这些超抗原与TCR的Vβ链结合，与可变区的组成无关。特定类型的超抗原可以与所有带特定Vβ链的T细胞结合。超抗原比传统蛋白抗原能激活更多的T细胞，由于超抗原桥接了抗原提呈细胞上的MHCⅡ和TCR，产生大量的促炎性细胞因子（细胞因子风暴），包括肿瘤坏死因子α、干扰素γ和白细胞介素-1β、2和6，作用于下丘脑室旁核、发热控制反应中心，会产生发热、低血压和休克等临床症状。超抗原暴露也会增加宿主对内毒素的易感性。SEA也能与MHCⅠ分子结合并产生细胞因子反应，尽管效率低于携带MHCⅡ的细胞（Wright和Chapes，1999）。每种肠毒素都与一组不同的携带Vβ的T细胞结合，这种亚群特异性的扩增反应可作为指纹用于实验室开发鉴定特定的肠毒素暴露（Krakauer和Stiles，2013）。

超抗原最初引起淋巴细胞活化，但随后引起克隆性缺失和无反应性，从而导致免疫耐受，暴露于高水平的肠毒素会抑制抗体的产生。超抗原暴露会导致记忆细胞变得无反应性和对抗原刺激耐受。从细菌的角度来看，肠毒素的超抗原性和由此引起的免疫反应破坏可能比肠毒素的特性更重要，超抗原性和诱导呕吐是肠毒素分子的不同特性，在毒素突变形式的研究中是可分离的。

由于葡萄球菌肠毒素（血清型A~E）在低剂量下具有毒性，并且有可能以气雾剂的形式释放，因此被美国卫生与社会服务部列入"选择制剂和毒素清单"。肠毒素生化性质稳定，可添加到食物或水中，作为潜在的生物威胁制剂使用，因此拥有这些葡萄球菌肠毒素的公司或机构将受到美国政府的高度监管，有人担心这些毒素也可能被用作生化武器。目前正在进行拮抗剂开发研究，作为暴露于肠毒素后的有效治疗措施。已经开发出短肽拮抗剂，通过抑制介导中毒性休克的 T 细胞细胞因子的表达来阻断这些超抗原的致死效应（Arad et al.，2004）。这些拮抗剂不仅可用于对抗肠毒素生物攻击，也能用于对葡萄球菌中毒性休克的治疗。

18.9 检测

由于 SFP 的短暂性，许多中毒事件未被报道，加上症状与蜡状芽孢杆菌引起的食物中毒相似（第 20 章），因此并不清楚 SFP 的真实发病率。在 SFP 的诊断中，对受害者进行适当访谈并收集和分析所食用的食物，是至关重要的，应收集相关食品并检查其是否含有葡萄球菌。然而，葡萄球菌培养失败并不能排除 SFP，因为肠毒素能在导致细菌活力丧失的温度下保持活性。SFP 的确诊依据是每克食品中含有 10 万个及以上的金黄色葡萄球菌肠毒素阳性细菌，或在与疫情有关的食品中检测到肠毒素。食品中的葡萄球菌计数可用选择性和/或鉴别性细菌培养基（如甘露醇盐琼脂或 BP 琼脂）。

如果能从食物中分离出葡萄球菌，就有可能通过聚合酶链反应（PCR）来筛选出肠毒素基因。毒素基因鉴定很重要，原因有很多：首先，不同的肠毒素血清型之间产生的肠毒素数量和诱导呕吐所需的数量存在很大差异；其次，血清学检测技术利用了针对经典肠毒素血清型的抗体，这些抗体可能与新的血清型缺乏足够的反应性，因此无法检测新型肠毒素。研究表明，携带肠毒素 G、H、I 和 J 的食源性金黄色葡萄球菌分离株的出现频率高（Rosec 和

Gigaud，2002）。针对所有已知的肠毒素基因的多重 PCR，能够快速评估葡萄球菌分离株是否含有已知的肠毒素，并且该检测方法可随着新的肠毒素基因的出现而容易扩展（Hait et al.，2014）。基于 PCR 的方法灵敏度高，即使不能培养出活细菌，也能检测到受葡萄球菌污染的食品中是否存在肠毒素基因。然而需要注意的是，肠毒素基因的存在只是表明细菌携带了该基因，并不意味着在食物的保存环境和条件下，微生物产生的肠毒素的数量足以引起疾病。可疑菌株产生的肠毒素的活性可通过生物测定法检测，用纯化的肠毒素或培养上清液给予动物以诱导呕吐（Hu et al.，2003）。由于非人类灵长类动物或小猫可以用家养麝鼠取代，这类生物检测变得更加可行（Hu et al.，2003）。有报道采用质谱分析食品中分离培养出的细菌细胞产生的肠毒素（Attien et al.，2014），但该法是用于分析培养上清液，而不是直接分析食品中的肠毒素。

检测食物中的肠毒素能最终确定中毒与特定食物之间的联系，现在已经建立了许多检测食品中葡萄球菌肠毒素的血清学方法。这种方法的局限性是，检测只针对某些血清型毒素的抗体，因此可能无法检测到那些氨基酸序列差异较大的毒素。商业化的反向被动胶乳凝集试验的灵敏度为 0.5ng/mL，几种酶联免疫吸附试验（ELISA）方法也已商业化，ELISA 能检测出每克食物中 0.1~1.0ng 的肠毒素。在这些检测中，特定的单克隆抗体或多克隆抗体被吸附到微量板的孔中，然后将待测的肠毒素样品加入孔中，如果存在肠毒素，则可以被抗体捕获，未结合的物质被冲洗掉，添加酶标记的二抗，然后添加酶的显色底物来检测肠毒素，

最后用分光光度法测定样品中的肠毒素含量，现已有检测 A~E 型葡萄球菌肠毒素的商用试剂盒。基于单克隆抗体的试剂盒消除了高度相似的肠毒素（如 SEA 和 SEE）之间的交叉反应。

18.10 葡萄球菌食物中毒的预防

预防 SFP 发生最有效的措施是食品操作人员良好的卫生习惯以及将制备的食品储存在能限制葡萄球菌生长和肠毒素产生的温度下。尽管人们的意识有所提高，但操作人员污染食品以及不当条件的保存仍在持续发生。因此，理想状态是限制食物中葡萄球菌的生长或限制产生肠毒素的量。许多肠毒素基因受 Agr 系统调节的事实为限制这些肠毒素的表达提供了可能的控制点。当细菌浓度达到临界水平时，AgrD 肽在细菌生长过程中积累，触发了 Agr 调节肠毒素合成增加，但是只有同源 AgrD 肽与其受体结合时，才会刺激 Agr 调节毒素合成。已发现葡萄球菌存在几组 Agr，每组的 AgrD 肽和 AgrC 膜受体的序列不同（Ji et al.，1997；Dufour et al.，2002）。当 AgrD 肽结合到不同组的 Agr 细胞上时，毒素的产生受到抑制，只有同源 AgrD 的肽结合才能引起刺激（Lyon et al.，2002）。大多数 SFP 发生是由人源金黄色葡萄球菌菌株引起的，应该有可能从与食物中毒无关的不同种类的葡萄球菌中设计一种抑制肽，然后将这种抑制剂掺入可能有 SFP 风险的食品中，如为大型团体准备的长时间保温的食品。这种肽不会阻止细菌在食物中复制，但能通过抑制 Agr 系统的激活来限制肠毒素的产生。小分子以及特殊的硫醇酯连接的环状结构（Mayville et al.，1999），使这些肽具有相对的耐热性、稳定性和非免疫原性，这种抑制剂已成功用于葡萄球菌（Murray et al.，2014）。

18.11 SFP 的疫苗接种

目前已分离到无超抗原性和呕吐活性的金黄色葡萄球菌肠毒素基因突变体。这些无活性但保留抗原性的突变蛋白，可作为疫苗用于防治肠毒素中毒相关疾病。一个丙氨酸取代了 SEA 成熟蛋白编码序列中第 227 位的天冬氨酸残基的突变体，已作为候选疫苗在家养麝鼠模型中进行了测试（Hu et al.，2009），免疫可以防止 SEA 诱导的呕吐。针对突变的肠毒素产生的抗体能够中和野生型 SEA 的超抗原性和呕吐活性，然而对肠毒素引起呕吐的保护机制尚未明确。一项使用相同无毒特性的不同突变形式的 SEA 的早期研究表明，接种重组 SEA 疫苗可以减轻静脉接种产 SEA 金黄色葡萄球菌的小鼠的感染性休克症状（Nilsson et al.，1999）。在小鼠感染模型中，证明 SEA-毒性休克毒素 1 杂交蛋白是一种有效的疫苗，可预防超抗原暴露（Reddy et al.，2015）。有报道称肠毒素诱导的抗体与异种超抗原之间存在交叉反应，这些报告使我们深信有朝一日能有疫苗预防 SFP。

参考文献

Argudín, M.Á., Mendoza, M.C., Rodicio, M.R., 2010. Food poisoning and *Staphylococcus aureus* enterotoxins. Toxins（Basel）2, 1751-1773.

Arad, G., Hillman, D., Levy, R., Kaempfer, R., 2004. Broad-spectrum immunity against superantigens is elicited in mice protected from lethal shock by a superantigen antagonist peptide. Immunology Letters 91, 141-145.

Asao,T., Kumeda, Y., Kawai, T., Shibata, T., Oda, H., Haruki, K., Nakazawa, H., Kozaki, S., 2003. An extensive outbreak of staphylococcal food poisoning due to low-fat milk in Japan: estimation of enterotoxin A in the incriminated milk and powdered skim milk. Epidemiology and Infection 130, 33-40.

Attien, P., Sina, H., Moussaoui, W., Zimmermann-Meisse, G., Dadié, T., Keller, D., Riegel, P., Edoh, V., Kotchoni, S.O., Djè, M., Prévost, G., Baba-Moussa, L., 2014. Mass spectrometry and multiplex antigen assays to assess microbial quality and toxin production of Staphylococcus aureus strains isolated from clinical and food samples. BioMed Research International 2014, 485620.

Bayles, K.W., Iandolo, J.J., 1989. Genetic and molecular analyses of the gene encoding staphylococcal enterotoxin D. Journal of Bacteriology 171, 4799-4806.

Betley, M.J., Borst, D.W., Regassa, L.B., 1992. Staphylococcal enterotoxins, toxic shock syndrome toxin and streptococcal pyrogenic exotoxins: a comparative study of their molecular biology. Chemical Immunology 55, 1-35.

Betley, M.J., Mekalanos, J.J., 1988. Nucleotide sequence of the type A staphylococcal enterotoxin gene. Journal of Bacteriology 170, 34-41.

Bergdoll, M.S., 1979. Staphylococcal intoxications. In: Reimann, H., Bryan, F.L. (Eds.), Foodborne Infections and Intoxications. Academic Press Inc., New York, NY, USA, pp. 443-494.

Cha, J.O., Lee, J.K., Jung, Y.H., Yoo, J.I., Park, Y.K., Kim, B.S., Lee, Y.S., 2006. Molecular analysis of Staphylococcus aureus isolates associated with staphylococcal food poisoning in South Korea. Journal of

Applied Microbiology 101, 864-871.

Coleman, D.C., Sullivan, D.J., Russell, R.J., Arbuthnott,J.P., Carey, B.F., Pomeroy, H.M., 1989. Staphylococcus aureus bacteriophages mediating the simultaneous lysogenic conversion of beta-lysin, staphylokinase and enterotoxin A: molecular mechanism of triple conversion. Journal of General Microbiology 135, 1679-1697.

Couch, J.L., Soltis, M.T., Betley, M.J., 1988. Cloning and nucleotide sequence of the type E staphylococcal enterotoxin gene. Journal of Bacteriology 170, 2954-2960.

Dack, G.M., Cary, W.E., Woolpert, O., Wiggers, H., 1930. An outbreak of food poisoning proved to be due to a yellow hemolytic staphylococcus. Journal of Preventive Medicine 4, 167-175.

Danielsen, E.M., Hansen, G.H., Karlsdóttir, E., 2013.Staphylococcus aureus enterotoxins A-and B: binding to the enterocyte brush border and uptake by perturbation of the apical endocytic membrane traffic. Histochemistry and Cell Biology 139, 513-524.

Dufour, P., Jarraud, S., Vandenesch, F., Greenland, T., Novick, R.P., Bes, M., Etienne, J., Lina, G., 2002. High genetic variability of the agr locus in Staphylococcus species. Journal of Bacteriology 184, 1180-1186.

Eisenberg, M.S., Gaarslev, K., Brown, W., Horwitz, M., Hill, D., 1975. Staphylococcal food poisoning aboard a commercial aircraft. Lancet 2, 595-599.

EFSA, ECDC, 2015. The European Union summary report on trends and sources of zoonoses, zoonotic agents and food-borne outbreaks in 2013. EFSA. Journal 13 (3991), 162.

Evanson, M.L., Hinds,M.W., Bernstein, R.S.,

Bergdoll, M.S., 1988. Estimation of the human dose of staphylococcal enterotoxin A from a large outbreak of staphylococcal food poisoning involving chocolate milk. International Journal of Food Microbiology 7, 311–313.

Gould, L.H., Walsh, K.A., Vieira, A.R., Herman, K., Williams, I.T., Hall, A.J., Cole, D., 2013. Surveillance for foodborne disease outbreaks – United States, 1998–2008. MMWR Surveillance Summary 62, 1–34.

Hait, J.M., Tallent, S.M., Bennett, R.W., 2014. Screening, detection, and serotyping methods for toxin genes and enterotoxins in Staphylococcus strains. Journal of AOAC International 97, 1078–1083.

Hu, D.L., Omoe, K., Sashinami, H., Shinagawa, K., Nakane, A., 2009. Immunization with a non-toxic mutant of staphylococcal enterotoxin A, SEAD227A, protects against enterotoxin-induced emesis in house musk shrews. Journal of Infectious Diseases 199, 302–310.

Hu, D.L., Omoe, K., Shimoda, Y., Nakane, A., Shinagawa, K., 2003. Induction of emetic response to staphylococcal enterotoxins in the house musk shrew (Suncus murinus). Infection and Immunity 71, 567–570.

Hu, D.L., Zhu, G., Mori, F., Omoe, K., Okada, M., Wakabayashi, K., Kaneko, S., Shinagawa, K., Nakane, A., 2007. Staphylococcal enterotoxin induces emesis through increasing serotonin release in intestine and it is downregulated by cannabinoid receptor 1. Cellular Microbiology 9, 2267–2277.

Ji, G., Beavis, R., Novick, R.P., 1997. Bacterial interference caused by autoinducing peptide variants. Science 276, 2027–2030.

Jones, T.F., Kellum, M.E., Porter, S.S., Bell, M., Schaffner, W., 2002. An outbreak of community-acquired foodborne illness caused by methicillin-resistant Staphylococcus aureus. Emerging Infectious Diseases 8, 82–84.

Kérouanton, A., Hennekinne, J.A., Letertre, C., Petit, L., Chesneau, O., Brisabois, A., De Buyser, M.L., 2007. Characterization of Staphylococcus aureus strains associated with food poisoning outbreaks in France. International Journal of Food Microbiology 115, 369–375.

Khambaty, F.M., Bennett, R.W., Shah, D.B., 1994. Application of pulsed-field gel electrophoresis to the epidemiological characterization of Staphylococcus intermedius implicated in a food-related outbreak. Epidemiology and Infection 113, 75–81.

Kluytmans, J., van Leeuwen, W., Goessens, W., Hollis, R., Messer, S., Herwaldt, L., Bruining, H., Heck, M., Rost, J., van Leeuwen, N., van Belkum, A., Verbrugh, H., 1995. Food-initiated outbreak of methicillin-resistant Staphylococcus aureus analyzed by pheno-and genotyping. Journal of Clinical Microbiology 33, 1121–1128.

Krakauer, T., Stiles, B.G., 2013. The staphylococcal enterotoxin (SE) family: SEB and siblings. Virulence 4, 759–773.

Lindsay, J.A., Ruzin, A., Ross, H.F., Kurepina, N., Novick, R.P., 1998. The gene for toxic shock toxin is carried by a family of mobile pathogenicity islands in Staphylococcus aureus. Molecular Microbiology 29, 527–543.

Lyon, G.J., Wright, J.S., Christopoulos, A., Novick, R.P., Muir, T.W., 2002. Reversible and specific extracellular antagonism of receptor-histidine kinase signaling. Journal of Biological Chemistry 277, 6247–6253.

Marr, J.C., Lyon, J.D., Roberson, J.R., Lupher, M., Davis,W.C., Bohach, G.A., 1993. Characterization of novel type C staphylococcal enterotoxins: biological and evolutionary implications. Infection and Immunity 61, 4254–4262.

Mayville, P., Ji, G., Beavis, R., Yang, H., Goger, M., Novick, R.P., Muir, T.W., 1999. Structure–activity analysis of synthetic autoinducing thiolactone peptides from *Staphylococcus aureus* responsible for virulence. Proceedings of the National Academy of Sciences United States of America 96, 1218–1223.

Murray, E.J., Crowley, R.C., Truman, A., Clarke, S.R., Cottam, J.A., Jadhav, G.P., Steele,V. R., O'Shea, P., Lindholm, C., Cockayne, A., Chhabra, S.R., Chan, W.C., Williams, P., 2014. Targeting *Staphylococcus aureus* quorum sensing with nonpeptidic small molecule inhibitors. Journal of Medicinal Chemistry 57, 2813–2819.

Nilsson, I.M., Verdrengh, M., Ulrich, R.G., Bavari, S., Tarkowski, A., 1999. Protection against *Staphylococcus aureus* sepsis by vaccination with recombinant staphylococcal enterotoxin A devoid of superantigenicity. Journal of Infectious Diseases 180, 1370–1373.

Omoe, K., Hu, D.L., Takahashi-Omoe, H., Nakane, A., Shinagawa, K., 2003. Identification and characterization of a new staphylococcal enterotoxin–related putative toxin encoded by two kinds of plasmids. Infection and Immunity 71, 6088–6094.

Ono, H.K., Omoe, K., Imanishi, K., Iwakabe, Y., Hu, D.L., Kato, H., Saito, N., Nakane, A., Uchiyama, T., Shinagawa, K., 2008. Identification and characterization of two novel staphylococcal enterotoxins, types S and T. Infection and Immunity 76, 4999–5005.

Reddy, P.N., Paul, S., Sripathy, M.H., Batra, H.V., 2015. Evaluation of recombinant SEA–TSST fusion toxoid for protection against superantigen induced toxicity in mouse model. Toxicon 103, 106–113.

Rosec, J.P., Gigaud, O., 2002. Staphylococcal enterotoxin genes of classical and new types detected by PCR in France. International Journal of Food Microbiology 77, 61–70.

Scallan, E., Hoekstra, R.M., Angulo, F.J., Tauxe, R.V., Widdowson, M.A., Roy, S.L., Jones, J.L., Griffin, P.M., 2011. Foodborne illness acquired in the United States–major pathogens. Emerging Infectious Diseases 17, 7–15.

Shupp, J.W., Jett, M., Pontzer, C.H., 2002. Identification of a transcytosis epitope on staphylococcal enterotoxins. Infection and Immunity 70, 2178–2186.

Stach, C.S., Herrera, A., Schlievert, P.M., 2014. Staphylococcal superantigens interact with multiple host receptors to cause serious diseases. Immunologic Research 59, 177–181.

Suzuki,Y., Omoe, K., Hu, D.L., Sato'o, Y., Ono, H.K., Monma, C., Arai, T., Konishi, N., Kato, R., Hirai, A., Nakama, A., Kai, A., Kamata, Y., 2014. Molecular epidemiological characterization of *Staphylococcus aureus* isolates originating from food poisoning outbreaks that occurred in Tokyo, Japan. Microbiology and Immunology 58, 570–580.

Wieneke, A.A., Roberts, D., Gilbert, R.J., 1993. Staphylococcal food poisoning in the United Kingdom, 1969–90. Epidemiology and Infection 110, 519–531.

Wright, A.D., Chapes, S.K., 1999. Cross–linking staphylococcal enterotoxin A bound to major histocompatibility complex class I is required for TNF–alpha secretion. Cellular Immunology 197, 129–135.

Zhang, S., Iandolo, J.J., Stewart, G.C., 1998. The enterotoxin D plasmid of *Staphylococcus aureus* encodes a second enterotoxin determinant (*sej*). FEMS Microbiology Letters 168, 227–233.

肉毒毒素中毒

N. G. Parkinson[1]，E. A. Johnson[2]，K. A. Ito[3]

1 加利福尼亚大学戴维斯分校，戴维斯，加利福尼亚州，美国
2 威斯康星大学麦迪逊分校，麦迪逊，威斯康星州，美国
3 UC 食品保存研究实验室，都柏林，加利福尼亚州，美国

19.1 引言

肉毒杆菌能产生一种神经毒素，摄入这种毒素会导致神经麻痹症，即肉毒毒素中毒，这种神经毒素是人类已知的毒性最强的毒素之一。肉毒杆菌分布在世界各地，芽孢的耐热性、毒素和毒素所致的疾病以及芽孢和毒素的传播方式都有详细记载。研究表明该毒素与婴儿死亡有关，婴儿肉毒毒素中毒目前已成为美国肉毒毒素中毒事件的主要原因。这种毒素还被用于治疗眼睑痉挛、肌张力障碍和疼痛综合征等疾病，以及用于美容，如去除皱纹。商品化低酸罐头食品的热处理已成功地减少了肉毒杆菌疫情的暴发，而不安全的家庭罐装食品仍然是食源性肉毒毒素中毒的主要原因。由于毒素是在食品中预先形成的，因此肉毒杆菌的生长和毒素的产生也受食品配方的限制，包括高盐浓度、酸度和亚硝酸钠等防腐剂，但是消费者追求"新鲜"、无防腐剂和最低加工限度的需求带来了新的担忧。

19.2 生物特征

肉毒杆菌是一种革兰阳性、厌氧、杆状、周生鞭毛、能形成芽孢的运动细菌。芽孢通常是椭圆形，位于次极端，比繁殖体宽，使细胞呈网球拍状。该物种能产生强效神经毒素，根据抗原特异性识别，共有 7 种毒素血清型，毒素类型分别为 A、B、C、D、E、F 和 G。C 型和 D 型毒素是由噬菌体介导的，产生毒素的具体类型取决于感染培养物的特异性噬菌体。虽然每种毒素在特定宿主体内产生肉毒毒素中毒引起的弛缓性麻痹能力相似，但相同毒素血清型菌株产生的毒素之间依旧存在差异。毒素类型之间会发生一些血清学上的交叉中和作用，例如，E 型和 F 型之间以及 C 型和 D 型之间。有些菌株会产生以一种类型为主的肉毒毒素混合物，还有菌株具有多种毒素类型的毒素基因，但仅产生一种血清型的毒素。

可根据肉毒杆菌的 DNA 同源性、生理特性［包括芽孢耐热性（请参见第 19.6.3 节和

表 19.2)、耐盐性、低温生长能力以及对特定底物的反应〕而分为 4 个不同的组。

Ⅰ组包括蛋白质水解菌株，其中包括所有 A 型、B 型和 F 型蛋白质水解菌株。Ⅰ组菌株消化明胶、牛奶和肉类，它们产生氨和硫化氢，能分解葡萄糖，但不分解甘露糖、乳糖和蔗糖，蛋白胨酵母提取物葡萄糖肉汤的分解副产物包括乙酸和丁酸，以及少量其他的酸和醇，在胰蛋白酶大豆肉汤中产生氢化肉桂酸和氢气。该菌株对氯霉素、四环素和青霉素 G 敏感，最适生长温度为 30~40℃，最低生长温度为 10~12℃，最高生长温度为 45~50℃，10%盐浓度的溶液和 0.94 水活度（溶液中 NaCl 为湿润剂）均能抑制其生长。在数种 A 型和蛋白质水解 B 型肉毒杆菌菌株中发现了编码肉毒神经毒素的质粒。

Ⅱ组包括 B 型、F 型和 E 型非蛋白质水解菌株，这组菌株不消化牛奶和肉，但消化明胶，能够分解葡萄糖，也能分解甘露糖和蔗糖。当菌株在蛋白胨酵母提取物葡萄糖肉汤中生长时，会产生丁酸、乙酸和氢气等副产物。该菌株对氯霉素、青霉素 G 和四环素敏感，最佳生长温度为 27~37℃，最低生长温度为 3.3℃，最高生长温度为 40~45℃，5%的盐溶液和 0.97 水活度（NaCl 溶液）均能抑制其生长。该组中已发现编码 B 型肉毒杆菌神经毒素的质粒，该质粒可能与抑制生物体生长的肉毒杆菌素的产生有关。

Ⅲ组包括 C 型和 D 型，该组菌株消化明胶，大多数（但不是全部）能够消化牛奶和肉，能够分解葡萄糖，通常不分解蔗糖，甘露糖分解是可变的。其在蛋白胨酵母提取物葡萄糖肉汤中生长产生丁酸、丙酸和醋酸，产生氢

气。该菌株对氯霉素、青霉素 G 和四环素敏感，最佳生长温度是 30~37℃，生长范围 15~50℃，3%盐溶液会抑制其生长。该组菌株毒素的产生是由噬菌体介导的，特定的毒素类型取决于感染培养物的特定噬菌体。

Ⅳ组包含 G 型，能够快速消化明胶和牛乳，缓慢消化肉类，产生氨和硫化氢，在蛋白胨酵母提取物肉汤中产生的酸包括乙酸、丁酸和异戊酸，形成氢气。该菌株不分解葡萄糖、蔗糖和甘露糖；最佳生长温度为 30~37℃，生长范围在 12~45℃。该菌株对氯霉素、青霉素 G 和四环素敏感。已经发现与毒素形成相关的质粒。

人类肉毒毒素中毒还涉及另外两个菌种：酪酸梭菌 E 型菌株和巴氏梭菌 F 型菌株，尚未将其归为上述种类，一些研究人员将其指定为神经毒性梭菌的 V 组和Ⅵ组，已证明一株梭状芽孢杆菌具有编码 A 型肉毒杆菌神经毒素的质粒。

19.3 疾病特征

肉毒杆菌在厌氧和其他有利条件下发芽和繁殖时，会产生肉毒神经毒素，通常是经毒素摄入来影响人类和动物的。神经毒素是一种分子质量约为 150ku 的蛋白质，该分子由大约 100ku 的重链和 50ku 的轻链组成，链由表面电荷、肽键和二硫键连接。毒素分子在细胞内形成，毒性低，通过细胞裂解和/或分泌释放到细胞外，使分子暴露在蛋白质水解酶的作用下裂解形成剧毒的双链分子，但两条链仍通过二硫键连接在一起。神经毒素抑制运动神经元向肌肉释放神经递质乙酰胆碱，最终影响周围

神经系统，有关细胞机制的详细讨论，请参阅 Johnson 和 Montecucco 的论文（2008）。肉毒毒素中毒的临床症状可在摄入毒素后 12~48h 开始出现，表现为虚弱、头晕和口干，还可能出现恶心和呕吐。神经系统症状很快出现，包括视物模糊、无法吞咽、说话困难、骨骼肌下行无力，最终出现呼吸麻痹。随着护理的改善和抗毒素治疗的进步，病死率低于 10%（Maslanka et al.，2015 年）。

人类的肉毒毒素中毒有 4 种临床形式：食源性、婴儿、伤口和成人肠道定植。食源性肉毒毒素中毒时，毒素在允许微生物生长的食物中产生，通常是由于不适当的储存条件或不良的热处理程序，导致孢子破坏不充分。摄入含有毒素的食物会引起中毒（通过食物的传播将在下文进行详细讨论）。在婴儿肉毒杆菌中毒和成年肠道定植的情况下，孢子被摄入或吸入继而在肠道中定植，因为胃肠道菌群（未成熟或失调）无法抑制其生长，导致其产生毒素（婴儿肉毒杆菌会在本章后文详细讨论）。肉毒杆菌营养细胞或孢子通过伤口进入，找到厌氧环境并在生长过程中产生毒素。目前，越来越多的伤口肉毒毒素中毒病例归因于静脉注射毒品。

19.4 通过食物传播

因不同地区的食品保存和饮食习惯以及食品制备技术不同，肉毒毒素中毒暴发所涉及的食品类型也有所不同。肉毒杆菌孢子遍布世界各地，但在世界不同地区，肉毒杆菌类型和疾病类型的分布情况似乎不同。A 型和 B 型在温带气候的土壤中发现，而 E 型在较冷的水生沉积物中发现。

蛋白水解 A 型菌株的孢子主要存在于美国西部、南美、南欧国家和中国的土壤中，它们偏爱有机含量低的中性至碱性土壤，在美国东部和欧洲几乎没有这种土壤，那里的土地被大量耕种，它们通常与蔬菜引起的疾病有关。在美国，蛋白水解 A 型最常见于密西西比河以西，而蛋白水解 B 型最常见于密西西比河以东。B 型孢子分布似乎更均匀，但在美国东部土壤中发现的孢子是蛋白水解型，而在中欧发现的孢子是非蛋白水解型。在中欧，肉类经常成为食源性疾病的媒介。

E 型孢子主要存在于北半球较冷地区的水生沉积物中，如美国阿拉斯加州、加拿大、斯堪的纳维亚、波兰、俄罗斯和日本。E 型主要与鱼类和海洋哺乳动物有关，E 型水平与低底部氧含量、深度和无生物扰动活动呈正相关。

尽管已经证明 A 型和蛋白水解 B 型可以在 pH 低于 4.6 的实验室培养基中生长，但肉毒杆菌无法在 pH 低于 4.6 的食品中生长。因此，在美国，必须根据特定法规对 pH≥4.6 的食品（称为低酸性食品）进行处理，以破坏肉毒杆菌孢子。酸化至 pH<4.6 的食品也必须根据特定法规进行生产，确保抑制肉毒杆菌生长。

由于美国联邦政府对商业罐装食品的严格监管，在过去的 50 年里，这种来源的肉毒毒素中毒病例有所减少。在美国，曾在野餐和午餐等社区活动中食用一些家庭罐装食品，并导致暴发多人疫情。使用传统方法制作的食品，如日本的 Izushi、加拿大的咸鱼和泰国的竹笋，也与肉毒毒素中毒暴发有关。有许多案例是由于处理程序不佳（温度滥用、交叉污染）

影响了许多餐馆和熟食店造成的。表19.1 总结了一些近年来商品化食物导致的疫情，其中大部分是由于以下原因造成的，即"加热食物足以杀死营养细胞（包括有害微生物）但不能杀死孢子，然后将食物放在允许孢子萌发、菌体生长和产生毒素的温度下厌氧保存"。有一次肉毒毒素中毒暴发则是饮用了监狱制造的非法酒精（Pruno）所引起的。

表 19.1　肉毒杆菌暴发案例

年份	产品	国家	影响人数	可能原因
2014	蒜香沙司	美国	2	不正确灭菌
2012	红豆汤	日本	2	滥用温度
	咖喱酱	苏格兰	3	未知
2011	橄榄酱	法国	9	不正确灭菌
	土豆汤	美国	1	滥用温度
2010	杏仁橄榄	芬兰	2	容器缺陷
2009	熏鱼	法国	3	未知
2008	鸡肉卷	法国	2	滥用温度
2007	热狗辣椒酱	美国	8	不正确灭菌
2006	胡萝卜汁	美国、加拿大	6	滥用温度
	熏鱼	芬兰	2	未知

商业加工食品中的新技术对研究者关于肉毒杆菌的生长及其在一定条件下发芽能力的研究提出了新的挑战，这些工艺包括冷热烟熏、真空包装、慢冷发酵、延长保质期的冷藏加工以及高压、脉冲电和微波等新型加工技术。

19.5　肉毒杆菌及其毒素的分离与鉴定

肉毒杆菌和毒素通常是从食物样本中确定其存在的，也可以收集包括粪便、血液或呕吐物的临床样本进行检查。当做出肉毒毒素中毒的初步诊断时，就需要进行检查。诊断的最佳确认方法是对所获得的样本进行实验室分析，只有受过专业训练、熟练操作含有毒素样品和培养物的人员才能进行肉毒毒素中毒的检查。肉毒杆菌及其神经毒素在美国被归类为1级特别试剂，实验室研究该病原体及其神经毒素需要采取特殊的安全措施。

19.5.1　样品处理

由于肉毒毒素具有高毒性，因此在处理样品时必须小心。中毒神经毒素的致死剂量估计为 $0.1 \sim 1.0 \mu g/$ kg 体重，通常食品样品应冷藏直至进行测试。如果样品是完整、膨胀的容器，并且没有破裂的危险，则无需冷藏样品。一旦怀疑是肉毒毒素中毒，应立即收集临床的血液和/或粪便样本。样品必须在患者应用抗血清之前采集（第19.6.1节）。

样品应进行适当的识别和标记，就食品材料而言，食品类型、标签信息、容器代码、容器类型和大小、制造商（或家庭保存或商业生产）和容器状况等都应记录。在可能的情况下，应采集备用样本并冷藏以备进行进一步测试。临床样本应注明样本类型、采样时间和患者姓名等。

由于肉毒毒素不耐热，样品和培养物应冷藏，也应该小心处理它们，以避免交叉污染，应采取预防措施避免产生气溶胶。绝对杜绝用嘴吸吮仪器，应使用机械吸液装置。所有与样品接触的玻璃品、器皿和材料都应被视为危险物品。样品和相关材料应在处理前进行高压灭菌或以其他方式净化。

19.5.2　培养方法

实验室分析的具体步骤见《食品微生物检验方法纲要》（Maslanka et al，2015）和美国食品药品监督管理局（FDA）的《细菌学分析手册》。

液体样品可以直接放入培养基中，固体样品应放在研钵或胶袋中，与等量的明胶磷酸盐缓冲液充分混合并分为三份，一份样品留作毒素测试用，另一份留作培养用，其余留作进一步分析使用。

样品采用湿抹片法，使用相差显微镜观察菌株形态，确定是否存在杆状细菌和典型带孢子的网球拍状细胞。如果显微镜检查支持假定存在的梭状芽孢杆菌细胞，则应培养样本并检测是否存在毒素。

1~2g 样品放置在熟肉培养基（CMM）中用于检测蛋白水解类型，在胰蛋白酶蛋白胨葡萄糖酵母提取物（TPGY）中用于检测非蛋白水解类型。样品接种之前，培养基应在流通蒸汽中至少加热 15min，以去除氧气。在 CMM 中的培养条件是 35℃ 厌氧培养，在 TPGY 中的培养条件是 26℃ 厌氧培养，通过将接种的培养管放置在厌氧室中或在培养基上涂上威士伯漆或琼脂来获得厌氧条件。培养基培养 5d 后会产生最大量毒素，如果孵育 5d 后未观察到生长，则将孵育时间延长至 10d 以上，然后丢弃培养物。应观察培养管中是否有浑浊和气体，用显微镜检查带有气体和浑浊的试管中是否存在梭菌型细胞和孢子。应注意，恶臭或粪便气味是蛋白质水解的迹象。如果存在形成气体的梭菌型细胞，则需要测试样品中的毒素。

为了从样品或传代培养基中分离纯化微生物，应在无菌试管中将等体积的物质与无水乙醇混合，将混合物在室温下保持 1h，然后接种肉毒杆菌分离琼脂或肝脏小牛肉卵黄琼脂进行培养。对于蛋白水解型，在分离琼脂上培养之前，将其在 80℃ 加热 10min。35℃ 下厌氧孵育 48h 后，选择呈珠状（表面呈虹彩）的菌落进行转移培养，珠状菌落是脂肪酶活性的指标。C 型、D 型和 E 型菌落周围可能也有黄色沉淀区，表明卵磷脂酶活性。为扩大菌株，如前所述进行菌落培养。丁酸梭菌 E 型菌落没有卵磷脂酶或脂肪酶活性，巴氏梭菌 F 型菌落卵磷脂酶透明圈小，无脂肪酶活性。

19.5.3　毒素检测

进行毒素检测时，需对样品进行离心以去除液体中的固体和微生物，必要时需对液体进行过滤。如怀疑为非蛋白水解型，则先用胰蛋白酶消化样品，然后再检测毒素：将 1g 胰蛋白酶（Difco 1∶250 指在规定的用于测试蛋白酶活性的条件下，每 1g 胰酶分解 250g 酪蛋白）添加到 20mL 无菌蒸馏水中制备胰蛋白酶溶液，向 pH 调至 6.2 的样品中加入胰蛋白酶溶液，使胰蛋白酶被稀释 10 倍。加入胰蛋白酶的样品在 37℃ 温和搅拌下孵育 1h，加入大豆胰蛋白酶抑制剂，防止蛋白质过度水解。经胰蛋白酶消化的部分样品经 100℃ 加热 10min，破坏可能存在的毒素。

用腹腔注射多组小鼠法检测毒素：第一组小鼠注射 0.5mL 的样本；第二组小鼠在注射样品 30~60min 前用针对特定肉毒毒素的抗血清进行腹腔注射以保护小鼠；第三组小鼠注射 100℃ 加热 10min 后冷却至常温的毒素被破坏的样品，第二组和第三组小鼠应该会存活下来。一些肉毒杆菌菌株在食品和临床样品中产生一种以上的血清型神经毒素，因此中和它们可能需要一种以上的抗毒血清，或对样品进行高倍稀释以降低次要毒素的浓度。

对所有小鼠应进行至少 48h 的肉毒毒素中毒观察。典型症状包括呼吸困难、四肢无力和皮毛松弛，这些症状对于评估是否含有肉毒毒素很重要。没有典型症状的死亡或迅速死亡（<30min）不能作为存在肉毒毒素的证据。

19.5.4　替代方法

目前已研究了多种细菌快速鉴别方法。针对蛋白水解和非蛋白水解类型进行了核糖体分型评估。流行病学研究中，对非蛋白水解类型，用脉冲场凝胶电泳方法鉴别菌株，研究人员正考虑将快速全基因组测序方法用于生物特性鉴定，化学分析法如脂肪酸的色谱分析也进行了应用。

建议应用几种快速的毒素检测方法。检测表达的肉毒毒素的关键方法是酶联免疫吸附试验，并且已经开发了许多相关试剂，并可用于检测不同的肉毒毒素血清型。一种用于检测 A~F 型神经毒素基因的聚合酶链反应试验已被用于肉毒毒素中毒的快速检测。某些实验室（包括 CDC）应用质谱法鉴定毒素。这些方法与小鼠生物测定方法几乎一样灵敏且可重复（Maslanka et al.，2015）。

19.6　治疗与预防

19.6.1　疾病和治疗

早期诊断可以及时治疗、降低发病率和死亡率，早期诊断还可以防止其他病例发生。治疗效果取决于诊断速度和患者在患病过程中的进展程度。早期使用抗毒素血清对于减缓毒素发作至关重要，在诊断的最初 24h 内最有效。根据疾病的严重程度，可能需要进行气管切开术和使用机械呼吸辅助设备；有时需要盐水灌肠清除结肠毒素，使患者呕吐以便从胃中清除受污染的食物。伤口肉毒毒素中毒时，应对伤口进行药物治疗，可能需要手术去除感染源，除非有其他生物感染迹象，否则通常应用抗生素治疗。有效的治疗方案（如抗毒素、机械呼吸器和重症医疗护理的使用）显著降低了肉毒毒素中毒的死亡率，从 20 世纪 50 年代之前约 60% 降至如今不到 10%（Maslanka et al.，2015）。

19.6.2　预防

肉毒毒素很容易被热破坏，因此食物在进

食前煮沸几分钟就会消除致病的毒素。由于肉毒杆菌孢子在环境中广泛存在，故推测大多数食物中均含有该孢子。在低酸性罐头食品中，在"12-D 烹饪"条件下，会破坏病原（第19.6.3节）。孢子可能存在于其他食物中，如酸性或酸化的食物，但当食物的 pH 小于 4.6 时，孢子不能在食物中生长，因此不能产生毒素。在某些情况下，如婴儿肉毒毒素中毒或有潜在胃肠疾病的成年人，孢子的摄入可能会导致肠道定植，因此这些人必须注意可能含有肉毒杆菌孢子的食物。

可以通过阻止肉毒杆菌的生长和产生毒素来预防肉毒毒素中毒。通过破坏或抑制肉毒杆菌阻止其生长，加热是破坏肉毒杆菌最有效的手段。巴氏灭菌可迅速杀死所有类型肉毒杆菌的营养细胞，它们的耐热性与其他营养细胞相似。抑制食物中肉毒杆菌营养生长的主要内在因素是降低水活度和提高酸度。在含有其他微生物群的食物中肉毒杆菌的竞争力通常较弱，迅速生长的乳酸菌和某些其他竞争者会降低 pH 并产生阻止肉毒杆菌生长的抑制剂。

19.6.3　破坏孢子

蛋白水解型菌株孢子比非蛋白水解型菌株孢子更耐热。这种高耐热性使得低酸罐头食品行业使用"肉毒杆菌加工"或"12-D 烹饪"作为确保破坏产品中肉毒杆菌的最低加热程度。孢子抗性受许多因素影响，包括加热的孢子数量、孢子的生长方式、加热孢子的食品以及允许加热的孢子生长食材。抗性变化很大，但在 115.6℃时，D 值或十倍致死时间（即杀灭90%病原菌所需的时间），A 型为 0.14~0.83min，蛋白水解 B 型为 0.11~1.1min（表19.2）。由于 1 组中的菌株是最耐热的，因此这些值是制定"12-D 工艺"的基础。如果要使用 115.6℃ 以外的温度，则应采用 z 值概念（即 D 值变化 10 倍所需的温度变化）。非蛋白水解型的 D 值为 82.2℃，因为它们是物种中耐热性最低的成员，但它们实质上比几乎所有非孢子形成的细菌的食源性病原体具有更高的热稳定性。

表 19.2　各种类型肉毒杆菌的热效应

组别	蛋白水解	血清型	D 值		z 值（范围）/℃
			温度/℃	范围/min	
I	是	A	115.6	0.14~0.83	7.6~11.6
		B	115.6	0.11~1.1	7.9~11.3
		F	110	1.3~1.8	10~12
II	否	B	82.2	1.4~74	6.5~11
		E	82.2	0.3~1.2	7.3~11
		F	82.2	0.25~40	9.5~12
III	是	C，D	104	0.02~0.9	9.5~11.5
IV	是	G	110	~0.5	~20

表 19.2 中汇编的 D 值和 z 值仅是各种类型肉毒杆菌孢子耐热性范围的示例。特定产品的实际抗性可能在这些范围内或范围外发生变化，因此应该进行研究以确定该特定产品的实际抗性。

随着高压、脉冲电和微波等新加工技术的应用，必须对肉毒杆菌孢子的抗性进行评估，评估应使用特定产品和设备。

肉毒杆菌孢子相对耐电离辐射，不同类型的孢子具有相似抗性。在水或磷酸盐缓冲液中测试时，90% 杀灭辐射量为 0.8~4kGy。在不同食物中的抗性是可变的，这取决于不同的食物和辐射温度，当温度低于 -80℃ 时，其抗性比在冷藏温度时大。使用用于保存食物的辐射剂量消毒食品时，毒素可能不会被灭活。

肉毒杆菌孢子污染物比营养细胞污染物更能抵抗消毒剂的杀灭作用，与其他形成孢子的细菌相比，肉毒杆菌孢子对消毒剂有类似的抵抗力。在室温下 pH 为 6.5 的磷酸盐缓冲液中测试时，3~12min 内使用 4.5mg/L 的游离氯可以减少 99.9% 的孢子，蛋白水解型比非蛋白水解型更具抗性。当孢子暴露于 6mg/L 左右的臭氧中约 2min 时，二氧化氯（130mg/L 左右的游离氯）中约 14min 时，1500mg/L 左右的碘伏中约 30min 时，也会得到类似程度的减少。氯溶液在温度较高和 pH<7 时更有效，但在较低的 pH 或较高的温度下，必须保证氯能够保持在溶液中而不是变成气态。

19.6.4 防止生长

由于毒素是在肉毒杆菌繁殖时形成的，因此如果可以防止肉毒杆菌生长，则不会形成毒素。冷藏温度会抑制菌株的生长，尤其是蛋白水解型肉毒杆菌，但是，由于非蛋白水解类型能够在 3.3℃ 生长，因此它们通常能在冷藏食品正常配送时的温度下生长，但生长缓慢。因此，适当的温度控制可以延长产品的保质期。

低水活度和低 pH 也可以抑制肉毒杆菌孢子生长，通过添加盐或糖等溶质可以实现低水分活度。抑制蛋白水解型菌株所需的水活度约为 0.93，低于约 0.97 的水分活度则抑制非蛋白水解型菌株。pH≤4.6 可抑制肉毒杆菌孢子生长，该 pH 可以自然获得（例如酸性水果），也可以通过添加酸（通常为有机酸）人工获得。与无机酸相比，有机酸往往能更好地抑制孢子生长。如果通过酸化作用来抑制生长，则必须将食物的所有成分酸化至 pH4.6 或更低。此外，必须注意防止腐败菌生长，例如某些酵母、霉菌和细菌，因为它们会将 pH 增加到肉毒杆菌可能生长并产生毒素的水平。有报道称，在含有高浓度蛋白质沉淀物的实验室培养基中，在 pH<4.6 时观察到了肉毒杆菌生长和毒素产生。

防腐剂在抑制肉毒杆菌孢子生长中起重要作用。长期以来，肉的腌制一直用亚硝酸钠和盐来控制肉毒杆菌生长。亚硝酸盐赋予肉类独特的腌制风味，并保持肉类典型的粉红色，亚硝酸盐还能阻止肉毒杆菌生长。近年来，由于对形成亚硝胺的担忧，人们已经开始探索出使用其他添加剂来替代亚硝酸盐的方法。虽然亚硝酸盐的用量降低了，但由于没有找到可接受的替代品，亚硝酸盐仍没有被取代。与许多食物一样，对腌肉中肉毒杆菌的抑制作用取决于许多抑制因素的相互作用，例如亚硝酸盐、其他盐和 pH。许多其他防腐剂，例如山梨酸酯、乳链菌肽、对羟基苯甲酸酯和乳酸钠，无论是单独使用还是联合使用，都已被评估为肉毒杆菌生长抑制剂，并具有潜在的应用价值。

为了防止或阻止肉毒杆菌孢子增长，食品设计通常涉及破坏和/或抑制策略。如果选择抑制作用，通常要综合应用多种因素，以构筑致病菌生长所必须克服的屏障，确保食物中的致病菌在食用之前不会生长。

19.7　婴儿肉毒毒素中毒

婴儿肉毒毒素中毒于 1976 年首次发现，是美国最常见的肉毒毒素中毒类型，自 2000 年以来约占肉毒杆菌病例的 70%。自 1976 年确认婴儿肉毒毒素中毒以来，五大洲有 26 个国家，报告了至少 1 例婴儿肉毒毒素中毒病例。由于肉毒杆菌孢子在环境中广泛存在，婴儿肉毒毒素中毒可能被低估或认识不足。通常情况，它影响 12 个月以下的婴儿，尤其是 5 ~ 29 周的婴儿。人们相信，孢子是通过嘴或鼻子进入婴儿消化系统，并且由于肠道生理机能不成熟或肠道菌群发育不足，孢子萌发和生长没有像在健康成年人中一样受到抑制。孢子已知来源包括蜂蜜、食物、地毯、土壤/灰尘，以及与新建筑相关的灰尘。在所有可能的食物来源中，蜂蜜是肉毒杆菌孢子的食物储存库，迄今为止，实验室和流行病学研究都明确表明，它与婴儿肉毒杆菌中毒有关。蜂蜜引起的中毒占婴儿肉毒毒素中毒病例的 15%，但随着人们对这种食物来源了解日益加深，它所造成的发病率正在下降。

便秘通常是其最早的临床症状，其次是进食不良、嗜睡、哭泣无力、吮吸减少以及全身肌肉张力低下，其特征是头软（"无力婴儿综合征"）。婴儿肉毒毒素中毒的临床表现包括轻度、门诊病例以及与典型婴儿猝死综合征无法区别的猝死。

许多肉毒毒素中毒病症是通过鉴定婴儿粪便中的肉毒杆菌和毒素进行诊断的。也有证据表明，摄入的肉毒杆菌孢子在婴儿肠道中产生了毒素。美国几乎所有的婴儿肉毒毒素中毒病例都是由 I 组蛋白水解 A 型或 B 型菌株引起的，产生肉毒杆菌类毒素的酪酸梭菌 E 型菌株和巴氏梭菌 F 型菌株也会引起婴儿肉毒毒素中毒。

2006 年以来，美国通过静脉注射肉毒杆菌免疫球蛋白（人源抗肉毒杆菌毒素抗体）对婴儿肉毒毒素中毒进行治疗，但支持性治疗仍然是必要的。

19.8　治疗应用

纯化的肉毒毒素是第一种用作药物的细菌毒素。1989 年 12 月，FDA 批准 Oculinum 公司，将肉毒毒素以 Oculinum 为商品名，用于治疗两种以肌肉过度收缩为特征的面部疾病——眼睑痉挛和斜视。现在，它以商品名 Botox 出售，但除了 Oculinum 公司之外，尚有其他商业来源。

将小剂量该毒素注射到受影响的肌肉中后，和肉毒毒素中毒一样，毒素与神经末梢结合，阻止化学物质乙酰胆碱释放，而乙酰胆碱会发出肌肉收缩信号。毒素使被注射的肌肉麻痹或衰弱，但其他肌肉不受影响。

进一步研究表明，该毒素有望用于治疗异常的肌肉姿势和紧张等其他神经系统疾病，包括斜颈（颈肩肌肉收缩）、下颌肌张力障碍（颚肌紧咬）、痉挛性肌张力障碍（说话含糊不清）、痉挛和偏头痛。已经用于 100 多个适应证的治疗，目前还在探索肉毒毒素的其他治疗用途。

19.9 总结

由于肉毒杆菌产生的毒素是致病的，因此了解肉毒杆菌生长和毒素的生产能力，对全世界食品的安全生产至关重要。此外，了解如何检测这种肉毒杆菌及其毒素，以及如何识别和治疗患者是当务之急。20 世纪在这些领域已经取得了很大进展。随着新食品加工技术的发展，食品科学家将继续研究这些技术如何影响肉毒杆菌。

参考文献

Arnon, S. S., 1998. Infant botulism. In: Feigin, R. D., Cherry, J. D. (Eds.), Textbook of Pediatric Infectious Disease, fourth ed. W. B. Saunders Company, Philadelphia, pp. 1570-1577.

Arnon, S. S., 2007. Creation and development of the public service orphan drug human botulism immune globulin. Pediatrics 119 (4), 785-789.

Bell, C., Kyriakides, A., 2000. *Clostridium botulinum*. A Practical Approach to the Organism and Its Control in Foods. Blackwell Science, Oxford.

Cato, E. P., George, W. L., Finegold, S. M., 1986. Section 13, Genus *Clostridium*. In: Sneath, P. H., Mair, N. S., Sharpe, M. E., Holt, J. G. (Eds.), Bergey's Manual of Systematic Bacteriology. Williams and Wilkins, Baltimore, MD, pp. 1157-1160.

Hauschild, A. H. W., Dodds, K. L., 1993. *Clostridium botulinum*. Ecology and Control in Foods. Marcel Dekker, New York.

Johnson, E. A., 2013. Chapter 17. *Clostridium botulinum*. In: Doyle, M. P., Buchanan, R. L. (Eds.), Food Microbiology Fundamentals and Frontiers, fourth ed. ASM Press, Washington, DC.

Johnson, E. A., Montecucco, C., 2008. Botulism. In: Engel (Ed.), Handbook of Clinical Neurology: Neuromuscular Junction Disorders, vol. 91. Elsevier Inc., pp. 333-368.

Koepke, R., Sobel, J., Arnon, S. S., 2008. Global occurrence of infant botulism, 1976-2006. Pediatrics 122 (1), e73-e82.

Lund, B. M., Peck, M. W., 2001. Chapter 6. *Clostridium botulinum*. In: Labbe, R. G., Garcia, S. (Eds.), Guide to Foodborne Pathogens. John Wiley & Sons, Inc, Hoboken, NJ.

Maslanka, S. E., Solomon, H. M., Sharma, S., Johnson, E. A., 2015. Chapter 32. *Clostridium botulinum* and its toxins. In: Salfinger, Y., Tortorello, M. L. (Eds.), Compendium of Methods for the Microbiological Examination of Foods, fifth ed. American Public Health Association, Washington, DC.

Shapiro, R. L., Hatheway, C., Swerdlow, D. L., 1998. Botulism in the United States: a clinical and epidemiologic review. Annals of Internal Medicine 129 (3), 221-228.

Smith, L. D. S., Sugiyama, H., 1988. Botulism: The Organism, Its Toxin, the Disease. Charles C. Thomas, Springfield, IL.

U. S. Food and Drug Administration, 1998. Bacteriological Analytical Manual, eighth ed. AOAC International, Gaithersburg, MD.

蜡样芽孢杆菌食物中毒

M. W. Griffiths[1], H. Schraft[2, *]

1 加拿大圭尔夫大学, 圭尔夫, 安大略省, 加拿大

2 湖首大学, 桑德贝, 安大略省, 加拿大

20.1 引言

蜡样芽孢杆菌属于革兰阳性兼性厌氧菌, 可形成内生孢子。由于孢子对许多不利条件具有较强耐受性, 因此蜡样芽孢杆菌分布广泛。空气、土壤、水以及动植物材料中均可分离到该菌, 其最初于 1887 年由弗兰克兰在牛棚的空气中分离出来。由于该菌无处不在, 所以食品材料受到该菌污染的事件屡见不鲜。

蜡样芽孢杆菌属于蜡样芽孢杆菌群, 该群包含在 16S rDNA 水平上高度相关的 8 个种: 蜡样芽孢杆菌 (B. cereus)、蕈状芽孢杆菌 (Bacillus mycoides)、假蕈状芽孢杆菌 (Bacillus pseudomycoides)、苏云金芽孢杆菌 (Bacillus thuringiensis)、威罕斯特兰芽孢杆菌 (Bacillus weihenstephanensis)、细胞毒性芽孢杆菌 (Bacillus cytotoxicus)、东洋芽孢杆菌 (Bacillus toyonensis)、炭疽芽孢杆菌 (Bacillus anthracis)。由于表型和基因上密切相关, 根据某些标准 (Stenfors Arnesen et al. , 2008), 可以把苏云金芽孢杆菌、东洋芽孢杆菌、炭疽芽孢杆菌和蜡样芽孢杆菌看作是同一个种。有些关键的表型特征已经成为物种鉴定的基础: 蕈状芽孢杆菌和假蕈状芽孢杆菌是以在琼脂上出现典型假根状克隆为特征; 苏云金芽孢杆菌可产生 δ-肠毒素 (BT 毒素), 这种肠毒素通常以一种结晶的准孢子包涵体形式出现, 具有杀虫作用; 炭疽芽孢杆菌是人类和动物炭疽的病原。东洋芽孢杆菌已被指定为蜡样芽孢杆菌变种的一个新种, 已经以东洋芽孢杆菌素 (Toyocerin) 作为家畜催肥的饲料添加剂使用。

蜡样芽孢杆菌通常是生长在 10~50℃ 的嗜常温物种。威罕斯特兰芽孢杆菌最初被认为是蜡样芽孢杆菌的耐寒株 (可在 7℃ 及以下生

注: ＊ Christine E. R. Dodd 修订和更新第三版。

长，超过43℃时该菌不能生长繁殖），但基于核糖体和冷休克蛋白基因的信号序列特性，已将其作为单独的种（Lechner et al.，1998）。相反，细胞毒性芽孢杆菌（也称为蜡样芽孢杆菌细胞毒性亚种）因其与腹泻疾病有关，曾被建议列为蜡样芽孢杆菌，因其能在比典型嗜常温蜡样芽孢杆菌株高6~8℃的温度条件下生长繁殖，因此是耐热芽孢杆菌群的代表。

该群的特点是，产生毒素是引起疾病的一种重要方式，包括食源性疾病，如苏云金芽孢杆菌产生的杀虫δ-肠毒素以及炭疽芽孢杆菌产生的炭疽毒素；另一个共同特征是质粒携带毒素基因。对苏云金芽孢杆菌来说，该菌与蜡样芽孢杆菌唯一的区别是质粒上携带δ-肠毒素 cry 基因。因此，这种分类学基础对种的命名是存在问题的。对炭疽芽孢杆菌，其毒力判断也是取决于是否携带 pXO1（炭疽毒素基因复合物）和 pXO2（荚膜基因）两个质粒。

蜡样芽孢杆菌除了能引起胃肠道疾病外，还是眼部致病菌，可引起结膜炎、全眼炎、角膜炎、虹膜睫状体炎和眼眶脓肿。该菌能引起许多其他的机会性感染，包括呼吸道感染和伤口感染（Bottone，2010）。

20.2 微生物特性

芽孢杆菌属最重要的特征是可形成具有折光性的内生孢子。与营养细胞相比，这些孢子更具有抵抗高温、干燥、食物防腐剂和其他环境变化的能力。芽孢杆菌菌株可产生过氧化氢酶，能够在需氧条件下产生孢子，还可以据此将芽孢杆菌属与梭状菌属区别开来。芽孢杆菌属的细菌通常是自由生活的，也就是说，不是

宿主适应性菌，其孢子广泛分布于整个自然界。

蜡样芽孢杆菌的孢子呈椭圆形，位于中心位置至近末端，不会膨胀成为孢子囊。蜡样芽孢杆菌属与其他芽孢杆菌属的区别是：①蛋黄卵磷脂酶反应阳性；②不能利用甘露醇产酸；③能厌氧生长；④普里斯考尔（Voges-Proskauer）实验反应阳性；⑤对0.001%溶菌酶有耐受性。蜡样芽孢杆菌的菌体一般较大，长3~5μm，宽1.0~1.2μm，常成链状出现。蜡样芽孢杆菌富有周生鞭毛，可运动。这也是与不可运动的炭疽芽孢杆菌相区别的显著特点之一。DNA 的 G+C 摩尔百分比为32%~38%。

20.2.1 孢子

通常与食物中毒有关的菌株的孢子，其 $D_{95℃}$ 约为24min，而其他菌株的孢子表现出更广泛的耐热性能，$D_{95℃}$ 介于1.5~36min。z 值在6~9℃变化。这提示，与食物中毒有关的菌株可能具有较高的耐热性，因此更容易在烹饪过程中存活。孢子也更耐辐照，辐照剂量在1.25~4kGy 能使菌数减少90%，而营养细胞的相应辐照剂量为0.17~0.65kGy。

在蒸煮的大米上，孢子萌发需要的温度为5~50℃，实验室培养基上，孢子萌发的温度为-1~59℃。甘氨酸或中性 L-氨基酸和嘌呤核苷可诱导孢子发芽，L-丙氨酸是刺激孢子发芽最有效的氨基酸。

孢子的疏水性，加上表面的附属物，使孢子能够附着在包括上皮细胞在内的多种细胞表面。这种黏着特性使它们在食品接触表面的卫生以及清洁工作时很难去除。当孢子附着于缝隙和缝隙表面之间等水难以进入的空间时，其

耐热性将会显著增加。

（Soufiane 和 Côté，2013）。

20.2.2　营养生长

有些菌株可以在 10% 氯化钠浓度的培养物中缓慢生长，生长的最小水活度在 0.91~0.93。蜡样芽孢杆菌对作为生长因子的氨基酸有绝对的需求，但维生素不是必需的，该菌可以在 pH 4.4~9.3 生长。这些生长范围都不是绝对的，一般取决于多种因素，包括菌株本身。

在生长周期的早期，营养细胞呈革兰阳性，但在对数后期或稳定期，细胞可能表现为革兰染色不定的情况。琼脂培养基上的菌落外观呈黯淡或霜花样（磨砂玻璃样）。

威罕斯特兰芽孢杆菌属的确立是基于以下两个特性：①可以在 7℃ 生长，而不是在 43℃ 生长；②有 16S rRNA、冷休克蛋白 *cspA* 基因以及 *glpF*、*gmK*、*purH*、*tpi* 等几个管家基因的特异信号序列。相比之下，其他的蜡样芽孢杆菌属可以在 43℃ 生长，而不是 7℃ 生长，并且通常具有与这些基因相关的典型的嗜常温信号序列。然而，已有研究表明，尽管大多数属于嗜常温菌，但蕈状芽孢杆菌和苏云金芽孢杆菌的某些特定血清型也能在 7℃ 生长，而在 43℃ 不能生长，且在与耐冷性有关的管家基因中具有特征序列。这进一步突出了该菌群内的命名问题，但它确实清楚地表明，存在一个以蜡样芽孢杆菌和炭疽芽孢杆菌为代表的嗜常温菌群，以威罕斯特兰芽孢杆菌为代表的耐冷性菌群以及通过 *B. cytotoxicus* 定义的耐热性菌群

20.3　蜡样芽孢杆菌食物中毒特性

在蜡样芽孢杆菌群的不同种中，广泛认为蜡样芽孢杆菌是与食源性疾病最相关的种，尽管也证明许多其他种能引起相同类型的疾病。早在 1906 年，一场食源性疾病的暴发就是由鲁本瑙（Lubenau）称为 *Bacillus peptonificans* 的一种芽孢杆菌引起的，这种生物体的特征与蜡样芽孢杆菌非常相似，但直到 1950 年挪威的施纳尔·豪格（Steinar Hauge）提供了充分的证据，才最终证明蜡样芽孢杆菌是一种人类病原体。人的两种不同类型的疾病——腹泻性疾病和催吐性疾病（表 20.1）被认为是由于摄入了被蜡样芽孢杆菌污染的食物而引起的。在一些蜡样芽孢杆菌引起的暴发疾病中，似乎都同时出现腹泻和催吐综合征。

表 20.1　与蜡样芽孢杆菌相关的食源性疾病

特性	腹泻综合征	催吐综合征
潜伏期	8~16h	0.5~5h
发病持续时间	12~24h（有时超过 24h）	6~24h
感染剂量	食入 10^5~10^7 个菌	每克食物 10^5~10^8 个菌
症状	腹痛、水样腹泻，偶有恶心	恶心、呕吐，偶有腹泻
通常涉及的食物种类	肉制品、汤类、奶和奶制品、蔬菜、布丁、沙拉	米饭、意大利面、面条、糕点

发病率如下所示。

一般而言，蜡样芽孢杆菌食物中毒的症状是短暂而轻微的，这无疑意味着会大大低估这种疾病的发生。由于该菌无处不在的特性，也可能是由于大量人群通过持续接触暴露，使人群获得了免疫力而部分得到保护。蜡样芽孢杆菌食物中毒发生率相对较低的另一个原因可能是中毒的发生需要大量细菌感染，而要达到这样的细菌污染水平，需要将食物储存很长时间，很容易导致明显的食物腐败。

在美国，1998—2008 年的 10 年期间向 CDC 报告的综合数据显示共有 197 起疫情暴发，其中 20 人接受住院治疗，没有死亡病例。据此确定，每年估计有 63400 起病例，其中大多数没有例行报告。2007—2014 年，欧盟成员国共报告了 413 起与蜡样芽孢杆菌有关的食源性疾病暴发，共感染 6657 人，导致 352 人住院。相比之下，澳大利亚分别于 2011 年和 2010 年各报告 1 起蜡样芽孢杆菌导致的食源性疾病。据估计，在澳大利亚已知病原体引起的食源性疾病中，由蜡样芽孢杆菌引起的病例约占 0.5%。同样，新西兰 2011 年报告了 1 起蜡样芽孢杆菌引起的食源性疾病疫情，但 2010 年没有该病的暴发报告。

催吐综合征通常与食源性疾病的大规模暴发有关。例如，2012 年英国 55 个幼儿园暴发的食源性疾病疫情中有 200 例病例均与一个共同的餐饮供应商有关。这起疫情暴发的食物载体很可能是扁豆（也称海军豆）。扁豆在室温下浸泡腌制 48h，为细菌生长提供了合适的条件。实验结果表明，该菌在这种条件下生长繁殖量可达到 2.0×10^6 CFU/g。

20.4 致病性

20.4.1 腹泻综合征

在 1955 年一个名为豪格的志愿者实验中，证实蜡样芽孢杆菌可引起腹泻综合征。志愿者食用了含有大量蜡样芽孢杆菌的香草酱，随后出现腹泻和腹痛症状。食入孢子或活菌后，孢子或活菌可在小肠内定植，并在指数生长期和稳定期产生毒素和其他毒力因子。2008 年 Stenfors Arnesen 等进行了详细回顾性分析（Stenfors Arnesen et al. 2008），其结果是蜡样芽孢杆菌会引起腹泻性疾病（表 20.1），其症状表现与产气荚膜梭状芽孢杆菌很难区分（第 10 章）。

目前，已经证明有 3 种肠毒素与这种腹泻综合征有关：溶血素 BL（Hbl）是一种三组分的肠毒素复合物，由 L1、L2 和 B 蛋白组成（在染色体所在的操纵子中，分别由 hblD、hblC 和 hblA 基因编码）。顾名思义，这种肠毒素具有溶血能力，三个组分自主结合后，通过形成跨膜孔而引起渗透裂解。这种肠毒素能导致兔回肠环内液体潴留，并具有细胞毒性。非溶血性肠毒素（Nhe）也是一种由 NheA、NheB 和 NheC 蛋白组成的三蛋白复合物，并由具有 nhea、nheb 和 nhec 基因的位于染色体的操纵子编码。Nhe 也具有细胞毒性，可引起跨膜孔。Hbl 和 Nhe 的结构有相关性，两者都需要这三种组分才能达到最大生物活性。第三种肠毒素是细胞毒素 K（CytK），也称为 EntK。这是由位于染色体的 cytK 基因编码的一种单一蛋白质，属于另一种成孔毒素。尽管已知菌株不止携带一种基因，但单独的肠毒素仍被认为能够引起腹泻综合征。其他溶血素的特性也已经被描述，但这些溶血素在食源性疾病中的作用尚未确定，它们可能对蜡样芽孢杆菌引起的其他传染病更为重要。

肠毒素可在 10～43℃ 产生，最适温度为32℃。通过模拟小肠环境发现，在降低含氧量的情况下会产生更多的毒素。腹泻综合征是由于摄入细菌而不是预先形成的毒素引起的，这一结论也得到了以下事实的支持：毒素对热不稳定，在 pH 3 时迅速降解，并被消化道内的蛋白水解酶水解。然而，仍有值得关注的一点是，在胃酸含量低的幼儿中，当毒素存在于食物基质中时，这些毒素可以得到保护而避免发生变性现象（第 20.6.4 节）。

20.4.2　催吐综合征

多年来，催吐毒素的结构一直难以确定，其中部分原因是没有方便的实验方法。催吐毒素常被认为是一种脂类物质，无抗原性，非常耐高温（126℃，90min）、耐酸和碱（pH2 和pH11）以及对胃肠道蛋白酶有极强抵抗力。这些特征是食品中其他先期生成毒素的典型特征（如葡萄球菌肠毒素，第 18 章），可以确保烹饪时毒素不被破坏，而且还能在胃酸和酶的作用后仍能保持活性。催吐毒素为一种由 4种氨基酸和/或羟基酸的 3 个重复序列组成的环状结构多肽。十二硝基四联苯缩肽，也称为蜡样芽孢杆菌呕吐毒素（Cereulide）。其分子质量为 1.2ku，组成如下：

$$[D\text{-}O\text{-}leu\text{-}D\text{-}ala\text{-}L\text{-}O\text{-}val\text{-}L\text{-}val]_3$$

蜡样芽孢杆菌呕吐毒素非常像钾离子载体——缬氨霉素，这种毒素是一种非核糖体肽合成酶的产物，由 24kb 的蜡样芽孢杆菌呕吐

毒素合成酶基因簇（ces）编码，携带约 208kb的大质粒 pBCE。该质粒与炭疽芽孢杆菌的pXO1 毒力质粒相关，再一次证明了蜡样芽孢杆菌群高度相关性（Ehling-Schulz et al.，2006）。在细胞水平上，蜡样芽孢杆菌呕吐毒素表现为线粒体毒性，作为钾离子载体，使跨膜电位消散，刺激溶胀和呼吸作用，结果可导致线粒体失活。据报道，蜡样芽孢杆菌呕吐毒素还可以抑制人的自然杀伤细胞（NK 细胞）活性。呕吐反应是通过预先合成的毒素与刺激迷走神经传入神经的 5-HT$_3$ 受体，从而刺激大脑的呕吐中枢并触发呕吐反射，其原理与葡萄球菌肠毒素类似，临床症状与葡萄球菌中毒很难区分（第 18 章）。通过猴的动物实验发现，70μg 蜡样芽孢杆菌呕吐毒素即可以引起呕吐反应。毒素最适于在生长的稳定期早期阶段产生，但与孢子形成无关。催吐毒素可以在12～37℃ 内产生，但最适温度为 12～15℃，这与因冷藏不足而引起的食物中毒一致。

蜡样芽孢杆菌催吐疾病的一个严重事件是一名 17 岁的男孩和他的父亲，因吃了 4 天前准备的意大利面和香蒜酱而患上急性肠胃炎。2 天内，男孩出现肝功能衰竭而死亡，父亲出现高胆红素血症和横纹肌溶解，最后治愈。在重新加热食物的锅中以及男孩的肝脏和胆汁中发现了高浓度的蜡样芽孢杆菌催吐毒素。从肠道内容物和锅里的残留物中也培养出了蜡样芽孢杆菌。结果表明，呕吐毒素可抑制肝线粒体脂肪酸氧化，从而导致肝功能衰竭。

20.5　通过食物传播

已从多种食品中分离出来蜡样芽孢杆菌，

包括牛乳和乳制品、肉类和肉制品、巴氏消毒的液态鸡蛋、大米、即食蔬菜和香料。由于蜡样芽孢杆菌无处不在，几乎不可能获得不含蜡样芽孢杆菌孢子的原材料。然而，食源性疾病的发生总是需要细菌在食物中大量繁殖，这通常与所拥有的食物能否使其中微生物具有一定的活性生长条件有关，这种条件包括冷藏不良，缓慢或不充分冷却，或保持食物温度处于低于60℃的高温（如59℃高温）。尽管在欧洲食品安全局（EFSA，2005）关于食物中蜡样芽孢杆菌的总结报告中描述导致食物中毒暴发的最低数量是 $10^3 \sim 10^4 CFU/g$，但通常情况下，如果要导致食源性疾病的发生，每克食物中至少需要含有 $10^5 CFU$。

众所周知，干奶产品，包括婴儿配方奶粉，经常受到蜡样芽孢杆菌孢子的污染。如果将干奶产品在室温下重新分装和储存，芽孢发芽和营养细胞增殖均可导致毒素的合成。即使冷藏，可在7℃生长的嗜冷菌株也是潜在的风险问题。因此，建议这类脱水食品中蜡样芽孢杆菌孢子的数量应尽可能低［欧盟食品安全管理局根据委员会章程（EC）第2号报告中的食品中蜡样芽孢杆菌和其他芽孢杆菌生物危害科学小组意见，1441/2007关于食物中微生物标准的准则］。

20.5.1 腹泻综合征

多种食物可以作为蜡样芽孢杆菌引起腹泻综合征的传播媒介。1955年，豪格首次报道一次腹泻疾病的暴发与香草酱有关。随后报道了与几种不同食品有关的暴发疫情，包括肉类和肉类菜肴、蔬菜、奶油、香料、禽肉和鸡蛋。保温的炖菜是食源性疾病暴发的一种典型食物媒介，而热的炖汤一般不会导致疫情暴发。保温情况下，可以使细菌产生足够量的孢子以达到足以引起感染的剂量水平。

20.5.2 催吐综合征

与蜡样芽孢杆菌相关的催吐综合征于1971年在英国首次确认，当时患者由于食用了来自中餐馆的受污染的炒饭而引发了5起中毒事件。在随后的13年里，英国又暴发了192次疫情，涉及1000多例病例。呕吐疾病的发生几乎均与淀粉类（含淀粉的）食物有关。事实上，淀粉可以促进蜡样芽孢杆菌的生长和催吐毒素的产生。在所有催吐事件暴发中，约95%的病例是通过食用了中餐馆供应的粤式米饭引起的。粤式米饭的烹饪方法被认为是造成催吐综合征的主要原因，即大批量蒸煮米饭，并让米饭在室温下冷却几个小时，然后再与打散的鸡蛋一起炒。蜡样芽孢杆菌孢子可在蒸煮过程中存活，并于室温下在煮熟的大米饭中萌芽，营养细胞迅速增殖，产生一种呕吐毒素，特别是在添加牛肉、鸡肉或鸡蛋时。毒素的热稳定性意味着其在随后的大米饭再加热时不会被破坏。此外，还有一小部分的疾病暴发与其他类型的米饭、糕点（如香草味蛋糕片）、巴氏消毒的奶油、牛奶布丁、高品质鸡肉、鸡蛋、熟意大利面，以及可能最令人担忧的重新分装的婴儿配方奶粉有关。

20.6 分离与鉴定

20.6.1 培养方法

蜡样芽孢杆菌的分离和计数可以采用国际

标准化组织（ISO）发布的ISO7932和ISO21871标准以及美国食品药品监督管理局（FDA）提供的标准方法。根据蜡样芽孢杆菌产生卵磷脂酶（磷脂酶C）的能力和不能发酵甘露醇的特性，选择分离和鉴定培养基。常用于分离和鉴定蜡样芽孢杆菌的两种培养基分别为甘露醇-蛋黄-多黏菌素（MYP）和多黏菌素-丙酮酸-蛋黄-甘露醇-溴百里酚蓝琼脂（PEMBA）。生长在PEMBA培养基上的蜡样芽孢杆菌典型菌落呈独特的绿松石色到孔雀蓝色，并被相同颜色的蛋黄沉淀包围。在MYP上的蜡样芽孢杆菌菌落有紫罗兰红色的背景，被一个蛋黄沉淀区包围。有报道称，一种不需要多黏菌素的培养基（VRM）能区分蜡样芽孢杆菌和苏云金芽孢杆菌。

用于鉴别培养的显色琼脂也被陆续开发出来。例如，闪亮蜡样芽孢杆菌琼脂培养基（Oxoid），使用5-溴-4-氯-3-吲哚基-β-D-葡萄糖苷作为色原，这种培养基进行细菌培养时可被β-D-葡萄糖苷酶裂解，产生蓝色/绿色菌落。另一种显色培养基为蜡样芽孢杆菌群平板培养基（Biosynth AG），该培养基使用5-溴-4-氯-3-吲哚基肌醇-1-磷酸为色原，其中的磷脂酰肌醇磷脂酶C可将培养基从无色裂解为蓝绿色。

由于通常已获取大量细菌，因此一般不需要富集培养。需要时，推荐使用罗伯逊加热熟肉培养基或胰蛋白酶大豆多黏菌素肉汤。从食物中分离到该菌后，需要使用多种方法进一步进行实验确认。FDA用厌氧葡萄糖发酵、硝酸盐还原、甲基红实验（Voes-Proskauer反应）、柠檬酸盐利用实验、酪氨酸分解和抗溶菌酶实验进行确认。这些实验方法都对蜡样芽

孢杆菌培养呈现阳性反应。英国中央公共卫生实验室使用的确认方法包括能动性实验、溶血性实验、根状体生长实验、对γ-噬菌体的敏感性实验，以及以铵盐为基础的葡萄糖发酵（而不是甘露醇、阿拉伯糖或木糖）实验。bioMerieux公司开发了一种芽孢杆菌快速鉴定系统，称为API50CHB测试，可以确定49种碳水化合物的发酵能力，该系统可以识别出潜在的催吐菌株，但不能区分蜡样芽孢杆菌和苏云金芽孢杆菌。

20.6.2 分子生物学诊断和分型方法

确定菌株致病性的关键是鉴定具有潜在致病性的毒素基因。目前，已经开发了检测Nhe、Hbl和CytK染色体毒素的基因和催吐毒素基因簇ces的聚合酶链式反应（PCR）方法。由于蜡样芽孢杆菌和苏云金芽孢杆菌的唯一区别是苏云金芽孢杆菌携带δ-肠毒素，通过PCR确定是否存在cry基因是重要的鉴别工具，尤其是可能已将苏云金芽孢杆菌用于植物昆虫生物防治的地方。同样，基于PCR的方法也可用于确定炭疽芽孢杆菌的两个毒力质粒是否存在。

通过这些检测方法表明，产生毒素的基因可能广泛存在。研究表明，ces基因可能不仅仅存在于蜡样芽孢杆菌的致催吐毒素菌株中，在两株威罕斯特兰芽孢杆菌分离株中也检测到ces基因。已证明蜡状芽孢杆菌群菌株普遍携带nhe基因，包括威罕斯特兰芽孢杆菌、苏云金芽孢杆菌，甚至炭疽芽孢杆菌。苏云金芽孢杆菌还携带Hbl基因，但是由于细胞对肠毒素生产水平的调节功能，意味着在细菌生长繁

殖过程中并不能总是大量产生这些毒素。东洋芽孢杆菌中含有完整的 *nhe* 和 *hbl* 操纵子，有方向正确的功能基因，可产生活性毒素，尽管其效率不如其他蜡样芽孢杆菌群，因此，认为暴露于东洋芽孢杆菌下也会构成健康风险（EFSA，2014）。

表型方法已经用于蜡样芽孢杆菌的流行病学分型，包括孢子、鞭毛和体细胞抗原的血清分型、噬菌体分型以及生物分型。然而，分子分型方法的应用更为广泛。随机扩增多态 DNA 方法已经被广泛用于菌株独特遗传指纹鉴别，该方法是基于利用随机引物 PCR 方法来扩增基因组中的任意片段。由于在分析研究图谱过程中发现催吐毒素菌株可以形成一个独特的亚群，因此已经有研究者将这种技术用于催吐菌株与其他蜡样芽孢杆菌菌株的鉴别。由 Qualicon 公司开发的核糖体自动分型仪器——RiboPrinter，也已经用于蜡样芽孢杆菌的基因分型，进一步表明催吐毒素产生菌株属于一个独特的亚型。

多位点序列分型（MLST）已成为流行病学研究中的主要分型方法，这种分型方法是基于排列在染色体周围的几个必需基因或管家基因序列比较而进行的（Helgason et al.，2004）。根据序列差异，给每个基因序列一个等位基因编号，等位基因编号共同构成一个等位基因谱，该等位基因谱可以命名为一种特定的序列类型。此外，其他广泛使用的流行病学方法，如扩增片段长度多态性分析（AFLP）和多位点酶电泳法（MLEE），均已被用于蜡样芽孢杆菌群菌株的分型。有些分型数据库已经可以查阅使用，例如，由基思·乔利开发的蜡样芽孢杆菌多位点序列分型网站（http://pubmlst. org/bcereus/），设在英国牛津大学（Jolley 和 Maiden，2010）和挪威奥斯陆大学的蜡样芽孢杆菌群的多位点分子标记和多数据分型网站（http：//mlstoslo. uio. no）。多数据分型网站整合了其他数据库资源，如整合了多数据类型数据库 HyperCAT，整合后的数据库集成了 MLST、MLEE 和 AFLP 的数据资源。

20.6.3 不经细菌培养的检测方法

对于蜡样芽孢杆菌群，目前已经建立了实时荧光定量 PCR 检测方法，该方法是基于从蜡样芽孢杆菌群的不同种的独特鞭毛运动旋转蛋白 motB 的基因保守序列，扩增片段大小为 285bp。该方法设计的引物除不能检测蕈状芽孢杆菌外，可以特异性检测蜡样芽孢杆菌群中的所有种，但不能用于检测其他芽孢杆菌属的种。

20.6.4 毒素检测

传统上，引起腹泻的肠毒素可以通过结扎兔回肠环或血管通透性反应实验的液体蓄积来检测。为了避免使用动物，已经有商品化的蜡样芽孢杆菌肠毒素免疫测定试剂用于肠毒素检测。Oxoid 的 BCET-RPLA 方法采用反向被动乳胶凝集方法检测，用多克隆抗血清致敏乳胶颗粒，然后通过凝集反应检测是否含有致腹泻肠毒素。Oxoid 试剂盒主要检测肠毒素的 Hbl-L2 组分。第二个商品化免疫测定试剂是芽孢杆菌肠毒素可视化免疫测定（TECRA）试剂，作用在于筛检食品和食品相关的样品中引起腹泻的肠毒素。虽然腹泻性肠毒素一般不被认为是一种预先形成的毒素，因为它对酸敏感，但对胃酸水平较低的幼儿来说，可能会带来健康隐患。TECRA方法为夹心酶联免疫吸附试验方法，试剂盒中使用的多克隆抗体可以识别NheA，但也可以识别其他一些蛋白质。Duopath Cereus肠毒素试验（Merck KGaA）检测试剂为一种金标试纸条方法，可用于检测Nhe的Hbl和NheB，该检测方法使用针对Hbl的L2组分和Nhe的NheB组分的单克隆抗体进行特异性检测（Krausea et al.，2010）。

这种催吐毒素传统上可以通过灵长类动物饲喂试验进行检测，但细胞培养检测方法，比如组织培养中的HEp-2（喉癌）细胞空泡形成、精子活力抑制和线粒体毒性抑制等，已用于确定是否存在催吐毒素。液相色谱-质谱法等化学分析方法和其他基于化学的方法也可用于毒素的定量检测（Bauer et al.，2010）。

20.7　治疗和预防

蜡样芽孢杆菌感染的症状通常表现温和且具有自限性，一般不需要治疗。但也有例外情况，在前面已经进行了阐述。

由于蜡样芽孢杆菌几乎总是可以从食品中分离出来，并且可以在干燥食品中长期存活，所以从食品中消除孢子是不现实的。对食物中毒的控制应以防止孢子萌发和尽量减少营养细胞的生长为目标。要做到这一点，食品应保持在60℃以上，或迅速有效地冷却到7℃以下，并在食用前彻底重新加热。在这方面，嗜冷菌株的出现确实带来了更大的挑战。

20.8　结论

许多食物中通常都可以分离出蜡样芽孢杆菌，包括肉类、蔬菜和乳制品。蜡样芽孢杆菌能引起两种类型的疾病：催吐综合征和腹泻综合征。甜点、荤菜和乳制品是传播腹泻性疾病的最常见媒介，而大米是催吐性疾病的主要媒介。蜡样芽孢杆菌群中嗜冷、嗜热菌种的出现，可能意味着食品工业在未来会越来越多地关注该菌群。

参考文献

Andersson, A., Ronner, U., Granum, P. E., 1995. What problems does the food industry have with the spore-forming pathogens Bacillus cereus and Clostridium perfringens? International Journal of Food Microbiology 28, 145-155.

Bauer, T., Stark, T., Hofmann, T., Ehling-Schulz, M., 2010. Development of a stable isotope dilution analysis for the quantification of the Bacillus cereus toxin cereulide in foods. Journal of Agricultural and Food Chemistry 58, 1420-1428.

Bottone, E. J., 2010. Bacillus cereus, a volatile human pathogen. Clinical Microbiology Reviews 23, 382-398.

Ehling-Schulz, M., Fricker, M., Grallert, H., Rieck, P., Wagner, M., Scherer, S., 2006. Cereulide synthetase gene cluster from emetic Bacillus cereus: structure and location on a mega virulence plasmid related to Bacillus anthracis toxin plasmid pXO1. BMC Microbiology 6, 20-31.

European Food Safety Authority, 2005. Opinion of the scientific panel on biological hazards on Bacillus cereus and other Bacillus spp in foodstuffs. EFSA Journal

175, 1-48.

European Food Safety Authority Panel on Additives and Products or Substances used in Animal Feed (FEEDAP), 2014. Scientific Opinion on the safety and efficacy of Toyocerin® (*Bacillus toyonensis*) as a feed additive for chickens for fattening, weaned piglets, pigs for fattening, sows for reproduction, cattle for fattening and calves for rearing and for rabbits for fattening. EFSA Journal 12, 3766-3782.

Granum, P. E., 2001. *Bacillus cereus*. In: Doyle, M. P., Beuchat, L. R., Montville, T. J. (Eds.), Food Microbiology: Fundamentals and Frontiers, second ed. American Society for Microbiology Press, Washington, DC, pp. 373-381.

Helgason, E., Tourasse, N. J., Meisal, R., Caugant, D. A., Kolstø, A. B., 2004. Multilocus sequence typing scheme for bacteria of the *Bacillus cereus* group. Applied and Environmental Microbiology 70, 191-201.

Jolley, K. A., Maiden, M. C. J., 2010. BIGSdb: Scalable analysis of bacterial genome variation at the population level. BMC Bioinformatics 11, 595-606.

Kramer, J. M., Gilbert, R. J., 1989. *Bacillus cereus* and other *Bacillus* species. In: Doyle, M. P. (Ed.), Foodborne Bacterial Pathogens. Marcel Dekker, New York, pp. 21-70.

Krausea, N., Moraveka, M., Dietricha, R., Wehrlea, E., Slaghuisb, J., Märtlbauera, E., 2010. Performance characteristics of the Duopath® Cereus Enterotoxins assay for rapid detection of enterotoxinogenic *Bacillus cereus* strains. International Journal of Food Microbiology 144, 322-326.

Lechner, S., Mayr, R., Francis, K. P., Prüss, B. M., Kaplan, T., Wiessner-Gunkel, E., Stewart, G. S. A. B., Scherer, S., 1998. *Bacillus weihenstephanensis* sp. nov. is a new psychrotolerant species of the *Bacillus cereus* group. International Journal of Systematic Bacteriology 48, 1373-1382.

Stenfors Arnesen, L. P., Fagerlund, A., Granum, P. E., 2008. From soil to gut: *Bacillus cereus* and its food poisoning toxins. FEMS Microbiology Reviews 32, 579-606.

Soufiane, I., Côté, J. -C., 2013. *Bacillus weihenstephanensis* characteristics are present in *Bacillus cereus* and *Bacillus mycoides* strains. FEMS Microbiology Letters 341, 127-137.

真菌毒素

R. A. Stein[1]，A. E. Bulboacă[2]

1 纽约大学医学院，纽约，纽约州，美国；

纽约城市大学拉瓜迪亚社区学院自然科学系，长岛，纽约州，美国

2 Iuliu Hatieganu 医药大学，克鲁日-纳波卡，罗马尼亚

21.1 引言

真菌毒素是真菌在收获前、收获中或收获后污染农产品产生的对人和动物具有毒性作用的次级代谢产物（Gnonlonfin et al.，2013；Wu et al.，2014a）。农作物污染真菌后将影响动物和人类的健康，并造成严重的经济损失。人体可通过接触、食入或吸入而暴露，实际上霉菌毒素在食物链的任何阶段都可能产生污染（Bryden，2007；Paterson 和 Lima，2010）。人类发病是急性或慢性暴露的结果，而慢性摄入更为常见。纵观历史，特别是在饥荒、战争和洪水时期，真菌毒素引起的疫情有时会对人类产生灾难性结果（Bryden，2007）。

据估计，全世界约有 25% 的农作物受到霉菌或真菌的影响（Bryden，2007）。目前已发现 500 多种真菌毒素，其中被常规监管或检测的仅占很少一部分，而且经常发现新的真菌毒素（Anfossi et al.，2016；Streit et al.，2013；Urusov et al.，2015）。此外，植物代谢会产生所谓的"隐形真菌毒素"，其结构发生改变，可能无法用分析其母体化合物的方法来鉴定（Anfossi et al.，2016）。在农业上，最重要的真菌毒素有黄曲霉毒素、伏马菌素、毛霉菌素、赭曲霉毒素、杂色曲霉素（STCs）和玉米赤霉烯酮（ZEAs）（Wu et al.，2014a）。在不同国家，人类所暴露的霉菌毒素种类以及随之面临的挑战往往不同。在某些非洲国家，暴露在很大程度上与大量依赖单一类型作物（如玉米）有关，即使是少量的污染，也可能导致暴露量超过可接受的摄入量（Bryden，2007）。儿童对神经、内分泌和免疫毒性的毒素高度敏感，相对于成人单位体重暴露量较高以及生理学方面的差异，儿童对真菌毒素的毒性作用特别易感且更加敏感（Raiola et al.，2015）。有人提议开展探讨真菌毒素引起环境性肠病的发病机制研究，可能有益于改善儿童生长。环境性肠病是一种尚未全面认识的以肠道吸收能力降低为特征的亚临床疾病，可能与儿童发育迟缓有关（Smith et al.，2012）。

某些真菌毒素已应用于临床医学。例如，麦角胺可用于治疗血管性头痛，但当与细胞色素 P450 抑制剂（如 HIV 蛋白酶抑制剂）或某些抗生素（如红霉素和四环素）一起使用时会造成麦角中毒（Avihingsanon et al.，2014；Demir et al.，2010）。

为了解真菌毒素的生物学特性，识别不同物种间受影响的主要器官或系统显著性差异非常重要，这使得剖析与发病机制有关的分子机制更具挑战性。例如，伏马菌素引起马的脑白质软化、啮齿动物的肾毒性和肝毒性、猪的肝毒性及左心室功能不全和严重的肺水肿，还能引起人的食道癌（Constable et al.，2000；Dutton，1996；Escriva et al.，2015；Haschek et al.，2001；Wu et al.，2014a）。

真菌毒素通常与农产品共存，某些真菌可能产生不止一种真菌毒素。例如，镰刀菌可产生毛霉菌烯、伏马菌素和玉米赤霉烯酮（Anfossi et al.，2016；Qiu et al.，2016）。生物效应研究通常着眼于单一毒素，但常常发生的暴露是多种真菌毒素同时存在且可能存在毒素间的相互作用。例如，赭曲霉毒素 A（OTA）可能与青霉酸、伏马菌素 B_1、橘霉素或黄曲霉毒素 B_1 表现出协同或相加作用，但对多重暴露的研究比单一真菌毒素暴露的研究少得多（Creppy et al.，2004；Klaric et al.，2013）。

越来越多的国家意识到真菌毒素引起的疾病的严重性，采取监管措施的国家从 1981 年的 33 个增加到 2003 年的 100 个（van Egmond et al.，2007）。由于真菌毒素引起的疾病发病机制中存在多种因素相互作用，包括遗传、环境和生理因素，所有这些因素都可能影响代谢和毒性，因此对特定真菌毒素暴露的诊断和确诊更具有挑战性。

21.2 真菌毒素及其临床作用

21.2.1 黄曲霉毒素

黄曲霉毒素是一组包含 20 个相关的多环结构组成的呋喃香豆素类化合物，主要由黄曲霉菌、寄生曲霉菌、名义曲霉菌、假柽柳曲霉菌和孟买曲霉菌产生，会污染大量农作物及其产品（Amaike 和 Keller，2011；Becker-Algeri et al.，2016）。黄曲霉是一种条件致病菌，主要生长在玉米、花生、棉花和坚果等油料作物上（Amaike 和 Keller，2011；Klich，2007）。这种真菌以分生孢子或菌核的形式存在于土壤中，以菌丝体的形式存在于植物组织中，在纬度为 16°~35° 的温暖气候区域最常见，在纬度 45° 以上的地区并不常见（Amaike 和 Keller，2011）。棉籽中的油脂，特别是甘油酸三酯可促进黄曲霉毒素 B_1 的产生。当棉籽中去除油脂后，黄曲霉毒素的产量降低了至少 800 倍，当恢复油脂后，霉菌毒素的产量也恢复到初始水平（Mellon et al.，2000）。黄曲霉可感染多种植物，而寄生曲霉通常限于地面作物（Amaike 和 Keller，2011）。已报道各种菌株的黄曲霉毒素生成能力的定性和定量差异。例如，仅约 1/2 的黄曲霉菌株产生黄曲霉毒素（Bennett 和 Klich，2003）。用于制备酱油、清酒和味精的米曲霉和酱油曲霉与黄曲霉和寄生曲霉密切相关，并且含有几种黄曲霉毒素生物合成基因的同源物，但从未发现它们产生黄曲霉毒素（Bennett and Klich，2003）。

就丰度、毒性及其对人类的影响而言，黄

曲霉毒素是最重要的真菌毒素（Gnonlonfin et al.，2013）。黄曲霉毒素主要有 4 种，即 B_1、B_2、G_1 和 G_2。黄曲霉毒素名称中的"2"表示它是一种结构异构体，与相应的"1"相比，它缺少一个双键（De Ruyck et al.，2015）。与食物相关的 4 种主要黄曲霉毒素的名称是基于它们在紫外线下的蓝色（B）或绿色（G）荧光及其相对色谱迁移率命名的（Yu，2012）。另外两种黄曲霉毒素 M_1 和 M_2 是黄曲霉毒素 B_1 和 B_2 的代谢产物，与谷类食品无关，但在黄曲霉毒素 B_1 和 B_2 污染的哺乳动物奶产品中发现了它们。黄曲霉毒素的毒性大小依次为 B_1、G_1、B_2 和 G_2（Wu et al.，2009）。能引起肝癌的黄曲霉毒素 B_1 是该组中最具毒性的（De Ruyck et al.，2015；Gnonlonfin et al.，2013；Kew，2013；Wu et al.，2014a）。

有些真菌不只产生一种黄曲霉毒素，例如寄生性黄曲霉可产生黄曲霉毒素 B_1、B_2、G_1 和 G_2，在食物中这些毒素通常以混合物的方式存在（Montesano et al.，1997）。从形态上黄曲霉可分为 L 型和 S 型，L 型的菌核直径>400μm，S 型的菌核直径<400μm，菌核是菌丝聚集形成的紧凑团块，用以抵抗不利环境条件而利于生存（Amaike 和 Keller，2011）。两种菌型均能产生黄曲霉毒素 B_1 和 B_2，S 型菌株还可产生黄曲霉毒素 G_1 和 G_2（Amaike 和 Keller，2011）。

黄曲霉毒素备受关注源于 20 世纪 60 年代初的一种"火鸡 X 病"，这是一种因饲喂发霉的花生粕引起的火鸡、鸭和鸡罹患以严重肝损伤和死亡为特征的传染病（Blount，1961；De Iongh et al.，1962）。

据估计，在温暖和潮湿的气候地区黄曲霉毒素通过食物和空气污染影响多达 50 亿人，在干燥食物和存储设施不佳的地区，黄曲霉毒素污染更普遍（Kew，2013；Roze et al.，2013）。在某些人群中，包括中国南部和撒哈拉以南的非洲地区，很大一部分人群甚至在宫内期就开始接触黄曲霉毒素，并且一生都可能持续接触（Montesano et al.，1997；Wild et al.，1990）。多种原因造成难以确定食物中黄曲霉毒素的暴露情况，例如，可能含有真菌毒素的各种膳食组成和难以确定的膳食模式（Montesano et al.，1997）。黄曲霉毒素暴露的生物标志物更有价值，其中一种测定涉及检测与白蛋白结合的黄曲霉毒素的数量（Wild et al.，1993）。啮齿动物实验表明，黄曲霉毒素 B_1-白蛋白复合物的形成具有剂量依赖性，并且反映了黄曲霉毒素 B_1 与肝脏 DNA 之间形成复合物的情况（Wild et al.，1986）。黄曲霉毒素-白蛋白复合物的测定揭示了暴露水平的季节性变化。例如，在冈比亚，儿童体内黄曲霉毒素-白蛋白复合物水平在 5 月份明显高于 11 月份，这反映了儿童可能消费或暴露于储存作物（Wild et al.，1990）。黄曲霉毒素 B_1 的大多数（即使不是全部）活化形式的靶标 DNA 是鸟嘌呤的 N7 原子，该原子位于 DNA 的主沟中，易于发生化学反应（Essigmann et al.，1983）。

黄曲霉毒素 B_1-N7 鸟嘌呤复合物是一种最有价值、最可靠的尿液生物标记物，但它只反映最近的暴露情况（Bennett 和 Klich，2003；Nayak et al.，2001）。在大鼠体内，一种黄曲霉毒素 B_1-甲酰胺嘧啶复合物是丰度位列第二的 DNA 复合物（Croy 和 Wogan，1981；Essigmann et al.，1983）。

黄曲霉毒素为热稳定性毒素，具有致畸和致突变作用。黄曲霉毒素对人类具有高致癌性，对非人类灵长类动物、啮齿动物、鸟类和鱼类也具有致癌性（Kew，2013；Yu，2012）。黄曲霉毒素 B_1 和 B_2 被摄入后在体内分别代谢为黄曲霉毒素 M_1 和 M_2（Wu et al.，2009）。黄曲霉毒素 B_1 转化为黄曲霉毒素 M_1，参与二呋喃诺香豆素环第三碳的羟基化，羟基增加了其水溶性，导致其通过尿液、乳汁和粪便快速排出（Becker-Algeri et al.，2016）。动物实验研究结果表明，高达6%的黄曲霉毒素 B_1 可代谢并以黄曲霉毒素 M_1 的形式通过乳汁排泄，但转化率受动物种类以及多种因素影响，包括饮食、消化率和动物健康（Becker-Algeri et al.，2016）。已有研究报道了世界上许多国家的奶和奶制品中存在黄曲霉毒素 M_1 污染的情况，其污染情况取决于季节、环境条件、地理位置和耕作方式多样性等多种因素。研究发现，温暖季节生产的奶比寒冷季节生产的奶受到的污染小，这可能是因为在寒冷季节牛饲料储存较长时间，利于饲料中真菌的生长（Becker-Algeri et al.，2016）。在泌乳动物的乳汁中，黄曲霉毒素 M_1 通常可在采食黄曲霉毒素 B_1 污染的饲料后12h内检测到（Giovati et al.，2015）。乳品的摄入是导致人暴露于黄曲霉毒素 M_1 污染的主要途径。牛奶中黄曲霉毒素 M_1 的最大残留量，在欧盟设定为50ng/kg 生乳，在美国设定为500ng/kg 生乳。为避免危害，欧盟、中国和美国将泌乳奶牛饲料中黄曲霉毒素 B_1 的最大残留量分别设定为 5μg/kg、10μg/kg 和 20μg/kg（Giovati et al.，2015）。

收获前黄曲霉毒素污染作物可能是由于植物生长期干旱或高温所造成的应激压力所致

（Bennett 和 Klich，2003；Kebede et al.，2012）。收获后污染是一个相当严重的问题，通常与储存条件不当有关，如湿度过高和昆虫活动过多（Amaike 和 Keller，2011）。昆虫的侵害与农作物中黄曲霉毒素的存在有关，可能是由于植物被损害后便于真菌的进入（Klich，2007）。其他导致黄曲霉毒素产生增加的因素还有应激原，包括植物营养不足、植物氧化应激、杂草竞争、植物密度过大和植物病害（Jayashree 和 Subramanyam，2000；Kebede et al.，2012；Narasaiah et al.，2006）。

黄曲霉毒素生物合成的最适温度为 28～35℃，超过 36℃ 则几乎完全被抑制（Georgianna 和 Payne，2009；O'Brian et al.，2007；Yu，2012）。黄曲霉的全基因组表达研究表明，黄曲霉毒素通路基因的表达从 28～37℃，随着温度升高而降低（O'Brian et al.，2007）。

影响黄曲霉毒素产生的营养因子研究多集中在碳源和氮源。单糖（如葡萄糖、果糖和麦芽糖）促进黄曲霉毒素的形成，而多糖（如乳糖）则抑制黄曲霉毒素的形成（Yu，2012）。氮源的可利用性降低、氧化应激、温度<35℃ 和酸性 pH（pH 约为 4.5）有利于黄曲霉毒素的生物合成，而氮源氧化、抗氧化剂的存在、温度 > 36℃ 和碱性 pH（pH 约为 8）则不利于黄曲霉毒素的生物合成（Georgianna 和 Payne，2009）。色氨酸减少，酪氨酸增加，黄曲霉产生黄曲霉毒素 B_1 和 B_2。色氨酸可增加寄生曲霉菌的黄曲霉毒素 B_1 和 G_1 的产量，而酪氨酸则降低了黄曲霉毒素 G_1 的产量，增加黄曲霉毒素 B_1 和 B_2 的产量（Wilkinson et al.，2007）。

黄曲霉毒素 B_1 致癌的易感性存在显著的

种间差异，其中大鼠最易感，小鼠最不易感（Hengstler et al.，1999）。小鼠的相对抗性是由于谷胱甘肽 S-转移酶 A3 亚基（mGSTA3）成熟型在鼠肝中的高表达，而人类缺乏这种酶（Ilic et al.，2010）。

已报道人类接触黄曲霉毒素后有不同形式的黄曲霉毒素中毒症状，一次或数次暴露后可引起急性黄曲霉毒素中毒并可能导致死亡，而慢性黄曲霉毒素中毒会引起生长迟缓、免疫抑制和肝癌（Amaike 和 Keller，2011；Klich，2007）。1974 年，印度西部约 200 个村庄暴发了高致死性的疾病，患者出现黄疸、快速发展的腹水（腹腔积液）和门静脉高压（门静脉系统血压升高）。在所有涉及的村庄中，同时暴发的疾病表明与传染病因素无关，而与食用大量被黄曲霉污染的玉米有关，发病家庭中的狗有时也发病，这也证明与黄曲霉毒素有关。对污染样品的分析表明，患者可能在 1 个月内每天摄入 2~6mg 黄曲霉毒素（Krishnamachari et al.，1975）。

1988 年 10 月，在马来西亚西北部霹雳州暴发的一次疫情中，13 名华人儿童死于急性肝性脑病（肝脏疾病引起的一系列精神症状和表现）。流行病学调查显示，他们死前几小时吃过一种中式面条。发病儿童分布在两个区的六个城镇，沿途有一家面条工厂，病理剖检证实是黄曲霉毒素中毒（Lye et al.，1995）。2004 年 4 月，有史以来最大的黄曲霉毒素中毒事件在肯尼亚暴发，最终造成 317 人发病和 125 人死亡，病因是被黄曲霉毒素污染的当地产玉米（Lewis et al.，2005）。

也有动物急性黄曲霉中毒的报告。例如，一项研究表明，600 头架子猪在采食了被黄曲霉毒素污染的饲料后有 400 头死亡，其污染量为每千克饲料中含有 2500~3500μg 黄曲霉毒素，这些饲料所使用的玉米在干旱期感染黄曲霉后又在有利于产生真菌毒素的条件下储存（Coppock et al.，1989）。也有报告狗食用了黄曲霉毒素污染的商品狗粮后发生肝衰竭并导致死亡，以及马食用受污染的玉米而发病的案例（Newman et al.，2007；Vesonder et al.，1991）。

人长期暴露于黄曲霉毒素 B_1 会引发肝癌。真菌毒素是能诱发人患肝癌的最有效化合物，也是已知最强的人类致癌物（Kew，2013；Roze et al.，2013）。黄曲霉毒素 B_1、B_2、G_1 和 G_2 被国际癌症研究机构（IARC）列为 1 类致癌物，其中包括有足够证据证明对人类有致癌作用的制剂（De Ruyck et al.，2015；Lee and Ryu，2015）。黄曲霉毒素还是一种免疫抑制剂（Roze et al.，2013）。

在人类和动物中，发挥致癌作用的黄曲霉毒素代谢产物是短寿命的黄曲霉毒素 B_1-8，9-环氧化合物（AFBO），以前称为 AFB-2，3-环氧化合物，其可与蛋白质和 DNA 形成复合物，并导致突变（Eaton 和 Gallagher，1994；Gao et al.，2010；Roze et al.，2013）。细胞色素 $P4501A_2$ 和 $3A_4$ 是将黄曲霉毒素 B_1 转化为 AFBO 的主要肝酶，谷胱甘肽 S-转移酶（GST）催化 AFBO 与谷胱甘肽结合，保护肝脏免受损伤（Roze et al.，2013）。AFBO 解毒的主要途径是通过与 GST 结合。AFBO 暴露后，部分啮齿动物的肝癌易感性与 GST 的量成反比（Eaton 和 Gallagher，1994）。

黄曲霉毒素 B_1 突变效应中研究最深入的一项是涉及人类 $p53$ 基因的突变。居住在黄曲霉毒素暴露区域大约一半的肝癌患者的 p53 基因发生突变（Aguilar et al.，1993；Bressac et al.，1991；Stern et al.，2001）。这些突变因其性质和位置而异（Hamid et al.，2013）。研究表明，约有一半因暴露黄曲霉毒素而患肝癌者在 p53 基因的外显子 7 的第 249 位密码子中发生从 G 到 T 的突变，结果是丝氨酸取代精氨酸残基（Bressac et al.，1991；Hamid et al.，2013）。一项利用大鼠微粒体活化的黄曲霉毒素 B_1 在人肝癌细胞中检测 247~250 位密码子突变的研究报告显示在一些密码子中存在突变，但更倾向于在 249 位密码子第三个碱基的从 G 到 T 转换（Aguilar et al.，1993），这个突变热点是 p53 基因中 6 种最常见的癌症相关突变之一（Friedler et al.，2004）。突变型 p53 蛋白刺激肝细胞生长，抑制细胞凋亡和 p53 介导的转录过程（Hamid et al.，2013）。这些成果表明在暴露于黄曲霉毒素后，p53 突变参与了肝细胞的选择性克隆扩增（Bressac et al.，1991；Hsu et al.，1991）。

有报道称慢性乙型肝炎病毒感染与黄曲霉毒素 B_1 有协同作用，并提出了几种可能的作用机制，如乙型肝炎病毒诱导细胞色素 P450 形成突变中间体、病毒诱导的肝细胞损伤增加了化学物质引起突变的可能性以及乙型肝炎病毒抑制核苷酸切除修复的能力（Kew，2003）。一项针对 18244 名中国男性的调查报告称，以尿中代谢物为评价指标时，黄曲霉毒素暴露引起患肝癌的相对风险增加了约 2 倍，乙肝病毒暴露引起的相对风险增加了约 5 倍，而二者同时存在时引起的相对危险性增加了约 60 倍（Ross et al.，1992）。丙型肝炎病毒也具有协同作用，但对其作用机制的研究不如乙型肝炎

病毒透彻（Wild 和 Montesano，2009）。一项风险评估分析预测全世界约有 25% 的肝癌患者与黄曲霉毒素暴露有关，而这些病例大多发生在乙型肝炎高发地区，包括撒哈拉以南非洲、东南亚和中国（Liu 和 Wu，2010）。

黄曲霉毒素与人的其他器官（如肺）癌症有关联，动物实验研究发现暴露黄曲霉毒素后会导致肺癌的发生（Donnelly et al.，1996；Guindon et al.，2008；Huang et al.，2004；Kelly et al.，1997；Shen et al.，2005）。然而，这通常是通过呼吸途径而不是消化道摄入。对一小群职业性暴露黄曲霉毒素的荷兰油压机工人（主要是通过呼吸途径）进行的调查结果显示，所有呼吸系统癌症和其他癌症的发病率都高于对照组（Hayes et al.，1984）。

迄今为止报道的曲霉属都有 8 个染色体。黄曲霉的完整基因组发布于 2005 年，与米曲霉相似，其基因组大小约为 37 Mbp，略大于烟曲霉基因组（约 30Mbp），编码超过 12000 个功能基因（Amaike 和 Keller，2011；Denning et al.，2002；Faustinelli et al.，2016；Machida et al.，2005；Yu et al.，2004c）。黄曲霉毒素的生物合成至少需要 23 步生化反应，现已完成参与反应的基因测序和注释工作（Yu et al.，2004a，b）。大多数关于黄曲霉毒素生物合成的研究都集中于黄曲霉和寄生曲霉，这也是两种最常见的污染农产品的霉菌。黄曲霉毒素生物合成是一个复杂的过程，具有多级调控机制，受多种环境条件的影响（Georgianna 和 Payne，2009）。对利于黄曲霉毒素生物合成环境条件的深入研究有助于更好地了解真菌的生态学，进而制定干预策略（Georgianna 和 Payne，2009）。

在欧盟，供人类直接食用的谷类、干果和坚果中的黄曲霉毒素总限量值为 4μg/kg，黄曲霉毒素 B_1 限量值为 2μg/kg（MMRW，2004；Mardani et al.，2011；Yu，2012）。

21.2.2 伏马菌素

伏马菌素是一类结构与鞘脂前体——鞘氨醇（Marin et al.，2013）高度相似的有毒性和致癌性的真菌毒素（Marasas et al.，2004）。伏马菌素在结构上是丙三羧酸和长链多羟基胺的二酯化物（Bryla et al.，2013），包含有长羟基化烃链和丙三烯酸、甲基和氨基结构，其氨基对于生物活性具有很重要的作用（Stockmann-Juvala 和 Savolainen，2008）。伏马菌素于 1988 年在南非发现，最初是从轮状镰刀菌（原称串珠镰刀菌）培养物中分离出来的，该菌是各大洲玉米的常见污染物，至少有 14 种其他镰刀菌能产生此类真菌毒素，包括增殖镰刀菌、藤仓镰刀菌、球形镰刀菌、尖孢镰刀菌和尼亚加迈镰刀菌（Becker-Algeri et al.，2016；Bryla et al.，2013；Marasas et al.，2004；Wu et al.，2014a）。在主要产生 FB_2 毒素的黑曲霉和泡盛曲霉中也发现了伏马菌素生物合成基因簇（Bryla et al.，2013）。目前，估计玉米年产量的 82% 用于饲养动物，4% 用于人类消费。随着人口增长，2020 年全球对玉米的需求增加 50%，伏马菌素对玉米的污染成为一个日益严重的问题（Bryla et al.，2013）。

伏马菌素可分为 4 大类：A、B、C 和 P 系列（Scott，2012；Stockmann-Juvala，Savolainen，2008）。迄今已报道超过 15 种伏马菌素，其中伏马菌素 B_1（FB_1）最常见且在毒理学上最为重要（Domijan，2012）。自然污染的食品中仅存在伏马菌素 B_1、B_2 和 B_3（Soriano et al.，2005）。FB_2 为 10-脱氧 FB_1，FB_3 为 5-脱氧 FB_1（Soriano et al.，2005）。枯萎镰刀菌和念珠镰刀菌主要产生 FB_1，也产生极少量的 FB_2 和 FB_3（Bryla et al.，2013）。除了玉米和以玉米为原料的食物外，FB_1 还存在于啤酒、豆类、大豆、大米、高粱和芦笋中（Scott，2012）。由于以玉米和大米为主食，乳糜泻患者暴露于伏马菌素后的风险更高（Bryla et al.，2013）。

伏马菌素是玉米中最重要的一类真菌毒素，尤其是在温暖潮湿的地区，其污染程度可能会因年份而异（Bryla et al.，2013；Marin et al.，2013）。伏马菌素是热稳定的霉菌毒素，仅在温度超过 150℃ 时，毒素含量才会降低。仅当真菌在植株或种子中生长时，如在收获前或在干燥和储存的早期，玉米中方能产生伏马菌素，并且在储存期间毒素水平通常不会增加（Marin et al.，2013）。在玉米干磨过程中，麸皮中的 FB_1 含量最高，其次是用作动物饲料的胚芽部分，用于食品消费部分中的含量最低（Bullerman 和 Bianchini，2007）。FB_1 和 FB_2 在 pH 4 时最不稳定，其次是 pH 10 和 pH 7，并且在 175℃ 处理 60min 后，无论 pH 多少，超过 90% 的霉菌毒素都会分解（Bullerman 和 Bianchini，2007）。190℃ 煎炸 15min，墨西哥油炸玉米片中的伏马菌素含量下降了 67%，在 175℃ 下烤玉米松饼，伏马菌素含量下降了 16%，在 200℃ 烘烤时下降了 28%。在这两种温度下，松饼表面的伏马菌素含量下降幅度均大于内部毒素的下降幅度（Bullerman 和 Bianchini，2007）。伏马菌素产生的最适温度是 20~30℃ 及 0.95~0.99 的水活度，当温度低于 10℃、水活度小于 0.93 时无法合成真菌毒素（Bryla et al.，2013）。水活度对串珠镰刀菌在玉米上生长过程中产生伏马菌素具有重要作用。当水活度为 0.85~0.86 时，串珠镰刀菌几乎检测不到代谢活性，也不产生伏马菌素。水活度的微小变化可严重影响伏马菌素的产生，例如水活度降低 5%（从 1.0 降到 0.95）时不会改变真菌的生长速度，却导致伏马菌素产量下降 3 倍，但水活度降低 10%（从 1.0 降低到 0.90）将导致真菌生长减少 20 倍，伏马菌素产量下降 300 倍（Cahagnier et al.，1995）。

不同真菌菌株产生伏马毒素的规律不同。例如，黑曲霉偏爱较低的水活度，霉菌毒素产量达峰值时的条件是低水活度（0.985~0.97）和高温（25~30℃），而镰刀菌属偏爱高水活度（超过 0.99）的低温条件（20~25℃）（Mogensen et al.，2009）。

伏马菌素可抑制鞘脂合成，而鞘脂是真核细胞中重要的结构性和调节分子（Stockmann-Juvala 和 Savolainen，2008）。口服 FB_1 数小时后，伏马菌素即可产生抑制作用（Soriano et al.，2005），可能原因是它们可以抑制神经酰胺合成酶，该合成酶可将鞘氨醇酰化并控制鞘氨醇循环。产生两个结果：抑制鞘脂复合物的合成，同时增加细胞内的鞘氨醇水平（正常细胞内的鞘氨醇水平很低），结果导致细胞毒性作用（Marin et al.，2013；Stockmann-Juvala 和 Savolainen，2008）。

伏马菌素与啮齿动物肝癌、肾癌、猪肺动脉肥大和肺水肿、马白质脑软化症和猴动脉粥样硬化有关（Bryla et al.，2013；Domijan，2012；Marasas et al.，2004）。1989 年美国中西部地区的异常气候导致谷物产生了高水平的伏马菌素，猪饲喂了上述被串珠镰刀菌污染的玉米后暴发了猪肺水肿病（Haschek et al.，2001）。猪的肺水肿可能是由急性左心衰竭引起的，后者是由鞘脂生物合成的微小波动引起的，这似乎是由内质网和高尔基体的破坏以及心肌细胞中 L 型钙通道的抑制而引起的，其结果是阻止 Ca^{2+} 释放，并降低心脏收缩力（Haschek et al.，2001）。

马脑白质软化症是一种高死亡率的神经毒性综合征，其临床表现为无意识转圈、共济失调、轻瘫、失明等神经系统症状，并伴有肝脏损伤。脑白质局部性坏死是本病的主要病理特征之一（Domijan，2012）。1989 年秋至 1990 年冬，美国多个地区报告了马匹食用伏马菌素污染的玉米后患上马脑白质软化症且具有较高的死亡率（Marasas，2001；Ross et al.，1991）。

对于人类，伏马菌素暴露是导致肝癌和食道癌的风险因子之一（Domijan，2012；Wu et al.，2014a）。在南非特兰斯凯食道癌高发地区的当地产玉米中检测到伏马菌素，表明伏马菌素可诱发食道癌（Marasas et al.，2004；Sydenham et al.，1990）。报告显示在广泛食用玉米制成品的国家，如非洲中南部、意大利北部、美国东南部、伊朗和中国，人患食道癌的风险有所增加，在中国某些地区，伏马菌素暴露与肝癌有关（Bryla et al.，2013；Soriano et al.，2005）。

动物实验证实伏马菌素导致神经管缺陷。同时，伏马菌素可干扰叶酸结合蛋白和其他膜蛋白功能，在已知或疑似毒素暴露区域的人的神经管缺陷发生率增加，提示伏马菌素暴露可能导致人神经管缺陷，但二者因果关系尚未得到证实（Domijan，2012；Marasas et al.，2004）。在美国得克萨斯州南部与墨西哥接壤的边境地区开展了一项通过测量产妇血清中的鞘氨酸与鞘氨醇的比值来估测食用自制玉米饼后伏马菌素暴露水平的研究。当比值位于0.11~0.35时，与校正后的神经管缺损的发病率存在量效关系。最高暴露量（比值>0.35）组未发现该量效关系，但该组参与者的数量也最少。这表明产妇的伏马毒素暴露水平与神经管缺陷之间可能存在量效关系（Marasas et al.，2004；Missmer et al.，2006）。

1995年在印度南部发生了由伏马菌素中毒引起的疾病暴发，50个被调查村庄中有27个村庄的居民出现腹痛和自限性腹泻。凡是食用了发霉且被雨水浸泡的玉米和高粱制成的未发酵面包的人均发病，病人在用餐后半小时至一小时开始出现临床症状。在发病家庭中采集的玉米和高粱样品中的 FB_1 水平比未发病家庭中采集的样品高得多（Bhat et al.，1997）。

必须高度关注伏马菌素从食物到母乳的转移，以及随后导致的婴儿暴露。在坦桑尼亚北部进行的一项研究发现，从哺乳期母亲收集的母乳样品中，约有44%含有 FB_1，约有10%的样品中 FB_1 含量超过欧盟规定的婴儿食品中 $200\mu g/kg$ 的限值（Magoha et al.，2014a）。

除了具有干扰鞘脂代谢的能力外，FB_1 还能抑制线粒体电子转运链复合物 I 的活性及诱导活性氧的产生及氧化应激和脂质过氧化过程（Domijan，2012）。FB_1 还能抑制精氨琥珀酸合成酶，这种尿素循环酶可催化瓜氨酸和天冬氨酸形成精氨琥珀酸（Jenkins et al.，2000）。

IARC 已将 FB_1 归类为可能的人类致癌物

（2B组）（Domijan，2012）。2002年，粮农组织/世界卫生组织食品添加剂联合专家委员会确定，伏马菌素 FB_1、FB_2 和 FB_3 单独或联合最大日允许摄入量为 $2\mu g/kg$ 体重（Marasas et al.，2004）。在欧盟，供人类直接食用的玉米和玉米类食品中伏马菌素（FB_1 和 FB_2）总限量值为 $1000\mu g/kg$，玉米类谷物早餐和零食中伏马菌素总限量值为 $800\mu g/kg$。美国食品药品监督管理局规定用于人类食品的玉米中伏马菌素总限量为 $2~4mg/kg$，用于爆米花的玉米总限量为 $3mg/kg$（Scott，2012）。

21.2.3 单端孢霉菌毒素

单端孢霉菌毒素是一大类存在于小麦、玉米、大麦、黑麦、燕麦和大米中的200多种结构相近的倍半萜烯类代谢物，它们具有共同的三环-12，13-环氧三氯丙烷-9-烯核结构。单端孢霉菌是由镰刀菌属的真菌分枝的，包括禾谷镰刀菌、黄色镰刀菌、克鲁克韦伦斯镰刀菌以及其他真菌（包括漆斑菌属、螺旋霉属、葡萄状穗霉属、头孢霉属、木霉属和单端孢霉属）。其中，最广为人知的是脱氧雪腐镰刀菌烯醇（DON），也称呕吐毒素（McCormick et al.，2011；Pestka，2008；Wang et al.，2014；Wu et al.，2014a）。

根据大分子酯或 C-4 和 C-15 之间酯-醚桥的不同，单端孢霉烯族毒素可分成大环和无环两种。大环单端孢霉烯族毒素又被分为 A 型和 B 型，A 型毒素在 C-8 位具有氢或酯型侧链结构，包括 T-2 及其脱乙酰基代谢产物 HT-2 和 DAS（蛇形菌素），该类毒素毒性较高，在哺乳动物中 T-2 的毒性是 DON 的 10

倍。B 型毒素在相同位置有一个酮基，包括 DON 和雪腐镰刀菌烯醇两种毒素（Bennett 和 Klich，2003；Foroud 和 Eudes，2009）。DON 是谷物中最常见的真菌毒素之一，常常污染世界各地的农作物。C 型毒素包括巴豆毒素，D 型毒素包括大环单端孢霉烯族毒素（Mostrom 和 Raisbeck，2012）。

在镰刀菌属真菌产生的 3 种主要真菌毒素——单端孢霉菌毒素、伏马菌素和 ZEAs 中，单端孢霉菌毒素是最主要的，化学结构最具多样性（Escriva et al.，2015）。该类真菌毒素是亲水亲脂的两性分子，分子质量低，仅为 200~500u，因此它们易于通过皮肤和胃肠道吸收。单端孢霉菌毒素的主要作用机制是扩散到细胞中，与真核核糖体相互作用后阻止翻译过程（McCormick et al.，2011；Pestka，2008）。此外，还包括抑制 RNA、DNA 和蛋白质合成、细胞凋亡、脂质过氧化、抑制线粒体功能、神经递质变化和细胞因子激活等功能（Mostrom 和 Raisbeck，2012；Wan et al.，2015）。

单端孢霉菌毒素暴露几乎影响脊椎动物的各个主要系统（Bennett 和 Klich，2003）。在接受单剂量 T-2 染毒的大鼠中，代谢组学分析显示，低剂量（0.5mg/kg 体重）和中度剂量（2mg/kg 体重）中毒引起的代谢变化主要在尿液，而高剂量（4mg/kg 体重）中毒还引起肝脏、胃、脾脏和胸腺的代谢变化，扰乱多种代谢途径，并破坏肠道菌群（Wan et al.，2015）。小鼠暴露 T-2 毒素会引起明显的氧化损伤，增加脂质过氧化，导致氧化蛋白的时间依赖性损伤，这表明氧化应激是体内毒性的主要潜在机制，而经皮肤途径中毒可引起比皮下途径更明显的毒性作用（Chaudhary et al.，

2015）。

T-2 毒素是单端孢霉菌毒素中毒性最强的一种，对动物的毒性取决于其种类、剂量、年龄和中毒途径（Li et al.，2011）。细胞分裂活跃的细胞对 T-2 毒素更敏感，这就解释了为什么胃肠道和免疫系统是其主要的靶器官（Wan et al.，2015）。在大鼠中，急性和慢性毒性作用改变了酪氨酸、色氨酸和 5-羟色胺在大脑中的分布（Weekley et al.，1989）。在动物和人中，急性和慢性毒性临床表现包括呕吐、腹泻、口腔损伤、生长迟缓、体重减轻、神经递质失衡、免疫抑制和致癌（Konigs et al.，2009；Li et al.，2011；Wan et al.，2015）。DON 对免疫系统的影响表现为免疫抑制及免疫刺激，这取决于暴露的浓度和持续时间（Escriva et al.，2015）。T-2 毒素在体外和体内的主要代谢产物是 HT-2 毒素，一种在体内或体外具有类似毒性的去乙酰化代谢产物，是由多种肠道微生物的去乙酰反应形成的（Escriva et al.，2015）。

人的食物中毒性白细胞缺乏症（ATA）与单端孢霉菌毒素暴露有关，1913 年在东西伯利亚首次报道发病，之后于 1932 年在西西伯利亚多个地区再度发病。临床表现为腹部疼痛、呕吐、腹泻、鼻子、口腔和牙龈出血、坏死性心绞痛、粒细胞缺乏症、发烧及高死亡率。在美国新罕布什尔州，在 18 世纪 30 年代早期就暴发了类似疾病（Foroud 和 Eudes，2009；Joffe，1971；Pestka，2008）。最初，ATA 曾被认为是一种流行病，但这一假设并不成立，因为没有一个照顾患者的医务人员发病，维生素缺乏的假设也被推翻（Joffe，1971）。1942—1948 年在西西伯利亚的奥伦堡

发生了最具灾难性的暴发，超过 10 万人食用了被拟分枝孢镰刀菌或早熟禾镰刀菌（这两种菌能产生 T-2、HT-2 和其他真菌毒素）污染的越冬谷物后死亡（Foroud 和 Eudes，2009；Pitt，2000；Wu et al.，2014a；Yagen and Joffe，1976），收割延迟和越冬贮存被认为有助于霉菌生长。苏联卫生部流行病学和微生物学研究所的研究阐明了真菌毒素参与的致病机制（Joffe，1971）。在这些暴发中，T-2 被认为是在低至 -2℃ 的温度下产生的（Wu et al.，2010）。

DON 虽然不是霉菌毒素中毒性最强的，但在经济上却是最重要的一种毒素。小麦、燕麦、大麦和玉米是最常受 DON 影响的谷物。几项田间研究表明，镰刀菌赤霉病的强度与 DON 的积累呈线性关系（Wegulo，2012）。温度、潮湿和相对湿度可影响镰刀菌赤霉病的进程，进而影响 DON 积累（Wegulo，2012）。储存在湿度小于 14% 的环境中及控制害虫是防止 DON 形成的主要措施（Awad et al.，2013）。DON 也可在肾脏、肝脏、牛奶和鸡蛋等动物性食品中检测到，部分（但并非所有）研究发现 DON 可由奶牛转移到其产生的牛奶中。DON 中毒后会引起腹痛、恶心、呕吐、腹泻、头痛、头晕和发热（Sobrova et al.，2010）。在镰刀菌污染的谷物中，DON 含量随谷物的破损程度而增加。在一项持续 2 年的试验中，将镰刀菌污染的谷粒以 5% 的增量由 0~100% 混合到未污染的谷粒中，分析每级混合谷物研磨的面粉中 DON 含量，结果表明 DON 的浓度随镰刀菌污染谷粒的百分比增加而增加（Wegulo，2012）。

猪是最容易发生 DON 中毒的家畜，但其他动物（如猫和狗）也能发病，其易感性因年龄和性别而异（Audenaert et al.，2014；Hughes et al.，1999）。DON 在 170~350℃ 具有高度的热稳定性，并且在 170℃ 作用 30min 浓度不降低（Sobrova et al.，2010）。由于 DON 具有水溶性，可转移至烹调用水中，因此在烹调受污染的面食或面条时，食物中 DON 的含量降低，但在油炸受污染的食材时 DON 含量保持不变（Sobrova et al.，2010）。

在中国和日本均有由单端孢霉烯族毒素引发的急性胃肠炎暴发的报道，最严重的一次暴发是 1991 年在中国安徽省暴发的超过 13 万人的 DON 中毒，从此次暴发期间采集的小麦样本中 DON 含量为 2~5mg/kg（Li et al.，1999；Pestka，2008）。1987 年，在印度的克什米尔谷地因食用雨水浸泡发霉的小麦制成的面包而引发 DON 中毒。该病的一个特征是在食用被污染的食物 15min 至 1 小时后产生饱腹感，从而减少了食物的摄入，这也解释了该病属于自限性疾病的原因。在小麦和精制小麦中检测到 T-2 毒素，在精制小麦和小麦面粉中检测到 DON（Bhat et al.，1989）。中国还发生了 165 人食用有毒食物，结果其中的 97 人发生中毒的事件，有毒食物主要与收获期遭遇强降雨，从而引起镰刀菌、禾谷镰刀菌和 T-2 毒素污染水稻霉变有关，进食后 10~30min 开始出现临床症状，表现为恶心、腹胀和疼痛、头晕、腹泻、呕吐和发冷（Wang et al.，1993）。

令人担忧的是长期低剂量接触 DON 能导致儿童生长缺陷，这已从动物实验中得到证实（Wu et al.，2014a）。研究单端孢霉烯族毒素与大骨节病之间的关系是一大热点。大骨节病以慢性退行性骨关节炎为特征，在中国东北和西南部地区呈区域性流行，共影响 15 个省 250 万人（Wu et al.，2014a）。其病因似乎是多因素的，流行病学证据表明硒缺乏和 T-2 毒素污染谷物具有潜在的关系（Sun et al.，2012）。在体外，T-2 毒素能诱导软骨细胞凋亡、基质金属蛋白酶上调、软骨基质降解，促进关节软骨蛋白多糖降解。大鼠暴露于 T-2 毒素和低营养饮食后，其影像学和组织学改变与大骨节病患者的病变相似。这种毒素导致了啮齿动物关节退行性改变（Chen et al.，2011；Kang et al.，2013；Wang et al.，2011；Wu et al.，2014a）。

21.2.4 赭曲霉毒素

赭曲霉毒素是由真菌的两个主要属——青霉菌和曲霉菌产生的次生真菌代谢产物。化学组成包括异香豆素部分基团和苯丙氨酸部分基团，二者通过酰胺键连接（Bayman 和 Baker，2006；Marin et al.，2013）。曲霉菌在热带和亚热带地区更为重要，而青霉菌在温带地区更为重要（Hohler，1998）。

自然界中的赭曲霉毒素主要是赭曲霉毒素 A、B 和 C（Heussner 和 Bingle，2015）。赭曲霉毒素 A（OTA）最早出现在 1965 年（van der Merwe et al.，1965），它是由疣孢青霉、炭疽曲霉、黑曲霉和赭曲霉产生的，在各种食物，包括谷物、坚果、水果、葡萄酒、啤酒、甘草、香料、肉类、牛乳、咖啡、婴儿食品中均有发现报道（Bui-Klimke 和 Wu，2015；Wu et al.，2014a），它的一个显著特点是含有氯元素（Bayman 和 Baker，2006；Heussner 和 Bingle，2015）。赭曲霉毒素 B（OTB）和赭曲霉毒素 C

（OTC）的毒性低且不常见，OTB 不含氯元素，而 OTC 是 OTA 的乙酯化物（Bayman 和 Baker，2006）。赭曲霉产赭曲霉毒素的最适温度为 31℃，最适 pH 为 3~10，最低水活度为 0.8。疣孢青霉产赭曲霉毒素的最适温度为 20℃，最适 pH6~7，最低水活度为 0.86（Reddy 和 Bhoola，2010）。当铜、锌和铁存在时，毒素的产量最大（Petzinger 和 Ziegler，2000）。

谷物污染水平差异较大，这取决于收获期间和收获后的各种条件。OTA 主要存在于谷壳中，去除谷壳外层或果皮可使其浓度降低 50% 以上（Petzinger 和 Ziegler，2000）。对美国西北部和北部大平原地区多家商业谷物公司贮存不同时间的大麦、硬质小麦、硬红春小麦的抽样检测表明，OTA 的检出率约为 12%，贮存期在 6 个月以上时 OTA 的检出率约高达 81%。德国的一项检测发现，1991—1993 年储存不同时间的谷物样品中高达 54% 的谷物样品 OTA 检测呈阳性，阳性样品中有 2% 的样品含量超过了 3ng/g（Hohler，1998；Kuruc et al.，2015）。欧洲进行的几项研究发现，有机食品中的 OTA 含量比传统啤酒、小麦和燕麦麸皮中的含量更高（Anselme et al.，2006；Vidal et al.，2013）。

在欧洲国家，食品中的平均污染水平似乎很低，在 ng/kg 到 μg/kg 范围内，迄今为止，报道的最高污染水平是用作动物饲料的发霉面包中 OTA 含量为 80mg/kg（Heussner 和 Bingle，2015）。

据报道，OTA 存在于大麦、小麦、黑麦、玉米和大米、豆类、可可、香料、葡萄酒和葡萄干中，也存在于牛乳和猪肉制品中（Bayman 和 Baker，2006），产生 OTA 的菌株因作物和地理区域而异（Bayman 和 Baker，2006）。OTA 非常稳定，不会被常规食品烹饪方法破坏，仅当温度超过 250℃后数分钟才能降低它的浓度（Marin et al.，2013）。

由于 OTA 对蛋白质，特别是白蛋白有高度亲和力，因此能在动物器官中蓄积，并造成污染的转移（Heussner 和 Bingle，2015）。大多数人的血液中都可检测到 OTA，但水平很低。例如，在挪威和瑞典的研究中发现血浆和母乳样本中含有 OTA，而在巴西的研究中发现大多数母乳样本检测为阴性。法国约 22% 的受试者血液中 OTA 含量在 0.1~130ng/mL，意大利中部 97% 的受试者血液中 OTA 含量在 0.12~2.84ng/mL，其中男性明显高于女性（Abouzied et al.，2002）。肾病患者血液中的 OTA 水平通常高于健康人（Bayman 和 Baker，2006）。根据动物实验研究结果，OTA 被归类为可能的人类致癌物（2B 组），对癌症的易感性具有性别和物种特异性（Bayman 和 Baker，2006；Malir et al.，2013）。

动物实验表明 OTA 具有肾毒性、肝毒性、神经毒性、致畸毒性和免疫毒性，OTA 最主要的急性毒性为肾毒性。猪是最易感的动物，许多国家都报道过赭曲霉毒素引起的猪肾病（Reddy 和 Bhoola，2010）。在一些动物模型中，包括小鼠、大鼠、仓鼠、兔子、鹌鹑和雏鸡，OTA 都显示有致畸作用，最主要的临床表现为出生体重减轻和颅面畸形（Heussner 和 Bingle，2015；Malir et al.，2013）。在大鼠中，妊娠 5~7d 时最敏感，期间单次皮下注射 OTA（1.75mg/kg）引起的胚胎吸收数量最多，胚鼠体重下降幅度最大，软组织和骨骼畸形最多（Mayura et al.，1982）。据报道，长期

接触低剂量 OTA 比急性高剂量暴露的毒性更大（Malir et al.，2013）。

OTA 能引起人的巴尔干地方性肾病、慢性间质性肾病和尿路上皮肿瘤，流行病学发现幼年暴露会患睾丸癌（Bayman 和 Baker，2006）。每天的饮食中 OTA 含量超过 70μg/kg 时，人就会患肾肿瘤（Reddy 和 Bhoola，2010）。其中部分研究发现，食物、饲料或其血液中 OTA 的含量与巴尔干地方性肾病的发病率之间存在流行病学联系（Abouzied et al.，2002；Reddy 和 Bhoola，2010）。巴尔干地方性肾病有地区性特征，保加利亚、罗马尼亚、克罗地亚、塞尔维亚、马其顿、波斯尼亚和黑塞哥维那都报道过该病。在保加利亚西北部的一项研究发现，每天摄入 1.21μgOTA 可导致巴尔干地方性肾病，但需要强调的是 OTA 要与其他环境毒素协同和/或与某些易感基因型相互作用才会引发这种疾病（Abouzied et al.，2002）。一例急性肾功能衰竭病例与吸入赭曲霉毒素有关，发病妇女与农场主丈夫在一个关闭了数月的粮仓里工作了 8h，该妇女在 24h 后发病，随后从她家的小麦中分离出赭曲霉。有人怀疑（但未证实）埃及陵墓打开后，考古学家的神秘死亡事件是由于吸入了真菌毒素，可能是赭曲霉毒素，已有研究发现在埃及木乃伊的周围空气和灰尘中的微生物群落中可检出能够产生赭曲霉毒素的曲霉（Di Paolo et al.，1994，1993；Pinar et al.，2013）。

OTA 在人体内的半衰期异常长，单剂量口服半衰期长达 840h（35d），这被认为是由肝肠循环中的再吸收、肾小管分泌后的尿液再吸收或广泛的蛋白质结合所导致的（Petzinger 和 Ziegler，2000；Reddy 和 Bhoola，2010）。

OTA 在动物中半衰期较短，大鼠为 150h、猪为 48h、小鼠为 12h，但猕猴例外，半衰期约为 1400h（Petzinger 和 Ziegler，2000）。

在动物中，OTA 显示出睾丸毒性，在一些已知食物污染的地区，睾丸癌的发病率在增加（Malir et al.，2013）。在实验模型上，妊娠 7.5d 小鼠腹腔注射 OTA 可下调 Dmrt-1 的表达。Dmrt-1 是哺乳动物睾丸发育所必需的转录因子和肿瘤抑制基因，该基因的下调与小鼠睾丸生殖细胞肿瘤有关，人的同源基因与生殖细胞肿瘤易感性有关（Kanetsky et al.，2011；Malir et al.，2013）。欧盟规定，进口食品中 OTA 的限值在未加工的谷物中最高不超过 5μg/kg，在已加工谷物类食品中不超过 3μg/kg，在葡萄酒和葡萄汁中不超过 2μg/kg，在烤制咖啡中不超过 5μg/kg，在速溶咖啡中不超过 10.0μg/kg（Bayman 和 Baker，2006）。

21.2.5 杂色曲霉毒素（STC）

STC 是一种次生真菌代谢物，涉及的真菌包括杂色曲霉（STC 的主要来源）、谢瓦曲霉、赤曲霉、阿姆斯特丹曲霉、金黄色曲霉、四线曲霉和萨氏曲霉。其他霉菌也可产生 STC，如双极霉属、毛壳菌属、埃米里菌属和青霉菌属（Versilovskis 和 De Saeger，2010）。杂色曲霉菌在水活度低于 0.8 的条件下可生长，但最适水活度为 0.95，该菌在 4~40℃内可生长，最适生长温度为 30℃（Versilovskis 和 De Saeger，2010）。杂色曲霉菌产 STC 的最佳条件是温度为 23~29℃，水活度大于 0.76，湿度大于 15%（Versilovskis 和 De Saeger，2010）。

STC 是黄曲霉毒素 B$_1$ 代谢途径中的晚期代谢物，与黄曲霉毒素 B$_1$ 相似，它含有呋喃环和氧杂蒽酮（Bennett 和 Klich，2003；Li et al. 2014）。一项对 2006 年和 2007 年拉脱维亚不同谷物样本进行的检测发现，2006 年的样本中有约 14% 为 STC 阳性，浓度从 <0.7μg/kg 到 83μg/kg；2007 年有 35% 的样本呈阳性，浓度从 <1μg/kg 到 47μg/kg（Versilovskis et al.，2008）。STC 存在于发霉的小麦、大米、大麦、玉米和花生中（Versilovskis 和 De Saeger，2010）。当不同类型的面包接种杂色曲霉孢子后，10d 内 STC 的含量可达到 400μg/kg（Reiss，1976）。除了动物饲料和人类食物外，STC 还存在于室内环境中，例如，来自潮湿的室内环境的地毯灰尘和被水泡坏的墙纸建筑材料中（Gao et al.，2015）。

STC 具有致癌、致畸和致突变作用，但其毒性弱于黄曲霉毒素，并且对大多数受试动物表现为肝脏毒性。它的致癌性表现出器官特异性，这取决于给药途径。STC 经口服或腹腔中毒时引起大鼠肝细胞癌，皮肤染毒会导致大鼠鳞状细胞癌（Bennett 和 Klich，2003；Versilovskis 和 De Saeger，2010）。在小鼠，STC 短期中毒时可通过改变调节性 T 细胞和浆细胞样树突状细胞数量来影响小鼠的免疫功能（Liu et al.，2010）。奶牛在饲喂含 STC 8mg/kg 饲料（杂色曲霉产生的 STC），可导致血性腹泻和死亡（Versilovskis 和 De seger，2010）。STC 对人类健康的影响还未完全研究清楚。IARC 把 STC 列为 2B 类致癌物（Gao et al.，2015）。

21.2.6 玉米赤霉烯酮（ZEA）

ZEA 又称 6-（10-羟基-6-氧代-反-1-

十一烯基）-β-间苯二酚酸内酯，以前也称为F-2毒素，是一种由镰刀菌属产生的真菌毒素，包括黄色镰刀菌、禾谷镰刀菌、木贼镰刀菌、半裸镰刀菌、谷类镰孢菌和克地镰刀菌，世界范围的谷物均有污染（Danicke和Winkler，2015；Fink-Gremmels和Malekinejad，2007）。玉米是最容易受污染的谷物，但在小麦、大麦、燕麦、高粱、黑麦、大米和豆制品中也检测到这种毒素（Zinedine et al.，2007）。ZEA在结构上与17-β-雌二醇类似，能竞争性结合雌激素受体，这是造成生殖道病变及损害小鼠、大鼠、豚鼠、仓鼠和兔子以及家畜生育力的原因（De Ruyck et al.，2015；Escriva et al.，2015；Zinedine et al.，2007）。ZEA与人类雌激素过低综合征有关（Zinedine et al.，2007）。该毒素主要形成于农作物收获前，但在贮藏条件差的情况下可能会继续合成（Danicke和Winkler，2015）。ZEA与雌激素受体结合后，复合物可移位到细胞核，在那里与类固醇应答元件结合，并调节许多基因的转录（Fink-Gremmels和Malekinejad，2007）。据报道，ZEA或其代谢物还可与其他转录因子结合，如孕烷X受体，该受体参与生物合成通路相关的酶的表达（Fink-Gremmels和Malekinejad，2007）。

小鼠、大鼠和豚鼠口服ZEA的急性毒性较低，但腹腔注射的毒性较大。长期给药可引起小鼠的肝损伤、肝细胞癌、垂体腺瘤和子宫纤维化，引起大鼠的慢性进行性肾病、视网膜病变、白内障、血液毒性和睾丸萎缩（Zinedine et al.，2007）。体外研究表明，ZEA能形成DNA复合物，小鼠腹腔给予毒素可导致在肾脏和肝脏中形成DNA复合物（Zinedine et

al.，2007）。

在家畜中猪对ZEA最易感，暴露后的临床表现为卵巢萎缩、发情间隔延长、持续性黄体、繁殖力下降、死产（Fink-Gremmelsand Malekinejad，2007）。ZEA能引起公猪的睾酮水平下降、性欲降低、睾丸重量减轻、精子产生减少，诱导雌性化（Zinedine et al.，2007）。

通过检测子宫内膜组织标本中ZEA浓度发现，腺癌患者的ZEA浓度高于增生患者，而没有子宫内膜病变的人检测不到这种毒素，这表明真菌毒素可能引起人的癌症（Tomaszewski et al.，1998）。

ZEA的一个有意思的特性是它能拮抗其他真菌毒素的毒性。例如，给大鼠同时应用ZEA和OTA能显著减轻OTA引起的肾脏损伤（Deruyck et al.，2015）。ZEA和DON是由同种真菌产生的，因此它们可以同时出现在污染的作物和食物中。DON具有促炎作用，而ZEA通过抑制NF-κB转录因子的激活而具有抗炎作用，这可能是二者产生拮抗作用的原因（Fink-Gremmels和Malekinejad，2007）。

一些霉菌毒素的结构可以发生改变，这是它们在植物体内代谢的结果。在分析样品时可能会因新获得的理化性质而低估它们的存在，这些就是隐形霉菌毒素。隐形霉菌毒素的存在被低估的原因有：色谱特性的变化、抗体识别表位的改变或极性改变导致真菌毒素的溶剂提取失败等（Berthiller et al.，2013）。由于未对大量出现的ZEA衍生物以及更多的雌激素衍生物α-玉米赤霉烯醇进行立法、检测和监管，这导致对高雌激素效应的风险估计过低（Berthiller et al.，2013；De Boevre et al.，2013）。

21.2.7 麦角生物碱

麦角生物碱是一个由麦角菌科（包括麦角菌属和内生真菌属）和发菌科（包括曲霉属和青霉属）的真菌产生的吲哚衍生物的复杂家族（Robinson 和 Panaccione，2015，Wallwey 和 Li，2011），它们共有的结构特征是四环麦角啉环。几千年来，这些真菌毒素对人类既有益又有害（Robinson 和 Panaccione，2015）。天然和半合成的麦角生物碱常用于各种医疗用途（Wallwey 和 Li，2011）。

麦角生物碱群体性中毒的例子很多，这些真菌毒素牵扯到美国马萨诸塞州的塞勒姆审巫案（Robinson 和 Panaccione，2015）。1692 年，当几名少女患精神错乱和癫痫时，当地医生将这种奇怪现象解释为巫术。无辜的人因为使用巫术被指控、定罪并处决，但后来检查记录显示麦角菌产生的麦角生物碱可能是造成这种中毒的原因。黑麦易被麦角生物碱污染，而黑麦是塞勒姆居民的主粮，当地的条件又有利于麦角生物碱的产生（Rimar 和 Rimar，2003）。麦角生物碱也牵扯到 17 世纪挪威芬马克的巫术审判，在那次审判中，至少 137 人中有 2/3 被处死（Alm，2003）。审判记录显示，"巫术"是在食用面包、面粉制品、牛奶或啤酒过程中"获取"的，几名被告在证词中供述了他们的饮料中有小的黑色谷粒状物（Alm，2003）。

第一次文献记载的麦角菌病暴发在公元 944—945 年的法国，当时阿基坦地区大约 2 万人死于中毒，德国在 16 世纪有过几次暴发的记录，这些暴发分别有两种不同形式的毒性反应：第一种形式是坏疽，也常被称为"圣

安东尼之火"。坏疽在法国更常见，其特征是明显的外周血管收缩，手、脚和四肢肿胀，坏疽伴有严重的灼痛，但没有失血现象发生（Schiff，2006），该名字来自圣安东尼修道院，因为修道院的人员曾参与治疗患者。虽然当时病因尚不清楚，但人们观察到在修道院朝圣和治疗后可以治愈这种疾病。今天，人们知道这种疾病是由于接触黑麦中的麦角毒素引起的，由于人们在朝圣期间改变了食物来源，不再接触麦角毒素而使疾病得到治愈（Strickland et al.，2011）。这种形式的麦角毒素中毒可能也就解释了为什么常常看到发病的牲畜站在池塘中的原因（Klotz，2015）。第二种形式是抽搐，在德国更为常见，表现为神志不清和幻觉，伴随着僵硬和非常痛苦的四肢弯曲、抽搐、肌肉痉挛和严重腹泻（Schiff，2006）。

现代谷物清洁技术已经消除了麦角菌病这一人类疾病，但这种病仍然威胁着包括绵羊、牛、猪和鸡在内的动物（Craig et al.，2015）。家畜暴露毒素会导致四肢坏疽、抽搐、流产、共济失调和无乳症（Craig et al.，2015；Klotz，2015）。四环麦角碱环和生物胺之间的结构相似性使得麦角生物碱可以作用于多巴胺、α-肾上腺素和 5-羟色胺的受体。麦角生物碱通过激活垂体 D2 多巴胺受体，引起血管收缩，最终导致耳、尾和蹄部的坏死（Craig et al.，2015）。坏疽和抽搐两种中毒表现都是因为麦角碱会引起血管收缩（Craig et al.，2015）。

21.2.8 其他真菌毒素

镰刀菌素（镰刀菌素 A—F）是一组含有

以戊烷链取代 2-吡咯烷酮基团的真菌毒素。它们由镰刀菌属产生，包括镰刀菌（原串珠镰刀菌）、尖孢镰刀菌、拟枝孢镰刀菌、早熟禾镰刀菌和禾谷镰刀菌（镰孢霉）（Maragos et al.，2008；Vettorazzi 和 Lopez de cerain，2016）。其中，研究最多的是镰刀菌素 C，主要存在于动物饲料和食品中，经代谢活化后具有致突变性（Kleigrewe et al.，2012；Maragos et al.，2008）。

致震颤真菌毒素可引起精神错乱、肌肉震颤、共济失调、抽搐，有时会导致死亡。这些真菌毒素对农业极具挑战性，可引发家畜患有一类统称为"摇摆综合征"的神经系统疾病。它们困扰人类的健康，引起神经系统症状，包括神经错乱、颤抖、癫痫和死亡，临床表现从轻微到危及生命不等（Boysen et al.，2002；Bradford et al 1990；Valdes et al.，1985）。此类真菌毒素包括青霉属特别是皮落青霉产生的青霉震颤素 A、E 和异烟棒曲霉素 C，以及由土曲霉产生的土霉素 A 和 B（Eriksen et al.，2010；Ling et al.，1979）。

3-硝基丙酸（3-NPA）是弧菌产生的真菌毒素。3-NPA 通过不可逆性抑制琥珀酸脱氢酶（复合物 Ⅱ）来阻断线粒体的电子传递，进而导致细胞能量不足（Behrens et al.，1995；Patocka et al.，2000；Peraica et al.，1999）。3-NPA 可导致动物基底神经节、海马、脊髓束和周围神经的损伤（Ludolph et al.，1991）。3-NPA 造成了 1972—1988 年中国 13 个省的"霉变甘蔗中毒"事件，其发病原因是食用了储存 2 个月以上的甘蔗所引发，该病在食用发霉甘蔗后 2~3h 开始出现症状，主要感染儿童和年轻人，表现为急性脑病，随

后出现迟发性肌张力障碍，部分儿童中毒后导致不可逆转的全身性肌张力障碍。在各次疾病暴发中，可观察到的急性中毒主要症状有恶心、呕吐、腹泻、腹痛、肌张力障碍、手足肌痉挛和抽搐，最终导致昏迷和死亡。成人中毒主要引起胃肠道疾病，脑病较少见，但目前尚不清楚这种差异是由于儿童经常食用更多的甘蔗所致，还是因为易感性不同所造成的（Behrens et al，1995；Ludolph et al.，1991；Peraica et al.，1999）。甘蔗上真菌得以生长的原因是因为甘蔗通常在中国南方的秋季收割，然后运往中国北方，在那里储存直至来年的 1 月和 2 月销售，储存期间的潮湿条件有利于甘蔗内部真菌的生长（Ludolph et al.，1991）。

交链孢霉是在世界各地均有分布的黑色霉菌，到目前为止，已报道的 120 多种次生代谢物中有 1/4 是真菌毒素（Brzonkalik et al.，2011）。交链孢霉属真菌广泛分布在植物和腐烂的水果和蔬菜中，由于它们可在低温下生长，交链孢霉属真菌甚至可以污染冷冻产品（Fleck et al.，2012）。在中国林县和南非，报道了交链孢霉毒素暴露可导致食道癌（Fleck et al.，2012）。从各种交链孢霉代谢物中可分离出大约 30 种有毒代谢产物，其中最重要的有交链孢酚、互隔交链孢霉醇单甲醚和交链孢霉烯，均为二苯并吡喃酮衍生物、细交链孢菌酮酸，为四甲基酸衍生物以及交替毒素 Ⅰ、Ⅱ 和 Ⅲ，为二萘嵌苯衍生物（Lee et al.，2015；Müller 和 Korn，2013）。2012 年，欧洲食品安全局建议将交链孢霉毒素列为公众健康高度关注毒素，荷兰的一项调查发现食品中存在多种链霉菌毒素（Lee et al.，2015）。对 2001—2010 年从德国商业农场采集的新鲜收获的冬

小麦样品检测中发现细交链孢菌酮酸是最常见的交链孢霉毒素（Müller 和 Korn，2013）。番茄、蔬菜和油菜籽特别容易感染交链孢霉，在小麦、苹果、橄榄和果汁中也发现了毒素（Brzonkalik et al.，2011；Lee et al.，2015）。人和动物暴露交链孢霉毒素可导致遗传毒性、致突变、致癌性和细胞毒性效应（Pavon Moreno et al.，2012）。

甚孢菌素是由纸皮思霉产生的一种真菌毒素，属于环二硫哌嗪-2，5-二酮类真菌毒素（Srinivasan et al.，2006；Upreti 和 Jain，1993）。由于具有疏水性，它可以很容易地嵌入细胞膜中并改变细胞膜的双分子层结构（Upreti Jain，1993）。绵羊经口中毒可引起光过敏、面部湿疹、肝毒性、体重减轻和多器官病变（Smith，2000）。这种毒素也可感染奶牛，有时甚至在未出现明显症状的动物尸体中也能检测到高水平的毒素（Ferguson，2002）。毒性作用具有累积效果，且个体间的易感性差异很大（Smith，2000）。现已证明甚孢菌素能产生氧自由基、羟基自由基和过氧化氢（Munday，1987）。

环氯素是岛青霉素的次生代谢物，在动物中表现为肝毒性，在成肌细胞开展的体外实验表明，它能破坏肌原纤维以及肌球蛋白岛和 α-肌动蛋白聚集体的形成（Terao et al.，1984；Ueno，1992；Zhou et al.1994）。岛青霉还可产生藤黄醌茜素，这种毒素经常在大米中发现，会导致小鼠脂质过氧化、肝细胞膜损伤和血清转氨酶升高；产生红霉素，抑制大鼠肝线粒体呼吸；产生皱褶青霉素，具有动物肝毒性（Masuda et al.，1992；Mizutani et al.，2009；Mori et al，1996；Ueno et al 1980）。

21.3 真菌毒素的作用机制

真菌毒素通过多种机制发挥其细胞效应和分子效应。根据真菌毒素作用机制对其进行分类具有挑战性，部分原因是它们化学结构的多样性，而且大多数真菌毒素是通过多种机制发挥作用的。主要的分子机制包括以下几种。

a. 对 DNA 的影响。真菌毒素与核酸之间的相互作用有两种类型：不可逆的共价作用或可逆的非共价作用（Kiessling，1986）。黄曲霉毒素 B_1 与 DNA 的共价相互作用形成 N^7-鸟嘌呤复合物（Croy 和 Wogan，1981；Roze et al.，2013）。C2 和 C3 之间的不饱和键形成的共价结合是黄曲霉毒素 B_1 和 G_1 较黄曲霉毒素 B_2 和 G_2 具有更高活性的重要原因（Kiessling，1986）。

b. 对 RNA 聚合酶的影响。黄曲霉毒素 B_1 可抑制 RNA 聚合酶（该酶具有 DNA 依赖性）活性，从而干扰 RNA 的合成（Edwards et al.，1971；Tripathi 和 Misra，1981）。其他能抑制 RNA 聚合酶活性的真菌毒素包括棒曲霉素和藤黄醌茜素（Ruet et al.，1973；Tashiro et al.，1979）。

c. 与核糖体结合。单端孢霉烯毒素的毒性是因其能结合真核细胞核糖体的 60S 亚基并抑制肽转移酶反应（Foroud 和 Eudes，2009），DON 通过该机制及其他几种机制发挥毒性作用。与核糖体相互作用后，DON 可激活数种蛋白激酶，其中一些位于丝裂原活化蛋白激酶的上游，进而影响应激基因和免疫调节基因的转录和翻译后调节（Pestka，2008）。真菌毒素可在不同程度上抑制蛋白质翻译：疣孢菌素抑制翻译起始过程，扁虫菌素和镰刀菌烯酮抑制链延长过程，木霉菌醇抑制链终止过程（Kiessling，1986）。作为苯丙氨酸-tRNA连接酶的竞争因子，OTA可抑制蛋白质的合成，而苯丙氨酸和阿斯巴甜通过与真菌毒素竞争来降低其毒性（Bayman和Baker，2006）。

d. 与蛋白质相互作用。黄曲霉毒素与血浆白蛋白结合（Wild et al.，1986）。黄曲霉毒素 B₁ 被细胞色素 P450s 氧化后，形成的两个环氧化物与赖氨酸的 ε-氨基反应生成黄曲霉毒素 B₁-白蛋白复合物（Scholl 和 Groopman，2008）。黄曲霉毒素可引起免疫抑制，在各种实验系统中，能抑制细胞介导的免疫应答，损害细胞趋化和吞噬功能，这些效应由以下过程介导，包括损害不同类型免疫细胞的增殖、分化和功能，抑制细胞因子的合成和释放，减少抗炎细胞因子（如白细胞介素-10）的分泌，以及增加促炎细胞因子（如白细胞介素-6）的分泌（Bruneau et al.，2012；Corrier 1991；Rossano et al.，1999）。在不同的实验体系中，伏马菌素 B₁（FB₁）的某些免疫毒性似乎是通过改变肿瘤坏死因子 α、干扰素 γ 和白细胞介素 1β 的表达和/或 mRNA 水平来实现的（Haschek et al.，2001）。青霉震颤素抑制 γ-氨基丁酸（GABA）的摄取和谷氨酸进入小脑突触过程，调节 GABA 受体功能（Moldes Anaya et al.，2011）。棒曲霉素以时间和剂量依赖性方式引起 p38 激酶、细胞外信号调节蛋白激酶 1 和 2 以及 C-Jun 氨基末端激酶磷酸化程度增加，导致 DNA 损伤和细胞死亡等下游效应（Liu et al.，2006；Wu et al.，2005）。黑麦酮酸 D 是一种能引起腭裂的真菌毒素，能使 cAMP 响应元件结合蛋白磷酸化（Hanumegowda et al 2002）。

e. 细胞凋亡和坏死。黄曲霉毒素 B₁ 对人淋巴细胞的毒性作用包括半胱天冬酶的活化、细胞凋亡和坏死（Al-Hammadi et al.，2014）。

f. 与线粒体相互作用。在大鼠原代星形胶质细胞和人类神经母细胞瘤细胞上，FB₁ 能抑制线粒体复合体 I 活性，从而降低线粒体和细胞的呼吸作用，增加活性氧的生成以及使钙信号传导失调（Domijan 和 Abramov，2011）。通过共价结合酶的活性位点，33-NPA 不可逆地失活琥珀酸脱氢酶（复合物 II）（Coles et al.，1979；Scallet et al.，2003）。阿卡波（Acrebol）是从支顶孢属真菌（*Acremonium exuviarum*）分离的，属于一种线粒体复合体 III 的强抑制剂，能抑制呼吸链导致 ATP 耗竭（Kruglov et al.，2009）。

g. 离子载体。镰刀菌属合成的真菌毒素——恩镰孢菌素和白僵菌毒素具有钾离子特异性的离子载体活性，可使钾进入线粒体基质，继而引起线粒体肿胀（Tonshin et al.，2010）。

h. 抑制关键代谢酶。黄曲霉毒素 B₁、OTA 和橘青霉素影响碳水化合物的代谢，而单端孢霉烯毒素和红曲霉毒素 B 干扰脂质代谢。伏马菌素的化学结构与鞘磷脂的骨架结构鞘氨醇和二氢鞘氨醇非常相似（Domijan，2012）。因此，伏马菌素可竞争性抑制神经酰胺合成酶的活性，后者能催化二氢鞘氨酸的酰化过程，从而减少神经酰胺和复合鞘脂的从头合成，以及由于鞘脂类化合物周转而导致的游离鞘氨醇的回收再利用。总之，这增加了游离鞘氨酸水平，降低了神经酰胺和复合鞘脂水平（Domijan，2012；Marin et al.，2013；Stockmann-Juvala 和 Savolainen，2008；Wu et al，

2014a)。FB_1抑制精氨酸琥珀酸合成酶活性，精氨酸琥珀酸合成酶是一种尿素循环酶，可催化瓜氨酸和天冬氨酸生成精氨酸琥珀酸（Jenkins et al.，2000）。

i. 对激素的影响。玉米赤霉烯酮（ZEA）在结构上类似于 17β-雌二醇，作用于雌激素受体，引起动物和人的生育障碍（De Buyck et al.，2015）。作为一种多巴胺激动剂，麦角缬氨酸可降低动物催乳素水平（Strickland et al. 1994；Abib et al.，2015）。

j. 表观遗传效应。一些真菌毒素可以改变 DNA 甲基化水平。用被 DON、ZEA 和黄曲霉毒素等真菌毒素污染的玉米喂养小鼠 4 周，可见总 DNA 甲基化和卵母细胞组蛋白甲基化水平发生改变，表明自然产生的真菌毒素能导致小鼠卵母细胞的表观遗传修饰，这是造成卵母细胞发育能力降低的原因（Zhu et al.，2014）。

21.4 预防和控制措施

储存的农作物可被视为一个人造生态系统，该系统中谷物、污染的霉菌、害虫和啮齿动物与环境因素（包括温度、水分、气体成分和化学物）相互作用（Magan 和 Aldred，2007）。谷物品质受多种非生物和生物因素影响。预防和控制真菌毒素污染的主要策略包括控制毒素的形成，避免人暴露于毒素的监测和监控措施，通过生物及理化手段解毒，以及饮食多样化。

控制毒素形成的措施包括收获前或收获后的干预。预防真菌毒素引起疾病的方法大多是预防性的（Bennett 和 Klich，2003）。收获前的预防应遵循良好的农业生产规范，如使用健康的种子和适当的灌溉方法（Mishra 和 Das，2003）。在收获前阶段的其他关键干预措施包括适宜的湿度、提早收获、防止越冬、避免虫害、使用抗病品种、轮作、合理的灌溉和施肥管理，以及清除前一次收获的遗留谷物碎屑从而减少真菌生长及其带来的真菌毒素污染（Munkvold，2003；Wagacha 和 Muthomi，2008）。谷物收获后要进行充分处理，尽快晾干农作物、妥善保存、运输、加工并防止虫害等是必需的（Chulze，2010；Magan et al，2010；Mishra 和 das，2003；Wagacha 和 Muthomi，2008）。例如，建议将干燥的作物保存在水分含量低于 14% 的条件下，以防止霉菌毒素积累（Alexa et al 2013；Magan et al.，2010）。

抑菌剂，如弱丙酸、山梨酸和苯甲酸，可抑制腐烂。抗氧化剂能有效防止真菌毒素的产生，如丁基羟甲苯、丁基羟基茴香醚、对羟基苯甲酸丙酯和白藜芦醇。某些抗氧化剂之间可能有协同抗真菌毒素产生的作用（Chulze，2010；Magan et al.，2010）。精油（如月桂油、丁香油和肉桂油）能抑制某些真菌毒素的产生（Magan et al.，2010）。消毒（如磷化氢、臭氧或硅藻土）是控制虫害的有效措施，气调储藏是控制储藏谷物中霉菌和昆虫生长的有效措施（Chulze，2010）。

在采后阶段，使用物理、化学和生物方法对黄曲霉毒素进行脱毒处理非常重要。乳酸菌及其他细菌，包括枯草芽孢杆菌和藤黄微球菌，可能通过肽聚糖与 FB_1 和 FB_2 结合。而益生菌，如乳杆菌和双歧杆菌，可与黄曲霉毒素结合（Fazeli et al.，2009；Gerbaldo et al.，2012；Kabak 和 Var，2008；Mishra 和 das

2003；Scott，2012；Wu et al.，2009），从而使之失活。酿酒酵母是与黄曲霉毒素 B_1 结合最有效的微生物之一，而酵母能降低接种曲霉孢子的花生中黄曲霉毒素 B_1 的水平，其作用可能是通过酵母细胞壁黏附真菌毒素或降解来实现的（Giovati et al，2015；Prado et al.，2011）。一些土壤细菌，如星状诺卡菌、红串红球菌和分枝杆菌，也能降解黄曲霉毒素（Wu et al.，2009）。另一种预防策略是用真菌来控制（Mishra 和 Das，2003）。一些真菌，如黑曲霉和不产黄曲霉毒素的黄曲霉，能通过将黄曲霉毒素 B_1 转化为黄曲霉醇而使其脱毒，另一种真菌——少孢根霉，当与可产生黄曲霉毒素 B_1 的黄曲霉一起培养时，能阻止黄曲霉毒素 B_1 的合成或促进其降解（Cvetnic 和 Pepeljnjak，2007 Shantha，1999；Wu et al.，2009）。鞘氨醇重组酶能使伏马菌素脱毒，该酶能将 FB_1 水解成 HFB_1，然后进行脱氨而脱毒（Scot1，2012）。

有研究表明，一批进口到南非的玉米用 3mm 孔径的筛子去除小于 3mm 级的"微粒"后，伏马菌素总含量降低了 26%~69%，这表明在进一步加工前增加这个步骤有助于去除伏马菌素（Sydenham et al.，1994）。

一项针对坦桑尼亚三个农业生产区的部分农民开展的研究表明，有效的采后措施可防止毒素污染，包括在垫子或高台上晾干玉米、分拣谷物以清除受损、变色和发霉的谷物及在储存过程中使用杀虫剂等可以减少黄曲霉毒素和伏马菌素的污染（Kamala et al.，2016）。

虽然避免毒素暴露是不可能的，但实施监测计划对将暴露降至最低至关重要。各国应对暴露设定限制，采用验证过的灵敏和特异的方法进行检测，这是监测计划中最基本的组成部分（Wagacha 和 Muthomi，2008；Yang et al 2014）。培育抗病作物品种是一项长期的战略，利用基因工程技术研究黄曲霉毒素生物合成机制是另一种选择（Brown et al.，2013；Wagacha 和 Muthomi，2008）。

现已开展牛接种预防黄曲霉毒素 B_1 的疫苗以减少黄曲霉毒素 M_1 转移到牛奶中的研究（Giovati et al.，2014；Polonelli et al. 2011）。当灭活黄曲霉毒素 B_1（一种脱毒、无致突变作用的黄曲霉毒素 B_1）与载体蛋白耦联后，加入弗氏佐剂做成疫苗，接种疫苗产生的抗黄曲霉毒素 B_1 的抗体主要为 IgG 类抗体，抗体能够减少长时间摄入污染饲料的奶牛将黄曲霉毒素 M_1 转移到牛奶中的含量（Polonelli et al.，2011）。随后的研究表明，产犊前免疫能提高疫苗的效力，所有接种牛均可产生高免疫力（Giovati et al.，2014）。

饮食多样化是控制真菌毒素暴露的另一种策略，一方面能冲淡长期暴露的影响，另一方面还可能摄入毒素拮抗剂（Magoha et al. 2014b；Wu et al. 2014b）。中国启东市的案例可以阐明饮食多样化的重要性。由于该区域的土壤不适宜种植水稻，再加上 20 世纪 80 年代以前禁止县与县之间的贸易，启东成了肝癌的高发区，10% 的成年男性死于肝癌，且经常在 45 岁之前发病死亡。然而，20 世纪 80 年代后，饮食多样性的增加导致黄曲霉毒素的暴露减少，肝癌的发病率也随之降低（Wu et al.，2014b）。

21.5 结论

动物饲料和人的食品受真菌毒素污染是不

可避免的。据联合国粮食及农业组织估计，全球生产的谷物中约25%受到真菌毒素的污染。真菌毒素是真菌的次生代谢产物，是一组具有多样性和广泛存在的毒素，它们不是真菌生存所必需的，但为真菌提供了独特的生态优势。真菌毒素引起动物和人的发病和死亡，其暴露途径主要是通过摄入、吸入和皮肤接触。已知的真菌毒素有500多种，不断发现新的真菌毒素，真菌毒素对农业、动物和人类健康的影响日益增加。极低水平的真菌毒素暴露即可表现出毒性作用，迫切需要可靠和有效的检测机制。真菌毒素广泛存在于食物原料中，它们具有多种化学结构和分子作用机制，累及多种器官和系统。一些真菌可产生多种真菌毒素，农产品可同时感染多种真菌，所以在食品中经常同时发现几种真菌毒素。污染食品的多种真菌毒素可能具有协同或拮抗效应，因此了解真菌毒素联合作用的生物学效应是一个重要但尚未充分研究的领域。尽管已知大量的真菌毒素与动物和人类健康相关，但只有有限数量的真菌毒素得到监管和定期检测。在农作物采前和采后阶段的不同环节中实施多种类型的预防措施，在减少动物和人类的发病率和死亡率方面发挥着至关重要的作用。

参考文献

Abouzied, M.M., Horvath, A.D., Podlesny, P.M., Regina, N.P., Metodiev, V.D., Kamenova-Tozeva, R. M., Niagolova, N.D., Stein, A.D., Petropoulos, E.A., Ganev, V.S., 2002. Ochratoxin A concentrations in food and feed from a region with Balkan Endemic Nephropathy. Food Additives and Contaminants 19, 755-764.

Aguilar, F., Hussain, S.P., Cerutti, P., 1993. Aflatoxin B1 induces the transversion of G→T in codon 249 of the p53 tumor suppressor gene in human hepatocytes. Proceedings of the National Academy of Sciences of the USA 90, 8586-8590.

Al-Hammadi, S., Marzouqi, F., Al-Mansouri, A., Shahin, A., Al-Shamsi, M., Mensah-Brown, E., Souid, A.K., 2014. The cytotoxicity of aflatoxin b1 in human lymphocytes. Sultan Qaboos University Medical Journal 14, e65-71.

Alexa, E., Dehelean, C.A., Poiana, M.A., Radulov, I., Cimpean, A.M., Bordean, D.M., Tulcan, C., Pop, G., 2013. The occurrence of mycotoxins in wheat from western Romania and histopathological impact as effect of feed intake. Chemistry Central 7, 99.

Alm, T., 2003. The witch trials of Finnmark, Northern Norway, during the 17th century: evidence for ergotism as a contributing factor. Economic Botany 403-416.

Amaike, S., Keller, N.P., 2011. Aspergillus flavus. Annual Reviews in Phytopathology 49, 107-133.

Anfossi, L., Giovannoli, C., Baggiani, C., 2016. Mycotoxin detection. Current Opinion in Biotechnology 37, 120-126.

Anselme, M., Tangni, E.K., Pussemier, L., Motte, J.C., Van Hove, F., Schneider, Y.J., Van Peteghem, C., Larondelle, Y., 2006. Comparison of ochratoxin A and deoxynivalenol in organically and conventionally produced beers sold on the Belgian market. Food Additives and Contaminants 23, 910-918.

Audenaert, K., Vanheule, A., Hofte, M., Haesaert, G., 2014. Deoxynivalenol: a major player in the multifaceted response of Fusarium to its environment. Toxins (Basel) 6, 1-19.

Avihingsanon, A., Ramautarsing, R.A., Suwanpimolkul, G., Chetchotisakd, P., Bowonwatanuwong, C., Jirajariyavej, S., Kantipong, P., Tantipong, H.,

Ohata, J.P., Suankratay, C., Ruxrungtham, K., Burger, D.M., 2014. Ergotism in Thailand caused by increased access to antiretroviral drugs: a global warning. Topics in Antiviral Medicine 21, 165–168.

Awad, W., Ghareeb, K., Bohm, J., Zentek, J., 2013. The toxicological impacts of the *Fusarium* mycotoxin, deoxynivalenol, in poultry flocks with special reference to immunotoxicity. Toxins (Basel) 5, 912–925.

Bayman, P., Baker, J.L., 2006. Ochratoxins: a global perspective. Mycopathologia 162, 215–223.

Becker-Algeri, T.A., Castagnaro, D., de Bortoli, K., de Souza, C., Drunkler, D.A., Badiale- Furlong, E., 2016. Mycotoxins in bovine milk and dairy products: a review. Journal of Food Science 81 (3), R544–R552.

Behrens, M.I., Koh, J., Canzoniero, L.M., Sensi, S.L., Csernansky, C.A., Choi, D.W., 1995. 3-Nitropropionic acid induces apoptosis in cultured striatal and cortical neurons. NeuroReport 6, 545–548.

Bennett, J.W., Klich, M., 2003. Mycotoxins. Clinical Microbiology Reviews 16, 497–516.

Berthiller, F., Crews, C., Dall'Asta, C., Saeger, S.D., Haesaert, G., Karlovsky, P., Oswald, I.P., Seefelder, W., Speijers, G., Stroka, J., 2013. Masked mycotoxins: a review. Molecular Nutrition and Food Research 57, 165–186.

Bhat, R.V., Beedu, S.R., Ramakrishna, Y., Munshi, K.L., 1989. Outbreak of trichothecene mycotoxicosis associated with consumption of mould-damaged wheat production in Kashmir Valley, India. Lancet 1, 35–37.

Bhat, R.V., Shetty, P.H., Amruth, R.P., Sudershan, R.V., 1997. A foodborne disease outbreak due to the consumption of moldy sorghum and maize containing fumonisin mycotoxins. Journal of Toxicology: Clinical Toxicology 35, 249–255.

Blount, W.P., 1961. Turkey "X" disease. Journal of the British Turkey Federation 9, 52–54.

Boysen, S.R., Rozanski, E.A., Chan, D.L., Grobe, T.L., Fallon, M.J., Rush, J.E., 2002. Tremorgenic mycotoxicosis in four dogs from a single household. Journal of the American Veterinary Medical Association 221, 1441–1444, 1420.

Bradford, H.F., Norris, P.J., Smith, C.C., 1990. Changes in transmitter release patterns in vitro induced by tremorgenic mycotoxins. Journal of Environmental Pathology, Toxicology and Oncology 10, 17–30.

Bressac, B., Kew, M., Wands, J., Ozturk, M., 1991. Selective G to T mutations of p53 gene in hepatocellular carcinoma from southern Africa. Nature 350, 429–431.

Brown, R.L., Menkir, A., Chen, Z.Y., Bhatnagar, D., Yu, J., Yao, H., Cleveland, T.E., 2013. Breeding aflatoxin-resistant maize lines using recent advances in technologies - a review. Food Additives and Contaminants Part A Chemical, Analysis, Control, Exposure and Risk Assessment 30, 1382–1391.

Bruneau, J.C., Stack, E., O'Kennedy, R., Loscher, C.E., 2012. Aflatoxins B(1), B(2) and G(1) modulate cytokine secretion and cell surface marker expression in J774A.1 murine macrophages. Toxicology In Vitro 26, 686–693.

Bryden, W.L., 2007. Mycotoxins in the food chain: human health implications. Asia Pacific Journal of Clinical Nutrition 16 (Suppl. 1), 95–101.

Bryla, M., Roszko, M., Szymczyk, K., Jedrzejczak, R., Obiedzinski, M.W., Sekul, J., 2013. Fumonisins in plant-origin food and fodder-a review. Food Additives and Contaminants Part A Chemical, Analysis, Control, Exposure and Risk Assessment 30, 1626–

1640.

Brzonkalik, K., Herrling, T., Syldatk, C., Neumann, A., 2011. Process development for the elucidation of mycotoxin formation in *Alternaria alternata*. AMB Express 1, 27.

Bui-Klimke, T.R., Wu, F., 2015. Ochratoxin A and human health risk: a review of the evidence. Critical Reviews in Food Science and Nutrition 55, 1860-1869.

Bullerman, L.B., Bianchini, A., 2007. Stability of mycotoxins during food processing. International Journal of Food Microbiology 119, 140-146.

Cahagnier, B., Melcion, D., Richard-Molard, D., 1995. Growth of *Fusarium moniliforme* and its biosynthesis of fumonisin B1 on maize grain as a function of different water activities. Letters in Applied Microbiology 20, 247-251.

Chaudhary, M., Bhaskar, A.S., Rao, P.V., 2015. Differential effects of route of T-2 toxin exposure on hepatic oxidative damage in mice. Environmental Toxicology 30, 64-73.

Chen, J., Chu, Y., Cao, J., Wang, W., Liu, J., Wang, J., 2011. Effects of T-2 toxin and selenium on chondrocyte expression of matrix metalloproteinases (MMP-1, MMP-13), alpha2-macroglobulin (alpha2M) and TIMPs. Toxicology In Vitro 25, 492-499.

Chulze, S.N., 2010. Strategies to reduce mycotoxin levels in maize during storage: areview. Food Additives and Contaminants Part A Chemical, Analysis, Control, Exposure and Risk Assessment 27, 651-657.

Coles, C.J., Edmondson, D.E., Singer, T.P., 1979. Inactivation of succinate dehydrogenase by 3-nitropropionate. Journal of Biological Chemistry 254, 5161-5167.

Constable, P.D., Smith, G.W., Rottinghaus, G.E., Haschek, W.M., 2000. Ingestion of fumonisin B1-containing culture material decreases cardiac contractility and mechanical efficiency in swine. Toxicology and Applied Pharamcology 162, 151-160.

Coppock, R.W., Reynolds, R.D., Buck, W.B., Jacobsen, B.J., Ross, S.C., Mostrom, M.S., 1989. Acute aflatoxicosis in feeder pigs, resulting from improper storage of corn. Journal of the American Veterinary Medical Association 195, 1380-1381.

Corrier, D.E., 1991. Mycotoxicosis: mechanisms of immunosuppression. Veterinary Immunology and Immunopathology 30, 73-87.

Craig, A.M., Klotz, J.L., Duringer, J.M., 2015. Cases of ergotism in livestock and associated ergot alkaloid concentrations in feed. Frontiers in Chemistry 3, 8.

Creppy, E.E., Chiarappa, P., Baudrimont, I., Borracci, P., Moukha, S., Carratu, M.R., 2004. Synergistic effects of fumonisin B1 and ochratoxin A: are in vitro cytotoxicity data predictive of in vivo acute toxicity? Toxicology 201, 115-123.

Croy, R.G., Wogan, G.N., 1981. Temporal patterns of covalent DNA adducts in rat liver after single and multiple doses of aflatoxin B1. Cancer Research 41, 197-203.

Cvetnic, Z., Pepeljnjak, S., 2007. Interaction between certain moulds and aflatoxin B1 producer *Aspergillus flavus* NRRL 3251. Archives of Industrial Hygiene and Toxicology 58, 429-434.

Danicke, S., Winkler, J., 2015. Invited review: diagnosis of zearalenone (ZEN) exposure of farm animals and transfer of its residues into edible tissues (carry over). Food and Chemical Toxicology 84, 225-249.

De Boevre, M., Jacxsens, L., Lachat, C., Eeckhout, M., Di Mavungu, J.D., Audenaert, K., Maene,

P., Haesaert, G., Kolsteren, P., De Meulenaer, B., De Saeger, S., 2013. Human exposure to mycotoxins and their masked forms through cereal-based foods in Belgium. Toxicology Letters 218, 281-292.

De Iongh, H., Beerthuis, R. K., Vles, R. O., Barrett, C.B., Ord, W.O., 1962. Investigation of the factor in groundnut meal responsible for "turkey X disease". Biochimica et Biophysica Acta 65, 548-551.

De Ruyck, K., De Boevre, M., Huybrechts, I., De Saeger, S., 2015. Dietary mycotoxins, co-exposure, and carcinogenesis in humans: short review. Mutation Research/Reviews in Mutation Research 766, 32-41.

Demir, S., Akin, S., Tercan, F., Aribogan, A., Oguzkurt, L., 2010. Ergotamine-induced lower extremity arterial vasospasm presenting as acute limb ischemia. Diagnostic and Interventional Radiology 16, 165-167.

Denning, D. W., Anderson, M. J., Turner, G., Latge, J.P., Bennett, J.W., 2002. Sequencing the *Aspergillus fumigatus* genome. The Lancet Infectious Diseases 2, 251-253.

Di Paolo, N., Guarnieri, A., Garosi, G., Sacchi, G., Mangiarotti, A.M., Di Paolo, M., 1994. Inhaled mycotoxins lead to acute renal failure. Nephrology Dialysis Transplantation 9 (Suppl. 4), 116-120.

Di Paolo, N., Guarnieri, A., Loi, F., Sacchi, G., Mangiarotti, A.M., Di Paolo, M., 1993. Acute renal failure from inhalation of mycotoxins. Nephron 64, 621-625.

Domijan, A.M., 2012. Fumonisin B(1): a neurotoxic mycotoxin. Archives of Industrial Hygiene and Toxicology 63, 531-544.

Domijan, A.M., Abramov, A.Y., 2011. Fumonisin B1 inhibits mitochondrial respiration and deregulates calcium homeostasis-implication to mechanism of cell toxicity. The International Journal of Biochemistry and Cell Biology 43, 897-904.

Donnelly, P.J., Stewart, R.K., Ali, S.L., Conlan, A.A., Reid, K.R., Petsikas, D., Massey, T.E., 1996. Biotransformation of aflatoxin B1 in human lung. Carcinogenesis 17, 2487-2494.

Dutton, M. F., 1996. Fumonisins, mycotoxins of increasing importance: their nature and their effects. Pharmacology and Therapeutics 70, 137-161.

Eaton, D.L., Gallagher, E.P., 1994. Mechanisms of aflatoxin carcinogenesis. Annual Review of Pharmacology and Toxicology 34, 135-172.

Edwards, G. S., Wogan, G. N., Sporn, M. B., Pong, R.S., 1971. Structure-activity relationships in DNA binding and nuclear effects of aflatoxin and anlogs. Cancer Research 31, 1943-1950.

Eriksen, G.S., Jaderlund, K.H., Moldes-Anaya, A., Schonheit, J., Bernhoft, A., Jaeger, G., Rundberget, T., Skaar, I., 2010. Poisoning of dogs with tremorgenic *Penicillium* toxins. Medical Mycology 48, 188-196.

Escriva, L., Font, G., Manyes, L., 2015. In vivo toxicity studies of fusarium mycotoxins in the last decade: a review. Food and Chemical Toxicology 78, 185-206.

Essigmann, J. M., Green, C. L., Croy, R. G., Fowler, K.W., Buchi, G.H., Wogan, G.N., 1983. Interactions of aflatoxin B1 and alkylating agents with DNA: structural and functional studies. Cold Spring Harbor Symposia on Quantitative Biology 47 (Pt 1), 327-337.

Faustinelli, P.C., Wang, X.M., Palencia, E.R., Arias, R.S., 2016. Genome sequences of eight *Aspergillus flavus* spp. and one A. *parasiticus* sp., isolated from peanut seeds in Georgia. Genome Announcements 4 (2) e00278-16.

Fazeli, M. R., Hajimohammadali, M., Moshkani, A., Samadi, N., Jamalifar, H., Khoshayand, M. R., Vaghari, E., Pouragahi, S., 2009. Aflatoxin B1 binding capacity of autochthonous strains of lactic acid bacteria. Journal of Food Protection 72, 189-192.

Ferguson, L.R., 2002. Natural and human-made mutagens and carcinogens in the human diet.Toxicology 181-182, 79-82.

Fink - Gremmels, J., Malekinejad, H., 2007. Clinical effects and biochemical mechanisms associated with exposure to the mycoestrogen zearalenone. Animal Feed Science and Technology 137, 326-341.

Fleck, S.C., Burkhardt, B., Pfeiffer, E., Metzler, M., 2012. Alternaria toxins: Altertoxin II is a much stronger mutagen and DNA strand breaking mycotoxin than alternariol and its methyl ether in cultured mammalian cells. Toxicology Letters 214, 27-32.

Foroud, N.A., Eudes, F., 2009. Trichothecenes in cereal grains. International Journal of Molecular Sciences 10, 147-173.

Friedler, A., DeDecker, B.S., Freund, S.M., Blair, C., Rudiger, S., Fersht, A.R., 2004. Structural distortion of p53 by the mutation R249S and its rescue by a designed peptide: implications for "mutant conformation". Journal of Molecular Biology 336, 187-196.

Gao, S.S., Chen,X.Y., Zhu, R.Z., Choi, B.M., Kim, B.R., 2010. Sulforaphane induces glutathione S-transferase isozymes which detoxify aflatoxin B(1)-8,9-epoxide in AML 12 cells. BioFactors 36, 289-296.

Gao, W., Jiang, L., Ge, L., Chen, M., Geng, C., Yang, G., Li, Q., Ji, F., Yan, Q., Zou, Y., Zhong, L., Liu, X., 2015. Sterigmatocystin-induced oxidative DNA damage in human liver-derived cell line through lysosomal damage. Toxicology In Vitro 29, 1-7.

Georgianna, D.R., Payne, G.A., 2009. Genetic regulation of aflatoxin biosynthesis: from gene to genome. Fungal Genetics and Biology 46, 113-125.

Gerbaldo, G.A., Barberis, C., Pascual, L., Dalcero, A., Barberis, L., 2012. Antifungal activity of two *Lactobacillus* strains with potential probiotic properties. FEMS Microbiology Letters 332, 27-33.

Giovati, L., Gallo, A., Masoero, F., Cerioli, C., Ciociola, T., Conti, S., Magliani, W., Polonelli, L., 2014. Vaccination of heifers with anaflatoxin improves the reduction of aflatoxin b1 carry over in milk of lactating dairy cows. PLoS One 9, e94440.

Giovati, L., Magliani,W., Ciociola, T., Santinoli, C., Conti, S., Polonelli, L., 2015. AFM(1) in milk: physical, biological, and prophylactic methods to mitigate contamination. Toxins (Basel) 7, 4330-4349.

Gnonlonfin, G.J., Hell, K., Adjovi, Y., Fandohan, P., Koudande, D.O., Mensah, G.A., Sanni, A., Brimer, L., 2013. A review on aflatoxin contamination and its implications in the developing world: a sub-Saharan African perspective. Critical Reviews in Food Science and Nutrition 53, 349-365.

Guindon, K.A., Foley, J.F., Maronpot, R.R., Massey, T.E., 2008. Failure of catalase to protect against aflatoxin B1-induced mouse lung tumorigenicity. Toxicology and Applied Pharamcology 227, 179-183.

Hamid, A.S., Tesfamariam, I.G., Zhang, Y., Zhang, Z.G., 2013. Aflatoxin B1-induced hepatocellular carcinoma in developing countries: geographical distribution, mechanism of action and prevention. Oncology Letters 5, 1087-1092.

Hanumegowda, U.M., Dhulipala, V.C., Reddy, C.S., 2002. Mechanism of secalonic acid D-induced inhibition of transcription factor binding to cyclic AMP response element in the developing murine palate. Toxicological Sciences 70, 55-62.

Haschek, W. M., Gumprecht, L. A., Smith, G., Tumbleson, M. E., Constable, P. D., 2001. Fumonisin toxicosis in swine: an overview of porcine pulmonary edema and current perspectives. Environmental Health Perspectives 109 (Suppl. 2), 251-257.

Hayes, R. B., van Nieuwenhuize, J. P., Raatgever, J. W., ten Kate, F. J., 1984. Aflatoxin exposures in the industrial setting: an epidemiological study of mortality. Food Chemical Toxicology 22, 39-43.

Hengstler, J. G., Van der Burg, B., Steinberg, P., Oesch, F., 1999. Interspecies differences in cancer susceptibility and toxicity. Drug Metabolism Reviews 31, 917-970.

Heussner, A. H., Bingle, L. E., 2015. Comparative ochratoxin toxicity: a review of the available data. Toxins (Basel) 7, 4253-4282.

Hohler, D., 1998. Ochratoxin A in food and feed: occurrence, legislation and mode of action. Zeitschrift für Ernährungswissenschaft 37, 2-12.

Hsu, I. C., Metcalf, R. A., Sun, T., Welsh, J. A., Wang, N. J., Harris, C. C., 1991. Mutational hotspot in the p53 gene in human hepatocellular carcinomas. Nature 350, 427-428.

Huang, X. H., Zhang, X. H., Li, Y. H., Wang, J. L., Yan, X., Xing, L. X., Wang, F. R., 2004. Experimental lung carcinogenic in vivo study of aflatoxin G1 in NIH mice. Zhonghua Bing Li Xue Za Zhi 33, 260-263.

Hughes, D. M., Gahl, M. J., Graham, C. H., Grieb, S. L., 1999. Overt signs of toxicity to dogs and cats of dietary deoxynivalenol. Journal of Animal Science 77, 693-700.

Ilic, Z., Crawford, D., Vakharia, D., Egner, P. A., Sell, S., 2010. Glutathione-S-transferase A3 knockout mice are sensitive to acute cytotoxic and genotoxic effects of aflatoxin B1. Toxicology and Applied Pharamcology 242, 241-246.

Jayashree, T., Subramanyam, C., 2000. Oxidative stress as a prerequisite for aflatoxin production by *Aspergillus parasiticus*. Free Radical Biology and Medicine 29, 981-985.

Jenkins, G. R., Tolleson, W. H., Newkirk, D. K., Roberts, D. W., Rowland, K. L., Saheki, T., Kobayashi, K., Howard, P. C., Melchior Jr., W. B., 2000. Identification of fumonisin B1 as an inhibitor of argininosuccinate synthetase using fumonisin affinity chromatography and in vitro kinetic studies. Journal of Biochemical and Molecular Toxiclogy 14, 320-328.

Joffe, A. Z., 1971. Alimentary toxic aleukia. In: Kadis, S., Ciegler, A., Ajl, S. J. (Eds.), Microbial Toxins, vol. 7. Academic Press, New York, pp. 139-189.

Kabak, B., Var, I., 2008. Factors affecting the removal of aflatoxin M1 from food model by *Lactobacillus* and *Bifidobacterium* strains. Journal of Environmental Science and Health B 43, 617-624.

Kamala, A., Kimanya, M., Haesaert, G., Tiisekwa, B., Madege, R., Degraeve, S., Cyprian, C., De Meulenaer, B., 2016. Local post-harvest practices associated with aflatoxins and fumonisins contamination of maize in three agro ecological zones of Tanzania. Food Additives and Contaminants Part A Chemical, Analysis, Control, Exposure and Risk Assessment 33 (3), 551-559.

Kanetsky, P. A., Mitra, N., Vardhanabhuti, S., Vaughn, D. J., Li, M., Ciosek, S. L., Letrero, R., D'Andrea, K., Vaddi, M., Doody, D. R., Weaver, J., Chen, C., Starr, J. R., Hakonarson, H., Rader, D. J., Godwin, A. K., Reilly, M. P., Schwartz, S. M., Nathanson, K. L., 2011. A second independent locus within DMRT1 is associated with testicular germ cell tumor susceptibility. Human Molecular Genetics 20, 3109-3117.

Kang, P., Yao, Y., Yang, J., Shen, B., Zhou, Z., Pei, F., 2013. An animal model of Kashin-Beck disease induced by a low-nutrition diet and exposure to T-2 toxin. Osteoarthritis Cartilage 21, 1108-1115.

Kebede, H., Abbas, H.K., Fisher, D.K., Bellaloui, N., 2012. Relationship between aflatoxin contamination and physiological responses of corn plants under drought and heat stress. Toxins (Basel) 4, 1385-1403.

Kelly, J.D., Eaton, D.L., Guengerich, F.P., Coulombe Jr., R.A., 1997. Aflatoxin B1 activation in human lung. Toxicology and Applied Pharamcology 144, 88-95.

Kew, M.C., 2003. Synergistic interaction between aflatoxin B1 and hepatitis B virus in hepatocarcinogenesis. Liver International 23, 405-409.

Kew, M.C., 2013. Aflatoxins as a cause of hepatocellular carcinoma. Journal of Gastrointestinal and Liver Diseases 22, 305-310.

Kiessling, K.-H., 1986. Biochemical mechanism of action of mycotoxins. Pure and Applied Chemistry 58, 327-338.

Klaric, M.S., Rasic, D., Peraica, M., 2013. Deleterious effects of mycotoxin combinations involving ochratoxin A. Toxins (Basel) 5, 1965-1987.

Kleigrewe, K., Aydin, F., Hogrefe, K., Piecuch, P., Bergander, K., Wurthwein, E.U., Humpf, H.U., 2012. Structure elucidation of new fusarins revealing insights in the rearrangement mechanisms of the Fusarium mycotoxin fusarin C. Journal of Agricultural and Food Chemistry 60, 5497-5505.

Klich, M.A., 2007. *Aspergillus flavus*: the major producer of aflatoxin. Molecular Plant Pathology 8, 713-722.

Klotz, J.L., 2015. Activities and effects of ergot alkaloids on livestock physiology and production. Toxins (Basel) 7, 2801-2821.

Konigs, M., Mulac, D., Schwerdt, G., Gekle, M., Humpf, H.U., 2009. Metabolism and cytotoxic effects of T-2 toxin and its metabolites on human cells in primary culture. Toxicology 258, 106-115.

Krishnamachari, K.A., Bhat, R.V., Nagarajan, V., Tilak, T.B., 1975. Hepatitis due to aflatoxicosis. An outbreak in Western India. Lancet 1, 1061-1063.

Kruglov, A.G., Andersson, M.A., Mikkola, R., Roivainen, M., Kredics, L., Saris, N.E., Salkinoja-Salonen, M.S., 2009. Novel mycotoxin from Acremonium exuviarum isa powerful inhibitor of the mitochondrial respiratory chain complex III. Chemical Research in Toxicology 22, 565-573.

Kuruc, J.A., Schwarz, P., Wolf-Hall, C., 2015. Ochratoxin A in stored U.S. barley and wheat. Journal of Food Protection 78, 597-601.

Lee, H.B., Patriarca, A., Magan, N., 2015. Alternaria in food: ecophysiology, mycotoxin production and toxicology. Mycobiology 43, 93-106.

Lee, H.J., Ryu, D., 2015. Advances in mycotoxin research: public health perspectives. Journal of Food Science 80, T2970-T2983.

Lewis, L., Onsongo, M., Njapau, H., Schurz-Rogers, H., Luber, G., Kieszak, S., Nyamongo, J., Backer, L., Dahiye, A.M., Misore, A., DeCock, K., Rubin, C., 2005. Aflatoxin contamination of commercial maize products during an outbreak of acute aflatoxicosis in eastern and central Kenya. Environmental Health Perspectives 113, 1763-1767.

Li, F.Q., Luo, X.Y., Yoshizawa, T., 1999. Mycotoxins (trichothecenes, zearalenone and fumonisins) in cereals associated with human red-mold intoxications stored since 1989 and 1991 in China. Natural Toxins 7, 93-97.

Li, M., Li, P., Wu, H., Zhang, Q., Ma, F., Zhang, Z., Ding, X., Wang, H., 2014. An ultra-sensitive monoclonal antibody – based competitive enzyme immunoassay for sterigmatocystin in cereal and oil products. PLoS One 9, e106415.

Li, Y., Wang, Z., Beier, R.C., Shen, J., De Smet, D., De Saeger, S., Zhang, S., 2011. T-2 toxin, a trichothecene mycotoxin: review of toxicity, metabolism, and analytical methods. Journal of Agricultural and Food Chemistry 59, 3441-3453.

Ling, K.H.,Yang, C.K., Peng, F.T., 1979. Territrems, tremorgenic mycotoxins of *Aspergillus terreus*. Applied and Environmental Microbiology 37, 355-357.

Liu, B.H.,Wu, T.S., Yu, F.Y., Wang, C.H., 2006. Mycotoxin patulin activates the p38 kinase and JNK signaling pathways in human embryonic kidney cells. Toxicological Sciences 89, 423-430.

Liu, Y., Wu, F., 2010. Global burden of aflatoxin – induced hepatocellular carcinoma: a risk assessment. Environmental Health Perspectives 118, 818 - 824.

Liu, Y., Xing, X., Wang, J., Xing, L., Su, Y., Yao, Z., Yan, X., Wang, J., Zhang, X., 2012. Sterigmatocystin alters the number of FoxP3+ regulatory T cells and plasmacytoid dendritic cells in BALB/c mice. Food Chemical Toxicology 50, 1920-1926.

Ludolph, A.C., He,F., Spencer, P.S., Hammerstad, J., Sabri, M., 1991. 3-Nitropropionic acid- exogenous animal neurotoxin and possible human striatal toxin. Canadian Journal of Neurological Sciences 18, 492-498.

Lye, M.S., Ghazali, A.A., Mohan, J., Alwin, N., Nair, R.C., 1995. An outbreak of acute hepatic encephalopathy due to severe aflatoxicosis in Malaysia. The American Journal of Tropical Medicine and Hygiene 53, 68-72.

Machida,M., Asai, K., Sano, M., Tanaka, T., Kumagai, T., Terai, G., Kusumoto, K., Arima, T., Akita, O., Kashiwagi, Y., Abe, K., Gomi, K., Horiuchi, H., Kitamoto, K., Kobayashi, T., Takeuchi, M., Denning, D.W., Galagan, J.E., Nierman, W.C., Yu, J., Archer, D.B., Bennett, J.W., Bhatnagar, D., Cleveland, T.E., Fedorova, N.D., Gotoh, O., Horikawa, H., Hosoyama, A., Ichinomiya, M., Igarashi, R., Iwashita, K., Juvvadi, P.R., Kato, M., Kato, Y., Kin, T., Kokubun, A., Maeda, H., Maeyama, N., Maruyama, J., Nagasaki, H., Nakajima, T., Oda, K., Okada, K., Paulsen, I., Sakamoto, K., Sawano, T., Takahashi, M., Takase, K., Terabayashi, Y., Wortman, J.R., Yamada, O., Yamagata, Y., Anazawa, H., Hata, Y., Koide, Y., Komori, T., Koyama, Y., Minetoki, T., Suharnan, S., Tanaka, A., Isono, K., Kuhara, S., Ogasawara, N., Kikuchi, H., 2005. Genome sequencing and analysis of *Aspergillus oryzae*. Nature 438, 1157-1161.

Magan, N., Aldred, D., 2007. Post-harvest control strategies: minimizing mycotoxins in the food chain. International Journal of Food Microbiology 119, 131-139.

Magan, N., Aldred, D., Mylona, K., Lambert, R.J., 2010. Limiting mycotoxins in stored wheat. Food Additives and Contaminants Part A Chemical, Analysis, Control, Exposure and Risk Assessment 27, 644-650.

Magoha, H., De Meulenaer, B., Kimanya, M., Hipolite, D., Lachat, C., Kolsteren, P., 2014a. Fumonisin B1 contamination in breast milk and its exposure in infants under 6 months of age in Rombo, Northern Tanzania. Food Chemical Toxicology 74, 112-116.

Magoha, H., Kimanya, M., De Meulenaer, B., Roberfroid, D., Lachat, C., Kolsteren, P., 2014b. Risk of dietary exposure to aflatoxins and fumonisins in infants less than 6 months of age in Rombo, Northern Tanzania. Maternal and Child Nutrition 12 (3), 516-527.

Malir, F., Ostry, V., Pfohl-Leszkowicz, A., Novotna, E., 2013. Ochratoxin A: developmental and reproductive toxicity-an overview. Birth Defects Research B: Developmental and Reproductive Toxicology 98, 493-502.

Maragos, C.M., Busman, M., Plattner, R.D., 2008. Development of monoclonal antibodies for the fusarin mycotoxins. Food Additives and Contaminants Part A Chemical, Analysis, Control, Exposure and Risk Assessment 25, 105-114.

Marasas, W.F., 2001. Discovery and occurrence of the fumonisins: a historical perspective. Environmental Health Perspectives 109 (Suppl. 2), 239-243.

Marasas, W.F., Riley, R.T., Hendricks, K.A., Stevens, V.L., Sadler, T.W., Gelineau-van Waes, J., Missmer, S.A., Cabrera, J., Torres, O., Gelderblom, W.C., Allegood, J., Martinez, C., Maddox, J., Miller, J.D., Starr, L., Sullards, M.C., Roman, A.V., Voss, K.A., Wang, E., Merrill Jr., A.H., 2004. Fumonisins disrupt sphingolipid metabolism, folate transport, and neural tube development in embryo culture and in vivo: a potential risk factor for human neural tube defects among populations consuming fumonisin-contaminated maize. Journal of Nutrition 134, 711-716.

Mardani, M., Rezapour, S., Rezapour, P., 2011. Survey of aflatoxins in Kashkineh: a traditional Iranian food. Iranian Journal of Microbiology 3, 147-151.

Marin, S., Ramos, A.J., Cano-Sancho, G., Sanchis, V., 2013. Mycotoxins: occurrence, toxicology, and exposure assessment. Food Chemical Toxicology 60, 218-237.

Masuda, T., Ito, J., Akuzawa, S., Ishii, K., Takagi, H., Ueno, Y., 1992. Hepatic accumulation and hepatotoxicity of luteoskyrin in mice. Toxicology Letters 61, 9-20.

Mayura, K., Reddy, R.V., Hayes, A.W., Berndt, W.O., 1982. Embryocidal, fetotoxic and teratogenic effects of ochratoxin A in rats. Toxicology 25, 175-185.

McCormick, S.P., Stanley, A.M., Stover, N.A., Alexander, N.J., 2011. Trichothecenes: from simple to complex mycotoxins. Toxins (Basel) 3, 802-814.

Mellon, J.E., Cotty, P.J., Dowd, M.K., 2000. Influence of lipids with and without other cottonseed reserve materials on aflatoxin B(1) production by *Aspergillus flavus*. Journal of Agricultural and Food Chemistry 48, 3611-3615.

Mishra, H.N., Das, C., 2003. A review on biological control and metabolism of aflatoxin. Critical Reviews in Food Science and Nutrition 43, 245-264.

Missmer, S.A., Suarez, L., Felkner, M., Wang, E., Merrill Jr., A.H., Rothman, K.J., Hendricks, K.A., 2006. Exposure to fumonisins and the occurrence of neural tube defects along the Texas-Mexico border. Environmental Health Perspectives 114, 237-241.

Mizutani, K., Kumagai, S., Mochizuki, N., Kitagawa, Y., Sugita-Konishi, Y., 2009. Determination of a yellow rice toxin, luteoskyrin, in rice by using liquid chromatography- tandem mass spectrometry with electrospray ionization. Journal of Food Protection 72, 1321-1326.

MMRW, 2004. Outbreak of Aflatoxin Poisoning-Eastern and Central Provinces, Kenya, January-July

2004. Morbidity and Mortality Weekly Report 53, 790–793.

Mogensen, J.M., Nielsen, K.F., Samson, R.A., Frisvad, J.C., Thrane, U., 2009. Effect of temperature and water activity on the production of fumonisins by *Aspergillus niger* and different *Fusarium* species. BMC Microbiology 9, 281.

Moldes-Anaya, A.S., Fonnum, F., Eriksen, G. S., Rundberget, T., Walaas, S.I., Wigestrand, M.B., 2011. In vitro neuropharmacological evaluation of penitrem-induced tremorgenic syndromes: importance of the GABAergic system. Neurochemistry International 59, 1074–1081.

Montesano, R., Hainaut, P., Wild, C.P., 1997. Hepatocellular carcinoma: from gene to public health. Journal of the National Cancer Institute 89, 1844–1851.

Mori, S., Sugihara, Y., Kitagawa, A., Kawai, K., Nozawa, Y., Ogihara, Y., 1996. The respiration-impairing effect of rubroskyrin, a toxic metabolite. Mycotoxin Research 12, 91–98.

Mostrom, M.S., Raisbeck, M.F., 2012. Trichothecenes. Veterinary Toxicology, second ed., pp. 1239–1265.

Müller, M.E.H., Korn, U., 2013. Alternaria mycotoxins in wheat-a 10 years survey in the Northeast of Germany. Food Control 34, 191–197.

Munday, R., 1987. Studies on the mechanism of toxicity of the mycotoxin, sporidesmin. V. Generation of hydroxyl radical by sporidesmin. Journal of Applied Toxicology 7, 17–22.

Munkvold, G.P., 2003. Cultural and genetic approaches to managing mycotoxins in maize. Annual Reviews in Phytopathology 41, 99–116.

Narasaiah, K.V., Sashidhar, R.B., Subramanyam, C., 2006. Biochemical analysis of oxidative stress in the production of aflatoxin and its precursor intermediates. Mycopathologia 162, 179–189.

Nayak, S., Sashidhar, R.B., Bhat, R.V., 2001. Quantification and validation of enzyme immunoassay for urinary aflatoxin B1–N7–guanine adduct for biological monitoring of aflatoxins. Analyst 126, 179–183.

Newman, S.J., Smith, J.R., Stenske, K.A., Newman, L.B., Dunlap, J.R., Imerman, P.M., Kirk, C.A., 2007. Aflatoxicosis in nine dogs after exposure to contaminated commercial dog food. Journal of Veterinary Diagnostic Investigation 19, 168–175.

O'Brian, G.R., Georgianna, D.R., Wilkinson, J. R., Yu, J., Abbas, H.K., Bhatnagar, D., Cleveland, T.E., Nierman, W., Payne, G.A., 2007. The effect of elevated temperature on gene transcription and aflatoxin biosynthesis. Mycologia 99, 232–239.

Paterson, R.R., Lima, N., 2010. Toxicology of mycotoxins. EXS 100, 31–63.

Patocka, J., Bielavsky, J., Cabal, J., Fusek, J., 2000. 3-Nitropropionic acid and similar nitrotoxins. Acta Medica (Hradec Kralove) 43, 9–13.

Pavon Moreno, M.A., Gonzalez Alonso, I., Martin de Santos, R., Garcia Lacarra, T., 2012. The importance of genus *Alternaria* in mycotoxins production and human diseases. Nutrición Hospitalaria 27, 1772–1781.

Peraica, M., Radic, B., Lucic, A., Pavlovic, M., 1999. Toxic effects of mycotoxins in humans. Bulletin of the World Health Organisation 77, 754–766.

Pestka, J.J., 2008. Mechanisms of deoxynivalenol-induced gene expression and apoptosis. Food Additives and Contaminants Part A Chemical, Analysis, Control, Exposure and Risk Assessment 25, 1128–1140.

Petzinger, E., Ziegler, K., 2000. Ochratoxin A from a toxicological perspective. Journal of Veterinary

Pharmacology and Therapeutics 23, 91-98.

Pinar, G., Piombino-Mascali, D., Maixner, F., Zink, A., Sterflinger, K., 2013. Microbial survey of the mummies from the Capuchin Catacombs of Palermo, Italy: biodeterioration risk and contamination of the indoor air. FEMS Microbiology Ecology 86, 341-356.

Pitt, J.I., 2000. Toxigenic fungi and mycotoxins. British Medical Bulletin 56, 184-192.

Polonelli, L., Giovati, L., Magliani, W., Conti, S., Sforza, S., Calabretta, A., Casoli, C., Ronzi, P., Grilli, E., Gallo, A., Masoero, F., Piva, G., 2011. Vaccination of lactating dairy cows for the prevention of aflatoxin B1 carry over in milk. PLoS One 6, e26777.

Prado, G., Madeira, J.E., Morais, V.A., Oliveira, M.S., Souza, R.A., Peluzio, J.M., Godoy, I.J., Silva, J.F., Pimenta, R.S., 2011. Reduction of aflatoxin B1 in stored peanuts (*Arachis hypogaea* L.) using *Saccharomyces cerevisiae*. Journal of Food Protection 74, 1003-1006.

Qiu, J., Dong, F., Yu, M., Xu, J., Shi, J., 2016. Effect of preceding crop on *Fusarium* species and mycotoxin contamination of wheat grains. Journal of the Science of Food and Agriculture. http://dx.doi.org/10.1002/jsfa.7670.

Raiola, A., Tenore, G.C., Manyes, L., Meca, G., Ritieni, A., 2015. Risk analysis of main mycotoxins occurring in food for children: an overview. Food Chemical Toxicology 84, 169-180.

Reddy, L., Bhoola, K., 2010. Ochratoxins-food contaminants: impact on human health. Toxins (Basel) 2, 771-779.

Reiss, J., 1976. Mycotoxins in foodstuffs. VI. Formation of sterigmatocystin in bread by *Aspergillus versicolor*. Zeitschrift für Lebensmittel-Untersuchung und -Forschung 160, 313-319.

Rimar, Y., Rimar, D., 2003. Witches saints and other diseases. Harefuah 142, 383-386,396.

Robinson, S.L., Panaccione, D.G., 2015. Diversification of ergot alkaloids in natural and modified fungi. Toxins (Basel) 7, 201-218.

Ross, P.F., Rice, L.G., Reagor, J.C., Osweiler, G.D., Wilson, T.M., Nelson, H.A., Owens, D.L., Plattner, R.D., Harlin, K.A., Richard, J.L., Colvin, B.M., Banton, M.I., 1991. Fumonisin B1 concentrations in feeds from 45 confirmed equine leukoencephalomalacia cases. Journal of Veterinary Diagnostic Investigation 3, 238-241.

Ross, R.K., Yuan, J.M., Yu, M.C., Wogan, G.N., Qian, G.S., Tu, J.T., Groopman, J.D., Gao, Y.T., Henderson, B.E., 1992. Urinary aflatoxin biomarkers and risk of hepatocellular carcinoma. Lancet 339, 943-946.

Rossano, F., Ortega De Luna, L., Buommino, E., Cusumano, V., Losi, E., Catania, M.R., 1999. Secondary metabolites of *Aspergillus* exert immunobiological effects on human monocytes. Research in Microbiology 150, 13-19.

Roze, L.V., Hong, S.Y., Linz, J.E., 2013. Aflatoxin biosynthesis: current frontiers. Annual Review of Food Science and Technology 4, 293-311.

Ruet, A., Sentenac, A., Simon, E.J., Bouhet, J.C., Fromageot, P., 1973. Interaction of ribonucleic acid polymerase from *Escherichia coli* with deoxyribonucleic acid. Inhibition of ribonucleic acid synthesis by interaction of luteoskyrin with the transcription complex. Biochemistry 12, 2318-2324.

Scallet, A.C., Haley, R.L., Scallet, D.M., Duhart, H.M., Binienda, Z.K., 2003. 3-nitropropionic acid inhibition of succinate dehydrogenase (complex II) activity in cultured Chinese hamster ovary cells: antagonism by L-carnitine. Annals of the New York Academy of Sciences 993, 305-312 discussion 345-309.

Schiff, P.L., 2006. Ergot and its alkaloids. The American Journal of Pharmaceutical Education 70, 98.

Scholl, P.F., Groopman, J.D., 2008. Long-term stability of human aflatoxin B1 albumin adducts assessed by isotope dilution mass spectrometry and high-performance liquid chromatography-fluorescence. Cancer Epidemiology, Biomarkers and Prevention 17, 1436-1439.

Scott, P.M., 2012. Recent research on fumonisins: a review. Food Additives and Contaminants Part A Chemical, Analysis, Control, Exposure and Risk Assessment 29, 242-248.

Shantha, T., 1999. Fungal degradation of aflatoxin B1. Natural Toxins 7, 175-178.

Shen, H.T., Zhang, X.H., Huang, X.H., Li, Y.H., Wang, J., Yan, X., Wang, F., 2005. Histogenesis of lung adenocarcinoma induced by oral administration of mycotoxins in mice. Wei Sheng Yan Jiu 34, 341-344.

Smith, B.L., 2000. Effects of low dose rates of sporidesmin given orally to sheep. New Zealand Veterinary Journal 48, 176-181.

Smith, L.E., Stoltzfus, R.J., Prendergast, A., 2012. Food chain mycotoxin exposure, gut health, and impaired growth: a conceptual framework. Advances in Nutrition 3, 526-531.

Sobrova, P., Adam, V., Vasatkova, A., Beklova, M., Zeman, L., Kizek, R., 2010. Deoxynivalenol and its toxicity. Interdisciplinary Toxicology 3, 94-99.

Soriano, J.M., Gonzalez, L., Catala, A.I., 2005. Mechanism of action of sphingolipids and their metabolites in the toxicity of fumonisin B1. Progress in Lipid Research 44, 345-356.

Srinivasan, U., Bala, A., Jao, S.C., Starke, D.

W., Jordan, T.W., Mieyal, J.J., 2006. Selective inactivation of glutaredoxin by sporidesmin and other epidithiopiperazinediones. Biochemistry 45, 8978-8987.

Stern, M.C., Umbach, D.M., Yu, M.C., London, S.J., Zhang, Z.Q., Taylor, J.A., 2001. Hepatitis B, aflatoxin B（1）, and p53 codon 249 mutation in hepatocellular carcinomas from Guangxi, People's Republic of China, and a meta-analysis of existing studies. Cancer Epidemiology, Biomarkers and Prevention 10, 617-625.

Stockmann-Juvala, H., Savolainen, K., 2008. A review of the toxic effects and mechanisms of action of fumonisin B1. Human and Experimental Toxicology 27, 799-809.

Streit, E., Schwab, C., Sulyok, M., Naehrer, K., Krska, R., Schatzmayr, G., 2013. Multi-mycotoxin screening reveals the occurrence of 139 different secondary metabolites in feed and feed ingredients. Toxins (Basel) 5, 504-523.

Strickland, J.R., Cross, D.L., Birrenkott, G.P., Grimes, L.W., 1994. Effect of ergovaline, loline, and dopamine antagonists on rat pituitary cell prolactin release in vitro. American Journal of Veterinary Research 55, 716-721.

Strickland, J.R., Looper, M.L., Matthews, J.C., Rosenkrans Jr., C.F., Flythe, M.D., Brown, K.R., 2011. Board-invited review: St. Anthony's Fire in livestock: causes, mechanisms, and potential solutions. Journal of Animal Science 89, 1603-1626.

Sun, L.Y., Li, Q., Meng, F.G., Fu, Y., Zhao, Z.J., Wang, L.H., 2012. T-2 toxin contamination in grains and selenium concentration in drinking water and grains in Kaschin-Beck disease endemic areas of Qinghai Province. Biological Trace Elements Research 150, 371-375.

Sydenham, E. W., Thiel, P. G., Marasas, W. F. O., Shephard, G.S., Van Schalkwyk, D.J., Koch, K. R., 1990. Natural occurrence of some *Fusarium* mycotoxins in corn from low and high esophageal cancer prevalence areas of the Transkei, southern Africa. Journal of Agricultural and Food Chemistry 1900-1903.

Sydenham, E. W., Van der Westhuizen, L., Stockenstrom, S., Shephard, G.S., Thiel, P.G., 1994. Fumonisin-contaminated maize: physical treatment for the partial decontamination of bulk shipments. Food Additives and Contaminants 11, 25-32.

Tashiro, F., Hiral, K., Ueno, Y., 1979. Inhibitory effects of carcinogenic mycotoxins on deoxyribonucleic acid-dependent ribonucleic acid polymerase and ribonuclease H. Applied and Environmental Microbiology 38, 191-196.

Terao, K., Ito, E., Tatsuno, T., 1984. Liver injuries induced by cyclochlorotine isolated from *Penicillium islandicum*. Archives of Toxicology 55, 39-46.

Tomaszewski, J., Miturski, R., Semczuk, A., Kotarski, J., Jakowicki, J., 1998. Tissue zearalenone concentration in normal, hyperplastic and neoplastic human endometrium. Ginekologia Polska 69, 363-366.

Tonshin, A. A., Teplova, V. V., Andersson, M. A., Salkinoja-Salonen, M.S., 2010. The *Fusarium* mycotoxins enniatins and beauvericin cause mitochondrial dysfunction by affecting the mitochondrial volume regulation, oxidative phosphorylation and ion homeostasis. Toxicology 276, 49-57.

Tripathi, R.K., Misra, R.S., 1981. Effect of aflatoxin B1 on chromatin-bound ribonucleic acid polymerase and nucleic acid and protein synthesis in germinating maize seeds. Applied and Environmental Microbiology 42, 389-393.

Ueno, Y., 1992. Hepatotoxicity of cyclochlorotine-

a cyclic peptide produced by *Penicillium islandicum*. Prikladnaia Biokhimiia Mikrobiologiia 28, 899-906.

Ueno, Y., Sato, N., Ito, T., Ueno, I., Enomoto, M., Tsunoda, H., 1980. Chronic toxicity and hepatocarcinogenicity of (+) rugulosin, an anthraquinoid mycotoxin from *penicillium* species: preliminary surveys in mice. The Journal of Toxicological Sciences 5, 295-302.

Upreti, G.C., Jain, M.K., 1993. Interaction of sporidesmin, a mycotoxin from Pithomyces chartarum, with lipid bilayers. Biosciences Reports 13, 233-243.

Urusov, A.E., Zherdev, A.V., Petrakova, A.V., Sadykhov, E.G., Koroleva, O.V., Dzantiev, B.B., 2015. Rapid multiple immunoenzyme assay of mycotoxins. Toxins (Basel) 7, 238-254.

Valdes, J.J., Cameron, J.E., Cole, R.J., 1985. Aflatrem: a tremorgenic mycotoxin with acute neurotoxic effects. Environmental Health Perspectives 62, 459-463.

van der Merwe, K.J., Steyn, P.S., Fourie, L., Scott, D.B., Theron, J.J., 1965. Ochratoxin A, a toxic metabolite produced by *Aspergillus ochraceus* Wilh. Nature 205, 1112-1113.

van Egmond, H.P., Schothorst, R.C., Jonker, M. A., 2007. Regulations relating to mycotoxins in food: perspectives in a global and European context. Analytical and Bioanalytical Chemistry 389, 147-157.

Versilovskis, A., Bartkevics, V., Mikelsone, V., 2008. Sterigmatocystin presence in typical Latvian grains. Food Chemistry 109, 243-248.

Versilovskis, A., De Saeger, S., 2010. Sterigmatocystin: occurrence in foodstuffs and analytical methods-an overview. Molecular Nutrition and Food Research 54, 136-147.

Vesonder, R., Haliburton, J., Stubblefield, R.,

Gilmore, W., Peterson, S., 1991.*Aspergillus flavus* and aflatoxins B1, B2, and M1 in corn associated with equine death. Archives of Environmental Contamination and Toxicology 20, 151–153.

Vettorazzi, A., López de Cerain, A., 2016. Chapter 17-Mycotoxins as Food Carcinogens. Environmental Mycology in Public Health, pp. 261–298.

Vidal, A., Marin, S., Ramos, A.J., Cano-Sancho, G., Sanchis, V., 2013. Determination of aflatoxins, deoxynivalenol, ochratoxin A and zearalenone in wheat and oat based bran supplements sold in the Spanish market. Food Chemical Toxicology 53, 133–138.

Wagacha, J.M., Muthomi, J.W., 2008. Mycotoxin problem in Africa: current status, implications to food safety and health and possible management strategies. International Journal of Food Microbiology 124, 1–12.

Wallwey, C., Li, S.M., 2011. Ergot alkaloids: structure diversity, biosynthetic gene clusters and functional proof of biosynthetic genes. Natural Product Reports 28, 496–510.

Wan, Q., Wu, G., He, Q., Tang, H., Wang, Y., 2015. The toxicity of acute exposure to T-2 toxin evaluated by the metabonomics technique. Molecular BioSystems 11, 882–891.

Wang, L.H., Fu, Y., Shi, Y.X., Wang, W.G., 2011. T-2 toxin induces degenerative articular changes in rodents: link to Kaschin-Beck disease. Toxicologic Pathology 39, 502–507.

Wang, Z., Wu, Q., Kuca, K., Dohnal, V., Tian, Z., 2014. Deoxynivalenol: signaling pathways and human exposure risk assessment – an update. Archives of Toxicology 88, 1915–1928.

Wang, Z.G., Feng, J.N., Tong, Z., 1993. Human toxicosis caused by moldy rice contaminated with *Fusarium* and T-2 toxin. Biomedical and Environmental Sciences 6, 65–70.

Weekley, L.B., O'Rear, C.E., Kimbrough, T.D., Llewellyn, G.C., 1989. Acute and chronic effects of the trichothecene mycotoxin T-2 on rat brain regional concentrations of serotonin, tryptophan, and tyrosine. Veterinary and Human Toxicology 31, 221–224.

Wegulo, S.N., 2012. Factors influencing deoxynivalenol accumulation in small grain cereals. Toxins (Basel) 4, 1157–1180.

Wild, C.P., Garner, R.C., Montesano, R., Tursi, F., 1986. Aflatoxin B1 binding to plasma albumin and liver DNA upon chronic administration to rats. Carcinogenesis 7, 853–858.

Wild, C.P., Jansen, L.A., Cova, L., Montesano, R., 1993. Molecular dosimetry of aflatoxin exposure: contribution to understanding the multifactorial etiopathogenesis of primary hepatocellular carcinoma with particular reference to hepatitis B virus. Environmental Health Perspectives 99, 115–122.

Wild, C.P., Jiang, Y.Z., Allen, S.J., Jansen, L.A., Hall, A.J., Montesano, R., 1990. Aflatoxin-albumin adducts in human sera from different regions of the world. Carcinogenesis 11, 2271–2274.

Wild, C.P., Montesano, R., 2009. A model of interaction: aflatoxins and hepatitis viruses in liver cancer aetiology and prevention. Cancer Letters 286, 22–28.

Wilkinson, J.R., Yu, J., Bland, J.M., Nierman, W.C., Bhatnagar, D., Cleveland, T.E., 2007. Amino acid supplementation reveals differential regulation of aflatoxin biosynthesis in *Aspergillus flavus* NRRL 3357 and *Aspergillus parasiticus* SRRC 143. Applied Microbiology and Biotechnology 74, 1308–1319.

Wu, F., Groopman, J.D., Pestka, J.J., 2014a. Public health impacts of foodborne mycotoxins. Annual Review of Food Science and Technology 5, 351–372.

Wu, F., Mitchell, N.J., Male, D., Kensler, T. W., 2014b. Reduced foodborne toxin exposure is a benefit of improving dietary diversity. Toxicological Sciences 141, 329-334.

Wu, Q., Dohnal, V., Huang, L., Kuca, K., Yuan, Z., 2010. Metabolic pathways of trichothecenes. Drug Metabolism Reviews 42, 250-267.

Wu, Q., Jezkova, A., Yuan, Z., Pavlikova, L., Dohnal, V., Kuca, K., 2009. Biological degradation of aflatoxins. Drug Metabolism Reviews 41, 1-7.

Wu, T.S., Yu, F.Y., Su, C.C., Kan, J.C., Chung, C.P., Liu, B.H., 2005. Activation of ERK mitogen-activated protein kinase in human cells by the mycotoxin patulin. Toxicology and Applied Pharamcology 207, 103-111.

Yagen, B., Joffe, A.Z., 1976. Screening of toxic isolates of *Fusarium poae* and *Fusarium sporotrichiodes* involved in causing alimentary toxic aleukia. Applied and Environmental Microbiology 32, 423-427.

Yang, J., Li, J., Jiang, Y., Duan, X., Qu, H., Yang, B., Chen, F., Sivakumar, D., 2014. Natural occurrence, analysis, and prevention of mycotoxins in fruits and their processed products. Critical Reviews in Food Science and Nutrition 54, 64-83.

Yu, J., 2012. Current understanding on aflatoxin biosynthesis and future perspective in reducing aflatoxin contamination. Toxins (Basel) 4, 1024-1057.

Yu, J., Bhatnagar, D., Cleveland, T.E., 2004a. Completed sequence of aflatoxin pathway gene cluster in *Aspergillus parasiticus*. FEBS Letters 564, 126-130.

Yu, J., Chang, P.K., Ehrlich, K.C., Cary, J. W., Bhatnagar, D., Cleveland, T.E., Payne, G.A., Linz, J.E., Woloshuk, C.P., Bennett, J.W., 2004b. Clustered pathway genes in aflatoxin biosynthesis. Applied and Environmental Microbiology 70, 1253-1262.

Yu, J., Whitelaw, C.A., Nierman, W.C., Bhatnagar, D., Cleveland, T.E., 2004c. *Aspergillus flavus* expressed sequence tags for identification of genes with putative roles in aflatoxin contamination of crops. FEMS Microbiology Letters 237, 333-340.

Zbib, N., Repussard, C., Tardieu, D., Priymenko, N., Domange, C., Guerre, P., 2015. Toxicity of endophyte-infected ryegrass hay containing high ergovaline level in lactating ewes. Journal of Animal Science 93, 4098-4109.

Zhou, Z.H., Komiyama, M., Terao, K., Shimada, Y., 1994. Effects of cyclochlorotine on myofibrils in cardiomyocytes and on actin filament bundles in fibroblasts in vitro. Natural Toxins 2, 378-385.

Zhu, C.C., Hou, Y.J., Han, J., Liu, H.L., Cui, X.S., Kim, N.H., Sun, S.C., 2014. Effect of mycotoxin-containing diets on epigenetic modifications of mouse oocytes by fluorescence microscopy analysis. Microscopy and Microanalysis 20, 1158-1166.

Zinedine, A., Soriano, J.M., Molto, J.C., Manes, J., 2007. Review on the toxicity, occurrence, metabolism, detoxification, regulations and intake of zearalenone: an oestrogenic mycotoxin. Food Chemical Toxicology 45, 1-18.

化学中毒

S. L. Taylor

内布拉斯加大学，林肯，内布拉斯加州，美国

22.1 引言

本章将讨论食物中与人造化学物质有关的潜在危害，自然产生的有毒物质已在第 16 章中讲述。

22.1.1 食源性疾病暴发的化学病因

根据美国疾病预防控制中心（CDC）汇编的统计数据，化学中毒占所有急性食源性疾病暴发的 3%~8%（第 17 章）。但是，这些化学中毒多数是由自然产生的化学物质所致。在第 17 章中，着重介绍了雪卡毒素、麻痹性贝类毒素和组胺等海鲜毒素的重要性。天然产生的蘑菇毒素是与食物相关的急性化学中毒的另一个常见原因（第 16 章）。在向 CDC 报告的食源性疾病暴发中，人造化学物质中毒实际上所占比例非常小。这些事件大多数涉及重金属或清洁剂对食品的无意或意外污染。

当然，并非所有化学致病原导致的食源性疾病暴发都会向 CDC 报告，报告不是强制性的。有些疾病是轻度和短暂的，或者很难归因于食物中特定的人造化学物质。因此，可以确定与人造食品来源的食源性化学品有关的急性中毒的报告是不完整的。CDC 也没有试图定义食物中人造化学物质和癌症等慢性病之间的因果关系。

22.1.2 与食物有关的化学中毒涉及的化学物质类型

食品中可能出现的人造化学物质的主要类别是农用化学品（杀虫剂、除草剂、杀菌剂、肥料、饲料添加剂和兽药）、食品添加剂、从包装材料中迁移出来的化学品以及无意或意外的污染物，包括工业和环境污染物。在食品的加工、制备、储存和处理过程中发生反应所产生的化学物质也可以认为是人造的，因为这些过程是通过人为干预而发生的。表 22.1 列出了本章将讨论的每类化学品的一些例子。

表 22.1 在食品中发现的人造化学物质实例

农用化学品	农用化学品
杀虫剂	杀菌剂
有机氯类（七氯）	克菌丹
有机磷类（马拉硫磷、对硫磷）	灭菌丹
氨基甲酸酯类（涕灭威、西维因）	二硫代氨基甲酸盐类
植物药（除虫菊、尼古丁）	五氯苯酚
无机物（砷）	汞制剂
除草剂	肥料
氯苯氧基化合物（2，4-D[*]）	氮肥
二硝基苯酚	污水污泥
联吡啶类（百草枯、敌草快）	饲料添加剂和兽药
脲取代类（灭草隆）	
氨基甲酸酯类（苯胺灵）	
三嗪类（西玛津）	
食品添加剂	**从包装材料中迁移出来的化学物质**
GRAS[*]配料	单体、增塑剂和稳定剂
直接添加剂	印刷油墨中的化合物
色素添加剂	无机化学物——铅和锡
在食品的加工、制备、储存和处理过程中产生的化学物质	**无意或意外的污染物**
亚硝胺	工业/环境污染物
肉类热处理产生的诱变剂	PCBs[*]和PBBs[*]
多环芳烃	水银
脂质氧化产物	餐具中的化学物质
	事故和错误

注：[*] 2，4-D 表示 2，4-二氯苯氧基乙酸；GRAS 表示公认安全；PBBs 表示多溴联苯；PCBs 表示多氯联苯。

22.2 农用化学品残留

22.2.1 杀虫剂

杀虫剂应用于食品和饲料以控制虫害。在世界上未广泛使用杀虫剂的地区，很大一部分食物因昆虫而损失。在美国，应用于粮食作物的杀虫剂的主要类型为有机氯化合物（例如七氯和氯丹）、有机磷化合物（例如对硫磷和马拉硫磷）、氨基甲酸酯化合物（例如西维因和涕灭威）、植物性化合物（例如尼古丁和除虫菊）和无机化合物（例如含砷化合物）。美国环境保护局（EPA）规定了杀虫剂的使用方式：杀虫剂仅可用于某些特定农作物。EPA还规定了未加工的粮食作物上杀虫剂的残留量。美国食品药品监督管理局（FDA）对加工食品中可能存在的杀虫剂残留量有一定的耐受限度。

当人们试图评估杀虫剂的安全性时，需考虑杀虫剂的特征，一些杀虫剂将会在环境中积累。有机氯化合物，例如二氯二苯三氯乙烷（DDT），是杀虫剂在环境中积累的典型例子。人们对这种环境积累表示关注，因为 DDT 是一种弱的动物致癌物，它可能对某些特定类型的野生动物产生不利影响。例如，DDT 残留物可能会干扰某些鸟类的繁殖效率，因此在美国禁止使用 DDT。另一种选择是使用不会在环境中积累的杀虫剂，然而，这些杀虫剂往往对人类和其他动物具有更强的毒性。某些有机磷杀虫剂，例如对硫磷，由于它们对人体毒性的程度以及可通过皮肤被吸收，对农场工人构成重大危害。然而，有机磷类和氨基甲酸酯类杀虫剂被广泛使用，因为它们在室外环境确实分解很快。在美国路易斯安那州，有关室内使用对硫磷的担忧开始出现，对硫磷在不暴露于阳光下时分解要慢得多，因此，在室内使用对硫磷可能对居民造成危害。昆虫也能对各种杀虫剂产生耐药性，因此，杀虫剂的种类储备必须相当大，以防止昆虫反复接触从而导致耐药性。

尽管大多数食品中杀虫剂残留量极低，并不特别危险，但大剂量的杀虫剂对人类和其他动物可能是有毒的，许多常见的杀虫剂是神经毒素。有机磷类和氨基甲酸酯类杀虫剂是胆碱酯酶抑制剂。胆碱酯酶是一种参与突触传递神经冲动的关键酶，有机氯的神经毒性机制尚不清楚。砷化合物是一类特别危险的杀虫剂，对人体有相当大的毒性，而且还往往会在环境中积累。

食物中毒事件从来没有被归因于未对食物正确使用杀虫剂，然而，由于杀虫剂使用不当，已发生过一些中毒事件。杀虫剂残留对食品造成的危害程度很低，有几个原因：①如果正确使用杀虫剂，其在食物上的暴露水平很低。②某些杀虫剂对人体毒性不大。③某些杀虫剂在环境中会迅速分解。④使用了许多不同的杀虫剂，这限制了我们对某一种特定杀虫剂的接触。某些特定杀虫剂的不当使用会引起问题。例如，几年前发生在美国西海岸西瓜上的涕灭威中毒事件。在西瓜上使用涕灭威是违法的，因为过量的杀虫剂集中在西瓜的可食用部分，一些农民在西瓜上非法使用涕灭威，导致几起涕灭威中毒事件，召回和销毁了数千个西瓜。

某些食源性植物已经过基因改造从而包含杀虫蛋白。这种杀虫蛋白来自苏云金芽孢杆菌（*Bt*），数十年来这种细菌一直被农民用作生物防治剂。*Bt* 产生一种蛋白质，可以选择性杀死某些对农作物有害的昆虫。这种蛋白质对人类无害，因此将 *Bt* 基因植入转基因植物已被批准用于玉米、土豆和其他食源性植物。

22.2.2 除草剂

除草剂用于农田和作物以控制杂草的生长。现在常用的除草剂有很多种，其中最重要的有氯苯氧基类化合物，如 2，4-二氯苯氧乙酸（2，4-D）、2，4，5-三氯苯氧乙酸（2，4，5-T）、二硝基酚类（如二硝基甲酚）、联吡啶类化合物（如百草枯和敌草快）、取代脲类化合物（如灭草隆）、氨基甲酸酯类（如异丙基苯基氨基甲酸酯）和三嗪类（如西玛津）。美国环境保护局规定了哪些除草剂可以被用于各种作物，并建立了允许残留限量。

在评估食品中使用除草剂的潜在风险时，必须考虑除草剂的毒性、环境半衰期以及存在的有毒杂质。大部分除草剂对植物有选择性毒性，因此对人类的危害很小，但联吡啶类化合物是例外，比如百草枯和敌草快。这些联吡啶类化合物是非选择性除草剂，通常被用来杀死一个区域内生长的所有植物，对人类也具有毒性。因此应该严格监测它们的使用情况。大部分除草剂不会在环境中累积，在大部分除草剂中尚未发现剧毒杂质，但氯苯氧基化合物 2，4，5-T 是个例外。在越南战争期间，落叶计划的一部分就是大量喷洒这种被称为橘剂的除草剂。部分批次的橘剂含有一类剧毒杂质二噁英，包括四氯二苯并二噁英。

通常食品中的除草剂残留并不会对消费者产生危害，在粮食作物中正确使用除草剂并不会导致食物中毒事件。除草剂残留危害不大，这是由于接触的剂量较低、除草剂对人类毒性较低、对植物具有选择毒性，以及多种除草剂混合使用限制了对特定除草剂的接触。通过转基因技术，人们已经培育出耐除草剂植株，转基因植株的使用可能会提高某些除草剂的使用，尤其是草甘膦。然而草甘膦对植物具有选择性，且在环境中会被快速降解，因此越来越多的消费者接触到这种除草剂并不会产生安全问题。

22.2.3 杀菌剂

杀菌剂的作用是阻止粮食作物上霉菌的生长。比较重要的杀菌剂包括克菌丹、二硫代胺基甲酸盐类、五氯苯酚和汞制剂。我们对这些化学物质的接触较少，大部分杀菌剂也不会在环境中积累，并且大部分杀菌剂对人类没有什么毒性，因此杀菌剂的危害微乎其微。五氯苯酚和汞制剂在环境中确实存在，与其他杀菌剂相比，汞制剂对粗心的消费者是相当危险的。汞制剂经常用于处理种子以防止贮藏期间霉菌生长，用汞制剂处理过的种子通常会用粉色或其他显眼的颜色做上标记，这些被处理过的谷物很明显是用来栽培而不是食用的。已有几次消费者意外食用这些作物出现汞中毒事件，因此必须小心避免食用被这些杀菌剂处理过的种子。

22.2.4 肥料

最常用的肥料是氮和磷的复合物。氮肥促进植物的生长，但需要先在土壤里被氧化为硝酸盐和亚硝酸盐，如果大量摄入硝酸盐和亚硝酸盐都会对身体造成伤害。主要问题是硝酸盐造成的地下水污染，地下水常用作农场和农业社的饮用水。如果婴儿经常饮用硝酸盐残留量超过 10mg/kg 的水，就会患高铁血红蛋白血症，这是一种由于血红蛋白丧失携带氧气能力造成的血液疾病。有些植物会累积硝酸盐，比如菠菜等。如果菠菜或其他能够积累硝酸盐的植物生长在被过多施用氨或其他氮肥的土壤上，硝酸盐的含量就会累积到可能产生危害的水平。如果硝酸盐还原菌在这些植物上大量繁殖，这种危害就会更加严重，硝酸盐会被转化为危害更大的亚硝酸盐。只有极个别的食物中毒起因是这样的，这些意外都是由于婴儿使用了含有过多硝酸盐和亚硝酸盐的菠菜或其他植物引起的。商业生产者已经意识到了这种风险并开始监管。事实上，这些事件都是因为不恰当地使用过多氮肥引起的，只要使用恰当的农业耕种方法就可以避免这种情况发生。

下水道污泥也逐渐成为一种重要的化肥。下水道污泥可以携带任何被排放到污水系统的有毒化学物质。最主要的问题是来自工业活动的重金属残留，如镉。重金属残留物会被一些植物富集，因此应该定期监测下水道污泥中的某些有毒化学物质。

在生产粮食的土地上使用肥料造成的危害程度很低，极少数中毒事件是由于过多使用化肥引起的。

22.2.5 饲料添加剂

有些化学物质被添加到饲料中用来作为生长促进剂，己烯雌酚（DES）曾被允许作为肉牛的生长促进剂，然而，随着己烯雌酚被证明具有致癌作用，已被禁止作为饲料添加剂使用。己烯雌醇对人类是致癌的，它作为预防孕妇流产的药物与她们后代的某些癌症有直接联系。然而，没有证据表明，在使用生长促进剂的可食牛肉中，极低水平的 DES 会对人类构成致癌风险。

22.2.6 兽药和抗生素

抗生素在生产食品的动物中被广泛使用。青霉素常被用来治疗奶牛乳腺炎，由于牛奶中残留的青霉素会对青霉素过敏者产生影响，FDA 实施了对牛奶中青霉素零容忍的政策，

但这个政策并没有阻止青霉素的使用，反而导致了在治疗期以及之后一段时期的奶牛所产的牛奶被倒掉。除此以外的大部分抗生素，它们的危害都只是会导致耐药菌株的发展，这一危害不在本章讨论范围之内。

22.3 食品添加剂

食品添加剂的目的是有意识地将多种物质添加到食品中以提供多种技术收益。目前存在数千种食品添加剂，但其中许多化学物质的使用量很少。食品添加剂可根据其监管地位进行分类：①公认安全（GRAS）物质。②香精和提取物。③直接添加剂。④色素添加剂。

GRAS 物质是在 1958 年颁布的《食品、药物和化妆品（FD&C）法案》之前常用的食品成分。1958 年的法案要求任何新开发的食品添加剂需获得 FDA 批准，但承认许多添加剂安全使用的悠久历史。GRAS 清单上有 600 多种化学物质，包括蔗糖、盐、丁基羟基甲苯和香料等材料。大多数普通食品添加剂都列在 GRAS 清单中，因为它们在 1958 年之前已被普遍使用。从法律的角度来看，GRAS 化学药品实际上并不是添加剂，但是消费者很少区分。自 1958 年以来，已经对 GRAS 物质的安全性进行了审查，并且在某些情况下，我们已经确定并纠正了关于毒性信息中的不足。如果 FDA 获得对消费者有一定危害的证据，则可以从 GRAS 清单中删除该物质或该物质的某些用途。

大量食品添加剂将归入调味剂和提取物类别。香料和提取物制造商协会（FEMA）保留了可接受的香料和提取物清单，并评估清单上化学品的安全性。本质上，FEMA 列表是用于

香料和提取物的 GRAS 列表。尽管这些化学药品和提取物中的某些已经不再使用，但 FEMA 清单中仍有 1000 多种化学药品。

直接食品添加剂是自 1958 年以来已被 FDA 批准的新型食品添加剂。实际上，近年来很少有新食品添加剂获得批准，因为需要大量的安全数据，所以获得 FDA 批准的新型食品添加剂过程可能会非常昂贵。阿斯巴甜——一种非营养性甜味剂，可能是美国使用的最著名的直接食品添加剂。自从几年前阿斯巴甜被批准作为甜味剂用于某些用途以来，其消费量已经相当可观。最近，非热量脂肪替代品蔗糖聚酯被批准用于某些用途，例如油炸薯片，蔗糖聚酯的使用是相当多的，尽管大剂量摄入后会造成轻度胃肠道不适以及可能会干扰对脂溶性维生素的吸收，但蔗糖聚酯仍获得批准，在食品中添加脂溶性维生素可能会减轻不良反应。

色素添加剂在 FD&C 法案中有单独的规定。新的色素添加剂必须得到 FDA 的批准，就像批准新食品添加剂一样。一些在 1958 年前常用的色素添加剂已经被禁止使用，因为对其慢性毒性有担忧，FD&C Red#2 是一个很好的例子。

与我们食品中存在的添加剂相关的危害程度非常小，造成危害程度低的原因有很多：首先，我们对大多数食品添加剂的接触水平很低。对于许多调味成分而言尤其如此。其次，口服食品添加剂毒性往往极低，特别是在急性毒性方面。一些食品添加剂的慢性毒性引起了人们的关注。高剂量的某些食品添加剂会引起动物癌症，例如糖精，喂食极高剂量的糖精会导致动物患膀胱癌。存在一个问题即如何正确地推测这些结果对人类的影响，因为人体对这种成分消化能力很低。在正常摄入水平下，糖精对人的致癌性尚不确定。食品添加剂低危害的第三个原因是许多添加剂已确定的安全性。大多数食品添加剂已做过动物实验进行了一些安全性评估。因此，食品添加剂的毒性通常是众所周知的，可以将其接触水平限制在远低于任何有害剂量。相比之下，人们通常不知道食品中天然存在的化学物质的毒性，也不能确定是否会存在危险。

一些食品添加剂的安全性受到质疑，大多数问题都围绕着实验动物弱致癌活性的证据展开。某些添加剂被禁止使用，例如 FD&CRed#2 和甜蜜素，糖精需要有警告标签，这些只是几个例子。除致癌性外还出现了其他问题，例如糖在龋齿和异常行为反应中的作用，味精（MSG）在哮喘中的作用以及阿斯巴甜在头痛和其他行为以及神经系统疾病中的作用。尽管对这些问题的详细讨论超出了本章的范围，但仍有论断已受到质疑并有待验证。

在某些暴露条件下，一些食品添加剂会引起急性疾病，这些中毒通常是由于过量食用添加剂或异常敏感性的个体摄入所致。消费者或食品加工者滥用食品添加剂有时也会造成危险情况，这些将在本章后面讨论。

饮食性腹泻是过度摄入食品添加剂导致中毒的一个很好的例子。己糖醇和山梨糖醇是广泛使用的甜味剂，它们在糖果和口香糖中特别常见，因为它们不会导致蛀牙。这些糖醇不像糖那么容易吸收，但是一旦被吸收，它们的热量就和糖一样。由于它们吸收慢，当摄入过量时，这些甜味剂会引起渗透性腹泻。据报道，这些病例每天摄入的甜味剂超过 20g。食品中己糖醇和/或山梨糖醇的含量会有所不同，但在一种情况下，短时间内摄入 12 片硬糖可提供 36g 山梨糖醇并导致腹泻。

有个案例恰好是一小部分对食品添加剂极端敏感的人——亚硫酸盐诱发哮喘患者。亚硫酸盐是广泛使用的食品添加剂，具有许多理想的技术性能，亚硫酸盐的每日可接受摄入量为72mg/kg体重，然而，一小部分哮喘患者对亚硫酸盐非常敏感，在美国900万哮喘患者中可能只有1%~2%。摄入某些亚硫酸食物可诱发这些人患上哮喘，而其他消费者则可食用这些食物而无任何不良影响。一些死亡归因于此类消费者摄入亚硫酸盐。因此，FDA于1986年规定，亚硫酸盐不能作为GRAS*用于其他未经加工的蔬菜（不包括马铃薯）。因为在这些产品上使用亚硫酸盐通常没有标签，并且敏感的人不会意识到这种危害。对亚硫酸盐敏感的个人可以通过阅读标签回避含有这种添加剂的食物，来避免与亚硫酸盐食物有关的许多危害。

22.4 包装材料中的化学物质迁移

从包装材料中迁移出的化学物质不会构成显著危害。多种化学物质可以从包装材料迁移进入食品中，包括塑料单体、增塑剂、稳定剂、印刷油墨等。然而，这些化学物质暴露水平非常低，而且这些大多数化学物质都不是特别有毒。美国法律要求对包装材料进行检测来确定化学物质迁移的程度。

从焊接罐转移到食品中的铅残留引起了人们的关注。铅是一种众所周知的有毒物质，能够影响神经系统、肾脏以及骨骼。由于这种担心，铅焊接罐现在已经被逐步淘汰。

22.5 食品加工、储存、准备以及处理过程中产生的化学物质

在食品的加工、储存、准备以及处理过程中会发生无数的化学反应，由于这些反应，形成了数百万的化学物质。在大多数的情况下，这些化学物质的毒性尚未得到证实，对这个问题的深入讨论超出了本章的范围，然而，亚硝胺的形成可以作为这种情况的一个很好的例子。

亚硝酸盐与仲胺反应生成亚硝胺。胺是许多食物中常见的天然成分，亚硝酸盐是一种用于肉类加工的食品添加剂，但大部分进入胃肠道的亚硝酸盐有其他来源，比如水、植物（尤其是施氮肥的植物）、污染空气中的氮氧化物和某些使用明火进行加工的食品以及唾液。加热和酸性条件有利于亚硝胺的形成。多种腌肉中，如培根，由于其油炸时需要高温，其亚硝胺的形成是最危险的。大多数亚硝胺是致癌的，可以使DNA烷基化，并且作为致癌过程的引发剂。通过降低腌肉中亚硝胺的含量，以及在腌肉中添加维生素C、维生素E或抗氧化剂，可以降低食物中亚硝胺引发的风险，这些抗氧化剂能够减少亚硝胺的形成。从腌肉中完全去除亚硝酸盐并不能消除这一可能的危害，因为亚硝酸盐还有许多其他来源。此外，从腌肉中去除亚硝酸盐会增加肉毒毒素中毒的风险。

注：* GRAS是美国FDA评价食品添加剂的安全指标。

22.6　无意或意外的污染物

22.6.1　工业和/或环境污染物

工业和/或环境污染物通常少量地进入食物，这些有害的化学物质偶尔会进入食物供应中，导致食源性疾病。显然，应该预防严重的污染事件，但是即使采取了积极的预防措施，偶尔也会发生事故。

多氯联苯或多溴联苯（PCBs 或 PBBs）污染食品的情况时有发生。最臭名昭著的事件是美国密歇根州奶牛饲料中意外地含有多溴联苯。多溴联苯是脂溶性的，因此它们可以溶解于牛奶中。由于这起事件，许多奶牛及其牛奶不得不被销毁。多年后，饮用这种牛奶的消费者脂肪组织中仍会含有多溴联苯。这起事件的最终后果尚不清楚，但是它显然是不幸的和不必要的。另一起事件则是在一家生产家禽饲料的工厂中发生变压器泄漏，导致饲料受到多氯联苯的污染，这一事件导致了鸡、蛋和蛋制品被销毁。密歇根湖的多氯联苯污染已经达到了湖中的鱼经常受到多氯联苯污染的水平，结果密歇根湖的商业性捕鱼已经停止。尽管频繁食用这些鱼的后果尚不清楚，但娱乐性捕鱼仍在继续。

发生在日本水俣湾的工业污染可能是最著名的事件：一家工业公司正在向海湾中倾倒含汞废物，沉积物中的细菌将无机汞转化为含有剧毒的甲基汞，随后海湾中的鱼类被甲基汞污染。最终结果是，食用这些鱼的消费者发生了超过 1200 例的汞中毒事件，其症状包括震颤、其他神经毒性反应以及肾衰竭。

22.6.2　来自器具的化学物质

如果饮料是酸性的，潜在的有毒重金属会从容器和器皿渗入饮料中。急性重金属中毒是食源性疾病较为常见的原因，它几乎都是由于酸性饮料接触了含有重金属的容器或器具，如铜、锌、镉或锡。铅污染也会发生但通常不会导致急性中毒。

铜中毒主要表现为恶心和呕吐，可能发生在软饮料自动售货机的单向阀出现故障时，这种单向阀防止酸性、碳酸饮料与输送水的铜管接触。几次疫情暴发都是由于单向阀门出现故障造成的，并且每次疫情暴发都有可能涉及数百人。锌中毒可能是由储存在镀锌桶中的酸性饮料引起的。含有镉残留物的冰箱搁板在被用作烧烤架时就会出现问题。锡中毒是由于酸性果汁放置在无里衬的单层罐中导致的。果汁通常是用含有内衬的罐子包装的，以防止酸性饮料与锡板的接触。由于釉料和油漆中含有铅，担心铅中毒，釉陶和彩绘玻璃器皿已被召回。

22.6.3　意外污染物

偶尔，意外事故会导致食源性中毒。有些事故是由于无知造成的，例如使用镀锌容器储存酸性饮料。如果相关人员能够意识到风险，这些事故是能够避免的，其他的事故则不那么容易预防。

几起食源性中毒是由于对食物成分的特性混淆造成的：亚硝酸钠很容易与其他盐混淆，包括日常食用的氯化钠。在一起事件中，一家小型食品杂货铺正在重新包装散装容器中的氯化钠、亚硝酸钠和味精等添加剂，不知什么原因，亚硝酸钠被标为味精。消费者使用危险剂量的错误标签产品，导致急性高铁血红蛋白血症，至少一人死亡。

有时不太清楚这个错误是否完全是偶然的。1983 年，在美国纽约市发生一起由消费者食用黑面包百吉饼引起的烟酸中毒事件。烟酸中毒是一种相当轻微的短期疾病，包括皮疹、瘙痒和温暖感。百吉饼中含有过量的烟酸，烟酸是维生素 B 的一种，百吉饼中烟酸含量是正常值的 60 倍。虽然一些消费者认为故意服用大剂量维生素是可取的，但这起事件很可能是由于意外事故造成的。

一次非常严重的暴发显然是由于加工者的无知造成的：一家以大豆为原料的婴儿配方奶粉的制造商希望降低配方奶粉中的钠含量，尽管缺乏证据表明这样做可以防止婴儿日后患上高血压，制造商从配方中去除了氯化钠。由于对牛奶配方奶粉过敏，大多数接受大豆配方奶粉的婴儿只能靠这种配方奶粉生存，去除 NaCl 导致配方中缺少氯化物，结果出现一种被称为代谢性碱中毒的情况，其特征是嗜睡、食欲减退、体重增加失败、呕吐和腹泻，有几个婴儿因此死亡。

更多的时候，这种无知的错误是由消费者犯下的。一个很好的例子是小规模暴发的维生素 A 中毒事件：双胞胎婴儿的母亲不信任商业婴儿食品，给其婴儿提供的饮食主要包括鸡肝泥、胡萝卜泥、牛奶和维生素补充剂。这些婴儿通过摄入这种饮食几个星期后，婴儿开始呕吐并出现皮疹。当给予了较为正常的饮食时，上述症状就消失了。估计该双胞胎婴儿维生素 A 和胡萝卜素的摄入量为 44000 IU/d，而婴儿的每日建议量（Recommended Daily Allowance，RDA）为 1500~4500 IU/d。

22.7　结论

食品中含有多种人造化学物质，然而报告给美国 CDC 的所有急性食源性疾病暴发中，只有 5%~7% 是由化学中毒引起的。正确使用人造化学物质可以防止由其引起的大多数中毒。

参考文献

Chin, H. B., 1992. Evaluating pesticide residues and food safety. In: Finley, J. W., Robinson, S. F., Armstrong, D. J. (Eds.), Food Safety Assessment. American Chemical Society, Washington, DC, pp. 48-58.

Hotchkiss, J. H., 1989. Relative exposure to nitrite, nitrate, and N-nitroso compounds from endogenous and exogenous sources. In: Taylor, S. L., Scanlan, R. A. (Eds.), Food Toxicology-a Perspective on the Relative Risks. Marcel Dekker, New York, pp. 57-100.

Irving Jr., G. W., 1982. Determination of the GRAS status of food ingredients. In: Hathcock, J. N. (Ed.), Nutritional Toxicology, vol. 1. Academic Press, New York, pp. 435-450.

Linshaw, M. A., Harrison, H. L., Gruskin, A. B., Prebis, J., Harris, J., Stein, R., et al., 1980. Hypochloremic alkalosis in infants associated with soy protein formula. Journal of Pediatrics 96, 635-640.

Maga, J. A., Tu, A. T. (Eds.), 1994. Food Additive Toxicology. Marcel Dekker, New York.

Munro, I. C., 1989. A case study: the safety evaluation of artificial sweeteners. In: Taylor, S. L., Scanlan, R. A. (Eds.), Food Toxicology-a Perspective on the Relative Risks. Marcel Dekker, New York, pp. 151-167.

Munro, I. C., Charbonneau, S. M., 1981. Environmental contaminants. In: Roberts, H. R. (Ed.), Food Safety. Wiley, New York, pp. 141-180.

Taylor, S. L., Bush, R. K., 1986. Sulfites as food ingredients. Food Technology 40 (6), 47−52.

Taylor, S. L., Byron, B., 1984. Probable case of sorbitol−induced diarrhea. Journal of Food Protection 47, 249.

Taylor, S. L., Bush, R. K., Nordlee, J. A., 1996. Sulfites. In: Metcalfe, D. D., Sampson, H. A., Simon, R. A. (Eds.), Food Allergies−Adverse Reactions to Foods and Food Additives, second ed. Blackwell Scientific Publications, Boston, pp. 339−357.

饮食与癌症

E. Garcia，C. K. Winter

加利福尼亚大学，戴维斯，加利福尼亚州，美国

23.1 引言

人们普遍认为，多种癌症的风险均受饮食影响。据估计约 1/3 的人类癌症可归因于饮食，改变饮食可以显著降低某些癌症的发病率。

已知遗传因素会影响患癌的风险，但仅凭遗传不能解释癌症的易感性，因为遗传对癌症的贡献程度有限。有些食物或食物成分可能会增加饮食中癌症风险，而另一些食物或食品成分则可能降低饮食中的癌症风险。总体而言，癌症发病率随年龄呈指数增长，但对于某些癌症，当在不同国家之间比较癌症发病率时，相同年龄之间的发病率差异很大，其中一些差异可能是由遗传和环境因素以及生活方式的选择（例如吸烟和体育锻炼水平）引起的，但大量证据表明饮食因素与癌症的发病率有关。

许多健康专家建议，改变饮食习惯可以显著降低癌症的发病率。事实上，饮食模式和生活方式某些方面的改变可以将中老年人的癌症发病率降低 80%~90%。尽管仍有必要进行新的研究，以使人们更好地了解饮食成分与健康之间的关系，但已从现有数据提出了若干建议，可以作为健康饮食的指南。

23.2 主要癌症发生率

全世界癌症的发病率都在上升，尤其是在身体的某些部位的发病率，如肺、乳腺、前列腺、结肠和直肠。各国之间的癌症发病率差异很大，在众多社会经济因素中，一个国家的人均收入与癌症死亡率有很强的相关性。

在日本和亚洲其他地区，胃癌发病率很高。胃癌与大量食用用盐腌制的食物有关，这些盐可能含有亚硝胺前体。原发性肝癌在非洲和亚洲一些地区很常见，这与早期感染乙肝病毒和摄入含有黄曲霉毒素的食物有关。肺癌的主要原因是吸烟，吸烟也是胰腺癌的主要危险因素之一。美国和西方国家的乳腺癌发病率是亚洲国家的 5~6 倍，这种差异主要是由饮食而非遗传因素造成的。

另一个重要的考虑因素是年龄增长与癌症

之间的密切关系。在美国，所有癌症中有60%是在65岁以上的人群中发现的。20世纪以来，这一部分人口已大大增加，65岁及65岁以上的人在1900年仅占总人口的4%，而在20世纪90年代初，这一比例增长到近13%。2030年，1/5的美国人将达到65岁或以上。表23.1总结了1995年美国癌症死亡人口年龄和性别的分布情况，随着年龄的增长，癌症死亡的百分比明显上升。

在美国，癌症是第二大死亡原因，约占所有死亡人数的23%。除吸烟外，饮食相关因素占美国所有其他癌症死亡人数的50%以上，即每年15万例死亡。

统计数据表明，美国的癌症死亡率一直在下降。自1950年以来，除吸烟引起的肺癌外，按年龄调整的癌症死亡率下降了16%。图23.1显示了自1930年以来美国男性和女性中某些主要癌症发生率的变化，表23.2报告了男性和女性的4种主要癌症。考虑到所有种族和民族人口群体，女性的癌症死亡率通常低于男性。非裔美国人的癌症发病率高于任何其他人群，美国土著妇女的乳腺癌发病率最低，而白人妇女乳腺癌的发病率最高。

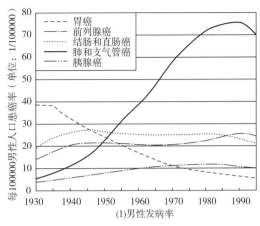

(1) 男性发病率

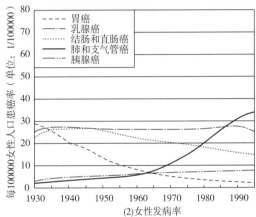

(2) 女性发病率

图 23.1　一些主要癌症的发病率变化图

表 23.2　美国男性和女性中主要癌症部位

男性	女性
肺和支气管（32.7%）	肺和支气管（22.7%）
前列腺（12.4%）	乳房（17.2%）
结肠和直肠（10.2%）	结肠和直肠（11.4%）
胰腺（4.6%）	胰腺（5.5%）

注：括号中的数字代表占所有部位癌症的百分比；表中列出了所有年龄段的数据［（来自1994年的统计数据），由美国癌症协会（1999）修改］。

对在新国家定居的移民人口进行的研究表明，移民群体的癌症发病率和类型很快接近其

表 23.1　1995年美国报告的癌症死亡情况（按年龄和性别分布）

年龄组/岁	由癌症引起的死亡（占总死亡人数的百分比）/%	
	女	男
1~19	0.08	0.11
20~39	0.57	0.48
40~59	3.95	3.93
60~79	11.73	14.05
80~	6.22	5.43

注：由美国癌症协会（1999）提供。

东道国人口。例如，在夏威夷的日本移民妇女的乳腺癌患病率上升，以及从东欧和亚洲移居美国的移民中结直肠癌发病率上升。有大量的流行病学证据表明，在世界不同地区，大量食用蔬菜与降低癌症发病率有关。对吃大量水果、蔬菜、全谷物和坚果的基督复临安息日会信徒的研究显示，他们的癌症死亡率是普通人群的 1/2～3/2。

23.3 食品中的致癌物

食品中已发现数百种致癌化学物质。食品致癌物包括植物或真菌天然产生的化学物质以及有意（食品添加剂）或无意（农药、环境污染物）添加的合成化学物质。"致癌物质"这一标签通常是实验研究的结果，实验动物连续大量接触某种化学物质，与接触较低水平化学物质的动物相比，癌症（或良性肿瘤）的发病率在统计学上显著增加。由于暴露于食品致癌物导致癌症发病率上升的人类流行病学证据有限，因此，对食品致癌物对人类癌症风险的大多数估计都依赖于外推性措施，该措施考虑到高暴露水平实验动物患癌症的可能性，以预测低暴露水平对人群可能产生的影响。这些风险评估措施如极大保守（夸大风险）假设，包括假设致癌物没有阈值剂量，这表明任何水平的致癌物接触都可能对癌症发展造成一定风险。已经开发出包含该非阈值假设的数学模型来"量化"预测癌症风险，这些模型通常还包括一些统计学上的修正，这些修正经常以统计上限作为风险。在给定的暴露水平下，此类风险估计可能会超出平均预测风险几个数量级。

在一些案例中，已经有足够的流行病学证据证明特定食品致癌物的摄入与人类癌症的增加有关，其中联系最紧密的是霉菌毒素。霉菌毒素是真菌在食用农作物上定植产生的天然毒素（第 21 章）。黄曲霉毒素是由黄曲霉和寄生曲霉产生的霉菌毒素，常与坚果如花生、玉米等谷物有关。过量接触黄曲霉毒素可能是导致人类肝癌的一个主要因素，已证明黄曲霉毒素暴露和乙肝病毒之间的协同作用会增加人患肝癌的风险（第 21 章），长期饮酒也可能对此造成影响。研究还发现，接触伏马菌素、真菌镰刀菌素（常污染玉米）产生的霉菌毒素与人类食道癌之间存在流行病学相关性。赭曲霉毒素 A 是一种由赭曲霉和疣青霉产生的霉菌毒素，被认为是人类泌尿道致癌物。现已证明，产赭曲霉毒素 A 的真菌存在于包括咖啡豆和谷物在内的许多人类食物中。

尽管相当多的公众关注和争论集中在饮食中的合成化学物质可能致癌的风险上，但美国国家研究委员会的一份综合报告得出结论，饮食中的天然成分可能比合成化合物更令人担忧。这一结论所基于的证据表明，人体并不能区分天然和合成化学物质，而且自然产生的化学物质的数量和水平通常都远高于合成化学物质。与合成化学物质相比，饮食中天然产生的化学物质更难以管制，人们对其毒理学了解也更少，因为它们没有经受过与合成化学物质相同的毒理学测试。应该强调的是，此报告还得出结论，认为饮食中大多数自然产生的化学物质和合成化学物质含量低于预期的显著生物效应水平，因此不太可能构成明显的人类癌症风险。大量营养素和过量热量被认为是导致人类癌症的主要饮食因素。

流行病学研究表明，不到 2% 的人类癌症可归因于农药，而最大的农药风险可能来自职业而非饮食接触。一些研究表明，职业性接触苯氧基除草剂（如 2，4-二氯苯氧基乙酸）与软组织肉瘤之间存在联系，而另一些研究则没有表明任何联系，这些证据足以提示我们需进行进一步的研究。关于氯代烃类杀虫剂（例如 DDT）的流行病学研究显示出了相互矛盾的结果：在一项病例对照研究中，将 58 例乳腺癌患者与 171 例匹配的对照组进行了配对，与对照组相比，发现这些乳腺癌女性中二氯二苯基二氯乙烯（DDT 分解产物和代谢产物）水平在统计学上显著增加。在随后一项更全面的研究中，未观察到类似的关联。加拿大国家癌症研究所的一个小组在审查有关公众接触杀虫剂与癌症之间的关系的现有资料时得出结论说，没有确凿证据表明合成杀虫剂对癌症总死亡率有重大影响。

加拿大议会与美国国家研究理事会一致认为，由水果和蔬菜的消费而引起的农药残留暴露量的增加，不会显著增加患癌风险，而任何癌症风险，无论多么小，都会被食用水果和蔬菜的健康益处所抵消。

23.4　营养因素与癌症

23.4.1　热量摄入

一些检查总热量摄入对癌症影响的研究结果需要仔细分析，因为在某些情况下，结果不能单独归因于热量摄入，而应归因于总脂肪和饱和脂肪的摄入。

在动物研究中，当对大鼠进行限制热量饮食时（喂食限制热量的饮食，例如喂食 70% 热量的饮食，对热量进行限制），即使饮食中有高脂肪，也能观察到乳腺和结肠肿瘤明显减少。对严格限制热量饮食的小鼠研究表明，自发性肿瘤的发生率大大降低。在啮齿类动物中，热量限制会导致一些组织中有丝分裂率降低，这可能导致肿瘤发生率的降低。人体摄入高于生理所需热量，在流行病学上已经发现其与某些癌症发病率的上升有关，并成为饮食相关癌症的主要决定因素之一。

此外，肥胖与胆囊癌和子宫内膜癌密切相关，并且可能与绝经后乳腺癌密切相关。这一点很重要，因为统计数据显示，每 10 个美国成年人中就有 3 个人超重，他们的体重至少超过理想体重的 20%。

23.4.2　脂肪

脂肪与癌症的关联似乎比其他任何饮食成分都要高。流行病学和实验室动物研究已经提供了令人信服的证据，证明某些癌症发病率和脂肪摄入有关。西方国家的饮食中通常富含脂肪（占总热量的 38%~45%），而某些亚洲国家的饮食中脂肪占总热量的 5%~25%。在不同国家的流行病学研究中，膳食总脂肪与癌症发病率和死亡率数据呈正相关。研究发现，饮食中脂肪与乳腺癌、结直肠癌、子宫内膜癌和前列腺癌之间存在很强的相关性，而肾脏癌和睾丸癌的发病率与饮食中的脂肪呈正相关，但关联性较低。实验室研究表明，喂食高脂肪食物的动物比喂食低脂肪食物的动物更易患乳腺、胰腺和肠道癌症，然而，膳食脂肪的影响可以部分归因于总能量摄入的增加，癌症和饮食中胆固醇之间的关系尚不明确。

对不同国家人群的癌症发生率进行比较，得到了强有力的证据，表明食用动物源性红肉和脂肪会导致结肠癌和乳腺癌的增加，但人们相信，仅仅归因于饮食中的脂肪，并不能解释潜在的癌症风险。而其他研究报告表明，乳腺癌发病率和脂肪消耗之间没有关系或仅有微弱相关。一些流行病学研究表明，乳腺癌与饱和脂肪和不饱和脂肪的能量摄入都有关，而不是仅与单不饱和脂肪有关。在南欧等地区，橄榄油是主要食品，饱和脂肪的消费量低，结肠癌的发病率也很低。一些研究表明，单不饱和脂肪酸的摄入增加（总脂肪和饱和脂肪的摄入减少）与结直肠癌的发生率降低有关，尽管其他研究并未得出相似结论。根据其他研究，脂肪对癌症影响的一个关键因素是饮食中亚油酸的含量。

通过分离油脂进行的一些实验研究发现，与饱和脂肪酸相比，$\Omega-6$ 多不饱和脂肪酸更能有效地促进癌变，而 $\Omega-3$ 多不饱和脂肪酸（存在于许多食物中，例如海鱼、哺乳动物、菜籽油、小麦胚芽油、亚麻籽油和核桃油）则抑制癌变。

23.4.3　蛋白质

由于动物源性蛋白质的摄入与饱和脂肪的摄入高度相关，因此很难评价关于蛋白质摄入与癌症风险关系的流行病学研究结果。当评估这两种饮食因素时，脂肪往往呈现出最有力的关联证据。在动物研究中，在氨基酸平衡的条件下，蛋白质的高摄入量与致癌性增加有关。

23.4.4　膳食纤维

膳食纤维和结肠癌风险之间存在负相关。非淀粉多糖和木质素是膳食纤维的组成部分，由于用于定量的分析方法很多，膳食纤维常常被分成可溶性（果胶、树胶、黏液、一些半纤维素）和不可溶性（纤维素、大多数半纤维素和木质素）组分进行分类，膳食纤维影响结肠功能和肠道菌群活性，果胶、燕麦麸等可溶性膳食纤维可刺激胆汁酸排泄，不溶性膳食纤维含量的增加导致肠道运输时间缩短、粪便体积增加。

膳食纤维的保护作用可以通过减少潜在致癌物的暴露（通过充当稀释剂或减少胃肠道通过时间）来实现。多项动物实验研究已证实膳食纤维对结肠癌风险的保护作用，其中麦麸的效果最为一致。

23.4.5　微量元素

维生素和矿物质可能显著影响癌症的发病率和进展（表23.3）。在人体中，由于正常细胞代谢，形成活性氧或其他自由基，暴露于这些细胞的代谢产物会导致 DNA、蛋白质和脂质损伤。虽然人体拥有许多可利用化学物质（如维生素 C、维生素 E、类胡萝卜素等）的抗氧化防御机制，但某些细胞成分仍可能被氧化。DNA 修复途径通常能有效地消除许多已被氧化的 DNA 损伤，但有些 DNA 损伤仍然存在并可能随着时间累积。

表 23.3　某些微量营养素与癌症的关系

维生素 C

流行病学研究中维生素 C 与癌症相关的大多数证据是间接的，因为维生素 C 的摄入量是基于含维生素 C 食物的摄入量而不是基于抗坏血酸的定量摄入量。维生素 C 具有抗氧化性能，可防止某些前体化合物形成致癌物。流行病学研究发现，富含维生素 C 的柑橘类水果和蔬菜可预防胃癌

维生素 E

维生素 E 的低血清水平会并发硒的低血清水平，与某些癌症风险增加有关。维生素 E 可能的抗癌作用归因于其作为脂质抗氧化剂和自由基清除剂的活性。在实验研究中，维生素 E 可以有效阻止亚硝胺形成。维生素 E 补充剂的摄入尚未被证明可以降低患癌症风险

维生素 A 和类胡萝卜素

维生素 A 调节细胞分化，对维持组织健康很重要。预制维生素 A 只能通过动物来源获得；类胡萝卜素可以通过植物和动物源食品获得；只有一小部分类胡萝卜素具有维生素 A 活性。在早期关于维生素 A 和癌症关系的研究中，未对预制维生素 A 和 β –胡萝卜素进行区分。在动物实验中，维生素 A 缺乏会增加化学致癌作用，而类维生素 A 可能具有保护作用；流行病学研究结果表明，肺癌风险与食用富含胡萝卜素的食物之间呈负相关。没有维生素 A 活性的类胡萝卜素，如番茄红素（在番茄中发现），已显示出预防癌症的作用；已有研究表明，这种作用与保护细胞免受氧化性 DNA 损伤有关。一些作者认为，β –胡萝卜素的化学预防作用与其抗氧化活性有关，因此可以防止 DNA 氧化损伤。但在芬兰最近的一项研究中表明，补充 β –胡萝卜素与吸烟者患肺癌风险略有增加有关

叶酸

叶酸可以抑制肿瘤生长，这一点早已为人所知。一些癌症的发病率（如结肠癌和腺瘤）都与叶酸缺乏有关，叶酸缺乏会导致人类和动物的染色体断裂。低叶酸摄取量在美国饮食中并不少见（另见维生素 B_{12}）

维生素 B_{12}

脂质体（叶酸、胆碱、甲硫氨酸和维生素 B_{12}）与骨髓癌、宫颈癌、食道癌、胃肠道癌、肝脏癌和呼吸道癌有关。脂质体参与甲基代谢，因甲基对 DNA 甲基化和基因表达的影响，已被认为与癌症有关。脂质体缺乏的饮食可能会影响许多细胞活动，如外源性代谢和染色体异常。在实验动物中，缺乏脂质体的饮食可以诱发肝癌

维生素 B_6

有人认为，维生素 B_6 的缺乏可能会导致最初的细胞突变发展成肿瘤，补充维生素 B_6 有助于预防某些癌症

续表

核黄素

显然，核黄素的缺乏会增加潜在致癌物异常加工的易感性，并影响肝脏的排毒机制。人食管上皮细胞的癌前病变可能归因于核黄素缺乏。饮食中缺乏核黄素、烟酸、镁和锌与食道癌的增加有关

烟酸

烟酸缺乏尚未被认为是导致癌症发展的主要因素。有争议性的结果表明烟酸可能是致癌物、助癌剂或抗癌药

硒

硒是必不可少的微量元素，它是谷胱甘肽过氧化物酶（抗氧化剂防御系统中的必需酶）的一部分。据报道，在土壤中硒含量较高的地理区域，癌症死亡率低于硒缺乏地区。应当指出，硒是有毒的，而且有毒剂量和安全剂量之间的界限很窄

钙

一些实验研究表明，通过增加饮食中的钙可以抵消高脂肪摄入对增殖的不利影响，降低结肠癌的风险。然而，有关结直肠癌和钙的流行病学和实验动物的证据尚不确实

23.4.6 酒精

饮酒与肝硬化和肝癌有关，有证据一致表明，饮酒会增加患口腔、咽部、食道和喉部癌症风险，在这些癌症中，酒精会与烟草协同作用。就乳腺癌而言，饮酒显然与雌激素水平升高有关。人们还怀疑，亚洲部分地区食道癌的高发是由酒精与营养因素共同引起的。

23.4.7 咖啡

关于膀胱癌风险和饮用咖啡的流行病学研究结果是不一致的。

23.5 饮食保护因素

人类一直以来都将植物作为食物、药物和毒药来源。未经加工的植物性食品中已鉴定出的成分数量估计约有 12000 种，这些成分代表了许多不同的化学类别。大多数植物似乎都含有一种或几种毒理学或药理学相关的次要成分，称为植物化学物质。这些成分在植物组织中的含量取决于多种因素，如植物品种、生长条件、植物发育阶段、贮藏时间和条件等。它们在组织中的含量通常只占植物全部成分的一小部分，但偶尔也可能占到百分之几。虽然其中一些化学物质是特定水果和蔬菜所特有的，但其他化学物质分布广泛。

近年来，越来越多的来自实验研究的证据表明，植物性食品中存在的微量膳食成分可能有助于预防癌症的发生，这些保护特性来自多种维生素和矿物质（表 23.3）和非营养成分（表 23.4）。在流行病学上，大量食用蔬菜、水果、全谷类和豆类食品与多种人类癌症发生风险降低密切相关，因为它们含有这些保护作

用的物质，并能够增加营养物质消耗。

人们提出了多种作用机制来解释某些非营养保护因子的活性，它们包括：

- 抗氧化效果。
- 防止致癌物质激活。
- 防止最初的遗传损伤。
- 增加致癌物质的解毒和消除。

- 抑制已经暴露于致癌物质的细胞的癌症发展。
- 抑制细胞增殖。
- 诱导分化。
- 抑制生长因子与其受体的相互作用。
- 调节激素效应。
- 增加 DNA 修复。

表 23.4　一些被认为具有预防癌症作用的饮食成分

来源	化合物
十字花科蔬菜（花椰菜、球芽甘蓝、卷心菜、羽衣甘蓝、花椰菜、芥菜等）	萝卜硫素 异硫氰酸苯乙酯 异硫氰酸苄酯 硫代葡萄糖苷（芸苔葡糖硫苷等） 吲哚 酚类
葱属（洋葱、大蒜、韭菜、青葱）	有机硫化合物： 　二烯丙基硫醚 　二烯丙基二硫醚 　烯丙硫醇 　烯丙基甲基二硫
柑橘类水果油；其他水果和蔬菜 葛缕籽油	D-柠檬烯 D-香芹酮
黄豆	异黄酮（染料木素、黄豆苷元） 蛋白酶抑制剂 六磷酸肌醇 皂苷
绿茶	表没食子儿茶素没食子酸酯
广泛分布	类黄酮，如： 　槲皮素 　山柰酚 　芹菜素 　杨梅素 　芦丁

续表

来源	化合物
草莓、 覆盆子、 黑莓、 核桃、 山核桃、 栗子等	鞣花酸
油籽、 豆类、 谷类种子	植酸、 皂苷、 类黄酮、 植物雌激素
姜	姜辣素
姜黄	姜黄素
葡萄、 葡萄酒和其他食物	白藜芦醇、 鞣花酸、 黄酮醇
全谷物产品、 各种种子、 水果、 浆果	木质素
无处不在的植物、 丰富的谷物和豆类	六磷酸肌醇 （ 植酸 ）
无处不在的绿色植物	叶绿素
乳和动物脂肪	共轭二烯酸亚油酸

在十字花科蔬菜（十字花科）中发现的某些化合物（表 23.4）可以防止致癌物与细胞大分子发生反应，诱导解毒酶（如谷胱甘肽-S-转移酶）的活性，或抑制先前启动的细胞中癌症的发展。实验研究表明，在十字花科和葱属植物中发现的化合物对食道癌、结肠癌、肺癌、乳腺癌和皮肤癌有效。植物中常见的其他化合物是类黄酮（表 23.4），它似乎可以抑制皮肤癌、结肠癌和肺癌。虽然在对表 23.4 中所列一些化合物的研究中已经发现了一些有利的结果，但重要的是要认识到，在许多情况下，它们在降低人类癌症风险方面的有益作用尚未得到确定。

近年来，越来越多的证据表明，包括饮食摄入在内的环境因素会影响表观基因变化，并可能调节癌症风险。通过调节表观基因变化，某些饮食成分可以促进有利的基因表达或防止不利基因表达并预防癌症。叶酸、钴胺和甲硫氨酸等单碳代谢成分可调节 DNA 甲基化，而维生素 D 和白藜芦醇则可调节组蛋白修饰和 microRNA 的水平。表观基因变化的可逆性，以及随着时间的推移对其进行监测的可能性，

使其成为癌症预防管理的有吸引力的目标。

发现白藜芦醇、染料木素和表没食子儿茶素-3-没食子酸酯可以逆转 DNA 甲基化介导的肿瘤抑制基因的沉默，这些基因与恶性肿瘤有关。在一项双盲、安慰剂对照的随机临床试验中，四种已知会引起表观基因变化的营养补充剂的组合对前列腺特异性抗原（前列腺癌生长标志物）显示出良好的效果。

动物研究表明，改变产前营养可以改变表观基因标记，如 DNA 甲基化，并导致基因表达变化，从而影响成年期的表型。在人类中，对 1944—1945 年"荷兰饥荒冬季"的研究表明，在关键时期，产前饥荒暴露可能会导致成年期 DNA 甲基化的持续差异，并增加罹患特定疾病的风险，具体取决于发生营养缺乏时的怀孕时间。

已报道一些化合物具有诱变和抗诱变活性。动物研究表明，水果和蔬菜中存在一些化合物，如吲哚-3-甲醇、槲皮素和咖啡酸，可能本身就是致癌的，或者可能促进其他化学物质的致癌作用。事实上，这一观察结果强化了人们对饮食多样化的建议，要食用大量的全谷

类、豆类和蔬菜，而不是食用单独的植物化学物质补充剂或过度食用特定的食物成分。

23.6 结论

据估计，大约 1/3 的人类癌症可能与饮食有关。在人类饮食中，已经确定了一些可能影响人类癌症风险的食物和食物成分。食用大量的膳食脂肪和特定类型的致癌物与人类癌症风险的增加有关，而食用其他食物和食品成分可能具有营养或其他保护作用，能够防止癌症的发展。健康专家建议大量食用水果、蔬菜、全麦谷物食品和豆类食品，因为流行病学证据表明，食用这些食物与降低各种癌症风险之间存在相关性。

我们对饮食和营养因素及其与癌症关系的了解还远远不够，证据表明，饮食影响大多数癌症，如食道癌、胃癌、大肠癌、乳腺癌、肺癌和前列腺癌，但我们的知识还有许多空白有待填补。流行病学和动物实验研究获得了许多证据，由于实验设计的局限性和所用分析工具的敏感性，必须对这些证据进行仔细分析，以免研究结果的过度解释。由于变量混杂（例如高脂肪/高热量饮食）、记忆错误导致人体营养研究数据不准确，以及难以将动物实验结果推断给人类等因素，对此类结果的解释往往会面临挑战。

然而，专家们对于大量食用植物性食物（如水果、蔬菜、全麦谷物和豆类）的有益影响达成了普遍共识，因为它们脂肪含量低、纤维含量高，同时还含有维生素、矿物质和非营养保护因子。充分证据表明，大量摄入蔬菜和水果可以降低患多种癌症的风险。

参考文献

Alfin – Slater, R. B., Kritchevsky, D., 1991. Cancer and Nutrition. Human Nutrition：A Comprehensive Treatise. Plenum, New York.

American Cancer Society. (http://www.cancer.org).

Ames, B. N., 1998. Micronutrients prevent cancer and delay aging. Toxicology Letters 102–103, 5–18.

Ames, B. N., Gold, L. S., Willett, W. C., 1995. The causes and prevention of cancer. Review. Proceedings of the National Academy of Sciences of the United States of America 92, 5258–5265.

Doll, R., 1990. An overview of the epidemiologic evidence linking diet and cancer. In：Symposium on Diet and CancerProceedings of the Nutrition Society, vol. 49, pp. 119–131.

Dragsted, L. O., Strube, M., Larsen, J. C., 1993. Cancer protective factors in fruits and vegeta-bles：biochemical and biological background. Pharmacology and Toxicology 72 (Suppl. 1), 116–135.

Hill, M. J., Giacosa, A., Caygill, C. P. J., 1994. Epidemiology of Diet and Cancer. Ellis Horwood, New York.

International Agency for Research on Cancer. (http://www.iarc.fr/).

National Research Council (NRC), 1989. Diet and Health. Implications for Reducing Chronic Disease Risk. National Research Council, National Academy Press, Washington, DC.

NRC, 1996. Carcinogens and Anticarcinogens in the Human Diet. National Research Council, National Academy Press, Washington, DC.

Ritter, L., 1997. Report of a panel on the relationship between public exposure to pesticides and cancer.

Cancer 80, 2019–2033.

Stefanska, B., Karlic, H., Varga, F., Fabianowska-Majewska, K., Haslberger, A., 2012. Epigenetic mechanisms in anti－cancer actions of bioactive food components－the impli－cations in cancer prevention. British Journal of Pharmacology 167, 279–297.

Steinmetz, K. A., Potter, J. D., 1991. Vegetables, fruit, and cancer. II. Mechanisms. Cancer Causes and Control 2, 427–442.

Steinmetz, K. A., Potter, J. D., 1996. Vegetables, fruit, and cancer prevention: a review. Journal of the American Dietetic Association 96, 1027–1039.

Thomas, R., Williams, M., Sharma, H., Chaudry, A., Bellamy, P., 2014. A double－blind, placebo-controlled randomised trial evaluating the effect of a polyphenol－rich whole food supplement on PSA progression in men with prostate cancer－the U. K. NCRN Pomi－T study. Prostate Cancer and Prostatic Diseases 17, 180–186.

Waldron, K. W., Johnson, I. T., Fenwick, G. R., 1993. Food and Cancer Prevention: Chemical and Biological Aspects. Royal Society of Chemistry, Cambridge.

Wattenberg, L. W., 1992. Inhibition of carcinogenesis by minor dietary constituents. Cancer Research 52 (Suppl. 7), 2085s–2091s.

Winter, C. K., Francis, F. J., 1997. Assessing, managing, and communicating chemical food risks. Food Technology 51, 85–92.

Yancik, R., 1997. Cancer burden in the aged. An epidemiological and demographic overview. Cancer 80, 1273–1283.

乳糜泻

R. A. Stein[1], D. E. Katz[2]

1 纽约大学医学院, 纽约, 纽约州, 美国; 自然科学系,
拉瓜迪亚社区学院, 纽约市立大学, 长岛, 纽约州, 美国

2 希伯来大学医学院, 耶路撒冷, 以色列

24.1 引言

已知有 3 种主要与小麦相关的食物疾病, 分别为乳糜泻、非乳糜泻麦胶蛋白敏感症和小麦过敏 (Green et al., 2015)。乳糜泻是一种影响小肠的慢性免疫介导性炎性肠道疾病, 涉及先天和适应性免疫反应 (Cenit et al., 2015; Green et al., 2015; Malamut 和 Cellier, 2015; van Gils et al., 2015)。这种疾病也称为腹腔腹泻、脂肪泻、麦胶蛋白诱导肠病或麦胶蛋白敏感肠病 (Pelkowski 和 Viera, 2014)。乳糜泻是世界上最常见的食物不耐症, 易感者通过摄入小麦、大麦和黑麦中的麦胶蛋白而引发疾病 (Cenit et al., 2015; Schuppan et al., 2009)。

人们认为乳糜泻是在人类从狩猎社会向农业社会过渡期间出现的疾病 (Freeman, 2015)。这种疾病, 可以追溯到公元 1 世纪和 2 世纪卡帕多西亚的希腊医生阿雷泰的报道 (Freeman, 2015; Losowsky, 2008)。2008 年,

人们在意大利罗马市西北 140 千米的科萨考古遗址进行了一次检查, 对一具可以追溯到公元 1 世纪的 18~20 岁女子的骨骼进行检查, 发现她死于营养不良, 尽管她来自一个富裕家庭, 该女子身高 140cm, 骨质疏松、脆弱。虽然她的牙齿结构和数量正常, 但牙釉质发育不良、髋部 valga (以股骨的颈-骨干角度增大为特征的髋关节畸形) 和贫血, 强烈提示其患有乳糜泻 (Gasbarrini et al., 2010)。利用其骨骼 DNA 进行 HLA 单倍型分析, 该分析可提供有关乳糜泻主要致病遗传因素的信息, 揭示了她具有 HLA- DQ2.5 单倍型, 该单倍型与乳糜泻的最高风险相关 (Gasbarrini etal., 2012; Koehler et al., 2014)。1888 年, 在英国伦敦市大奥蒙德街儿童医院工作的医生塞缪尔·吉 (Samuel Gee), 首次对这种疾病进行了现代化性质的报道。他还指出, 通过调节饮食可以找到治愈方法 (Freeman, 2015; Gee, 1888)。后来, 第二次世界大战导致 1944—1945 年饥荒, 荷兰医生注意到, 当小麦和黑麦缺乏时,

乳糜泻儿童的症状得到改善（Dicke et al.，1953）。1941年，威廉·卡雷尔·迪克公布了第一个无麦胶蛋白饮食（Mulder et al.，1993；van Berge-Henegouwen 和 Mulder，1993）。

直到20世纪70年代中期，仍常认为乳糜泻是一种儿童吸收不良综合征，但近年来发现它是一种多器官疾病，可能影响任何年龄的人（Leffler et al.，2015a）。早期预防目前是不可能的，无麦胶蛋白饮食是唯一的治疗选项（Mearin，2015）。然而，据估计，仅有不到50%的患者完全遵从该饮食治疗要求（Evans 和 Sanders，2012；Malamut 和 Cellier，2015）。

24.2　发病机理

从小麦、大麦和黑麦中摄入小麦醇溶蛋白或其他谷物醇溶蛋白会引发乳糜泻（Gujral et al.，2012）。在一些个体中，摄入某些燕麦品系也可引发症状（Di Sabatino 和 Corazza，2009；Richman，2012）。1997年，发现组织转谷氨酰胺酶（tTG2）是一种自身抗原，这是阐明乳糜泻发病机理的一个关键进展（Dieterich et al.，1997）。在乳糜泻中，麦胶蛋白肽被 tTG2 激活后产生脱胺肽，从小肠固有层递呈给 CD4+T 细胞（Green et al.，2015）。

Ⅱ类 MHC 分子递呈抗原决定簇至 CD4+T 细胞的作用，支持了长期以来的观点，即乳糜泻是由对食物中麦胶蛋白的异常免疫反应所引发的（Mowat，2003）。随后的观察结果也支持了这一观点，HLA-DQ2/DQ8 遗传背景下，在乳糜泻患者的肠黏膜活检中发现，CD4+T 细胞可以识别麦胶蛋白，但在健康对照中则没有（Molberg et al.，1997）。2000年，两项研究，使用不同的方法，从麦胶蛋白中识别出了免疫优势肽，这让我们更好地理解了乳糜泻的发病机理。这些研究识别了三个重叠肽段，来自乳糜泻患者抗体鉴定的 α-醇溶蛋白区域，可以被 CD4+T 细胞识别。其中一个项目研究了醇溶蛋白的两个 DQ2 限制肽段，即：α-9（57-68）E65 和 α-2（62-75）E65，它们均含有一个 7 氨基酸区域，并发现 tTG2 能将谷氨酰胺残基转化为谷氨酸，这一过程对 T 细胞识别至关重要。来自 16 例乳糜泻患者的麦胶蛋白特异性 T 细胞系，对其中一种或两种肽段都有反应（Arentz-Hansen et al.，2000）。第二个项目使用了 51 个横跨 α-醇溶蛋白全长的合成肽段，证明了 CD4+T 细胞对单个优势抗原决定簇是短暂、疾病特异性、DQ2 限制性应答。该抗原决定簇是一个 17 氨基酸肽，对应于 α-醇溶蛋白 57~73 部分的脱胺肽（Q65E）（Anderson et al.，2000）。

几乎所有乳糜泻患者都有针对 tTG2 的 IgA 自身抗体，tTG2 被称为转谷氨酰胺酶家族的"黑兽"（Lorand 和 Graham，2003；Schuppan et al.，2009）。该蛋白与其他具有酶活性的谷氨酰胺转胺酶共享高度保守的 Cys277-His335-Asp358 催化三联体（Nurminskaya 和 Belkin，2012）。谷氨酰胺转胺酶是一个在系统发生和进化上保守的钙依赖性酶家族。人类基因组中编码 8 种活性谷氨酰胺转胺酶，第 9 种是无催化活性的分子，即红细胞带 4.2。谷氨酰胺转胺酶在哺乳动物细胞中广泛表达。它们对谷氨酰胺残基进行修饰，或转酰胺基（通过谷氨酰胺的 γ-羧胺基和赖氨酸的 ε-氨基之间的酰基转移反应，与主胺残基共价交联），或去酰胺化（通过与水反应）（Folk，1980；Shan et al.，

2002；Malandain，2005；Stamnaes 和 Sollid，2015；Sulic et al.，2015）。它们还可以通过酯化或加胺，催化翻译后的修饰（Sulic et al.，2015）。在谷氨酰胺转胺酶催化的反应中，人们最关注的是蛋白质交联反应（Lorand 和 Graham，2003）。

tTG2 是该家族中最具多样性的成员，是一种多功能、多结构域的蛋白，参与多种生理功能，包括分化、信号转导、转录调节、突触传递、伤口愈合、凋亡和自噬（Upchurch et al.，1991；Wan et al.，2002；Lorand 和 Graham，2003；Grosso 和 Mouradian，2012；Sulic et al.，2015）。它主要是一种细胞内蛋白，70%位于细胞质中，可分泌至细胞外。其功能依赖于定位和与其他蛋白的相互作用（Stamnaes 和 Sollid，2015；Sulic et al.，2015）。组织转谷氨酰胺酶交联并稳固真皮和表皮的连接（Raghunath et al.，1996；Lorand 和 Graham，2003）。小肠中，谷氨酰胺转胺酶 2 与纤维连接蛋白相关（Zemskov et al.，2006；Teesalu et al.，2012；Stamnaes 和 Sollid，2015）。tTG2 也参与白内障的病理，因为它会造成晶状体蛋白交联并导致晶状体浑浊（Lorand et al.，1981；Shin et al.，2004）。

2002 年，一个 33 氨基酸肽段被确定为麦胶蛋白引发炎症反应的主要诱因。通过液相色谱-串联质谱和紫外光谱分析胃、胰两种酶切 α-醇溶蛋白的片段，由于几个方面的原因，引起了人们对 LQLQPFPQPQLPYPQPQLPYPQPQLPYPQPQPF 33 - 氨基酸肽段的关注（Shan et al.，2002）。该肽段在体外和体内，均对人和鼠的胃、胰腺和肠刷缘膜蛋白酶的消化具有抗性（Shan et al.，2002；Hernandez 和

Green，2006；Green 和 Cellier，2007）。其消化半衰期超过 20h，说明其在胃消化过程中仍能保持完整，推测其可作为肠道内的抗原，刺激 T 细胞并引发肠道毒性（Shan et al.，2002）。第二个观察结果是，该肽包含 3 个患者特异性的 T 细胞表位——PFPQPQLPY、PQPQLPYPQ 和 PYPQPQLPY——已在 T 细胞增殖试验中发现了这 3 个表位（Shan et al.，2002）。摄入麦胶蛋白后，这些分子很可能会在消化过程中保存下来，并在肠道内作为大型多肽存留（Green 和 Cellier，2007；Stamnaes 和 Sollid，2015）。该 33 氨基酸多肽也与 tTG 发生反应，脱胺的特异性（kcat/KM）高于其他检测的肽段（Shan et al.，2002）。对重组小麦 γ-醇溶蛋白进行蛋白水解分析，鉴定出一个 26 氨基酸肽段，FLQPQQPFPQQPQQPYPQQPQQPFPQ（残基 26-51）。该肽段对胃、胰腺和刷肠缘乳糜泻酶降解具有抗性，是人 tTG2 的良好底物，并含有多个 T 细胞表位（Shan et al.，2005）。随后，通过对麦胶蛋白蛋白质组的计算机模拟分析，试图确定其在胰蛋白酶消化过程中释放的亚稳态性和炎性肽段，从而确定了 60 多个肽段，这些肽段与 33 氨基酸和 26 氨基酸肽段具有共同特征，均包含一个或多个已知的可被乳糜泻患者 T 细胞识别的抗原决定簇（Shan et al.，2005）。

在连蛋白（Zonulin）介导的反应中，醇溶蛋白肽通过穿细胞和脱细胞途径到达小肠固有层（Castillo et al.，2015）。这些毒性片段在感染期间进入黏膜，或是由于渗透性增加造成的（Hernandez 和 Green，2006；Green 和 Cellier，2007）。tTG2 使人的谷蛋白脱氨，使某些谷氨酰胺残基变为带负电荷的谷氨酸

（Castillo et al.，2015）。由于残基的负电荷，脱胺肽与抗原递呈细胞表面的 HLA Ⅱ 类 DQ2/DQ8 分子结合更强。其中较早的一项研究，报道了从纯化的小麦 γ-醇溶蛋白（134~153 残基）中分离得到的 20 氨基酸肽 QQLPQPQQPQQSFPQQQRPF，在 140、148、150 位特异有序地进行酶切脱酰胺，生成 QQLPQPEQPQQSFPEQERPF。得到的去酰胺化抗原决定簇，对 DQ2 分子的识别增强，能够更有效地激活 DQ2 限制性的肠道源 T 细胞（Molberg et al.，1998）。

小肠对醇溶蛋白肽的反应包括适应性和先天性免疫反应（Green 和 Cellier，2007）。活化的醇溶蛋白反应 CD4+辅助 T1（Th1）细胞，在固有层诱导适应性 Th1 反应，增加了细胞因子的产出，主要是干扰素（IFN）-γ 和金属蛋白酶，以及由此产生炎症级联，导致肠道改变，包括隐窝增生和肠绒毛萎缩（Green 和 Cellier，2007；Elli et al.，2009；Castillo et al.，2015；Lopez-Casado et al.，2015）。一些细胞通路被认为参与了肠细胞破坏和绒毛萎缩，这是乳糜泻发病机制的一部分（Barker 和 Liu，2008）。IFNα 失调在乳糜泻疾病中很重要，曾有慢性丙型肝炎患者使用 IFN 治疗并发乳糜泻的报道（Cammarota et al.，2000；Monteleone et al.，2001；Di Sabatino et al.，2007）。乳糜泻患者中，麦胶蛋白的摄入，会诱导循环系统中 CD8+和肠道归巢受体 γδ T 细胞的出现。因此，发病机制涉及了所有 3 种主要 T 细胞类型的抗原特异性反应（Han et al.，2013）。

通过对 DQ2 分子肽结合槽与一个 γ-醇溶蛋白抗原决定簇相互作用的分析，发现肽片段中带负电荷的氨基酸，对 DQ2 的肽结合槽有偏好性（Dewar et al.，2004）。DQ2 和 DQ8 在脱胺模式上的分子差异，造就了最佳的 T 细胞反应性。DQ2 为单个脱酰胺步骤，导致谷氨酰胺到谷氨酸的单一变化，但 DQ8，最佳脱酰胺必须发生在两个肽段位置，并且单个突变肽段即表现出 T 细胞响应性的中度增强（Henderson et al.，2007）。

白细胞介素（IL）-15 在固有层上皮细胞和树突状细胞中上调，并且对难治性乳糜泻Ⅱ型（RCD Ⅱ）和 T 细胞淋巴瘤相关的上皮改变至关重要（Castillo et al.，2015）。IL-15 是 IL-2 细胞因子家族的促炎反应成员，于 1994 年发现，作为先天免疫系统和适应性免疫系统之间的桥梁发挥功能（Pagliari et al.，2013）。IL-15 在多炎患者（如炎性肠道疾病和乳糜泻患者）的肠黏膜中上调（Jabri 和 Sollid，2009；Pagliari et al.，2013）。乳糜泻患者中，固有层和肠上皮细胞中 IL-15 均增加（Pagliari et al.，2013；Abadie 和 Jabri，2014）。与分泌相反，该细胞因子表达于肠上皮细胞表面，在那里它可以招募和激活 T 细胞，触发 IFN-γ 分泌，导致肠上皮细胞损伤（Mention et al.，2003；Pagliari et al.，2013）。IL-15 有利于 CD8 记忆 T 淋巴细胞的存活，激活并增加自然杀伤细胞的毒性，也会导致肠上皮细胞的损伤（Mention et al.，2003；Meresse et al.，2004；Di Sabatino et al.，2006；Waldmann，2006；Abadie 和 Jabri，2014）。在小鼠疾病模型中，证明 IL-15 和 CD4+T 淋巴细胞之间的相互作用是必要的和充分的，可以刺激 CD8+T 淋巴细胞增加，并造成小肠损伤（Korneychuk et al.，2014）。

24.3 流行病学

乳糜泻是世界上最常见的由基因决定的食物不耐症（Guandalini 和 Assiri，2014）。女性发病率是男性的 2~3 倍，诊断时的平均年龄在 50 岁左右（Malamut 和 Cellier，2015；van Gils et al.，2015）。大多数乳糜泻患者是未确诊患者，确诊病例与未确诊病例的比率估计为 1∶3~1∶5（Catassi et al.，2014；Lionetti et al.，2015）。

乳糜泻影响数个民族的儿童和成人，其患病率差异很大（Catassi et al.，2014；Green et al.，2015）。西方人群中，大约 1% 欧洲血统的个体诊断发病（Green et al.，2015）。据报道，尚不清楚区域差异的具体原因。例如，乳糜泻的发病率在芬兰是 2.4%，意大利是 0.7%，德国是 0.2%~0.3%（Mustalahti et al.，2010；Catassi et al.，2014，2015）。

在具有相似 HLA 单倍型频率和饮食习惯的人群中，有时也会出现患病率的差异。例如，虽然俄罗斯和芬兰有相似的小麦消费量和相似的 HLA 单倍型频率，但芬兰乳糜泻的发病率高达 2.4%，而邻国俄罗斯卡累利阿共和国仅为 0.2%（Kondrashova et al.，2008；Abadie et al.，2011；Tonutti 和 Bizzaro，2014）。据推测，较低的经济水平和不卫生的环境可能有助于预防乳糜泻（可能与免疫耐受有关——译者注）（Kondrashova et al.，2008）。

以小麦和大麦为主食的非洲西北部马格里布地区，阿尔及利亚和突尼斯的 DQ2 和 DQ8 单倍型频率相当。然而，阿尔及利亚的乳糜泻发病率世界最高，而突尼斯的发病率世界最低

（Catassi et al.，1999；Mankai et al.，2006；Tonutti 和 Bizzaro，2014）。2004 年 6~12 月，在墨西哥城对成人献血者样本进行的筛检显示，尽管小麦消费量非常低，但其 tTGA-IgA（tTG 蛋白抗体）的阳性率可达 2.6%（remtroche et al.，2006）。

印度北部健康献血者的乳糜泻患病率为 0.56%，与西方人群相当（Kochhar et al.，2012）。一项基于社区的研究，包括印度北部的城市和农村人群，发现其乳糜泻 tTG 抗体血清阳性率为 1.44%，总体流行率为 1.04%（Makharia et al.，2011）。乳糜泻在北非和中东国家也很常见，但较低的认知水平和有限的诊断设施导致了较低的诊断率（Catassi et al.，2015）。例如，一项对西撒哈拉儿童的研究显示，5.6% 的儿童出现抗内肌炎抗体（Catassi et al.，1999）。乳糜泻在亚裔人群中很少见（Pelkowski 和 Viera，2014）。截至 2013 年中期，在英文医学文献中，仅报道有 24 名活检确诊的华裔和日裔乳糜泻患者（Kang et al.，2013）。

全球范围内乳糜泻发病率呈上升趋势，34 岁以上人群的上升率最高（Riddle et al.，2012；Green et al.，2015）。在美国进行的研究显示，1975—2000 年，乳糜泻的流行率和发病率增加了 5 倍（Catassi et al.，2010）。一项包括美国现役军人在内的研究发现，1999—2008 年，乳糜泻的发病率增加了 5 倍。对 1948—1954 年储存血清的研究及 45 年的随访表明，美国未诊断的乳糜泻流行率增加了 4~4.5 倍（Rubio-Tapia et al.，2009b）。1990—2009 年，苏格兰儿童乳糜泻的发病率增加了 6.4 倍（White et al.，2013）。对芬兰 1978—

1980 年、2000—2001 年，基于两个时间段人群样本的研究发现，乳糜泻的患病率从 1.05%上升到 1.99%，而这一上升不能仅仅归因于更好的检测（Lohi et al.，2007）。

以下几个群体乳糜泻的患病风险增加。乳糜泻患者的一级亲属中，患病率为 10%，在 HLA-DQ2 纯合基因型的一级亲属中，患病率增加至 26%（Sollid，2000；Oliveira et al.，2012；Lebwohl et al.，2015）。乳糜泻患者的二级亲属，其患病风险升高 3%~6%（Pelkowski 和 Viera，2014）。推荐进行乳糜泻筛查的人群包括疱疹样皮炎、牙釉质发育不良、原因不明的缺铁性贫血、原因不明的不孕症或反复流产、1 型糖尿病、自身免疫性甲状腺炎、唐氏综合征、特纳综合征、身材矮小和肠易激综合征（Di Sabatino 和 Corazza，2009；Pelkowski 和 Viera，2014）。

24.4 病因

乳糜泻是一种终身疾病，涉及先天性免疫系统和适应性免疫系统（Green et al.，2015；Lopez 和 Day，2015）。乳糜泻的病因包括遗传和环境因素，其发病机制包括这些因素和免疫系统之间复杂的相互作用（Green 和 Cellier，2007；Cenit et al.，2015；Green et al.，2015）。乳糜泻有大量炎性和针对麦胶蛋白某些组分以及肠道组织的致病性免疫反应。尚不清楚是否是由于失去麦胶蛋白耐受性所致，还是由于无法建立麦胶蛋白耐受性的后果（Stamnaes 和 Sollid，2015）。

24.4.1 麦胶蛋白

麦胶蛋白（俗称面筋，译者注）是通过洗涤从小麦面团中去除淀粉和其他可溶性成分，保留下来的具有弹性和黏性的黏弹物（Tatham et al.，2000；Howdle，2006；Sivam et al.，2010）。可在流水下轻轻洗涤面团制备麦胶蛋白。根据洗涤的彻底程度，麦胶蛋白含有 75%~85%的蛋白质、5%~10%的脂质和淀粉（Shewry et al.，2002；Anjum et al.，2007；Wieser，2007）。通过电泳技术，已报道了麦胶蛋白中超过 50 种单独的蛋白质（Shewry et al.，2002）。麦胶蛋白存在于小麦（小麦醇溶蛋白和谷蛋白）、黑麦（黑麦醇溶蛋白）、大麦（大麦醇溶蛋白）和其他密切相关的谷物中（Green 和 Cellier，2007；Castillo et al.，2015）。麦胶蛋白的两个特点是具有丰富的谷氨酰胺和脯氨酸残基以及较差的上消化道消化率（Green 和 Cellier，2007；Wieser，2007）。燕麦在大多数乳糜泻患者中显示为非免疫原性（Castillo et al.，2015）。

传统上，根据它们在酒精中的溶解度，麦胶蛋白可分为两个部分（Howdle，2006）。溶于酒精的蛋白称为醇溶蛋白，不溶性蛋白称为谷蛋白（Howdle，2006；Wieser，2007）。这两个蛋白组在幼苗萌发过程中作为碳和氮的来源（Sollid，2000），这种分类不是绝对的，因为在可溶性部分中也发现了谷蛋白，而在不溶性部分中也发现了醇溶蛋白（Howdle，2006）。醇溶蛋白和谷蛋白约占麦胶蛋白的 50%，其中大多数有毒成分都存在于醇溶蛋白中（Anjum et al.，2007；Green 和 Cellier，2007）。

醇溶蛋白主要是单体蛋白，分子质量在 28000~55000u，基于它们的电泳速率，最初被分为 3 个主要的蛋白峰，α、β、γ 和一个小

高峰 ω，其电泳速率依次减少（Woychik et al.，1961；Ang et al.，2010）。后来的研究表明，α 和 β-醇溶蛋白可归为一组，根据这一新的分类，醇溶蛋白可分为 α/β、γ 和 ω 等 3 类（Wieser，2007）。更先进的技术，如双向电泳或反相高效液相色谱可以将醇溶蛋白分离成 100 多个组分（Wieser，1996，2007），醇溶蛋白富含谷氨酰胺（约 37%）和脯氨酸（约 17%），但色氨酸（0.4%）含量较低（Wieser，1996）。

谷蛋白是由链间二硫键连接的聚合蛋白，包括自然界中最大的一些蛋白质，其分子质量 50 万 u 以上，可超过 1000 万 u（Wieser，2007；Green et al.，2015）。二硫键在麦胶蛋白的结构中起着重要的作用。单体 α/β 醇溶蛋白有 3 个，而单体 γ 醇溶蛋白有 4 个链内二硫键，聚合的谷蛋白既含有链内二硫键又含有链间二硫键（Wieser，2007），二硫键被还原后，谷蛋白亚基在醇中具有类似醇溶蛋白的溶解度（Wieser，2007）。谷蛋白亚基可以是高分子质量的，也可以是低分子质量的（Wieser，2007）。

大多数西方国家，麦胶蛋白的日摄入量约为 13g。在不产生副作用的情况下，个体所能耐受的麦胶蛋白总量是不同的（Castillo et al.，2015）。一些患者对 50mg/d 的剂量即有反应，也就是一根面条内麦胶蛋白的含量（Schuppan 和 Zimmer，2013）。一些学者提倡每天摄入 10~100mg（Hischenhuber et al.，2006）或低于 30mg/d（Collin et al.，2004），也有人提出，低于 50mg/d 是安全的（van Overbeek et al.，1997；Schuppan，2000；Catassi et al.，2007）。在一项对 22 名澳大利亚人的研究中，他们的饮食从 0.3% 蛋白质的含麦胶蛋白谷物（世界卫生组织/粮农组织食品法典规定为"无麦胶蛋白"）转变为低于检测限的无麦胶蛋白饮食（NDG-GFD），5 名参与者的乳糜泻症状消失，另外 10 例的症状有所减轻（Faulkner-Hogg et al.，1999）。

麦胶蛋白的两个特征与乳糜泻发病机制有关（Jabri 和 Sollid，2009）。其一是富含脯氨酸和谷氨酰胺，使其可抵抗胃肠道蛋白酶的消化，并形成长度为 10~50 个氨基酸的 Pro/ Gln 丰富肽，在肠腔内存留（Cerf-Bensussan et al.，2007；Jabri 和 Sollid，2009；Bethune 和 Khosla，2012）。第二个特征是这些肽段是 tTG 酶的底物，tTG 酶可将谷氨酰胺残基脱酰胺成谷氨酸，特别是肽段的 Gln-X-Pro 部分序列（Jabri 和 Sollid，2009；Vader et al.，2002），增加了这些肽段结合 HLA-DQ2 和 HLA-DQ8 分子并启动免疫反应的能力，这是发病机制的关键（Jabri 和 Sollid，2009）。

24.4.2 遗传因素

乳糜泻具有很强的遗传因素，同卵双胞胎的一致性达到 80%，异卵双胞胎的一致性为 20%（Greco et al.，2002；Nistico et al.，2006；dielii-crimi et al.，2015）。1972 年，首次发现了乳糜泻相关的遗传因子（Falchuk et al.，1972；Stokes et al.，1972），乳糜泻是唯一的一种——主要遗传因子是 HLA-DQ2/DQ8，易感性病因是膳食麦胶蛋白——均已阐明（Lopez-Casado et al.，2015）的自身免疫性疾病。

HLA，主要组织相容性复合体（MHC），是由人类 6 号染色体上的基因编码的，是乳糜泻必要的遗传因素（Sollid 和 Lie，2005；Kupfer 和 Jabri，2012）。HLA-DQ 基因位于 6p21.3（6 号染色体的小臂）上，编码 Ⅱ 类 MHC 分子，位于抗原递呈细胞表面的 HLA-DQ 蛋白，是分别由 HLA-DQA1 和 HLA-DQB1 基因编码的 α/β 异源二聚体（Kupfer 和 Jabri，2012；Koehler et al.，2014）。HLA Ⅱ 类分子可递呈肽段至 CD4＋Th 细胞（Sollid 和 Lie，2005）。

超过 95% 的乳糜泻患者具有 HLA-DQ2/DQ8 遗传背景（Kaukinen et al.，2002；Schuppan et al.，2009）。90%～95% 的乳糜泻患者为 HLA-DQ2 基因型，5%～10% 为 HLA-DQ8 基因型（Guandalini 和 Assiri，2014；Leffler et al.，2015a）。目前发现了两种常见的 HLA-DQ2 亚型，即 HLA-DQ2.5 和 HLA-DQ2.2（Koehler et al.，2014），其中前者存在于大多数的患者中。带有脱氨基麦胶蛋白抗原决定簇 αI-醇溶蛋白（PFPQPELPY）的 DQ2 复合体的可溶性结构域，以 2.2-A 分辨率确定了其 X 射线晶体结构。该结构是 HLA 与疾病相关的基础，并揭示了发病机制的核心，即 DQ2 可与富含脯氨酸的麦胶蛋白肽段结合，而这些肽段已被 tTG 去酰胺化，可抵抗胃肠酶的作用（Kim et al.，2004）。HLA-DQ2.5 基因型与发生乳糜泻的极高风险相关，其次是 HLA-DQ8（高风险）和 HLA-DQ2.2（低风险）（Abadie et al.，2011；Koehler et al.，2014）。HLA-DQ2.5 和 HLA-DQ2.2 风险的差异，可以解释为由于基因多态性的原因，DQ2.2 中的苯丙氨酸在 DQ2.5 中被酪氨酸替代，酪氨酸可以与醇溶蛋白肽形成氢键，而 DQ2.2 中同一位置的苯丙氨酸则不能。因此，DQ2.5 可以延长醇溶蛋白肽向抗原递呈细胞的递呈时间（Fallang et al.，2009）。乳糜泻的严重程度与 HLA-DQ2 的纯合性相关，而 HLA-DQ2 与 RCD Ⅱ 和肠病相关 T 细胞淋巴瘤（EATL）相关（al-toma et al.，2006）。荷兰的一项研究发现，HLA-DQ2 纯合子在 RCD Ⅰ 中占比＞25%，RCD Ⅱ 中＞44%，EATL 患者中＞53%，相比之下，在无并发症的乳糜泻患者中占 21%，在对照组中占 2%（al-toma et al.，2006）。

到 2014 年中期，全基因组关联研究发现了多达 39 个非 HLA 乳糜泻易感性位点，其中许多涉及免疫系统相关的功能。据估计，非 HLA 位点仅占遗传风险的一小部分（van Heel et al.，2007；Hunt et al.，2008；Jabri 和 Sollid，2009；Kupfer 和 Jabri，2012；Almeida et al.，2014），在该病的遗传变异中占 14%（Trynka et al.，2011）。一项全基因组关联研究，检测了与 HLA-DQA1 和 HLA-DQB1 等位基因无关的基因组位点，发现了 5 个新的相关因子，占遗传风险的 18%（Gutierrez-Achury et al.，2015）。有趣的是，这些位点涉及的大多数多态性，并不影响蛋白质编码基因，而是影响基因表达水平（Dubois et al.，2010；Trynka et al.，2011）。与乳糜泻有关的一些等位基因，与其他自身免疫性疾病（如 1 型糖尿病）共享，这表明它们可能存在共同的生物机制（Smyth et al.，2008）。

一般人群中有 30%～40% 的人携带 HLA-DQ2 和 HLA-DQ8 等位基因，但没有发生乳糜泻，表明它们的存在不足以导致发病（Green 和 Cellier，2007）。HLA-DQ2 和 HLA-DQ8 阴性检测结果，具有较高的阴性预测价值，可以排除乳糜泻（Evans 和 Sanders，2012）。

24.4.3 其他因素

进行研究的其他乳糜泻相关因素包括母乳喂养、感染和肠道微生物群。一些研究报道，生命早期的感染会增加乳糜泻的风险（Myleus et al.，2012；Marild et al.，2015），而其他人发现，父母报告的喂食含麦胶蛋白饮食时的感染，并不是主要的风险因素（Welander et al.，2010）。婴儿期轮状病毒频繁感染也与乳糜泻风险相关（Stene et al.，2006）。推测肠道感染和炎症可启动细胞内 tTG 的分泌，增加肠道通透性，从而吸收醇溶蛋白分子，并启动免疫过程，导致疾病（Stene et al.，2006）。一项研究支持了这一观点，即患有轮状病毒引发急性胃肠炎的儿童，在急性感染 5~8 周后的恢复期，从肠道进入循环系统的蛋白质增加（Holm et al.，1992）。

婴儿喂养习惯是乳糜泻研究的另一个因素。不同的研究表明，纯母乳喂养能起到保护作用，但如果在 12 个月后继续纯母乳喂养，则会增加风险，4 个月前或 6 个月后的婴儿，最初给其喂食麦胶蛋白时会增加风险（Persson et al.，2002；Norris et al.，2005；Stordal et al.，2013）。总的来说，这些研究指出了婴儿早期的一个机会窗口，这时喂食麦胶蛋白可降低疾病风险。其他研究得出结论，初次喂食麦胶蛋白时的年龄，不是一个独立的风险因素，但它可能影响症状开始时的年龄（Peters et al.，2001；Aronsson et al.，2015）。

研究还发现，哺乳期间喂食麦胶蛋白具有保护作用，如果在喂食麦胶蛋白后继续哺乳，这种保护作用甚至更加明显（Ivarsson et al.，

2002 年）。喂食大量麦胶蛋白比喂食中等或少量的麦胶蛋白，具有更高的风险（Ivarsson et al.，2002 年）。一项多中心、随机、双盲、安慰剂对照的饮食干预研究的结论是，在一组 HLA-DQ2 或 HLA-DQ8 阳性且至少有 1 个一级亲属患有乳糜泻的高危儿童中，16~24 个月时喂食少量麦胶蛋白并没有降低到 3 岁时患乳糜泻的风险（Vriezinga et al.，2014）。

另一个新出现的乳糜泻相关因素是肠道微生物群（Cenit et al.，2015；Green et al.，2015；Marasco et al.，2016）。一项针对乳糜泻患病儿童的研究发现，那些未经治疗的患病儿童，他们的十二指肠和粪便微生物群出现了失衡，经过长期的无麦胶蛋白饮食治疗后，这些失衡得到了部分恢复。与对照组相比，未接受治疗或经无麦胶蛋白饮食治疗的乳糜泻患者，其粪便和活组织检查中，无论疾病阶段如何，都含有更多的拟杆菌和柔嫩梭菌。

未接受治疗的乳糜泻患者的粪便和活检标本中，大肠杆菌和葡萄球菌计数高于对照组。与对照组相比，无论是乳糜泻患者组的粪便中，还是未经治疗的乳糜泻患者活检标本中，所含双歧杆菌的数量显著降低（Collado et al.，2009）。另一项研究是在瑞典一家学术医院登记的儿童中进行的，该研究报告称，杆状细菌在活动性或非活动性乳糜泻患者的黏膜中更为常见，但对照组则没有发现（Forsberg et al.，2004）。尽管在正常情况下，小肠近端很少或根本不存在细菌，但扫描电子显微镜显示，37% 的未治疗和难治性、活动性乳糜泻儿童和 19% 的已治疗的乳糜泻儿童，其空肠黏膜含有 >200 个/视野的细菌，可将其定义为阳性，但在对照儿童中，只有 1.7% 的阳性存在

（Forsberg et al.，2004）。

一项为期 24 个月的纵向分析，研究了两种麦胶蛋白喂食方式对婴儿肠道菌群的影响。所有的参与者在出生后的前 6 个月只喝牛奶；一组在 6 个月时喂食麦胶蛋白，另一组不喂食；在 12 个月后，两组儿童的饮食均开始不受限制。在首次喂食麦胶蛋白的时间推迟到 12 个月后的情况下，基因易感婴儿对麦胶蛋白的免疫应答降低，自身免疫性乳糜泻的发病率降低。与没有乳糜泻家族史和无乳糜泻遗传易感的婴儿相比，DQ2+/ DQ8+婴儿的一个关键发现是，其肠道菌群中缺乏大量拟杆菌门成员和高丰度的厚壁菌门。这些婴儿中，即使当他们达到 24 个月大时，蠕动仍没有正常化，其微生物群也不像在成年人中的微生物群（Sellitto et al.，2012）。

24.5 病理学

乳糜泻患者，饮食中麦胶蛋白激发先天性和适应性免疫反应，导致肠道通透性改变和腹腔肠道病变（Leffler et al.，2015a）。乳糜泻的肠道病变发生在小肠近端、十二指肠和空肠（Jabri 和 Sollid，2009；Sollid，2000）。典型的病变表现为上皮细胞的淋巴细胞浸润，固有层白细胞密度增加、隐窝增生、绒毛萎缩，有时完全消失，导致隐窝与绒毛比例改变。组织学诊断应基于对几种类型病变的综合评估（Sollid，2000；Villanacci et al.，2011）。上皮内淋巴细胞生理上存在于小肠上皮中，其数量从绒毛基部向顶端减少，称这种类似于乐谱的模式为"衰减"（Goldstein，2004）。

这种模式的缺失是乳糜泻的灵敏指征

（Bao et al.，2012）。在乳糜泻的总体形态学改变之前，首先发生的组织学变化是小的、无丝分裂的上皮内淋巴细胞，尤其是 γδ+ T 细胞数量的增加（Marsh，1992a；Stamnaes 和 Sollid，2015）。此外，浆细胞大量浸润（Di Niro et al.，2012；Snir et al.，2015；Stamnaes 和 Sollid，2015）。以前的研究提出了不同的值作为上皮内淋巴细胞的上限，如 40（Ferguson 和 Murray，1971），22（Mahadeva et al.，2002），或 25（Hayat et al.，2002），现认为 25~29 个上皮内淋巴细胞/100 个肠细胞是临界点，当>30 个上皮内淋巴细胞/100 个肠细胞时，认为其是"病理性淋巴细胞增生"。

隐窝增生，第一个明显的结构性变化，指的是李培昆隐窝的延长和绒毛萎缩（Oberhuber，2000；Dickson et al.，2006）。隐窝增生可由基质细胞增殖、炎症细胞内流或组织重塑引发（Dickson et al.，2006）。从生理上看，绒毛高度与隐窝深度之比为 3∶1~5∶1，2∶1 的比例在儿童及十二指肠球部属正常（Bao 和 Bhagat，2012）。一般认为，绒毛的高度约为其基宽的 3 倍，绒毛高度的损失是乳糜泻的特征性组织病理学病变（Dickson et al.，2006；Shalimar et al.，2013）。绒毛萎缩被认为是由于细胞破坏增加、细胞凋亡增加或细胞再生能力下降所致（Shalimar et al.，2013）。虽然这些病变可用于组织学诊断，但它们均不是乳糜泻的专有病变，诊断需要考虑临床表现、血清学诊断、组织学和基因分型（Villanacci et al.，2011）。

1992 年，马什发明了一个分级方案来描述乳糜泻患者的组织病理学变化（Marsh，1992a）。他的分级包括四个连续的黏膜损伤阶段，并基于对三种独特且动态相关的黏膜改变模式的描述：浸润性、增生性和破坏性（扁平）病变（Marsh，1992b；Sollid，2000；Ensari，2010）。在马什的分类中，零期代表组织学上正常的肠黏膜，上皮内淋巴细胞少于30个/100个上皮细胞（Marsh，1992a）。这一组的患者在临床上可能是无症状的，只能通过血清学进行诊断（Oberhuber et al.，1999）。一期指的是在结构正常的黏膜上皮内，淋巴细胞数量增加，但绒毛与隐窝的比值正常（Marsh，1992a）。黏膜含有大于30个上皮内淋巴细胞/100个上皮细胞。这是乳糜泻的一种非特异性变化，仅作为提示，但不能确诊（Oberhuber et al.，1999）。二期的特征是上皮内淋巴细胞数量增加，大于30个上皮内淋巴细胞/100个上皮细胞，固有层有淋巴细胞浸润，隐窝增大、增生，但绒毛正常（Marsh，1992a；Oberhuber et al.，1999）。三期表现为黏膜绒毛部分或完全减弱。四期表现为萎缩性病变，黏膜扁平，隐窝发育不全，轻度炎症（Marsh，1992a）。

1999年，对该系统进行了修订和更新。新的马什-奥伯胡伯分级将三期病变分为3个亚组。3A型表现为肥厚性隐窝，绒毛轻度或中度缩短，≥30个上皮内淋巴细胞/100个肠上皮细胞。3B型表现为肥厚性隐窝，重度绒毛萎缩，以及≥30个上皮内淋巴细胞/100个肠上皮细胞。3C型表现为肥厚性隐窝，扁平黏膜上几乎没有绒毛，和≥30个上皮内淋巴细胞/100肠上皮细胞（Oberhuber et al.，1999）。现在，病理学家广泛使用该系统（Oberhuber et al.，1999；Dickson et al.，2006；Ensari，2010）。

2005年，科拉扎和维拉纳奇提出了一种新的组织学分级，将病变分为非萎缩性（甲级）和萎缩性（B级）；B级进一步细分为B1，绒毛：隐窝比<3：1，有可见绒毛；B2绒毛不可见（Corazza Villanacci，2005）。据报道，应用该新系统，不同观察者之间有更好的一致性，并强化了病理学家和临床医生之间的沟通（Corazza et al.，2007；Bao et al.，2012；Bilkhoo et al.，2015）。

24.6 血清学

原因不明的肿胀或腹部不适、慢性腹泻或便秘、消化不良、实验检查异常揭示的吸收不良、一级亲属乳糜泻、疱疹样皮炎、不明原因的骨代谢疾病、骨质疏松症、1型糖尿病和自身免疫性疾病如 Sjögren 综合征、自身免疫性甲状腺疾病和自身免疫性肝炎，可提示进行乳糜泻血清学检测（asano et al.，2003；Collin et al.，2007；Green 和 Cellier，2007；Koehler et al.，2014；Ferri，2016）。食用含麦胶蛋白饮食的乳糜泻患者，可产生几种诊断相关的抗体（Sollid，2000）。可用的血清学试验包括抗醇溶蛋白抗体、脱胺醇溶蛋白肽抗体、结缔组织抗体如抗肌内膜抗体和网蛋白抗体以及抗tTG 抗体（Green 和 Cellier，2007；Barakauskas et al.，2014；Nadhem et al.，2015）。其中，1977 年首次作为诊断试验引入的针对肌内膜网状层的抗网蛋白抗体，很少对其进行检测，也不再建议用于筛查试验（Eade et al.，1977；Green 和 Cellier，2007）。最常用的抗体是抗醇溶蛋白、肌内膜和 tTG 抗体，建议根据具体情况推荐使用（Schyum 和 Rumessen，2013）。

多年来，抗醇溶蛋白 IgA 和 IgG 抗体，认为其是诊断乳糜泻的第一步，它们对儿童很有用，因为这些抗体通常是唯一存在的血清学标识物（Brusca，2015）。对 17 项研究的分析发现，抗醇溶蛋白 IgG 试验的敏感性在 57%～100%，特异性在 47%～94%。对 26 项研究的分析表明，抗醇溶蛋白 IgA 试验的敏感性为52%～100%，特异性为 71%～100%（Hill，2005）。抗醇溶蛋白抗体，在健康人员中也有报道，故认为其不是高度特异或敏感的（Ruus-kanen et al.，2010；Ediger 和 Hill，2014）。

曾报道在贾第虫病、青少年慢性关节炎、类风湿关节炎、克罗恩病、溃疡性结肠炎、Sjögren 综合征、系统性红斑狼疮、IgA 单克隆性乳腺病和牛皮癣患者中存在抗醇溶蛋白假阳性抗体（Volta et al.，1990；Pellegrini et al.，1991；Paimela et al.，1995；Bizzaro et al.，1999；Iltanen et al.，1999；Michaelsson et al.，2000；Rensch et al.，2001；Sorell et al.，2004；Shor et al.，2012）。几项研究发现，自闭症儿童的抗醇溶蛋白 IgG 抗体水平显著高于健康对照者和未受影响的兄弟姐妹（Vojdani et al.，2004；Lau et al.，2013）。

20 世纪 80 年代中期开发的抗肌内膜抗体检测方法的应用，标志着该方法的特异性超过了抗醇溶蛋白抗体检测方法特异性（Leffler 和Schuppan，2010）。抗肌内膜抗体针对平滑肌肌间原纤维，在其发现后逐渐开始替代抗醇溶蛋白抗体（Chorzelski et al.，1984；Volta et al.，1991；Wang et al.，2014；Brusca，2015）。抗肌内膜抗体的敏感性和特异性大于 90%，可达 100%（Ferreira et al.，1992；Miller et al.，1999；Carroccio et al.，2002；Schuppan 和 Zim-mer，2013）。

对 32 项研究的分析发现，抗肌内膜 IgA试验的敏感性为 86%～100%，特异性为 90%～100%（Hill，2005）。抗肌内膜 IgA 抗体的敏感性因乳糜泻亚群不同而不同，在总绒毛萎缩患者中可达 100%，而在部分绒毛萎缩患者中（Marsh 3A 期）降低至 31%（Rostami et al.，1999）。也曾报道过抗肌内膜 IgG 抗体（Picarelli et al.，2001）。抗肌内膜抗体检测方法有几个缺点，包括耗时、昂贵、受观察者变化的影响以及需要使用免疫荧光（Schyum 和Rumessen，2013；Brusca，2015）。1997 年，tTG 被鉴定为抗肌内膜 IgA 抗体识别的抗原（Dieterich et al.，1997；Brusca，2015）。对 22项研究的分析显示，tTG IgA 检测的敏感性为54%～100%，特异性为 79%～100%，低于抗肌内膜 IgA 抗体（Hill，2005；Nadhem et al.，2015）。

乳糜泻首选的初步筛查试验包括 tTG IgA抗体的检测，即使该试验具有高敏感性和特异性，也不能用于 IgA 缺陷患者（Fasano 和Catassi，2012）。

去酰胺化醇溶蛋白肽（DGP）与循环抗体的结合，比天然肽具有更高的特异性，最近出现的去酰胺化醇溶蛋白肽抗体比抗肌内膜抗体和抗 tTG 抗体更有优势（Aleanzi et al.，2001；Schwertz et al.，2004；Sugai et al.，2006；Vermeersch et al.，2010；Schyum 和Rumessen，2013；Brusca，2015）。此外，去胺化麦胶蛋白肽抗体水平与绒毛萎缩程度高度相关，这是一种有价值的复查工具（de Chaisem-artin et al.，2015）。认为抗 DGP IgG 检测可用于排除乳糜泻（Giersiepen et al.，2012），一项对临床表现为乳糜泻患者的前瞻性分析指出，联合使用 tTG IgA 和抗 DGP IgG 抗体，可提供最佳的诊断准确性（Volta et al.，2010）。

其他研究并没有发现抗 DGP IgG 抗体与抗肌内膜 IgA 或抗 tTG IgA 抗体联合使用，其敏感性或特异性增高，也没有发现与抗 tTG IgA 抗体联合使用具有更好的诊断价值（Olen et al.，2012；Sakly et al.，2012）。

tTG IgA 抗体检测具有很高的准确度，可认为其是最具成本效益的检测。除具有较高的敏感性和特异性外，其抗体水平与肠道损伤程度相关（Ediger 和 Hill，2014；Brusca，2015）。然而，它不能用于 IgA 缺陷症患者，因为它容易导致假阴性结果（Ediger 和 Hill，2014）。抗肌内膜检测是最特异的，但主要缺点是它需要更多的时间（Brusca，2015）。抗肌内膜和抗 tTG IgA 抗体比各自的 IgG 抗体更敏感、更为准确（Giersiepen et al.，2012；Garnier - Lengline et al.，2015）。对 IgA 缺乏症患者，可使用抗 tTG IgG、抗肌内膜 IgG 和 DPG IgG 检测方法（Ediger 和 Hill，2014；Wang et al.，2014；Brusca，2015）。

曾报道在贾第病、IgA 单克隆性乳腺病、肝硬化、非霍奇金淋巴瘤、类风湿关节炎、自身免疫性肝病和胰岛素依赖性糖尿病患者中存在 tTG IgA 假阳性抗体（Bizzaro et al.，1999；Clemente et al.，2002；Carroccio et al.，2003；Picarelli et al.，2003；Sorell et al.，2004；Villalta et al.，2005）。

24.7 临床症状

喂食婴儿麦胶蛋白饮食后的几周到几个月内，乳糜泻的临床表现就会很明显，典型症状

包括腹泻、脂肪过多（粪便中脂肪过多）、腹胀、呕吐、生长障碍和食欲减退（Koehler et al.，2014）。肥胖和超重是罕见的，但也可能成为儿童的表现形式之一（Capriati et al.，2015）。传统上，认为乳糜泻影响儿童，主要表现为肠道症状和生长缺陷，但越来越多地认识到其影响所有年龄组的能力（Koehler et al.，2014；Green et al.，2015）。此外，虽然在过去认为乳糜泻主要表现为胃肠道疾病，但目前认为，该病甚至可以没有胃肠道症状（Fasano and Catassi，2012）。

乳糜泻可能是无症状的，当有临床表现时，其严重程度不等，可从表现为轻度到严重的吸收不良（Fasano 和 Catassi，2012；Pelkowski 和 Viera，2014；Castillo et al.，2015）。其表现和症状可为胃肠道或肠外反应，后者包括内分泌、皮肤和神经症状（Schuppan et al.，2009；Gujral et al.，2012；Koehler et al.，2014）。只有肠外反应的患者，可导致诊断延迟或难以诊断（Koehler et al.，2014）。

40%~50% 的患者出现慢性腹泻、体重减轻和腹胀（Fasano 和 Catassi，2012）。由于黏膜损伤，导致无法消化牛奶，可发生乳糖不耐症，缺乏脂溶性维生素 A、维生素 D、维生素 E 和维生素 K 以及维生素 B、铁、锌、钙、镁和叶酸（Rickels 和 Mandel，2004；McNicholas 和 Bell，2010；Garcia-Manzanares 和 Lucendo，2011；Caruso et al.，2013；Pelkowski 和 Viera，2014）。患者也可表现为排便习惯改变、腹胀、胃排空延迟和胃灼热（Castillo et al.，2015）。

肠外反应的表现和症状包括缺铁性贫血、骨质疏松症、关节炎、湿疹或牛皮癣、自闭症、精神分裂症、生长缓慢、疱疹样皮炎、神

经问题、周围神经病变、共济失调、情绪波动、肺、肾和胰腺症状，以及生育能力受损、牙釉质发育不全、骨质疏松、身材矮小和慢性疲劳等（Hernandez 和 Green，2006；Fasano 和 Catassi，2012；Gujral et al.，2012；Castillo et al.，2015；Leffler et al.，2015a）。可能最初表现为贫血，这是铁、叶酸和维生素 B$_{12}$ 吸收不良造成的（Halfdanarson et al.，2007）。大约 1/3 的乳糜泻成年患者存在骨质疏松，1/3 的患者骨质减少（Goddard 和 Gillett，2006；Bianchi 和 Bardella，2008；Pelkowski 和 Viera，2014）。乳糜泻也与骨折风险的增加有关（West et al.，2003；Moreno et al.，2004；Heikkila et al.，2015）。解释乳糜泻患者骨骼变化的两种机制，分别是肠道吸收不良和慢性炎症（Krupa-Kozak，2014）。

疱疹样皮炎是一种自身免疫性皮肤病，由免疫复合物沉积在真皮、表皮交界处和该处的血管壁引起，这是对膳食麦胶蛋白的反应，影响约 25% 的乳糜泻成人患者（Collin 和 Reunala，2003；Cannistraci et al.，2007）。这些复合物中的抗原是表皮转谷氨酰胺酶 TG3，抗体是抗 TG3 IgA（Sardy et al.，2002；Cannistraci et al.，2007）。这些复合物的沉积导致细胞因子和金属蛋白酶的释放，并激活补体（Cannistraci et al.，2007）。疱疹样皮炎临床表现为强烈的瘙痒性丘疹和小泡，主要发生于肘部和膝盖等伸肌表面，也可发生于臀部或下背部（Leffler et al.，2015a）。病变可能只是间歇性出现，呈局限性或全身性分布，一般愈合无瘢痕，但可能需要数月时间才能消退（Cannistraci et al.，2007；Leffler et al.，2015a）。

麦胶蛋白共济失调是乳糜泻最常见的并发症之一，指的是肌肉缺乏协调，影响平衡、步态和眼球运动（Leffler et al.，2015a）。这是乳糜泻中最常见的神经表现（Hadjivassiliou et al.，1998，2015）。最初，麦胶蛋白性共济失调被报道为伴有抗醇溶蛋白抗体的先天性散发共济失调（Hadjivassiliou et al.，1998）。疾病多呈隐性始发，很少快速进展，平均发病年龄 53 岁（Hadjivassiliou et al.，2015）。麦胶蛋白性共济失调患者表现出针对谷氨酰胺转胺酶 6（TG6）的自身免疫反应，甚至在无麦胶蛋白肠病的情况下也可能出现这种反应（Hadjivassiliou et al.，2008a，2013）。

在小鼠疾病模型中，脑室内注射 TG6 抗体导致短暂性共济失调（Boscolo et al.，2010）。TG6 抗体是麦胶蛋白依赖性的，是麦胶蛋白共济失调的敏感性和特异性标识物（Hadjivassiliou et al.，2013）。麦胶蛋白性共济失调的治疗效果取决于诊断前共济失调的持续时间。虽然及时治疗可能改善症状，但麦胶蛋白共济失调患者因接触麦胶蛋白而导致的小脑浦肯野神经元缺失是不可逆的（Hadjivassiliou et al.，2015）。早期诊断可改善共济失调，预防其进展（Hadjivassiliou et al.，2008b）。

乳糜泻危象是一种危及生命的并发症，通常发生在 2 岁以下的儿童身上。这种并发症目前很少见，主要表现为严重腹泻、低蛋白血症、代谢和电解质失衡（Wolf et al.，2000；Babar et al.，2011；Fasano 和 Catassi，2012；Hijaz et al.，2014）。成人也有乳糜泻危象的报道（Wolf et al.，2000；Jamma et al.，2010；Toyoshima et al.，2013；Mrad et al.，2015）。在没有严重胃肠症状的情况下，也有脑病和癫痫持续状态的报道，建议在儿童癫痫和脑病的鉴别诊断中考虑乳糜泻（Hijaz et al.，2014）。

乳糜泻通常并发有其他自身免疫性疾病，包括 1 型糖尿病、自身免疫性甲状腺炎、自身免疫性脱发和自身免疫性肝炎（Ventura et al.，1999；Viljamaa et al.，2005；Cosnes et al.，2008；Diamanti et al.，2015）。一般情况下，其他自身免疫性疾病的患病率，会随着患者诊断时年龄的增加而增加，在 20～25 岁的患者中，并发症的患病率可达 34%（Cosnes et al.，2008）。有自身免疫性疾病家族史的患者中，这种风险增加，在进行无麦胶蛋白饮食治疗后，风险降低（Cosnes et al.，2008）。乳糜泻未经治疗，会增加其发病率（如 B 细胞和 T 细胞淋巴瘤）和死亡率（Wright，1997；Catassi et al.，2002；Makishima et al.，2006；Oruc et al.，2010；Koehler et al.，2014；Malamut 和 Cellier，2015）。

大多数乳糜泻患者，在进行无麦胶蛋白饮食治疗后的几周内，临床表现会得到改善（Murray et al.，2004）。然而，尽管严格食用无麦胶蛋白饮食（Rubio‐Tapia 和 Murray，2010），仍有一组患者表现出持续性或复发症状、肠道炎症和绒毛萎缩（Rubio‐Tapia 和 Murray，2010）。在没有其他病因如恶性肿瘤的情况下，严格坚持无麦胶蛋白饮食至少 6～12 个月仍有持续性或复发的症状和绒毛萎缩，称为 RCD（Biagi 和 Corazza，2001；Rubio‐Tapia 和 Murray，2010；Labidi et al.，2013；Rishi et al.，2015）。一般认为 RCD 是罕见的，女性发病率是男性的 2～3 倍（Malamut et al.，2009；Rubio‐Tapia 和 Murray，2010）。分为Ⅰ型（RCD‐Ⅰ）和Ⅱ型（RCD‐Ⅱ），前者未见上皮内淋巴细胞异常，后者活检标本中上皮

内淋巴细胞异常（van Gils et al.，2015）。其中Ⅱ型 RCD 表现更为严重，预后也非常差（Malamut 和 Cellier，2015）。有研究认为，RCDⅡ是乳糜泻和肠病相关 T 细胞淋巴瘤的中间阶段，可能代表一种肠病相关的隐性 T 细胞淋巴瘤（Cellier et al.，2000）。

RCD 仍然需进行排除性诊断，大多数病例诊断年龄在 50 岁或 50 岁以上（rubel‐tapia 和 Murray，2010；Labidi et al.，2013）。

RCD Ⅰ的 5 年存活率为 80%～96%，其发生并发症和死亡的比率，明显高于无并发症的乳糜泻（Rishi et al.，2015）。RCD Ⅱ预后不良，5 年存活率为 40%～58%。这是由于较高的并发症发生率和更频繁地恶化至肠病相关 T 细胞淋巴瘤（Rubio‐Tapia 和 Murray，2010）所造成的。诊断后 5 年内，14% 的 RCD Ⅰ患者和 32%～52% 的 RCD Ⅱ患者，会发生 T 细胞淋巴瘤（Rishi et al.，2015）。尚未有明确的 RCD Ⅰ和Ⅱ有效治疗方法（Malamut 和 Cellier，2014）。类固醇可同时改善两个亚型的临床表现，90% 的 RCD Ⅰ患者和 76.7% 的 RCD Ⅱ患者可呈现临床效果（Malamut et al.，2009）。

24.8 诊断

乳糜泻需要根据临床症状、基因分型、血清学检测和十二指肠活检（Elli et al.，2015a）等进行综合诊断。据估计，西方国家仍未识别 75%～90% 的乳糜泻患者，主要是因为其症状的缺失或不典型所造成的（Lindfors et al.，2011）。建议对呈现乳糜泻高度相关症状的患者进行筛查。认为内窥镜下对十二指肠第二、三部分进行的活检，是诊断的"金标准"

（Villanacci et al.，2011；Bao 和 Bhagat，2012；Elli et al.，2015a）。由于黏膜病变可能是散在的，需要有多个足够大小的活检标本（通常为 4~6 个）才能进行确诊。应在进行无麦胶蛋白饮食治疗之前进行检测（Rostom et al.，2006）。黏膜病变的解释可能具有挑战性，因为病变的发展有很大变数，同一时间内，可能会有处于不同阶段的不同病变（Oberhuber et al.，1999）。虽然血清学检测阳性结合基因分型可以诊断患者，但仍认为小肠黏膜活检是诊断的金标准（Mills 和 Murray，2016）。

1969 年，欧洲儿科胃肠病和营养学会（ESPGAN）提出了"Interlaken 标准"，要求连续 3 次活检，进行乳糜泻诊断（Meeuwisse，1970）。第一次活检是为了在食用含麦胶蛋白饮食的个体中发现特征性的组织学病变，即黏膜扁平。第二次活检显示在无麦胶蛋白饮食下黏膜恢复正常，第三次活检显示再次食用麦胶蛋白后黏膜恶化（Meeuwisse，1970）。1990年，欧洲儿科胃肠病、肝病和营养学学会修订了这些标准，并提出了一种新的诊断方法，即如果无麦胶蛋白饮食（Walker-Smith）的临床改善明显，则不需要进行第三次活检（Walker-Smith et al.，1990）。此外，建议仅对 2 岁以下儿童，在麦胶蛋白激发后进行第三次活检，以排除其他形式的肠病（Walker-Smith et al.，1990）。之后，随着血清学检测的广泛应用，某些情况下已无需再进行活检。修订后的 2012 年指南提出，应基于临床症状、血清学、基因型和组织学进行综合诊断，并不一定需要进行活检（Husby et al.，2012）。2012 年指南区分了几种临床场景，并首次质疑了在所有患者中进行活检的作用（Husby et al.，2012；

Zevit 和 Shamir，2014）。基于该指南，提示有乳糜泻症状和 tTG2 IgA 抗体滴度>10 倍正常上限的患儿不需要活检，但建议进行 HLA-DQ2/DQ8 基因型检测（Husby et al.，2012）。

随着高度敏感和特异性血清学检测方法的出现，特别是肌内膜抗体检测（EMA）和 tTG 抗体检测，诊断方法发生了变化，目前为包括血清学检测阳性、肠道活检发现组织学病变、存在易感 HLA-DQ2 或 -DQ8 基因型、乳糜泻家族史、对无麦胶蛋白饮食的临床或组织学反应等在内的综合诊断方法（Rostom et al.，2006；Gujral et al.，2012）。与其他疾病一样，乳糜泻疾病，目前趋向于进行非侵入性诊断（Lindfors et al.，2011）。当前的乳糜泻诊断标准需要以下五个标准中的至少四个，如果没有进行 HLA 基因分型，则需要四个标准中的三个：典型的乳糜泻症状、高滴度 IgA 自身抗体的血清学阳性、小肠活检标本的乳糜性肠病、对无麦胶蛋白饮食的反应以及 HLA-DQ2 或 HLA-DQ8 基因型的存在（Ferri，2016）。

乳糜泻的鉴别诊断是复杂的，因为其他疾病也会发生绒毛萎缩，包括热带口炎性腹泻、自身免疫性肠病、嗜酸性胃肠炎、贾第虫病、艾滋病病毒肠病、牛奶肠病、豆浆肠病、常见变异型免疫缺陷病、移植器官抗宿主病、克罗恩病、肺结核、惠普尔疾病、放疗和化疗损伤等（Di Sabatino 和 Corazza，2009；；Pelkowski 和 Viera，2014）。

虽然乳糜泻符合世界卫生组织的进行大规模筛查的一些标准，包括高流行率、有敏感和特异的检测方法、早期难以发现、可以治疗和延误治疗时会有并发症，但是否对一般人群进行筛查，一直存有争议（Wilson 和 Jungner，

1968；Mearin et al.，2005；Aggarwal et al.，2012；Ludvigsson et al.，2015b）。反对进行大规模筛查的理由，包括复杂的临床表现、尚不完全明晰的自然病史、对无麦胶蛋白饮食的不严格遵守，以及成本效益等（Evans et al.，2009，2011；Fasano，，2009；Aggarwal et al.，2012）。需额外考虑筛查的高成本和在低流行率人群中出现假阳性的风险，这也是在普通人群中进行筛查的限制性因素（Cranney et al.，2005）。

24.9 治疗

24.9.1 无麦胶蛋白饮食

目前，乳糜泻唯一可接受的治疗选项是终身无麦胶蛋白饮食（Schuppan et al.，2009；van Gils et al.，2015）。无麦胶蛋白饮食可以在 1 个月内改善大多数乳糜泻患者的临床表现（Murray et al.，2004）。其主要目的之一是预防骨病、自身免疫性疾病以及恶性和非恶性并发症（Malamut 和 Cellier，2015）。治疗的重要目标是，tTG 抗体的消失，以及营养参数，如维生素 D 和铁水平的正常化（Levy et al.，2014）。

根据世界卫生组织食品法典委员会 2008 年指导方针，欧盟委员会将"无麦胶蛋白"食品定义为麦胶蛋白含量低于 20mg/kg 的食品，该规定于 2012 年 1 月生效（Ciacci et al.，2015）。许多欧洲国家都采用了这一限制标准，并将含有 20～100mg/kg 麦胶蛋白的食品列为"极低麦胶蛋白"食品（Ludvigsson et al.，2015a）。美国也采用了同样的限制标准，

美国食品药物监督管理局规定，无麦胶蛋白食品的麦胶蛋白含量要低于 20mg/kg（相当于 10mg/kg 的醇溶蛋白）（Gujral et al.，2012；Food 和 Drug Administration，2013）。尽管无麦胶蛋白饮食是主要的治疗方法，但仍有多达 50% 的患者在组织学检查上没有改善（Stoven et al.，2012）。这就需要额外的、替代的治疗策略。

24.9.2 麦胶蛋白替代

麦胶蛋白替代是乳糜泻的另一种治疗策略，它需要使用不含麦胶蛋白中免疫原性肽的谷物。高粱就是这样一种谷物（Stoven et al.，2012）。对高粱基因组的计算机分析预测，它不含已知的对乳糜泻患者有毒的多肽，对不同高粱品种的生化和遗传研究证实，这种谷物对乳糜泻患者是安全的（Pontieri et al.，2013）。患有乳糜泻的成人患者每日食用高粱，不会出现胃肠道或非肠道症状（Ciacci et al.，2007）。

24.9.3 麦胶蛋白移除

另一种替代方法是培育缺乏编码免疫原性麦胶蛋白多肽基因的小麦品种（Stoven et al.，2012）。在三种不同类型的六倍体小麦的基因组中，麦胶蛋白基因存在于染色体 1 和 6 的位点上（van den Broeck et al.，2009）。针对中国春小麦，研究了删除 T 细胞刺激表位相关和面粉致病机制相关的特定麦胶蛋白编码位点的影响。从 6 号染色体短臂中去除 α-醇溶蛋白基因座，导致 T 细胞刺激表位的显著减少和某

些功能特性的显著缺失，如由于谷蛋白：醇溶蛋白的比值变化而导致其弹性下降。从染色体 1 的短臂上，删除编码 ω-醇溶蛋白、γ-醇溶蛋白和低分子质量麦胶蛋白亚基（LMW-GS）的位点，在保留谷物功能特性的同时，大大消除了 T 细胞刺激抗原决定簇（van den Broeck et al.，2009）。

24.9.4　麦胶蛋白修饰

对麦胶蛋白进行选择性地化学修饰以降低其毒性抗原决定簇的含量，该选项比药物治疗更具有优势（Ribeiro et al.，2015）。已报道了几种麦胶蛋白修饰，以使醇溶蛋白无毒的策略（Gujral et al.，2012）。包括对谷物进行酶或遗传操作以降低其免疫原性（van Heel 和 West，2006；Tennyson et al.，2009；Osorio et al.，2012；Comino et al.，2013；Gil-Humanes et al.，2014）。例如，设计重组 HLA-DQ 分子，该分子可以减少 MHC Ⅱ-麦胶蛋白复合物，防止 T 细胞和 tTG 激活，诱导产生耐受性而非炎性的抗麦胶蛋白 T 细胞反应，并使用抗 IL-15 抗体，以产生上皮内淋巴细胞反应（IEL）的阻断效应（Yokoyama et al.，2009；Kapoerchan et al.，2010；Huan et al.，2011；Dafik et al.，2012；Klock et al.，2012；Waldmann，2013；Makharia，2014；Abadie，2015；Keillor et al.，2015）。最近报道的化学酶方法，涉及在还原条件下微生物转谷氨酰胺酶介导的谷氨酸与正丁胺的转酰胺化。报道的该方法用于小麦，但它很容易应用于其他谷物产品，如大麦和黑麦，而且该反应很容易强化（Ribeiro et al.，2015）。

24.9.5　面粉的酶处理

来自乳酸菌和真菌的某些蛋白酶能够水解免疫原性麦胶蛋白肽（Di Cagno et al.，2010）。例如，酵母乳酸菌可以完全水解 33-氨基肽，其是已知的乳糜泻患者 T 细胞免疫反应最强诱导剂。用小麦、无毒燕麦、小米和荞麦粉制成的面包，经过酵母发酵后，可以降低乳糜泻患者的麦胶蛋白不耐症水平（Di Cagno et al.，2004）。与健康对照组相比，食用这种小麦粉烘焙食品的乳糜泻患者，其十二指肠黏膜中的 IFN mRNA 水平并没有升高（Di Cagno et al.，2010）。一项研究中，对参与者进行了 60d 的饮食治疗，让他们食用含有水解小麦粉配制的烘焙食品，这些小麦粉用酵母乳酸菌和真菌蛋白酶的补充蛋白酶进行了水解。结果表明，这种饮食对乳糜泻患者没有毒性（Greco et al.，2011）。

24.9.6　加速肠道愈合

另一种治疗乳糜泻的方法是使用 R-spondin-1，这是一种肠有丝分裂原，可刺激小肠和大肠的肠黏膜生长（Zhao et al.，2007）。在小鼠实验性结肠炎模型中，R-spondin1 可刺激隐窝细胞生长、加速黏膜再生、恢复肠道结构，被认为是促进肠道愈合的潜在治疗策略（Zhao et al.，2007；Gujral et al.，2012；Piscaglia，2014）。

24.9.7　口服补充酶：ALV003

ALV003 是口服的两种蛋白酶混合物，一种是来自萌发大麦种子的半胱氨酸内切蛋白酶B-亚型2（EP-B2 或 ALV001），另一种是来自莢膜梭菌的脯氨酸特异性脯氨酰胺内切蛋白酶（SC-PEP 或 ALV002）（Castillo et al., 2015; Stoven et al., 2012）。ALV001 是大麦衍生的 EP-B2 酶原的改良重组蛋白，EP-B2 是大麦种子萌发过程中产生的谷氨酸特异性内切蛋白酶（Gass et al., 2007; Lahdeaho et al., 2014）。ALV002 是改良的来自莢膜梭菌（SC-PEP）的重组脯氨酸肽链内切酶，通过裂解相邻脯氨酸残基来水解 ALV001 消化后的多肽产物（Gass et al., 2007; Lahdeaho et al., 2014）。

Ⅰ期和Ⅱ期临床试验，显示了 ALV003 的疗效（Siegel et al., 2012; Lahdeaho et al., 2014）。一项研究显示，在两项单剂量、单盲、安慰剂对照的一期交叉临床试验中，28 名禁食麦胶蛋白的个体，食用 ALV003；另一项研究中，53 名个体，食用 ALV003 时，同时食用含麦胶蛋白的膳食（Siegel et al., 2012）。所有 ALV003 剂量（100、300、900 和 1800mg）均表现为良好耐受，没有发生严重的副作用或过敏反应（Siegel et al., 2012）。餐后 30min 收集胃吸取物，结果显示 100mg ALV003 可降解 1g 小麦面包中麦胶蛋白的 75%，300mg ALV003 可降解 88%，表明该酶在胃环境中具有活性（Siegel et al., 2012）。另一项研究中，参与者连续 3d，每天服用 16g 大剂量麦胶蛋白，并预先服用 ALV003 或安慰剂。服用安慰剂饮食的 10 个参与者中，观察到 6 个对醇溶蛋白或 33-氨基肽的 ELISpot 阳性反应，但在服用 AV003 饮食的 10 个参与者中，没有发现阳性反应。两组患者均出现的症状，并未因

AV0003 预处理得到缓解，但预处理消除了免疫应答（Tye-Din et al., 2010a）。

另一项Ⅱ期临床试验，对 16 名服用 ALV003 的患者和 18 名服用安慰剂的患者进行了评估，他们每天摄入 2g 麦胶蛋白。该研究中，ALV003 减弱了小肠损伤（Lahdeaho et al., 2014）。虽然两组的临床症状无统计学差异，但安慰剂组的平均绒毛高度和隐窝深度比，由试验前的 2.8 改变为试验后的 2.0，而 ALV003 组则无明显变化（Lahdeaho et al., 2014）。

24.9.8　拉瑞唑来醋酸防止醇溶蛋白肽的吸收

拉瑞唑来醋酸（Larazotide acetate，AT-1001）是一种 8 聚体肽，能稳定紧密连接并抑制由醇溶蛋白或细胞因子引起的分解，它来自霍乱弧菌咬合带毒素（ZOT），这是一种结合到肠细胞顶端表面的毒素（Gopalakrishnan et al., 2012a, b; Paterson et al., 2007）。

一项随机的、安慰剂对照的研究，纳入了接受麦胶蛋白挑战的乳糜泻患者，报告了其对拉瑞唑来醋酸的良好耐受性，降低了麦胶蛋白引发的免疫反应和症状（Kelly et al., 2013）。另一项随机、多中心、安慰剂对照试验中，研究对象是那些接受无麦胶蛋白饮食至少 12 个月，并在研究期间保持无麦胶蛋白饮食，但仍有症状的成年人，拉瑞唑来醋酸改善了他们的胃肠道和非胃肠道症状（Leffler et al., 2015b）。还有一项研究显示，参加试验的乳糜泻患者接受麦胶蛋白挑战，并报告拉瑞唑来醋酸耐受良好，减少了肠道屏障的功能障碍、促

炎细胞因子的产生和胃肠道的症状（Paterson et al.，2007）。

24.9.9　益生菌和乳酸杆菌

一些乳酸菌菌株和真菌蛋白酶能够水解富含脯氨酸和谷氨酸的麦胶蛋白肽，降低其毒性（De Angelis et al.，2006；Rizzello et al.，2007；de Sousa Moraes et al.，2014）。此外，某些益生菌如乳酸菌和双歧杆菌可以保护肠上皮免受醇溶蛋白的损伤（Lindfors et al.，2008；de Sousa Moraes et al.，2014）。体外研究中，乳双歧杆菌剂量依赖性地抑制了醇溶蛋白诱导的上皮通透性增加和膜褶皱形成，并保护了其紧密的连接（Lindfors et al.，2008）。在醇溶蛋白诱导产生肠病的动物模型中，对于 IFNγ 敏化动物，长双歧杆菌 CECT 7347，可增加细胞核因子 κB 和 IL-10 的表达，减少肿瘤坏死因子（TNF）-α，减弱 CD4+T 细胞介导免疫反应，部分减少了空肠的器质性改变（Laparra et al.，2012）。使用已验证的麦胶蛋白敏感模型 HLA-DQ8 转基因小鼠进行研究，给动物使用环氧酶抑制剂吲哚美辛后，干酪乳杆菌 ATCC 9595 可显著降低 TNF-α 水平，完全逆转绒毛钝化，并修复肠道损伤（D'arienzo et al.，2011）。

一项研究使用了体外和体内联合增菌的方法，以识别和分析猪近端胃肠道的降解免疫原性麦胶蛋白肽的益生菌。断奶仔猪饲喂含 20% 麦胶蛋白的玉米-大豆饲料至少 16 周，以刺激胃肠麦胶蛋白适应菌群的生长，并在含有 18-氨基肽段 LQLQPFPQPQLPYPQPQL 的增菌培养基上培养近端肠段内容物的细菌，该肽段是亚稳

态免疫原性 33-氨基肽的一部分。结果从瘤胃乳酸杆菌（*L. ruminis*）、约氏乳酸杆菌（*L. john-sonii*）、食淀粉乳酸杆菌（*L. amylovorus*）和唾液乳酸杆菌（*L. salivarius*）物种中，鉴定出 4 个具有最高肽降解活性的菌株（Duar et al.，2015）。VSL#3 对乳糜泻有疗效，它是由双歧杆菌（长双歧杆菌、婴儿双歧杆菌和短双歧杆菌）、乳酸菌（嗜酸乳杆菌、干酪乳杆菌、保加利亚乳杆菌和植物乳杆菌）和嗜热链球菌组成的混合物。

与未水解的小麦醇溶蛋白相比，VSL#3 处理的醇溶蛋白降低了连蛋白释放、细胞骨架重组和肠道的通透性（De Angelis et al.，2006）。经过 24h 的作用，10^9 菌落形成单位（CFU）/mL 的 VSL#3，能够完全水解 750mg/kg 的醇溶蛋白抗原决定簇 33-氨基肽段（De Angelis et al.，2006）。VSL#3 处理的发酵面团，经胰酶消化时，乳糜泻空肠活检标本的 CD3+上皮内淋巴细胞浸润没有增加（De Angelis et al.，2006）。

在一项对 33 名乳糜泻新确诊儿童的双盲、随机、安慰剂对照试验中，长双歧杆菌 CECT 7347 改善了参与者的健康状况，降低了外周 CD3+T 细胞和 TNF-α 的浓度（Olivares et al.，2014）。对每天食用至少 12g 麦胶蛋白的活动性乳糜泻疾病成年患者，NLS 公司的婴儿双歧杆菌超级菌株给药可以显著改善症状，但不能改善异常的胃肠道通透性（Smecuol et al.，2013）。

24.9.10　合成聚合物

聚羟基乙基甲基丙烯酸酯-共苯乙烯磺酸盐，也称聚 HEMA-co-SS，是一种羟乙基甲基丙烯酸（HEMA）和 4-麦酸二钠（SS）之间

的随机聚合物，已证明其在胃、肠的 pH 条件下，可与醇溶蛋白结合并形成超分子复合物（Liang et al.，2009）。人们认为，在蛋白质-聚合物颗粒的核心，复合物包裹 α-醇溶蛋白，阻止其被消化为免疫原性肽（Liang et al.，2009）。具有中间 SS 含量的聚合物，似乎能提供最有效的 α-醇溶蛋白包裹效果（Liang et al.，2010）。聚 HEMA-co-SS 与醇溶蛋白联合给药可减弱醇溶蛋白诱导的肠屏障改变，降低 HLA-HCD4/DQ8 小鼠上皮内淋巴细胞和巨噬细胞计数，并降低麦胶蛋白致敏小鼠的免疫应答（Pinier et al.，2009，2012）。

24.9.11　tTG2 抑制剂

有三大类 tTG2 抑制剂：竞争胺、可逆抑制剂和不可逆抑制剂（Siegel 和 Khosla，2007）。竞争胺与天然胺底物竞争，即使转胺反应继续进行，与竞争胺抑制剂而不是天然胺底物形成异构肽交联（Siegel 和 Khosla，2007）。可逆抑制剂通过阻止底物进入酶的活性部位，而不是通过对酶进行共价修饰来阻止酶活性。不可逆抑制剂，也称为自杀抑制剂，通过共价修饰酶阻止酶活性（Siegel 和 Khosla，2007）。由于 tTG2 参与多种功能，包括细胞外基质稳定、细胞黏附、细胞迁移、吞噬和细胞信号传导，可逆抑制剂比不可逆抑制剂更受青睐，以最大程度地降低其产生副作用的风险（Siegel et al.，2007；Gujral et al.，2012）。

利用醛功能化设计的麦胶蛋白肽类似物，用于制造可逆的谷氨酰胺转胺酶 2 抑制剂，发现其最佳长度为 5 亚甲基单位，比酶的天然谷氨酸底物长两个碳原子（Siegel et al.，2007）。

人弹性蛋白酶抑制剂（Elafin）是一种在人胃肠上皮中表达的丝氨酸蛋白酶抑制剂，是 tTG 的底物（Guyot et al.，2005；Baranger et al.，2011；Galipeau et al.，2014）。体外试验中，Elafin 减缓了 33-氨基酸醇溶蛋白肽脱酰胺为强免疫原性构型的动力学转化（Galipeau et al.，2014）。在麦胶蛋白致敏的小鼠中，Elafin 肠道给药使炎症正常化，改善肠道通透性，维持胞质紧密黏连蛋白 1（ZO-1）的表达（Galipeau et al.，2014）。

24.9.12　降低细胞因子水平

英夫利昔单抗是一种抗 TNF-α 单克隆抗体，于 1998 年在美国被批准用于治疗中度至重度活跃的克罗恩病，1999 年与甲氨蝶呤一起用于风湿性关节炎，2006 年用于治疗成人严重斑块性银屑病和溃疡性结肠炎（Scheinfeld，2004；Bickston，2007；Gall 和 Kalb，2008；Wilhelm et al.，2008；Monaco et al.，2015）。一项病例研究，报告了一名患有类固醇顽固性乳糜泻和 IgA 缺乏症的妇女，应用英夫利昔单抗时，其临床症状显著改善（Gillett et al.，2002）。对一名经 3 年无麦胶蛋白饮食治疗且没有效果的患者，也产生了疗效（Costantino et al.，2008）。应用英夫利昔单抗，减轻了 1 例难治性乳糜泻患儿的血清学和组织学病变，缓解了 1 例自身免疫性肠病的乳糜泻患儿临床症状，恢复了其小肠绒毛结构（Valitutti et al.，2014；Rawal et al.，2015）。

24.9.13　疫苗

为了研发诱导抗原特异性耐受的新方法，

一项研究构建了一株可分泌脱氨基 DQ8 醇溶蛋白抗原决定簇 LL-eDQ8d 的非致病性乳链球菌。该菌株抑制了转基因小鼠系统的 DQ8 限制性 T 细胞应答，下调了 IL-12、IL-10 和 TGF-β 的产生（Huibregtse et al.，2009）。另一项研究中，向小鼠鼻腔注射重组蛋白 α-醇溶蛋白，可调节小鼠对麦胶蛋白的免疫反应（Senger et al.，2003）。

为了检验谷物麦胶蛋白是否仅限于其少数肽段具有免疫毒性，一项研究收集了 226 名 HLA-DQ2+乳糜泻成人患者在开始口服谷物后 6d 内的外周血单核 T 细胞。检测的文库包括了从小麦、大麦和黑麦中提取的 12 种氨基酸的 16000 多个肽段。这种方法帮助识别了三个高免疫原性多肽，DQ2-α-I/II、DQ2-ω-I/II 和 DQ2 Hor-I 抗原决定簇，具有麦胶蛋白免疫毒性。Nexvax2 中含有这三个肽段。在一项随机、安慰剂对照、双盲的 I 期临床试验中，HLA-DQ2 基因型乳糜泻患者，食用无麦胶蛋白饮食，每周皮下注射 Nexvax2（Tye-Din et al.，2010b；Rossi，2015），该疫苗安全、耐受性好，且患者体内出现了产 IFNγ 的抗麦胶蛋白 T 细胞。高剂量时，一些麦胶蛋白相关的胃肠道不良反应更为常见，可能是由于疫苗中存在脱胺麦胶蛋白肽造成的（Brown et al.，2011；Stoven et al.，2013）。

24.10 预后

乳糜泻意味着高额的医疗费用和病患伤害（Lopez 和 Day，2015）。从饮食中去除麦胶蛋白后，大约 95% 的乳糜泻患者，在数天到数周内，其临床表现会得到改善（Pelkowski 和 Viera，2014）。然而，成年人中坚持无麦胶蛋白饮食的比率很低，仅为 42%～91%。社会文化、认知和情感影响、维持团组的成员资格以及定期随访等，均会影响坚持率（Hall et al.，2009 年）。

乳糜泻患者的死亡率取决于诊断年龄、诊断延误、临床表现模式和 HLA 基因型（Biagi et al.，2014）。从饮食中去除麦胶蛋白后，乳糜泻通常是良性的，可认为无麦胶蛋白饮食是预防恶性肿瘤的必要措施（Biagi et al.，2014；Elli et al.，2014）。30%～40% 的患者，实施无麦胶蛋白饮食，且可能需要坚持 2～5 年才能完全康复（van Gils et al.，2015）。一小部分患者，尽管坚持无麦胶蛋白饮食，其症状仍然会持续存在或复发（van Gils et al.，2015）。不到 2%～5% 的成年乳糜泻患者为 RCD（Green 和 Cellier，2007；Malamut 和 Cellier，2015）。然而，由于现有数据有限，很难确定其准确的发病率（Malamut et al.，2012）。尽管严格坚持无麦胶蛋白饮食，但症状持续仍然超过 12 个月，并且可以排除其他原因或因疏忽而摄入麦胶蛋白的情况下，可诊断为 RCD（Malamut et al.，2012；van Gils et al.，2015）。认为 HLA DQ2 基因纯合型与发生 T 细胞淋巴瘤的风险增加相关，44%～67% 的 RCD II 型患者和 25%～40% 的 RCD I 患者中，可发现该基因型，相比之下，普通乳糜泻患者和普通人群中，发现该基因型的比率仅分别为 21% 和 2%（Malamut et al.，2012）。

一项多中心、回顾性、病例对照研究，发现乳糜泻与结直肠癌风险增加无关，但不坚持无麦胶蛋白饮食，会导致腺瘤风险增加（Pereyra et al.，2013）。其他研究发现，乳糜泻患者患消化道恶性肿瘤的风险增加（Askling et al., 2002; Green et al., 2003）。另有研究发现，在确诊乳糜泻后的第一年，胃肠道恶性肿瘤的风险几乎增加了 6 倍，但在随后的几年里并没有显著增加（Elfstrom et al., 2012）。一种可能的解释是，有胃肠症状的患者会进行乳糜泻检查，某些情况下，乳糜泻确诊之前就已经发现了恶性肿瘤（Ludvigsson, 2012）。

在患有乳糜泻疾病（Marsh 3 期）（1.39 倍）、炎症（Marsh 1~2 期）（1.72 倍）或潜在乳糜泻（1.35 倍）的患者中，发现其死亡风险略有增加，其中的潜在乳糜泻患者是指黏膜正常的乳糜泻血清学阳性个体（Ludvigsson et al., 2009）。

一些研究报告称乳糜泻可预防乳腺癌（Swinson et al., 1983; Askling et al., 2002; West et al., 2004; Ilus et al., 2014）。一项纳入 17852 名乳糜泻女性患者的研究发现，乳糜泻与乳腺癌呈负相关，且她们发生子宫内膜癌和卵巢癌的风险较低（Ludvigsson et al., 2012）。

恶性肿瘤和骨质疏松症是乳糜泻的两种并发症，它们一直用于大规模筛查中（Mearin et al., 2005）。尽管一些学者报道，食用无麦胶蛋白饮食，仍然存在患非霍奇金淋巴瘤的风险，但已证明无麦胶蛋白饮食可以降低患恶性肿瘤的风险（Holmes et al., 1989; Green et al., 2003）。无麦胶蛋白饮食还可以预防肠病相关 T 细胞淋巴瘤的发生（Silano et al., 2008）。

难治性乳糜泻的不良预后相关因素包括年龄较大（>65 岁）、低白蛋白（<3.2g/dL）、低血红蛋白（<11g/dL）和诊断时总绒毛萎缩（Rubio‑Tapia et al., 2009a; Rishi et al., 2015）。

24.11 非乳糜泻麦胶蛋白敏感症

近年来，越来越多地报道了一种新的疾病，即非乳糜泻麦胶蛋白敏感症，也称为麦胶蛋白过敏或麦胶蛋白不耐症。非乳糜泻麦胶蛋白敏感症的特征是胃肠道和肠外表现，许多情况下与乳糜泻的表现类似，但迄今尚未确定其免疫机制或血清学标志物（Tonutti 和 Bizzaro, 2014）。女性更常见，平均发病年龄为 40 岁（Volta 和 De Giorgio, 2012）。目前，可认为非乳糜泻麦胶蛋白敏感症是麦胶蛋白不耐症的最常见形式，估计其患病率超过乳糜泻（Volta 和 De Giorgio, 2012; Czaja‑Bulsa, 2015）。1997—2001 年，在惠灵顿和克赖斯特彻奇，一项对新西兰哮喘和过敏儿童进行的队列研究显示，尽管这些儿童中 1% 患有乳糜泻，但 5% 的儿童表示没有食用麦胶蛋白。进行乳糜泻检测之前，医生诊断的乳糖不耐症，以及来自克赖斯特彻奇，均作为了无麦胶蛋白饮食的独立预测因子（Tanpowpong et al., 2012）。

1981 年，首次报道了非乳糜泻麦胶蛋白敏感症，当时有 8 名成年患者出现了腹痛和慢性腹泻，经无麦胶蛋白饮食治疗后症状明显缓解，食用麦胶蛋白后又恢复症状，但没有乳糜泻疾病的证据（Cooper et al., 1980）。它定义为一种临床疾病，当排除乳糜泻和小麦过敏时，由于摄入麦胶蛋白而引起肠内和/或肠外症状，一旦从饮食中去除含麦胶蛋白的营养物质，症状就会消失（Fasano et al., 2015）。

诊断方法是排除乳糜泻和 IgE 介导的小麦

过敏，以及麦胶蛋白摄入和症状发作之间的关联（Tonutti 和 Bizzaro，2014）。

非乳糜泻麦胶蛋白敏感症，常在摄入麦胶蛋白数小时或数天后出现症状，没有自身抗体，不局限于 HLA－DQ2/－DQ8 基因型，经常不表现为肠病（Fasano et al.，2015）。这种情况在有乳糜泻病史的家庭中更常见（Elli et al.，2015b）。非乳糜泻麦胶蛋白敏感症和肠易激综合征在临床上有重叠，症状类似于肠易激综合征，如腹痛、恶心、腹胀、气胀、腹泻和便秘。肠外表现包括头痛、肌肉和关节疼痛、手足麻木、慢性疲劳、贫血、抑郁、共济失调和慢性溃疡性口炎（Catassi et al.，2013；Czaja-Bulsa，2015）。

目前还没有可用的临床生物标志物（Vazquez-Roque 和 Oxentenko，2015）。一项研究中，56% 的患者检测到抗醇溶蛋白 IgG 抗体（Volta et al.，2012）。认为非乳糜泻麦胶蛋白敏感症是由先天性免疫机制介导的，适应性免疫也有较低程度的参与（Sapone et al.，2011；Vazquez-Roque 和 Oxentenko，2015）。

虽然乳糜泻患者的肠道屏障通透性增加，但在非乳糜泻麦胶蛋白敏感症中没有相关的记录（Sapone et al.，2011；Volta 和 De Giorgio，2012）。乳糜泻和非乳糜泻麦胶蛋白敏感症患者，均有中性粒细胞聚集增加、肠道炎症和以抗醇溶蛋白抗体形式存在的醇溶蛋白免疫反应，但只有乳糜泻患者对 tTG 具有自身免疫性（Volta 和 De Giorgio，2012）。

已揭示了小麦中麦胶蛋白的直接细胞毒性作用以及与其他分子的协同作用（Elli et al.，2015b）。然而，麦胶蛋白的作用一直存在争议，有人认为小麦中的可发酵性低聚糖、双糖、单糖和多元醇（FODMAPs）也参与其中（El-Salhy et al.，2015）。随着 FODMAP 摄入量的减少，症状有所改善，而当患者食用麦胶蛋白或小麦蛋白时症状恶化（Biesiekierski et al.，2013）。一项随机、双盲、安慰剂对照的交叉研究中，麦胶蛋白的摄入，加重了疑似非乳糜泻麦胶蛋白敏感症患者的症状（Di Sabatino et al.，2015）。

24.12　结论

乳糜泻是世界上最常见的食物不耐症，被认为是在人类从狩猎采集的生活方式向依赖农业的社会过渡期间出现的。大多数个体中，这种自身免疫性疾病是由于摄入小麦、大麦和黑麦中的麦醇溶蛋白或其他谷醇溶蛋白而引发的。乳糜泻是唯一一种基因易感因子和环境致病因子均已阐明和深入研究的自身免疫性疾病。乳糜泻患者表现出广泛的临床症状，可包括胃肠和/或肠外症状，也可呈无症状或潜在疾病。近年来的研究更好地认识了乳糜泻发病机理的细胞和分子基础，并探索了参与疾病的其他因素，包括母乳喂养、肠道微生物群和感染。tTG 在发病机制中起核心作用，因为它有助于醇溶蛋白脱胺，增加其免疫原性。乳糜泻的黏膜病变是由于适应性免疫反应和先天性免疫反应的双重失调而引起的。乳糜泻的特征之一是存在特异性自身抗体，具有诊断价值和治疗意义。小肠黏膜损伤，包括绒毛萎缩、隐窝增生和炎症，可通过坚持无麦胶蛋白饮食而恢复。虽然避免食用麦胶蛋白是目前唯一有效的治疗选项，但无麦胶蛋白饮食的有限依从性，对生活质量的影响，以及有很大一部分患者并不能得到组织学缓解，因此，急需其他治疗选项。近年来，替代麦胶蛋白、杂交小麦、改良麦胶蛋白、口服酶添加剂、使用益生菌、合成聚合物、使用疫苗和 tTG2 抑制剂等治疗干预措施的研究和开发均取得了长足进展。随着全球乳糜泻发病率的上升，加大研究，进一步验证和改进这些治疗方案并开发新的治疗方案，将成为首要的工作任务。一种新的现象，非乳糜泻麦胶蛋白敏感症，也称为麦胶蛋白不耐症或麦胶蛋白过敏，是最近几年才报道的，其流行程度超过了乳糜泻。虽然与乳糜泻的临床表现相似，但其与乳糜泻的两个关键区别是该病的病因不明和缺乏血清学标志物。乳糜泻提供了一个很好的例子，阐明疾病的细胞和分子基础，将有助于理解多系统之间的相互作用，帮助开发新型治疗方案。

参考文献

Abadie, V., 2015. Chapter 80-immunopathology of celiac disease. In: Mestecky, J., Strober, W., Russell, M. W., Cheroutre, H., Lambrecht, B. N., Kelsall, B.L. (Eds.), Mucosal Immunology, fourth ed. vol. 2.

Abadie, V., Jabri, B., 2014. IL-15: a central regulator of celiac disease immunopathology. Immunological Reviews 260, 221–234.

Abadie, V., Sollid, L.M., Barreiro, L.B., Jabri, B., 2011. Integration of genetic and immunological insights into a model of celiac disease pathogenesis. Annual Review of Immunology 29, 493–525.

Aggarwal, S., Lebwohl, B., Green, P.H., 2012. Screening for celiac disease in average-risk and high-risk populations. Therapeutic Advances in Gastroenterology 5, 37–47.

Al-Toma, A., Goerres, M.S., Meijer, J.W., Pena, A.S., Crusius, J.B., Mulder, C.J., 2006. Human leukocyte antigen-DQ2 homozygosity and the development of refractory celiac disease and enteropathy-associated T-cell lymphoma. Clinical Gastroenterology and Hepatology 4, 315–319.

Aleanzi, M., Demonte, A.M., Esper, C., Garcilazo, S., Waggener, M., 2001. Celiac disease: antibody recognition against native and selectively deamidated gliadin peptides. Clinical Chemistry 47, 2023–2028.

Almeida, R., Ricano-Ponce, I., Kumar, V., Deelen, P., Szperl, A., Trynka, G., Gutierrez-Achury, J., Kanterakis, A., Westra, H.J., Franke, L., Swertz, M.A., Platteel, M., Bilbao, J.R., Barisani, D., Greco, L., Mearin, L., Wolters, V.M., Mulder, C., Mazzilli, M.C., Sood, A., Cukrowska, B., Nunez, C., Pratesi, R., Withoff, S., Wijmenga, C., 2014. Fine mapping of the celiac disease-associated LPP locus reveals a potential functional variant. Human Molecular Genetics 23, 2481–2489.

Anderson, R.P., Degano, P., Godkin, A.J., Jewell, D.P., Hill, A.V., 2000. In vivo antigen challenge in celiac disease identifies a single transglutaminase-modified peptide as the dominant A-gliadin T-cell epitope. Nature Medicine 6, 337–342.

Ang, S., Kogulanathan, J., Morris, G.A., Kok, M.S., Shewry, P.R., Tatham, A.S., Adams, G.G., Rowe, A.J., Harding, S.E., 2010. Structure and heterogeneity of gliadin: a hydrodynamic evaluation. European Biophysics Journal 39, 255–261.

Anjum, F.M., Khan, M.R., Din, A., Saeed, M., Pasha, I., Arshad, M.U., 2007. Wheat gluten: high molecular weight glutenin subunits-structure, genetics, and relation to dough elasticity. Journal of Food

Science 72, R56-R63.

Arentz-Hansen, H., Korner, R., Molberg, O., Quarsten, H., Vader, W., Kooy, Y.M., Lundin, K.E., Koning, F., Roepstorff, P., Sollid, L.M., McAdam, S. N., 2000. The intestinal T cell response to alpha-gliadin in adult celiac disease is focused on a single deamidated glutamine targeted by tissue transglutaminase. The Journal of Experimental Medicine 191, 603-612.

Aronsson, C.A., Lee, H.S., Liu, E., Uusitalo, U., Hummel, S., Yang, J., Hummel, M., Rewers, M., She, J.X., Simell, O., Toppari, J., Ziegler, A. G., Krischer, J., Virtanen, S.M., Norris, J.M., Agardh, D., 2015. Age at gluten introduction and risk of celiac disease. Pediatrics 135, 239-245.

Askling, J., Linet, M., Gridley, G., Halstensen, T.S., Ekstrom, K., Ekbom, A., 2002. Cancer incidence in a population-based cohort of individuals hospitalized with celiac disease or dermatitis herpetiformis. Gastroenterology 123, 1428-1435.

Babar, M.I., Ahmad, I., Rao, M.S., Iqbal, R., Asghar, S., Saleem, M., 2011. Celiac disease and celiac crisis in children. Journal of the College of Physicians and Surgeons Pakistan 21, 487-490.

Bao, F., Bhagat, G., 2012. Histopathology of celiac disease. Gastrointestinal Endoscopy Clinics of North America 22, 679-694.

Bao, F., Green, P.H., Bhagat, G., 2012. An update on celiac disease histopathology and the road ahead. Archives of Pathology and Laboratory Medicine Online 136, 735-745.

Barakauskas, V.E., Lam, G.Y., Estey, M.P., 2014. Digesting all the options: laboratory testing for celiac disease. Critical Reviews in Clinical Laboratory Sciences 51, 358-378.

Baranger, K., Zani, M.L., Labas, V., Dallet-Choisy, S., Moreau, T., 2011. Secretory leukocyte protease inhibitor (SLPI) is, like its homologue trappin-2 (pre-elafin), a transglutaminase substrate. PLoS One 6, e20976.

Barker, J.M., Liu, E., 2008. Celiac disease: pathophysiology, clinical manifestations, and associated autoimmune conditions. Advances in Pediatrics 55, 349-365.

Bethune, M.T., Khosla, C., 2012. Oral enzyme therapy for celiac sprue. Methods in Enzymology 502, 241-271.

Biagi, F., Corazza, G.R., 2001. Defining gluten refractory enteropathy. European Journal of Gastroenterology and Hepatology 13, 561-565.

Biagi, F., Schiepatti, A., Malamut, G., Marchese, A., Cellier, C., Bakker, S.F., Mulder, C.J., Volta, U., Zingone, F., Ciacci, C., D'Odorico, A., Andrealli, A., Astegiano, M., Klersy, C., Corazza, G. R., 2014. PROgnosticating COeliac patieNts SUrvivaL: the PROCONSUL score. PLoS One 9, e84163.

Bianchi, M.L., Bardella, M.T., 2008. Bone in celiac disease. Osteoporosis International 19, 1705-1716.

Bickston, S.J., 2007. Infliximab for ulcerative colitis induction of remission and maintenance therapy. Gastroenterol Hepatol (NY) 3, 55-56.

Biesiekierski, J.R., Peters, S.L., Newnham, E. D., Rosella, O., Muir, J.G., Gibson, P.R., 2013. No effects of gluten in patients with self-reported non-celiac gluten sensitivity after dietary reduction of fermentable, poorly absorbed, short-chain carbohydrates. Gastroenterology 145, 320-328e321-323.

Bilkhoo, H.K., Ducruet, T., Marchand, V., Deslandres, C., Djemli, A., Dal Soglio, D., Patey, N., 2015. Revisiting pathological criteria for earlier diagnosis of coeliac disease. Journal of Pediatric Gastroenterology and Nutrition.

Bizzaro, N., Pasini,P., Finco, B., 1999. False-positive reactions for IgA anti-phospholipid and anti-beta(2)-glycoprotein I antibodies in patients with IgA monoclonal gammopathy. Clinical Chemistry 45, 2007-2010.

Boscolo, S., Lorenzon, A., Sblattero, D., Florian,F., Stebel, M., Marzari, R., Not, T., Aeschlimann, D., Ventura, A., Hadjivassiliou, M., Tongiorgi, E., 2010. Anti transglutaminase antibodies cause ataxia in mice. PLoS One 5, e9698.

Brown, G. J., Daveson, J., Marjason, J., Ffrench, R.A., Smith, D., Sullivan, M., Tye-Din, J. A., Anderson, R.P., 2011. A Phase 1 study to determine safety, tolerability, and bioactivity of Nexvax2 ® in HLA DQ2+ volunteers with celiac disease following a long-term, strict gluten-free diet. Gastroenterology 140, S437-S438.

Brusca, I., 2015. Overview of biomarkers for diagnosis and monitoring of celiac disease. Advances in Clinical Chemistry 68, 1-55.

Cammarota, G., Cuoco, L., Cianci, R., Pandolfi, F., Gasbarrini, G., 2000. Onset of coeliac disease during treatment with interferon for chronic hepatitis C. Lancet 356, 1494-1495.

Cannistraci, C., Lesnoni La Parola, I., Cardinali, G., Bolasco, G., Aspite, N., Stigliano, V., Picardo, M., 2007. Co-localization of IgA and TG3 on healthy skin of coeliac patients. Journal of the European Academy of Dermatology and Venereology 21, 509-514.

Capriati, T., Francavilla, R., Ferretti, F., Castellaneta, S., Ancinelli, M., Diamanti, A., 2015. The overweight: a rare presentation of celiac disease. European Journal of Clinical Nutrition.

Carroccio, A., Iannitto, E., Di Prima, L., Cirrincione, S., Troncone, R., Paparo,F., Trapani, L. G., Gucciardi, A., Averna, M.R., Montalto, G., Notarbartolo, A., 2003. Screening for celiac disease in non-Hodgkin's lymphoma patients: a serum anti-transglutaminase-based approach. Digestive Diseases and Sciences 48, 1530-1536.

Carroccio, A., Vitale, G., Di Prima, L., Chifari, N., Napoli, S., La Russa, C., Gulotta,G., Averna, M.R., Montalto, G., Mansueto, S., Notarbartolo, A., 2002. Comparison of anti- transglutaminase ELISAs and an anti-endomysial antibody assay in the diagnosis of celiac disease: a prospective study. Clinical Chemistry 48, 1546-1550.

Caruso, R., Pallone, F., Stasi, E., Romeo, S., Monteleone, G., 2013. Appropriate nutrient supplementation in celiac disease. Annals of Medicine 45, 522-531.

Castillo, N.E., Theethira, T.G., Leffler, D.A., 2015. The present and the future in the diagnosis and management of celiac disease. Gastroenterology Report (Oxford) 3, 3-11.

Catassi, C., Bai, J.C., Bonaz, B., Bouma, G., Calabro, A., Carroccio, A., Castillejo, G., Ciacci, C., Cristofori, F., Dolinsek, J., Francavilla, R., Elli, L., Green, P., Holtmeier, W., Koehler, P., Koletzko, S., Meinhold, C., Sanders, D., Schumann, M., Schuppan, D., Ullrich, R., Vecsei, A., Volta, U., Zevallos, V., Sapone, A., Fasano, A., 2013. Non-Celiac Gluten sensitivity: the new frontier of gluten related disorders. Nutrients 5, 3839-3853.

Catassi, C., Fabiani, E., Corrao, G., Barbato, M., De Renzo, A., Carella, A.M., Gabrielli,A., Leoni, P., Carroccio, A., Baldassarre, M., Bertolani,

P., Caramaschi, P., Sozzi, M., Guariso, G., Volta, U., Corazza, G.R., 2002. Risk of non-Hodgkin lymphoma in celiac disease. Journal of the American Medical Association 287, 1413-1419.

Catassi, C., Fabiani, E., Iacono, G., D'Agate, C., Francavilla, R., Biagi,F., Volta, U., Accomando, S., Picarelli, A., De Vitis, I., Pianelli, G., Gesuita, R., Carle, F., Mandolesi, A., Bearzi, I., Fasano, A., 2007. A prospective, double-blind, placebo-controlled trial to establish a safe gluten threshold for patients with celiac disease. The American Journal of Clinical Nutrition 85, 160-166.

Catassi, C., Gatti, S., Fasano, A., 2014. The new epidemiology of celiac disease. Journal of Pediatric Gastroenterology and Nutrition 59 (Suppl. 1), S7-S9.

Catassi, C., Gatti, S., Lionetti, E., 2015. World perspective and celiac disease epidemiology. Digestive Diseases 33, 141-146.

Catassi, C., Kryszak, D., Bhatti, B., Sturgeon, C., Helzlsouer, K., Clipp, S.L., Gelfond, D., Puppa, E., Sferruzza, A., Fasano, A., 2010. Natural history of celiac disease autoimmunity in a USA cohort followed since 1974. Annals of Medicine 42, 530-538.

Catassi, C., Ratsch, I.M., Gandolfi, L., Pratesi, R., Fabiani, E., El Asmar, R., Frijia, M., Bearzi, I., Vizzoni, L., 1999. Why is coeliac disease endemic in the people of the Sahara? Lancet 354, 647-648.

Cellier, C., Delabesse, E., Helmer, C., Patey, N., Matuchansky, C., Jabri, B., Macintyre, E., Cerf-Bensussan, N., Brousse, N., 2000. Refractory sprue, coeliac disease, and enteropathy- associated T-cell lymphoma. French Coeliac Disease Study Group. Lancet 356, 203-208.

Cenit, M.C., Olivares, M., Codoner-Franch, P., Sanz, Y., 2015. Intestinal microbiota and celiac disease: cause, consequence or co-evolution? Nutrients 7, 6900-6923.

Cerf-Bensussan, N., Matysiak-Budnik, T., Cellier, C., Heyman, M., 2007. Oral proteases: a new approach to managing coeliac disease. Gut 56, 157-160.

Chorzelski, T. P., Beutner, E. H., Sulej, J., Tchorzewska, H., Jablonska, S., Kumar, V., Kapuscinska, A., 1984. IgA anti-endomysium antibody. A new immunological marker of dermatitis herpetiformis and coeliac disease. British Journal of Dermatology 111, 395-402.

Ciacci, C., Ciclitira, P., Hadjivassiliou, M., Kaukinen, K., Ludvigsson, J.F., McGough, N., Sanders, D.S., Woodward, J., Leonard, J.N., Swift, G.L., 2015. The gluten-free diet and its current application in coeliac disease and dermatitis herpetiformis. United European Gastroenterology Journal 3, 121-135.

Ciacci, C., Maiuri, L., Caporaso, N., Bucci, C., Del Giudice, L., Rita Massardo, D., Pontieri,P., Di Fonzo, N., Bean, S.R., Ioerger, B., Londei, M., 2007. Celiac disease: in vitro and in vivo safety and palatability of wheat-free sorghum food products. Clinical Nutrition 26, 799-805.

Clemente, M.G., Musu, M.P., Frau, F., Lucia, C., De Virgiliis, S., 2002. Antitissue transglutaminase antibodies outside celiac disease. Journal of Pediatric Gastroenterology and Nutrition 34, 31-34.

Collado, M.C., Donat, E., Ribes-Koninckx, C., Calabuig, M., Sanz, Y., 2009. Specific duodenal and faecal bacterial groups associated with paediatric coeliac disease. Journal of Clinical Pathology 62, 264-269.

Collin, P., Huhtala, H., Virta, L., Kekkonen, L., Reunala, T., 2007. Diagnosis of celiac disease in clinical practice: physician's alertness to the condition essential. Journal of Clinical Gastroenterology 41, 152-156.

Collin, P., Reunala, T., 2003. Recognition and management of the cutaneous manifestations of celiac disease: a guide for dermatologists. American Journal of Clinical Dermatology 4, 13-20. Collin, P., Thorell, L., Kaukinen, K., Maki, M., 2004. The safe threshold for gluten contamination in gluten-free products. Can trace amounts be accepted in the treatment of coeliac disease? Alimentary Pharmacology & Therapeutics 19, 1277-1283.

Comino, I., Moreno Mde, L., Real, A., Rodriguez-Herrera, A., Barro, F., Sousa, C., 2013. The gluten-free diet: testing alternative cereals tolerated by celiac patients. Nutrients 5, 4250-4268.

Cooper, B. T., Holmes, G. K., Ferguson, R., Thompson, R.A., Allan, R.N., Cooke, W.T., 1980. Gluten-sensitive diarrhea without evidence of celiac disease. Gastroenterology 79, 801-806.

Corazza, G.R., Villanacci, V., 2005. Coeliac disease. Journal of Clinical Pathology 58, 573-574.

Corazza, G. R., Villanacci, V., Zambelli, C., Milione, M., Luinetti, O., Vindigni, C., Chioda, C., Albarello, L., Bartolini, D., Donato, F., 2007. Comparison of the interobserver reproducibility with different histologic criteria used in celiac disease. Clinical Gastroenterology and Hepatology 5, 838-843.

Cosnes, J., Cellier, C., Viola, S., Colombel, J. F., Michaud, L., Sarles, J., Hugot, J.P., Ginies, J. L., Dabadie, A., Mouterde, O., Allez, M., Nion-Larmurier, I., 2008. Incidence of autoimmune diseases in celiac disease: protective effect of the gluten-free diet. Clinical Gastroenterology and Hepatology 6, 753-758.

Costantino, G., della Torre, A., Lo Presti, M. A., Caruso, R., Mazzon, E., Fries, W., 2008. Treatment of life-threatening type I refractory coeliac disease with long-term infliximab. Digestive and Liver Disease 40, 74-77.

Cranney, A., Rostom, A., Sy, R., Dube, C., Saloogee, N., Garritty, C., Moher, D., Sampson, M., Zhang, L., Yazdi, F., Mamaladze, V., Pan, I., Mac-Neil, J., 2005. Consequences of testing for celiac disease. Gastroenterology 128, S109-S120.

Czaja-Bulsa, G., 2015. Non coeliac gluten sensitivity-a new disease with gluten intolerance. Clinical Nutrition 34, 189-194.

D'Arienzo, R., Stefanile, R., Maurano, F., Mazzarella, G., Ricca, E., Troncone, R., Auricchio, S., Rossi, M., 2011. Immunomodulatory effects of *Lactobacillus casei* administration in a mouse model of gliadin-sensitive enteropathy. Scandinavian Journal of Immunology 74, 335-341.

Dafik, L., Albertelli, M., Stamnaes, J., Sollid, L.M., Khosla, C., 2012. Activation and inhibition of transglutaminase 2 in mice. PLoS One 7, e30642.

De Angelis, M., Rizzello, C. G., Fasano, A., Clemente, M.G., De Simone, C., Silano, M., De Vincenzi, M., Losito, I., Gobbetti, M., 2006. VSL#3 probiotic preparation has the capacity to hydrolyze gliadin polypeptides responsible for Celiac Sprue. Biochimica et Biophysica Acta 1762, 80-93.

de Chaisemartin, L., Meatchi, T., Malamut, G., Fernani-Oukil, F., Hosking, F., Rault, D., Bellery, F., Cellier, C., Dragon-Durey, M.A., 2015. Application of deamidated gliadin antibodies in the follow-up of treated celiac disease. PLoS One 10, e0136745.

de Sousa Moraes, L.F., Grzeskowiak, L.M., de Sales Teixeira, T.F., Gouveia Peluzio Mdo, C., 2014. Intestinal microbiota and probiotics in celiac disease. Clinical Microbiology Reviews 27, 482-489.

Dewar, D., Pereira, S.P., Ciclitira, P.J., 2004. The pathogenesis of coeliac disease. The International Journal of Biochemistry & Cell Biology 36, 17–24.

Di Cagno, R., Barbato, M., Di Camillo, C., Rizzello, C.G., De Angelis, M., Giuliani, G.,De Vincenzi, M., Gobbetti, M., Cucchiara, S., 2010. Gluten-free sourdough wheat baked goods appear safe for young celiac patients: a pilot study. Journal of Pediatric Gastroenterology and Nutrition 51, 777–783.

Di Cagno, R., De Angelis, M., Auricchio, S., Greco, L., Clarke, C., De Vincenzi, M., Giovannini, C., D'Archivio, M., Landolfo, F., Parrilli, G., Minervini, F., Arendt, E., Gobbetti, M., 2004. Sourdough bread made from wheat and nontoxic flours and started with selected lactobacilli is tolerated in celiac sprue patients. Applied and Environmental Microbiology 70, 1088–1096.

Di Niro, R., Mesin, L., Zheng, N.Y., Stamnaes, J., Morrissey, M., Lee, J.H., Huang, M., Iversen, R., du Pre, M.F., Qiao, S.W., Lundin, K.E., Wilson, P. C., Sollid, L.M., 2012. High abundance of plasma cells secreting transglutaminase 2-specific IgA autoantibodies with limited somatic hypermutation in celiac disease intestinal lesions. Nature Medicine 18, 441–445.

Di Sabatino, A., Ciccocioppo, R., Cupelli, F., Cinque, B., Millimaggi, D., Clarkson, M.M., Paulli, M., Cifone, M.G., Corazza, G.R., 2006. Epithelium derived interleukin 15 regulates intraepithelial lymphocyte Th1 cytokine production, cytotoxicity, and survival in coeliac disease. Gut 55, 469–477.

Di Sabatino, A., Corazza, G.R., 2009. Coeliac disease. Lancet 373, 1480–1493.

Di Sabatino, A., Pickard, K.M., Gordon, J.N., Salvati, V., Mazzarella, G., Beattie, R.M., Vossenkaemper, A., Rovedatti, L., Leakey, N.A., Croft, N.

M., Troncone, R., Corazza, G.R., Stagg, A.J., Monteleone, G., MacDonald, T.T., 2007. Evidence for the role of interferon- alfa production by dendritic cells in the Th1 response in celiac disease. Gastroenterology 133, 1175–1187.

Di Sabatino, A., Volta, U., Salvatore, C., Biancheri, P., Caio, G., De Giorgio, R., Di Stefano, M., Corazza, G.R., 2015. Small amounts of gluten in subjects with suspected nonceliac gluten sensitivity: a randomized, double-blind, placebo-controlled, crossover trial. Clinical Gastroenterology and Hepatology 13, 1604–1612 e1603.

Diamanti, A., Capriati,T., Bizzarri, C., Ferretti, F., Ancinelli, M., Romano, F., Perilli, A., Laureti, F., Locatelli, M., 2015. Autoimmune diseases and celiac disease which came first: genotype or gluten? Expert Review of Clinical Immunology 1–11.

Dicke,W.K., Weijers, H.A., Van De Kamer, J. H., 1953. Coeliac disease. II. The presence in wheat of a factor having a deleterious effect in cases of coeliac disease. Acta Paediatrica 42, 34–42.

Dickson, B.C., Streutker, C.J., Chetty, R., 2006. Coeliac disease: an update for pathologists. Journal of Clinical Pathology 59, 1008–1016.

Dieli-Crimi, R., Cenit, M.C., Nunez, C., 2015. The genetics of celiac disease: a comprehensive review of clinical implications. Journal of Autoimmunity 64, 26–41.

Dieterich, W., Ehnis, T., Bauer, M., Donner, P., Volta, U., Riecken, E.O., Schuppan, D., 1997. Identification of tissue transglutaminase as the autoantigen of celiac disease. Nature Medicine 3, 797–801.

Duar, R.M., Clark, K.J., Patil, P.B., Hernandez, C., Bruning, S., Burkey, T.E., Madayiputhiya, N., Taylor, S.L., Walter, J., 2015. Identification and characterization of intestinal lactobacilli strains capable of degrading immunotoxic peptides present in gluten. Journal of Applied Microbiology 118, 515-527.

Dubois,P.C., Trynka, G., Franke, L., Hunt, K. A., Romanos, J., Curtotti, A., Zhernakova, A., Heap, G.A., Adany, R., Aromaa, A., Bardella, M. T., van den Berg, L.H., Bockett, N.A., de la Concha, E.G., Dema, B., Fehrmann, R.S., Fernandez-Arquero, M., Fiatal, S., Grandone, E., Green, P. M., Groen, H.J., Gwilliam, R., Houwen, R.H., Hunt, S.E., Kaukinen, K., Kelleher, D., Korponay-Szabo, I., Kurppa, K., MacMathuna, P., Maki, M., Mazzilli, M.C., McCann, O.T., Mearin, M.L., Mein, C.A., Mirza, M.M., Mistry, V., Mora, B., Morley, K.I., Mulder, C.J., Murray, J.A., Nunez, C., Oosterom, E., Ophoff, R.A., Polanco, I., Peltonen, L., Platteel, M., Rybak, A., Salomaa, V., Schweizer, J. J., Sperandeo, M.P., Tack, G.J., Turner, G., Veldink, J.H., Verbeek, W.H., Weersma, R.K., Wolters, V.M., Urcelay, E., Cukrowska, B., Greco, L., Neuhausen, S.L., McManus, R., Barisani, D., Deloukas, P., Barrett, J.C., Saavalainen, P., Wijmenga, C., van Heel, D.A., 2010. Multiple common variants for celiac disease influencing immune gene expression. Nature Genetics 42, 295-302.

Eade, O.E., Lloyd, R.S., Lang, C., Wright, R., 1977. IgA and IgG reticulin antibodies in coeliac and non-coeliac patients. Gut 18, 991-993.

Ediger, T.R., Hill, I.D., 2014. Celiac disease. Pediatrics in Review 35, 409-415 quiz 416.

El-Salhy, M., Hatlebakk, J.G., Gilja, O.H., Hausken, T., 2015. The relation between celiac disease, nonceliac gluten sensitivity and irritable bowel syndrome. Nutrition Journal 14, 92.

Elfstrom, P., Granath, F., Ye, W., Ludvigsson,

J.F., 2012. Low risk of gastrointestinal cancer among patients with celiac disease, inflammation, or latent celiac disease. Clinical Gastroenterology and Hepatology 10, 30-36.

Elli, L., Bergamini, C.M., Bardella, M.T., Schuppan, D., 2009. Transglutaminases in inflammation and fibrosis of the gastrointestinal tract and the liver. Digestive and Liver Disease 41, 541-550.

Elli, L., Discepolo,V., Bardella, M.T., Guandalini, S., 2014. Does gluten intake influence the development of celiac disease - associated complications? Journal of Clinical Gastroenterology 48, 13-20.

Elli, L., Branchi, F., Tomba, C., Villalta, D., Norsa, L., Ferretti, F., Roncoroni, L., Bardella, M. T., 2015a. Diagnosis of gluten related disorders: celiac disease, wheat allergy and non- celiac gluten sensitivity. World Journal of Gastroenterology 21, 7110-7119.

Elli, L., Roncoroni, L., Bardella, M.T., 2015b. Non-celiac gluten sensitivity: time for sifting the grain. World Journal of Gastroenterology 21, 8221-8226.

Ensari, A., 2010. Gluten - sensitive enteropathy (celiac disease): controversies in diagnosis and classification. Archives of Pathology & Laboratory Medicine 134, 826-836.

Evans, K.E., Hadjivassiliou, M., Sanders, D.S., 2011. Is it time to screen for adultcoeliac disease? European Journal of Gastroenterology & Hepatology 23, 833-838.

Evans, K. E., McAllister, R., Sanders, D. S., 2009. Should we screen for coeliac disease? No, British Medical Journal 339, b3674.

Evans, K.E., Sanders, D.S., 2012. Celiac disease. Gastroenterology Clinics of North America 41, 639-650.

Falchuk, Z.M., Rogentine, G.N., Strober, W., 1972. Predominance of histocompatibility antigen HL-

A8 in patients with gluten-sensitive enteropathy. Journal of Clinical Investigation 51, 1602-1605.

Fallang, L.E., Bergseng, E., Hotta, K., Berg-Larsen, A., Kim, C.Y., Sollid, L.M., 2009. Differences in the risk of celiac disease associated with HLA-DQ2.5 or HLA-DQ2.2 are related to sustained gluten antigen presentation. Nature Immunology 10, 1096-1101.

Fasano, A., 2009. Should we screen for coeliac disease? Yes, British Medical Journal 339, b3592.

Fasano, A., Berti, I., Gerarduzzi, T., Not, T., Colletti, R.B., Drago, S., Elitsur, Y., Green, P.H., Guandalini, S., Hill, I.D., Pietzak, M., Ventura, A., Thorpe, M., Kryszak, D., Fornaroli, F., Wasserman, S.S., Murray, J.A., Horvath, K., 2003. Prevalence of celiac disease in at-risk and not-at-risk groups in the United States: a large multicenter study. Archives of Internal Medicine 163, 286-292.

Fasano, A., Catassi, C., 2012. Clinical practice. Celiac disease. New England Journal of Medicine 367, 2419-2426.

Fasano, A., Sapone, A., Zevallos, V., Schuppan, D., 2015. Nonceliac gluten sensitivity. Gastroenterology 148, 1195-1204.

Faulkner-Hogg, K.B., Selby, W.S., Loblay, R.H., 1999. Dietary analysis in symptomatic patients with coeliac disease on a gluten-free diet: the role of trace amounts of gluten and non-gluten food intolerances. Scandinavian Journal of Gastroenterology 34, 784-789.

Ferguson, A., Murray, D., 1971. Quantitation of intraepithelial lymphocytes in human jejunum. Gut 12, 988-994.

Ferreira, M., Davies, S.L., Butler, M., Scott, D., Clark, M., Kumar, P., 1992. Endomysial antibody: is it the best screening test for coeliac disease? Gut 33, 1633-1637.

Ferri, F.F., 2016. Celiac Disease. Ferri's Clinical Advisor. Available at: https://www.clinicalkey.com/-!/content/3-s2.0-B978032 3280471001566.

Folk, J.E., 1980. Transglutaminases. Annual Review of Biochemistry 49, 517-531.

Food and Drug Administration, H, 2013. Food labeling: gluten-free labeling of foods. Final rule. Federal Register 78, 47154-47179.

Forsberg, G., Fahlgren, A., Horstedt, P., Hammarstrom, S., Hernell, O., Hammarstrom, M.L., 2004. Presence of bacteria and innate immunity of intestinal epithelium in childhood celiac disease. American Journal of Gastroenterology 99, 894-904.

Freeman, H.J., 2015. Celiac disease: a disorder emerging from antiquity, its evolving classification and risk, and potential new treatment paradigms. Gut Liver 9, 28-37.

Galipeau, H. J., Wiepjes, M., Motta, J. P., Schulz, J. D., Jury, J., Natividad, J. M., Pinto-Sanchez, I., Sinclair, D., Rousset, P., Martin-Rosique, R., Bermudez-Humaran, L., Leroux, J. C., Murray, J.A., Smecuol, E., Bai, J.C., Vergnolle, N., Langella, P., Verdu, E. F., 2014. Novel role of the serine protease inhibitor elafin in gluten-related disorders. American Journal of Gastroenterology 109, 748-756.

Gall, J.S., Kalb, R.E., 2008. Infliximab for the treatment of plaque psoriasis. Biologics 2, 115-124.

Garcia-Manzanares, A., Lucendo, A.J., 2011. Nutritional and dietary aspects of celiac disease. Nutrition in Clinical Practice 26, 163-173.

Garnier-Lengline, H., Cerf-Bensussan, N., Ruemmele, F. M., 2015. Celiac disease in children. Clinics and Research in Hepatology and Gastroenterology 39, 544−551.

Gasbarrini, G., Miele, L., Corazza, G.R., Gasbarrini, A., 2010. When was celiac disease born?: the Italian case from the archeologic site of Cosa. Journal of Clinical Gastroenterology 44, 502−503.

Gasbarrini, G., Rickards, O., Martinez−Labarga, C., Pacciani, E., Chilleri, F., Laterza, L., Marangi, G., Scaldaferri, F., Gasbarrini, A., 2012. Origin of celiac disease: how old are predisposing haplotypes? World Journal of Gastroenterology 18, 5300−5304.

Gass, J., Bethune, M.T., Siegel, M., Spencer, A., Khosla, C., 2007. Combination enzyme therapy for gastric digestion of dietary gluten in patients with celiac sprue. Gastroenterology 133, 472−480.

Gee, S.J., 1888. On the celiac affection. St. Bartholomew's Hospital Reports 17−20.

Giersiepen, K., Lelgemann, M., Stuhldreher, N., Ronfani, L., Husby, S., Koletzko, S., Korponay−Szabo, I.R., 2012. Accuracy of diagnostic antibody tests for coeliac disease in children: summary of an evidence report. Journal of Pediatric Gastroenterology and Nutrition 54, 229−241.

Gil−Humanes, J., Piston, F., Altamirano−Fortoul, R., Real, A., Comino, I., Sousa, C., Rosell, C.M., Barro, F., 2014. Reduced−gliadin wheat bread: an alternative to the gluten−free diet for consumers suffering gluten−related pathologies. PLoS One 9, e90898.

Gillett, H.R., Arnott, I.D., McIntyre, M., Campbell, S., Dahele, A., Priest, M., Jackson, R., Ghosh, S., 2002. Successful infliximab treatment for steroid−refractory celiac disease: a case report. Gastroenterology 122, 800−805.

Goddard, C.J., Gillett, H.R., 2006. Complications of coeliac disease: are all patients at risk? Postgraduate Medical Journal 82, 705−712.

Goldstein, N.S., 2004. Proximal small−bowel mucosal villous intraepithelial lymphocytes. Histopathology 44, 199−205.

Gopalakrishnan, S., Durai, M., Kitchens, K., Tamiz, A.P., Somerville, R., Ginski, M., Paterson, B.M., Murray, J.A., Verdu, E.F., Alkan, S.S., Pandey, N.B., 2012a. Larazotide acetate regulates epithelial tight junctions in vitro and in vivo. Peptides 35, 86−94.

Gopalakrishnan, S., Tripathi, A., Tamiz, A.P., Alkan, S.S., Pandey, N.B., 2012b. Larazotide acetate promotes tight junction assembly in epithelial cells. Peptides 35, 95−101.

Greco, L., Gobbetti, M., Auricchio, R., Di Mase, R., Landolfo, F., Paparo, F., Di Cagno, R., De Angelis, M., Rizzello, C.G., Cassone, A., Terrone, G., Timpone, L., D'Aniello, M., Maglio, M., Troncone, R., Auricchio, S., 2011. Safety for patients with celiac disease of baked goods made of wheat flour hydrolyzed during food processing. Clinical Gastroenterology and Hepatology 9, 24−29.

Greco, L., Romino, R., Coto, I., Di Cosmo, N., Percopo, S., Maglio, M., Paparo, F., Gasperi, V., Limongelli, M.G., Cotichini, R., D'Agate, C., Tinto, N., Sacchetti, L., Tosi, R., Stazi, M.A., 2002. The first large population based twin study of coeliac disease. Gut 50, 624−628.

Green, P.H., Cellier, C., 2007. Celiac disease. New England Journal of Medicine 357, 1731−1743.

Green, P.H., Fleischauer, A.T., Bhagat, G., Goyal, R., Jabri, B., Neugut, A.I., 2003. Risk of malignancy in patients with celiac disease. American Journal of Medicine 115, 191−195.

Green, P.H., Lebwohl, B., Greywoode, R., 2015. Celiac disease. Journal of Allergy and Clinical

Immunology 135, 1099–1106 quiz 1107.

Green,P.H., Rostami, K., Marsh, M.N., 2005. Diagnosis of coeliac disease. Best Practice & Research Clinical Gastroenterology 19, 389–400.

Grosso, H., Mouradian, M.M., 2012. Transglutaminase 2: biology, relevance to neurodegenerative diseases and therapeutic implications. Pharmacology & Therapeutics 133, 392–410.

Guandalini, S., Assiri, A., 2014. Celiac disease: a review. JAMA Pediatrics 168, 272–278.

Gujral, N., Freeman, H.J., Thomson, A.B., 2012. Celiac disease: prevalence, diagnosis, pathogenesis and treatment. World Journal of Gastroenterology 18, 6036–6059.

Gutierrez–Achury, J., Zhernakova, A., Pulit, S.L., Trynka, G., Hunt, K.A., Romanos,J., Raychaudhuri, S., van Heel, D.A., Wijmenga, C., de Bakker, P.I., 2015. Fine mapping in the MHC region accounts for 18% additional genetic risk for celiac disease. Nature Genetics 47, 577–578.

Guyot, N., Zani, M.L., Maurel, M.C., Dallet–Choisy, S., Moreau, T., 2005. Elafin and its precursor trappin–2 still inhibit neutrophil serine proteinases when they are covalently bound to extracellular matrix proteins by tissue transglutaminase. Biochemistry 44, 15610–15618.

Hadjivassiliou, M., Grunewald, R.A., Chattopadhyay, A.K., Davies–Jones, G.A., Gibson, A., Jarratt, J.A., Kandler, R.H., Lobo, A., Powell, T., Smith, C.M., 1998. Clinical, radiological, neurophysiological, and neuropathological characteristics of gluten ataxia. Lancet 352, 1582–1585.

Hadjivassiliou, M., Aeschlimann, P., Strigun, A., Sanders, D.S., Woodroofe, N., Aeschlimann, D., 2008a. Autoantibodies in gluten ataxia recognize a novel neuronal transglutaminase. Annals of Neurology 64, 332–343.

Hadjivassiliou, M., Sanders, D.S., Woodroofe, N., Williamson, C., Grunewald, R.A., 2008b. Gluten ataxia. Cerebellum 7, 494–498.

Hadjivassiliou, M., Aeschlimann, P., Sanders, D.S., Maki, M., Kaukinen, K., Grunewald, R.A., Bandmann, O., Woodroofe, N., Haddock, G., Aeschlimann, D.P., 2013. Transglutaminase 6 antibodies in the diagnosis of gluten ataxia. Neurology 80, 1740–1745.

Hadjivassiliou, M., Sanders, D.D., Aeschlimann, D.P., 2015. Gluten–related disorders: gluten ataxia. Digestive Diseases 33, 264–268.

Halfdanarson, T.R., Litzow, M.R., Murray, J.A., 2007. Hematologic manifestations of celiac disease. Blood 109, 412–421.

Hall, N.J., Rubin, G., Charnock, A., 2009. Systematic review: adherence to a gluten–free diet in adult patients with coeliac disease. Alimentary Pharmacology & Therapeutics30, 315–330.

Han, A., Newell,E.W., Glanville, J., Fernandez–Becker, N., Khosla, C., Chien, Y.H., Davis, M.M., 2013. Dietary gluten triggers concomitant activation of CD4+ and CD8+ alphabeta T cells and gammadelta T cells in celiac disease. Proceedings of the National Academy of Sciences of the United States of America 110, 13073–13078.

Hayat, M., Cairns, A., Dixon, M.F., O'Mahony, S., 2002. Quantitation of intraepithelial lymphocytes in human duodenum: what is normal? Journal of Clinical Pathology 55, 393–394.

Heikkila, K., Pearce, J., Maki, M., Kaukinen, K., 2015. Celiac disease and bone fractures: a systematic review and meta–analysis. Journal of Clinical Endocrinology & Metabolism 100, 25-34.

Henderson, K.N., Tye-Din, J.A., Reid, H.H., Chen, Z., Borg, N.A., Beissbarth, T., Tatham, A., Mannering, S.I., Purcell, A.W., Dudek, N.L., van Heel, D.A., McCluskey, J., Rossjohn, J., Anderson, R.P., 2007. A structural and immunological basis for the role of human leukocyte antigen DQ8 in celiac disease. Immunity 27, 23-34.

Hernandez, L., Green, P.H., 2006. Extraintestinal manifestations of celiac disease. Current Gastroenterology Reports 8, 383-389.

Hijaz, N.M., Bracken, J.M., Chandratre, S.R., 2014. Celiac crisis presenting with status epilepticus and encephalopathy. European Journal of Pediatrics 173, 1561-1564.

Hill, I.D., 2005. What are the sensitivity and specificity of serologic tests for celiac disease? Do sensitivity and specificity vary in different populations? Gastroenterology 128, S25-S32.

Hischenhuber, C., Crevel, R., Jarry, B., Maki, M., Moneret-Vautrin, D.A., Romano, A., Troncone, R., Ward, R., 2006. Review article: safe amounts of gluten for patients with wheat allergy or coeliac disease. Alimentary Pharmacology & Therapeutics 23, 559-575.

Holm, S., Andersson, Y., Gothefors, L., Lindberg, T., 1992. Increased protein absorption after acute gastroenteritis in children. Acta Paediatrica 81, 585-588.

Holmes, G.K., Prior, P., Lane, M.R., Pope, D., Allan, R.N., 1989. Malignancy in coeliac disease-effect of a gluten free diet. Gut 30, 333-338.

Howdle, P.D., 2006. Gliadin, glutenin or both? The search for the Holy Grail in coeliac disease. European Journal of Gastroenterology & Hepatology 18, 703-706.

Huan, J., Meza-Romero, R., Mooney, J.L., Vandenbark, A.A., Offner, H., Burrows, G.G., 2011. Single-chain recombinant HLA-DQ2.5/peptide molecules block alpha2-gliadin- specific pathogenic CD4+ T-cell proliferation and attenuate production of inflammatory cytokines: a potential therapy for celiac disease. Mucosal Immunology 4, 112-120.

Huibregtse, I.L., Marietta, E.V., Rashtak, S., Koning, F., Rottiers, P., David, C.S., van Deventer, S.J., Murray, J.A., 2009. Induction of antigen-specific tolerance by oral administration of Lactococcus lactis delivered immunodominant DQ8-restricted gliadin peptide in sensitized nonobese diabetic Abo Dq8 transgenic mice. Journal of Immunology 183, 2390-2396.

Hunt, K.A., Zhernakova, A., Turner, G., Heap, G.A., Franke, L., Bruinenberg, M., Romanos, J., Dinesen, L.C., Ryan, A.W., Panesar, D., Gwilliam, R., Takeuchi, F., McLaren, W.M., Holmes, G.K., Howdle, P.D., Walters, J.R., Sanders, D.S., Playford, R.J., Trynka, G., Mulder, C.J., Mearin, M.L., Verbeek, W.H., Trimble, V., Stevens, F.M., O'Morain, C., Kennedy, N.P., Kelleher, D., Pennington, D.J., Strachan, D.P., McArdle, W.L., Mein, C.A., Wapenaar, M.C., Deloukas, P., McGinnis, R., McManus, R., Wijmenga, C., van Heel, D.A., 2008. Newly identified genetic risk variants for celiac disease related to the immune response. Nature Genetics 40, 395-402.

Husby, S., Koletzko, S., Korponay-Szabo, I.R., Mearin, M.L., Phillips, A., Shamir, R., Troncone, R., Giersiepen, K., Branski, D., Catassi, C., Lelgeman, M., Maki, M., Ribes-Koninckx, C., Ventura, A., Zimmer, K.P., 2012. European society for pediatric Gastroenterology, Hepatology, and nutrition guidelines for the diagnosis of coeliac disease. Journal of Pediatric Gastroenterology and Nutrition 54, 136–160.

Iltanen, S., Collin,P., Korpela, M., Holm, K., Partanen, J., Polvi, A., Maki, M., 1999. Celiac disease and markers of celiac disease latency in patients with primary Sjogren's syndrome. American Journal of Gastroenterology 94, 1042–1046.

Ilus,T., Kaukinen, K., Virta, L.J., Pukkala, E., Collin, P., 2014. Incidence of malignancies in diagnosed celiac patients: a population–based estimate. American Journal of Gastroenterology 109, 1471–1477.

Ivarsson, A., Hernell, O., Stenlund, H., Persson, L.A., 2002. Breast–feeding protects against celiac disease. American Journal of Clinical Nutrition 75, 914–921.

Jabri, B., Sollid, L.M., 2009. Tissue–mediated control of immunopathology in coeliac disease. Nature Reviews Immunology 9, 858–870.

Jamma, S., Rubio-Tapia, A., Kelly, C.P., Murray, J., Najarian, R., Sheth, S., Schuppan, D., Dennis, M., Leffler, D.A., 2010. Celiac crisis is a rare but serious complication of celiac disease in adults. Clinical Gastroenterology and Hepatology 8, 587–590.

Kang,J.Y., Kang, A.H., Green, A., Gwee, K.A., Ho, K.Y., 2013. Systematic review: worldwide variation in the frequency of coeliac disease and changes over time. Alimentary Pharmacology & Therapeutics 38, 226–245.

Kapoerchan, V.V., Wiesner, M., Hillaert, U., Drijfhout, J.W., Overhand, M., Alard, P., van der Marel, G.A., Overkleeft, H.S., Koning, F., 2010. Design, synthesis and evaluation of high–affinity binders for the celiac disease associated HLA–DQ2 molecule. Molecular Immunology 47, 1091–1097.

Kaukinen, K., Partanen, J., Maki, M., Collin, P., 2002. HLA–DQ typing in the diagnosis of celiac disease. American Journal of Gastroenterology 97, 695–699.

Keillor, J.W., Apperley, K.Y., Akbar, A., 2015. Inhibitors of tissue transglutaminase. Trends in Pharmacological Sciences 36, 32–40.

Kelly,C.P., Green, P.H., Murray, J.A., Dimarino, A., Colatrella, A., Leffler, D.A., Alexander, T., Arsenescu, R., Leon, F., Jiang, J.G., Arterburn, L.A., Paterson, B.M., Fedorak, R.N., 2013. Larazotide acetate in patients with coeliac disease undergoing a gluten challenge: a randomised placebo – controlled study. Alimentary Pharmacology & Therapeutics 37, 252–262.

Kim, C.Y., Quarsten, H., Bergseng, E., Khosla, C., Sollid, L.M., 2004. Structural basis for HLA–DQ2–mediated presentation of gluten epitopes in celiac disease. Proceedings of the National Academy of Sciences of the United States of America 101, 4175–4179.

Klock, C., Diraimondo, T.R., Khosla, C., 2012. Role of transglutaminase 2 in celiac disease pathogenesis. Seminars in Immunopathology 34, 513–522.

Kochhar, R.,Sachdev, S., Kochhar, R., Aggarwal, A., Sharma, V., Prasad, K.K., Singh, G., Nain, C.K., Singh, K., Marwaha, N., 2012. Prevalence of coeliac disease in healthy blood donors: a study from north India. Digestive and Liver Disease 44, 530–532.

Koehler, P., Wieser, H., Konitzer, K., 2014. Celiac disease—a complex disorder. In: Koehler, P., Wieser, H., Konitzer, K. (Eds.), Celiac Disease and Gluten: Multidisciplinary Challenges and Opportunities. Academic Press., pp. 1–96 Chapter 1.

Kondrashova, A., Mustalahti, K., Kaukinen, K., Viskari, H., Volodicheva, V., Haapala, A.M., Ilonen, J., Knip, M., Maki, M., Hyoty, H., 2008. Lower economic status and inferior hygienic environment may protect against celiac disease. Annals of Medicine 40, 223-231.

Korneychuk, N., Ramiro-Puig, E., Ettersperger, J., Schulthess, J., Montcuquet, N., Kiyono, H., Meresse, B., Cerf-Bensussan, N., 2014. Interleukin 15 and CD4(+) T cells cooperate to promote small intestinal enteropathy in response to dietary antigen. Gastroenterology 146, 1017-1027.

Krupa-Kozak, U., 2014. Pathologic bone alterations in celiac disease: etiology, epidemiology, and treatment. Nutrition 30, 16-24.

Kupfer, S.S., Jabri, B., 2012. Pathophysiology of celiac disease. Gastrointestinal Endoscopy Clinics of North America 22, 639-660.

Labidi, A., Serghini, M., Karoui, S., Boubaker, J., Filali, A., 2013. Diagnosis and management of refractory celiac disease: a systematic review. Tunisian Medical 91, 493-498.

Lahdeaho, M.L., Kaukinen, K., Laurila, K., Vuotikka, P., Koivurova, O.P., Karja-Lahdensuu, T., Marcantonio, A., Adelman, D.C., Maki, M., 2014. Glutenase ALV003 attenuates gluten - induced mucosal injury in patients with celiac disease. Gastroenterology 146, 1649-1658.

Laparra, J.M., Olivares, M., Gallina, O., Sanz, Y., 2012. Bifidobacterium longum CECT 7347 modulates immune responses in a gliadin-induced enteropathy animal model. PLoS One 7, e30744.

Lau, N.M., Green, P.H., Taylor, A.K., Hellberg, D., Ajamian, M., Tan, C.Z., Kosofsky, B.E., Higgins, J.J., Rajadhyaksha, A.M., Alaedini, A., 2013. Markers of celiac disease and gluten sensitivity in children with autism. PLoS One 8, e66155.

Lebwohl, B., Ludvigsson, J.F., Green, P.H., 2015. Celiac disease and non-celiac gluten sensitivity.

BMJ 351, h4347.

Leffler, D.A., Green, P.H., Fasano, A., 2015a. Extraintestinal manifestations of coeliac disease. Nature Reviews Gastroenterology & Hepatology 12, 561-571.

Leffler, D.A., Kelly, C.P., Green, P.H., Fedorak, R.N., DiMarino, A., Perrow, W., Rasmussen, H., Wang, C., Bercik, P., Bachir, N.M., Murray, J.A., 2015b. Larazotide acetate for persistent symptoms of celiac disease despite a gluten-free diet: a randomized controlled trial. Gastroenterology 148, 1311-1319 e1316.

Leffler, D.A., Schuppan, D., 2010. Update on serologic testing in celiac disease. American Journal of Gastroenterology 105, 2520-2524.

Levy, J., Bernstein, L., Silber, N., 2014. Celiac disease: an immune dysregulation syndrome. Current Problems in Pediatric and Adolescent Health Care 44, 324-327.

Liang, L., Pinier, M., Leroux, J.C., Subirade, M., 2009. Interaction of alpha-gliadin with poly(HEMA-co-SS): structural characterization and biological implication. Biopolymers 91, 169-178.

Liang, L., Pinier, M., Leroux, J.C., Subirade, M., 2010. Interaction of alpha-gliadin with polyanions: design considerations for sequestrants used in supportive treatment of celiac disease. Biopolymers 93, 418-428.

Lindfors, K., Blomqvist, T., Juuti-Uusitalo, K., Stenman, S., Venalainen, J., Maki, M., Kaukinen, K., 2008. Live probiotic Bifidobacterium lactis bacteria inhibit the toxic effects induced by wheat gliadin in epithelial cell culture. Clinical & Experimental Immunology 152, 552-558.

Lindfors, K., Koskinen, O., Kaukinen, K., 2011. An update on the diagnostics of celiac disease. International Reviews of Immunology 30, 185-196.

Lionetti, E., Gatti, S., Pulvirenti, A., Catassi, C., 2015. Celiac disease from a global perspective. Best Practice & Research Clinical Gastroenterology 29, 365–379.

Lohi, S., Mustalahti, K., Kaukinen, K., Laurila, K., Collin,P., Rissanen, H., Lohi, O., Bravi, E., Gasparin, M., Reunanen, A., Maki, M., 2007. Increasing prevalence of coeliac disease over time. Alimentary Pharmacology & Therapeutics 26, 1217–1225.

Lopez, R.N., Day, A.S., 2015. Feeding the infant at high-risk of celiac disease-an update. Frontiers in Pediatrics 3, 47.

Lopez–Casado, M.A., Lorite, P., Palomeque, T., Torres, M.I., 2015. Potential role of the IL-33/ST2 axis in celiac disease. Cellular & Molecular Immunology. http://dx.doi.org/10.1038/ cmi.2015.85.

Lorand, L., Graham, R.M., 2003. Transglutaminases: crosslinking enzymes with pleiotropic functions. Nature Reviews Molecular Cell Biology 4, 140–156.

Lorand, L., Hsu, L.K., SiefringJr., G.E., Rafferty, N.S., 1981. Lens transglutaminase and cataract formation. Proceedings of the National Academy of Sciences of the United States of America 78, 1356–1360.

Losowsky,M.S., 2008. A history of coeliac disease. Digestive Diseases 26, 112–120.

Ludvigsson, J.F., 2012. Mortality and malignancy in celiac disease. Gastrointestinal Endoscopy Clinics of North America 22, 705–722.

Ludvigsson, J.F., Card, T., Ciclitira, P.J., Swift, G.L., Nasr, I., Sanders, D.S., Ciacci, C., 2015a. Support for patients with celiac disease: a literature review. United European Gastroenterology Journal 3, 146–159.

Ludvigsson, J.F., Card, T.R., Kaukinen, K.,

Bai, J., Zingone, F., Sanders, D.S., Murray, J.A., 2015b. Screening for celiac disease in the general population and in high-risk groups. United European Gastroenterology Journal 3, 106–120.

Ludvigsson, J.F., Montgomery, S.M., Ekbom, A., Brandt, L., Granath, F., 2009. Small–intestinal histopathology and mortality risk in celiac disease. Journal of the American Medical Association 302, 1171–1178.

Ludvigsson, J.F., West, J., Ekbom, A., Stephansson, O., 2012. Reduced risk of breast, endometrial and ovarian cancer in women with celiac disease. International Journal of Cancer 131, E244–E250.

Mahadeva, S., Wyatt, J.I., Howdle, P.D., 2002. Is a raised intraepithelial lymphocyte count with normal duodenal villous architecture clinically relevant? Journal of Clinical Pathology 55, 424–428.

Makharia, G.K., 2014. Current and emerging therapy for celiac disease. Frontiers in Medicine (Lausanne) 1, 6.

Makharia, G.K., Verma, A.K., Amarchand, R., Bhatnagar, S., Das, P., Goswami, A., Bhatia, V., Ahuja, V., Datta Gupta, S., Anand, K., 2011. Prevalence of celiac disease in the northern part of India: a community based study. Journal of Gastroenterology and Hepatology 26, 894–900.

Makishima, H., Ito, T., Kodama, R., Asano, N., Nakazawa, H., Hirabayashi, K., Nakamura, S., Ota, M., Akamatsu, T., Kiyosawa, K., Ishida, F., 2006. Intestinal diffuse large B-cell lymphoma associated with celiac disease: a Japanese case. International Journal of Hematology 83, 63–65.

Malamut, G., Afchain, P., Verkarre, V., Lecomte, T., Amiot, A., Damotte, D., Bouhnik, Y., Colombel, J.F., Delchier, J.C., Allez, M., Cosnes,

J., Lavergne-Slove, A., Meresse, B., Trinquart, L., Macintyre, E., Radford – Weiss, I., Hermine, O., Brousse, N., Cerf-Bensussan, N., Cellier, C., 2009. Presentation and long-term follow-up of refractory celiac disease: comparison of type I with type II. Gastroenterology 136, 81-90.

Malamut, G., Cellier, C., 2014. Refractory celiac disease. Expert Review of Gastroenterology & Hepatology 8, 323-328.

Malamut, G., Cellier, C., 2015. Refractory celiac disease: epidemiology and clinical manifestations. Digestive Diseases 33, 221-226.

Malamut, G., Meresse, B., Cellier, C., Cerf – Bensussan, N., 2012. Refractory celiac disease: from bench to bedside. Seminars in Immunopathology 34, 601-613.

Malandain, H., 2005. Transglutaminases: a meeting point for wheat allergy, celiac disease, and food safety. European Annals of Allergy and Clinical Immunology 37, 397-403.

Mankai, A., Landolsi, H., Chahed, A., Gueddah, L., Limem, M., Ben Abdessalem, M., Yacoub-Jemni, S., Ghannem, H., Jeddi, M., Ghedira, I., 2006. Celiac disease in Tunisia: serological screening in healthy blood donors. Pathologie Biologie (Paris) 54, 10-13.

Marasco, G., Di Biase, A.R., Schiumerini, R., Eusebi, L.H., Iughetti, L., Ravaioli, F., Scaioli, E., Colecchia, A., Festi, D., 2016. Gut microbiota and celiac disease. Digestive Diseases and Sciences 6, 1461-1472.

Marild, K., Kahrs, C.R., Tapia, G., Stene, L.C., Stordal, K., 2015. Infections and risk of celiac disease in childhood: a prospective nationwide cohort study. American Journal of Gastroenterology 110, 1475-

1484.

Marsh, M.N., 1992a. Gluten, major histocompatibility complex, and the small intestine. A molecular and immunobiologic approach to the spectrum of gluten sensitivity ('celiac sprue'). Gastroenterology 102, 330-354.

Marsh, M.N., 1992b. Mucosal pathology in gluten sensitivity. In: Marsh, M.N. (Ed.), Coeliac Disease. Blackwell, Oxford, pp. 136-191.

McNicholas, B.A., Bell, M., 2010. Coeliac disease causing symptomatic hypocalcaemia, osteomalacia and coagulapathy. BMJ Case Report 2010. http://dx.doi.org/10.1136/bcr.09.2009.2262.

Mearin, M.L., 2015. The prevention of coeliac disease. Best Practice & Research Clinical Gastroenterology 29, 493-501.

Mearin, M.L., Ivarsson, A., Dickey, W., 2005. Coeliac disease: is it time for mass screening? Best Practice & Research Clinical Gastroenterology 19, 441-452.

Meeuwisse, G.W., 1970. Diagnostic criteria in CD. Acta Paediatrica Scandinavica 461-463.

Mention, J.J., Ben Ahmed, M., Begue, B., Barbe, U., Verkarre, V., Asnafi, V., Colombel, J.F., Cugnenc, P.H., Ruemmele, F.M., McIntyre, E., Brousse, N., Cellier, C., Cerf-Bensussan, N., 2003. Interleukin 15: a key to disrupted intraepithelial lymphocyte homeostasis and lymphomagenesis in celiac disease. Gastroenterology 125, 730-745.

Meresse, B., Chen, Z., Ciszewski, C., Tretiakova, M., Bhagat, G., Krausz, T.N., Raulet, D.H., Lanier, L.L., Groh, V., Spies, T., Ebert, E.C., Green, P.H., Jabri, B., 2004. Coordinated induction by IL15 of a TCR-independent NKG2D signaling pathway converts CTL into lymphokine-activated killer cells in celiac disease. Immunity 21, 357-366.

Michaelsson, G., Gerden, B., Hagforsen, E., Nilsson, B., Pihl-Lundin, I., Kraaz, W., Hjelmquist, G., Loof, L., 2000. Psoriasis patients with antibodies to gliadin can be improved by a gluten-free diet. British Journal of Dermatology 142, 44-51.

Miller, A., Paspaliaris, W., Elliott, P. R., d'Apice, A., 1999. Anti-transglutaminase antibodies and coeliac disease. Australian & New Zealand Journal of Medicine 29, 239-242.

Mills, J.R., Murray, J.A., 2016. Contemporary celiac disease diagnosis: is a biopsy avoidable? Current Opinion in Gastroenterology 32, 80-85.

Molberg, O., Kett, K., Scott, H., Thorsby, E., Sollid, L.M., Lundin, K.E., 1997. Gliadin specific, HLA DQ2-restricted T cells are commonly found in small intestinal biopsies from coeliac disease patients, but not from controls. Scandinavian Journal of Immunology 46, 103-109.

Molberg, O., McAdam, S. N., Korner, R., Quarsten, H., Kristiansen, C., Madsen, L., Fugger, L., Scott, H., Noren, O., Roepstorff, P., Lundin, K. E., Sjostrom, H., Sollid, L.M., 1998. Tissue transglutaminase selectively modifies gliadin peptides that are recognized by gut-derived T cells in celiac disease. Nature Medicine 4, 713-717.

Monaco, C., Nanchahal, J., Taylor, P., Feldmann, M., 2015. Anti-TNF therapy: past, present and future. International Immunology 27, 55-62.

Monteleone, G., Pender, S. L., Alstead, E., Hauer, A.C., Lionetti, P., McKenzie, C., MacDonald, T.T., 2001. Role of interferon alpha in promoting T helper cell type 1 responses in the small intestine in coeliac disease. Gut 48, 425-429.

Moreno, M.L., Vazquez, H., Mazure, R., Smec-uol, E., Niveloni, S., Pedreira, S., Sugai, E., Maurino, E., Gomez, J.C., Bai, J.C., 2004. Stratification of bone fracture risk in patients with celiac disease. Clinical Gastroenterology and Hepatology 2, 127-134.

Mowat, A.M., 2003. Coeliac disease-a meeting point for genetics, immunology, and protein chemistry. Lancet 361, 1290-1292.

Mrad, R.A., Ghaddara, H.A., Green, P.H., El-Majzoub, N., Barada, K.A., 2015. Celiac crisis in a 64-Year-Old woman: an unusual cause of severe diarrhea, acidosis, and malabsorption. ACG Case Reports Journal 2, 95-97.

Mulder, C.J., van Bergeijk, J.D., Jansen, T.L., Uil, J.J., 1993. Coeliac disease. Diagnostic and therapeutic pitfalls. Scandinavian Journal of Gastroenterology Supplement 200, 42-47.

Murray, J. A., Watson, T., Clearman, B., Mitros, F., 2004. Effect of a gluten-free diet on gastrointestinal symptoms in celiac disease. American Journal of Clinical Nutrition 79, 669-673.

Mustalahti, K., Catassi, C., Reunanen, A., Fabiani, E., Heier, M., McMillan, S., Murray, L., Metzger, M.H., Gasparin, M., Bravi, E., Maki, M., 2010. The prevalence of celiac disease in Europe: results of a centralized, international mass screening project. Annals of Medicine 42, 587-595.

Myleus, A., Hernell, O., Gothefors, L., Hammarstrom, M.L., Persson, L.A., Stenlund, H., Ivarsson, A., 2012. Early infections are associated with increased risk for celiac disease: an incident case-referent study. BMC Pediatrics 12, 194.

Nadhem, O.N., Azeez, G., Smalligan, R.D., Urban, S., 2015. Review and practice guidelines for celiac disease in 2014. Postgraduate Medicine 127, 259-265.

Nistico, L., Fagnani, C., Coto, I., Percopo, S., Cotichini, R., Limongelli, M.G., Paparo, F., D'Alfonso, S., Giordano, M., Sferlazzas, C., Magazzu, G., Momigliano-Richiardi, P., Greco, L., Stazi, M. A., 2006. Concordance, disease progression, and heritability of coeliac disease in Italian twins. Gut 55, 803–808.

Norris, J.M., Barriga, K., Hoffenberg, E.J., Taki, I., Miao, D., Haas, J.E., Emery, L.M., Sokol, R.J., Erlich, H.A., Eisenbarth, G.S., Rewers, M., 2005. Risk of celiac disease autoimmunity and timing of gluten introduction in the diet of infants at increased risk of disease. JAMA 293, 2343–2351.

Nurminskaya, M.V., Belkin, A.M., 2012. Cellular functions of tissue transglutaminase. International Review of Cell and Molecular Biology 294, 1–97.

Oberhuber, G., 2000. Histopathology of celiac disease. Biomedicine & Pharmacotherapy 54, 368–372.

Oberhuber, G., Granditsch, G., Vogelsang, H., 1999. The histopathology of coeliac disease: time for a standardized report scheme for pathologists. European Journal of Gastroenterology & Hepatology 11, 1185–1194.

Olen, O., Gudjonsdottir, A.H., Browaldh, L., Hessami, M., Elvin, K., Liedberg, A.S., Neovius, M., Grahnquist, L., 2012. Antibodies against deamidated gliadin peptides and tissue transglutaminase for diagnosis of pediatric celiac disease. Journal of Pediatric Gastroenterology and Nutrition 55, 695–700.

Olivares, M., Castillejo, G., Varea, V., Sanz, Y., 2014. Double-blind, randomised, placebo-controlled intervention trial to evaluate the effects of Bifidobacterium longum CECT 7347 in children with newly diagnosed coeliac disease. British Journal of Nutrition 112, 30–40.

Oliveira, A., Trindade, E., Tavares, M., Lima, R., Terra, M., Dias, J.A., 2012. Celiac disease in first degree relatives of celiac children. Arquivos De Gastroenterologia 49, 204–207.

Oruc, N., Ozutemiz, O., Tekin, F., Sezak, M., Tuncyurek, M., Krasinskas, A.M., Tombuloglu, M., 2010. Celiac disease associated with B-cell lymphoma. Turkish Journal of Gastroenterology 21, 168–171.

Osorio, C., Wen, N., Gemini, R., Zemetra, R., von Wettstein, D., Rustgi, S., 2012. Targeted modification of wheat grain protein to reduce the content of celiac causing epitopes. Functional & Integrative Genomics 12, 417–438.

Pagliari, D., Cianci, R., Frosali, S., Landolfi, R., Cammarota, G., Newton, E.E., Pandolfi, F., 2013. The role of IL-15 in gastrointestinal diseases: a bridge between innate and adaptive immune response. Cytokine & Growth Factor Reviews 24, 455–466.

Paimela, L., Kurki, P., Leirisalo-Repo, M., Piirainen, H., 1995. Gliadin immune reactivity in patients with rheumatoid arthritis. Clinical and Experimental Rheumatology 13, 603–607.

Paterson, B.M., Lammers, K.M., Arrieta, M.C., Fasano, A., Meddings, J.B., 2007. The safety, tolerance, pharmacokinetic and pharmacodynamic effects of single doses of AT-1001 in coeliac disease subjects: a proof of concept study. Alimentary Pharmacology & Therapeutics 26, 757–766.

Pelkowski, T.D., Viera, A.J., 2014. Celiac disease: diagnosis and management. American Family Physician 89, 99–105.

Pellegrini, G., Scotta, M.S., Soardo, S., Avanzini, M.A., Ravelli, A., Burgio, G.R., Martini, A., 1991. Elevated IgA anti-gliadin antibodies in juvenile chronic arthritis. Clinical and Experimental Rheumatology 9, 653–656.

Pereyra, L., Gonzalez, R., Mohaidle, A., Fischer, C., Mella, J.M., Panigadi, G.N., Manazzoni, D., Matoso, M.D., Lasa, J.S., Novillo, A., De Paula, J., Soifer, L., Nadales, A., Cimmino, D.G., Pedreira, S., Boerr, L., 2013. Risk of colorectal neoplasia in patients with celiac disease: a multicenter study. Journal of Crohn's and Colitis 7, e672–677.

Persson, L.A., Ivarsson, A., Hernell, O., 2002. Breast-feeding protects against celiac disease in childhood – epidemiological evidence. Advances in Experimental Medicine and Biology 503, 115–123.

Peters, U., Schneeweiss, S., Trautwein, E.A., Erbersdobler, H.F., 2001. A case-control study of the effect of infant feeding on celiac disease. Annals of Nutrition and Metabolism 45, 135–142.

Picarelli, A., di Tola, M., Sabbatella, L., Mastracchio, A., Trecca, A., Gabrielli, F., di Cello, T., Anania, M.C., Torsoli, A., 2001. Identification of a new coeliac disease subgroup: antiendomysial and anti-transglutaminase antibodies of IgG class in the absence of selective IgA deficiency. Journal of Internal Medicine 249, 181–188.

Picarelli, A., DiTola, M., Sabbatella, L., Vetrano, S., Anania, M.C., Spadaro, A., Sorgi, M.L., Taccari, E., 2003. Anti-tissue transglutaminase antibodies in arthritic patients: a disease-specific finding? Clinical Chemistry 49, 2091–2094.

Pinier, M., Fuhrmann, G., Galipeau, H.J., Rivard, N., Murray, J.A., David, C.S., Drasarova, H., Tuckova, L., Leroux, J.C., Verdu, E.F., 2012. The copolymer P(HEMA-co-SS) binds gluten and reduces immune response in gluten-sensitized mice and human tissues. Gastroenterology 142, 316–325 e311–312.

Pinier, M., Verdu, E.F., Nasser-Eddine, M.,

David, C.S., Vezina, A., Rivard, N., Leroux, J.C., 2009. Polymeric binders suppress gliadin-induced toxicity in the intestinal epithelium. Gastroenterology 136, 288–298.

Piscaglia, A.C., 2014. Intestinal stem cells and celiac disease. World Journal of Stem Cells 6, 213–229.

Pontieri, P., Mamone, G., De Caro, S., Tuinstra, M.R., Roemer, E., Okot, J., De Vita, P., Ficco, D.B., Alifano, P., Pignone, D., Massardo, D.R., Del Giudice, L., 2013. Sorghum, a healthy and gluten-free food for celiac patients as demonstrated by genome, biochemical, and immunochemical analyses. Journal of Agricultural and Food Chemistry 61, 2565–2571.

Raghunath, M., Hopfner, B., Aeschlimann, D., Luthi, U., Meuli, M., Altermatt, S., Gobet, R., Bruckner-Tuderman, L., Steinmann, B., 1996. Cross-linking of the dermo-epidermal junction of skin regenerating from keratinocyte autografts. Anchoring fibrils are atarget for tissue transglutaminase. Journal of Clinical Investigation 98, 1174–1184.

Rawal, N., Twaddell, W., Fasano, A., Blanchard, S., Safta, A., 2015. Remission of refractory celiac disease with infliximab in a pediatric patient. ACG Case Reports Journal 2, 121–123.

Remes-Troche, J.M., Ramirez-Iglesias, M.T., Rubio-Tapia, A., Alonso-Ramos, A., Velazquez, A., Uscanga, L.F., 2006. Celiac disease could be a frequent disease in Mexico: prevalence of tissue transglutaminase antibody in healthy blood donors. Journal of Clinical Gastroenterology 40, 697–700.

Rensch, M.J., Szyjkowski, R., Shaffer, R.T., Fink, S., Kopecky, C., Grissmer, L., Enzenhauer, R., Kadakia, S., 2001. The prevalence of celiac disease autoantibodies in patients with systemic lupus erythematosus. American Journal of Gastroenterology 96, 1113-1115.

Ribeiro, M., Nunes, F. M., Guedes, S., Domingues, P., Silva, A.M., Carrillo, J.M., Rodriguez-Quijano, M., Branlard, G., Igrejas, G., 2015. Efficient chemo-enzymatic gluten detoxification: reducing toxic epitopes for celiac patients improving functional properties. Scientific Reports 5, 18041.

Richman, E., 2012. The safety of oats in the dietary treatment of coeliac disease. Proceedings of the Nutrition Society 71, 534-537.

Rickels, M.R., Mandel, S.J., 2004. Celiac disease manifesting as isolated hypocalcemia. Endocrine Practice 10, 203-207.

Riddle, M.S., Murray, J.A., Porter, C.K., 2012. The incidence and risk of celiac diseasein a healthy US adult population. American Journal of Gastroenterology 107, 1248-1255.

Rishi, A.R., Rubio-Tapia, A., Murray, J.A., 2015. Refractory celiac disease. Expert Review of Gastroenterology & Hepatology 1-10.

Rizzello, C.G., De Angelis, M., Di Cagno, R., Camarca, A., Silano, M., Losito, I., De Vincenzi, M., De Bari, M.D., Palmisano, F., Maurano, F., Gianfrani, C., Gobbetti, M., 2007. Highly efficient gluten degradation by lactobacilli and fungal proteases during food processing: new perspectives for celiac disease. Applied and Environmental Microbiology 73, 4499-4507.

Rossi, M., 2015. Vaccination and other antigen-specific immunomodulatory strategies in celiac disease. Digestive Diseases 33, 282-289.

Rostami, K., Kerckhaert, J., Tiemessen, R., von Blomberg, B.M., Meijer, J.W., Mulder, C.J., 1999.

Sensitivity of antiendomysium and antigliadin antibodies in untreated celiac disease: disappointing in clinical practice. American Journal of Gastroenterology 94, 888-894.

Rostom, A., Murray, J.A., Kagnoff, M.F., 2006. American Gastroenterological Association (AGA) Institute technical review on the diagnosis and management of celiac disease. Gastroenterology 131, 1981-2002.

Rubio-Tapia, A., Kelly, D.G., Lahr, B.D., Dogan, A., Wu, T.T., Murray, J.A., 2009a. Clinical staging and survival in refractory celiac disease: a single center experience. Gastroenterology 136, 99-107 quiz 352-103.

Rubio-Tapia, A., Kyle, R.A., Kaplan, E.L., Johnson, D.R., Page, W., Erdtmann, F., Brantner, T.L., Kim, W.R., Phelps, T.K., Lahr, B.D., Zinsmeister, A.R., Melton 3rd, L.J., Murray, J.A., 2009b. Increased prevalence and mortality in undiagnosed celiac disease. Gastroenterology 137, 88-93.

Rubio-Tapia, A., Murray, J.A., 2010. Classification and management of refractory coeliac disease. Gut 59, 547-557.

Ruuskanen, A., Kaukinen, K., Collin, P., Huhtala, H., Valve, R., Maki, M., Luostarinen, L., 2010. Positive serum antigliadin antibodies without celiac disease in the elderly population: does it matter? Scandinavian Journal of Gastroenterology 45, 1197-1202.

Sakly, W., Mankai, A., Ghdess, A., Achour, A., Thabet, Y., Ghedira, I., 2012. Performance of anti-deamidated gliadin peptides antibodies in celiac disease diagnosis. Clinics and Research in Hepatology and Gastroenterology 36, 598-603.

Sapone, A., Lammers, K.M., Casolaro, V., Cammarota, M., Giuliano, M.T., De Rosa, M., Stefanile,

R., Mazzarella, G., Tolone, C., Russo, M.I., Esposito, P., Ferraraccio, F., Carteni, M., Riegler, G., de Magistris, L., Fasano, A., 2011. Divergence of gut permeability and mucosal immune gene expression in two gluten－associated conditions: celiac disease and gluten sensitivity. BMC Medicine 9, 23.

Sardy, M., Karpati, S., Merkl, B., Paulsson, M., Smyth, N., 2002. Epidermal transglutaminase (TGase 3) is the autoantigen of dermatitis herpetiformis. Journal of Experimental Medicine 195, 747–757.

Scheinfeld, N., 2004. Off－label uses and side effects of infliximab. Journal of Drugs in Dermatology 3, 273–284.

Schuppan, D., 2000. Current concepts of celiac disease pathogenesis. Gastroenterology 119, 234–242.

Schuppan, D., Junker, Y., Barisani, D., 2009. Celiac disease: from pathogenesis to novel therapies. Gastroenterology 137, 1912–1933.

Schuppan, D., Zimmer, K.P., 2013. The diagnosis and treatment of celiac disease. Deutsches Ärzteblatt International 110, 835–846.

Schwertz, E., Kahlenberg, F., Sack, U., Richter, T., Stern, M., Conrad, K., Zimmer, K.P., Mothes, T., 2004. Serologic assay based on gliadin－related nonapeptides as a highly sensitive and specific diagnostic aid in celiac disease. Clinical Chemistry 50, 2370–2375.

Schyum, A.C., Rumessen, J.J., 2013. Serological testing for celiac disease in adults. United European Gastroenterology Journal 1, 319–325.

Sellitto, M., Bai, G., Serena, G., Fricke,W.F., Sturgeon, C., Gajer, P., White, J.R., Koenig, S.S., Sakamoto, J., Boothe, D., Gicquelais, R., Kryszak, D., Puppa, E., Catassi, C., Ravel, J., Fasano, A., 2012. Proof of concept of microbiome－metabolome analysis and delayed gluten exposure on celiac disease autoimmunity in genetically at－risk infants. PLoS One 7, e33387.

Senger, S., Luongo, D., Maurano, F., Mazzeo, M.F., Siciliano, R.A., Gianfrani, C., David, C., Troncone, R., Auricchio, S., Rossi, M., 2003. Intranasal administration of a recombinant alpha－gliadin down－regulates the immune response to wheat gliadin in DQ8 transgenic mice. Immunology Letters 88, 127–134.

Shalimar, D.M., Das, P., Sreenivas, V., Gupta, S.D., Panda, S.K., Makharia, G.K., 2013. Mechanism of villous atrophy in celiac disease: role of apoptosis and epithelial regeneration. Archives of Pathology & Laboratory Medicine 137, 1262–1269.

Shan, L., Molberg, O., Parrot, I., Hausch, F., Filiz, F., Gray, G.M., Sollid, L.M., Khosla, C., 2002. Structural basis for gluten intolerance in celiac sprue. Science 297, 2275–2279.

Shan, L., Qiao, S.W., Arentz－Hansen, H., Molberg, O., Gray, G.M., Sollid, L.M., Khosla, C., 2005. Identification and analysis of multivalent proteolytically resistant peptides from gluten: implications for celiac sprue. Journal of Proteome Research 4, 1732–1741.

Shewry, P.R., Halford, N.G., Belton, P.S., Tatham, A.S., 2002. The structure and properties of gluten: an elastic protein from wheat grain. Philosophical Transactions of the Royal Society of London. Series B, Biological Sciences 357, 133–142.

Shin, D.M., Jeon, J.H., Kim, C.W., Cho, S.Y., Kwon, J.C., Lee, H.J., Choi, K.H., Park, S.C., Kim, I.G., 2004. Cell type-specific activation of intracellular transglutaminase 2by oxidative stress or ultraviolet irradiation: implications of transglutaminase 2 in age – related cataractogenesis. Journal of Biological Chemistry 279, 15032–15039.

Shor, D.B., Orbach, H., Boaz, M., Altman, A., Anaya, J.M., Bizzaro, N., Tincani, A., Cervera, R., Espinosa, G., Stojanovich, L., Rozman, B., Bombardieri, S., Vita, S.D., Damoiseaux, J., Villalta, D., Tonutti, E., Tozzoli, R., Barzilai, O., Ram, M., Blank, M., Agmon–Levin, N., Shoenfeld, Y., 2012. Gastrointestinal – associated autoantibodies in different autoimmune diseases. American Journal of Clinical and Experimental Immunology 1, 49–55.

Siegel, M., Garber, M. E., Spencer, A. G., Botwick, W., Kumar, P., Williams, R.N., Kozuka, K., Shreeniwas, R., Pratha, V., Adelman, D. C., 2012. Safety, tolerability, and activity of ALV003: results from two phase 1 single, escalating–dose clinical trials. Digestive Diseases and Sciences 57, 440–450.

Siegel, M., Khosla, C., 2007. Transglutaminase 2 inhibitors and their therapeutic role in disease states. Pharmacology & Therapeutics 115, 232–245.

Siegel, M., Xia, J., Khosla, C., 2007. Structure-based design of alpha–amido aldehyde containing gluten peptide analogues as modulators of HLA–DQ2 and transglutaminase 2. Bioorganic & Medicinal Chemistry 15, 6253–6261.

Silano, M., Volta, U., Vincenzi, A.D., Dessi, M., Vincenzi, M.D., 2008. Effect of a gluten–free diet on the risk of enteropathy–associated T–cell lymphoma in celiac disease. Digestive Diseases and Sciences 53, 972–976.

Sivam, A.S., Sun–Waterhouse, D., Quek, S., Perera, C.O., 2010. Properties of bread dough with added fiber polysaccharides and phenolic antioxidants: a review. Journal of Food Science 75, R163–R174.

Smecuol, E., Hwang, H.J., Sugai, E., Corso, L., Chernavsky, A.C., Bellavite, F.P., Gonzalez, A., Vodanovich, F., Moreno, M.L., Vazquez, H., Lozano, G., Niveloni, S., Mazure, R., Meddings, J., Maurino, E., Bai, J.C., 2013. Exploratory, randomized, double–blind, placebo–controlled study on the effects of Bifidobacterium infantis natren life start strain super strain in active celiac disease. Journal of Clinical Gastroenterology 47, 139–147.

Smyth, D.J., Plagnol, V., Walker, N.M., Cooper, J.D., Downes, K., Yang, J.H., Howson, J.M., Stevens, H., McManus, R., Wijmenga, C., Heap, G. A., Dubois, P.C., Clayton, D.G., Hunt, K.A., van Heel, D.A., Todd, J.A., 2008. Shared and distinct genetic variants in type 1 diabetes and celiac disease. New England Journal of Medicine 359, 2767–2777.

Snir, O., Mesin, L., Gidoni, M., Lundin, K.E., Yaari, G., Sollid, L.M., 2015. Analysis of celiac disease autoreactive gut plasma cells and their corresponding memory compartment in peripheral blood using high–throughput sequencing. Journal of Immunology 194, 5703–5712.

Sollid, L.M., 2000. Molecular basis of celiac disease. Annual Review of Immunology 18, 53–81.

Sollid, L.M., Lie, B.A., 2005. Celiac disease genetics: current concepts and practical applications. Clinical Gastroenterology and Hepatology 3, 843–851.

Sorell, L., Garrote, J.A., Galvan, J.A., Velazco, C., Edrosa, C.R., Arranz, E., 2004. Celiac disease diagnosis in patients with giardiasis: high value of anti-transglutaminase antibodies. American Journal of Gastroenterology 99, 1330–1332.

Stamnaes, J., Sollid, L.M., 2015. Celiac disease: autoimmunity in response to food antigen. Seminars in Immunology 27, 343–352.

Stene, L.C., Honeyman, M.C., Hoffenberg, E. J., Haas, J.E., Sokol, R.J., Emery, L., Taki, I.,

Norris, J.M., Erlich, H.A., Eisenbarth, G.S., Rewers, M., 2006. Rotavirus infection frequency and risk of celiac disease autoimmunity in early childhood: a longitudinal study. American Journal of Gastroenterology 101, 2333–2340.

Stokes, P. L., Asquith, P., Holmes, G. K., Mackintosh, P., Cooke, W.T., 1972. Histocompatibility antigens associated with adult coeliac disease. Lancet 2, 162–164.

Stordal, K., White, R.A., Eggesbo, M., 2013. Early feeding and risk of celiac disease in a prospective birth cohort. Pediatrics 132, e1202–1209.

Stoven, S., Murray, J.A., Marietta, E., 2012. Celiac disease: advances in treatment via gluten modification. Clinical Gastroenterology and Hepatology 10, 859–862.

Stoven, S., Murray, J.A., Marietta, E.V., 2013. Latest in vitro and in vivo models of celiac disease. Expert Opinion on Drug Discovery 8, 445–457.

Sugai, E., Vazquez, H., Nachman, F., Moreno, M.L., Mazure, R., Smecuol, E., Niveloni, S., Cabanne, A., Kogan, Z., Gomez, J.C., Maurino, E., Bai, J.C., 2006. Accuracy of testing for antibodies to synthetic gliadin – related peptides in celiac disease. Clinical Gastroenterology and Hepatology 4, 1112 – 1117.

Sulic, A. M., Kurppa, K., Rauhavirta, T., Kaukinen, K., Lindfors, K., 2015. Transglutaminase as a therapeutic target for celiac disease. Expert Opinion on Therapeutic Targets 19, 335–348.

Swinson, C.M., Slavin, G., Coles, E.C., Booth, C.C., 1983. Coeliac disease and malignancy. Lancet 1, 111–115.

Tanpowpong, P., Ingham, T.R., Lampshire, P. K., Kirchberg, F.F., Epton, M.J., Crane, J., Camargo Jr., C.A., 2012. Coeliac disease and gluten avoidance in New Zealand children. Archives of Disease in Childhood 97, 12–16.

Tatham, A.S., Gilbert, S.M., Fido, R.J., Shewry, P.R., 2000. Extraction, separation, and purification of wheat gluten proteins and related proteins of barley, rye, and oats. Methods in Molecular Medicine 41, 55–73.

Teesalu, K., Panarina, M., Uibo, O., Uibo, R., Utt, M., 2012. Autoantibodies from patients with celiac disease inhibit transglutaminase 2 binding to heparin/heparan sulfate and interfere with intestinal epithelial cell adhesion. Amino Acids 42, 1055–1064.

Tennyson, C. A., Lewis, S. K., Green, P. H., 2009. New and developing therapies for celiac disease. Therapeutic Advances in Gastroenterology 2, 303–309.

Tonutti, E., Bizzaro, N., 2014. Diagnosis and classification of celiac disease and gluten sensitivity. Autoimmunity Reviews 13, 472–476.

Toyoshima, M.T., Queiroz, M.S., Silva, M.E., Correa-Giannella, M.L., Nery, M., 2013. Celiac crisis in an adult type 1 diabetes mellitus patient: a rare manifestation of celiac disease. Arquivos Brasileiros de Endocrinologia and Metabologia 57, 650–652.

Trynka, G., Hunt, K.A., Bockett, N.A., Romanos, J., Mistry, V., Szperl, A., Bakker, S. F., Bardella, M.T., Bhaw-Rosun, L., Castillejo, G., de la Concha, E.G., de Almeida, R.C., Dias, K.R., van Diemen, C.C., Dubois, P.C., Duerr, R.H., Edkins, S., Franke, L., Fransen, K., Gutierrez, J., Heap, G. A., Hrdlickova, B., Hunt, S., Plaza Izurieta, L., Izzo, V., Joosten, L.A., Langford, C., Mazzilli, M. C., Mein, C.A., Midah, V., Mitrovic, M., Mora, B., Morelli, M., Nutland, S., Nunez, C., Onengut-Gumuscu, S., Pearce, K., Platteel, M., Polanco, I.,

Potter, S., Ribes-Koninckx, C., Ricano-Ponce, I., Rich, S.S., Rybak, A., Santiago, J.L., Senapati, S., Sood, A., Szajewska, H., Troncone, R., Varade, J., Wallace, C., Wolters, V.M., Zhernakova, A., Thelma, B.K., Cukrowska, B., Urcelay, E., Bilbao, J.R., Mearin, M.L., Barisani, D., Barrett, J.C., Plagnol, V., Deloukas, P., Wijmenga, C., van Heel, D.A., 2011. Dense genotyping identifies and localizes multiple common and rare variant association signals in celiac disease. Nature Genetics 43, 1193-1201.

Tye-Din, J.A., Anderson, R.P., Ffrench, R.A., Brown, G.J., Hodsman, P., Siegel, M., Botwick, W., Shreeniwas, R., 2010a. The effects of ALV003 pre-digestion of gluten on immune response and symptoms in celiac disease in vivo. Clinical Immunology 134, 289-295.

Tye-Din, J.A., Stewart, J.A., Dromey, J.A., Beissbarth, T., van Heel, D.A., Tatham, A., Henderson, K., Mannering, S.I., Gianfrani, C., Jewell, D.P., Hill, A.V., McCluskey, J., Rossjohn, J., Anderson, R.P., 2010b. Comprehensive, quantitative mapping of T cell epitopes in gluten in celiac disease. Science Translational Medicine 2, 41ra51.

Upchurch, H.F., Conway, E., Patterson Jr., M.K., Maxwell, M.D., 1991. Localization of cellular transglutaminase on the extracellular matrix after wounding: characteristics of the matrix bound enzyme. Journal of Cellular Physiology 149, 375-382.

Vader, L.W., de Ru, A., van der Wal, Y., Kooy, Y.M., Benckhuijsen, W., Mearin, M.L., Drijfhout, J.W., van Veelen, P., Koning, F., 2002. Specificity of tissue transglutaminase explains cereal toxicity in celiac disease. Journal of Experimental Medicine 195, 643-649.

Valitutti, F., Barbato, M., Aloi, M., Marchegiano, A., Di Nardo, G., Leoni, S., Iorfida, D., Corazza, G.R., Cucchiara, S., 2014. Autoimmune enteropathy in a 13-year-old celiac girl successfully treated with infliximab. Journal of Clinical Gastroenterology 48, 264-266.

van Berge-Henegouwen, G.P., Mulder, C.J., 1993. Pioneer in the gluten free diet: Willem-Karel Dicke 1905-1962, over 50 years of gluten free diet. Gut 34, 1473-1475.

van den Broeck, H.C., van Herpen, T.W., Schuit, C., Salentijn, E.M., Dekking, L., Bosch, D., Hamer, R.J., Smulders, M.J., Gilissen, L.J., van der Meer, I.M., 2009. Removing celiac disease-related gluten proteins from bread wheat while retaining technological properties: a study with Chinese Spring deletion lines. BMC Plant Biology 9, 41.

van Gils, T., Nijeboer, P., van Wanrooij, R.L., Bouma, G., Mulder, C.J., 2015. Mechanisms and management of refractory coeliac disease. Nature Reviews Gastroenterology & Hepatology 12, 572-579.

van Heel, D.A., Franke, L., Hunt, K.A., Gwilliam, R., Zhernakova, A., Inouye, M., Wapenaar, M.C., Barnardo, M.C., Bethel, G., Holmes, G.K., Feighery, C., Jewell, D., Kelleher, D., Kumar, P., Travis, S., Walters, J.R., Sanders, D.S., Howdle, P., Swift, J., Playford, R.J., McLaren, W.M., Mearin, M.L., Mulder, C.J., McManus, R., McGinnis, R., Cardon, L.R., Deloukas, P., Wijmenga, C., 2007. A genome-wide association study for celiac disease identifies risk variants in the region harboring IL2 and IL21. Nature Genetics 39, 827-829.

van Heel, D.A., West, J., 2006. Recent advances in coeliac disease. Gut 55, 1037-1046.

van Overbeek, F.M., Uil-Dieterman, I.G., Mol, I.W., Kohler-Brands, L., Heymans, H.S., Mulder,

C.J., 1997. The daily gluten intake in relatives of patients with coeliac disease compared with that of the general Dutch population. European Journal of Gastroenterology & Hepatology 9, 1097-1099.

Vazquez - Roque, M., Oxentenko, A.S., 2015. Nonceliac gluten sensitivity. Mayo Clinic Proceedings 90, 1272-1277.

Ventura, A., Magazzu, G., Greco, L., 1999. Duration of exposure to gluten and risk for autoimmune disorders in patients with celiac disease. SIGEP Study Group for Autoimmune Disorders in Celiac Disease. Gastroenterology 117, 297-303.

Vermeersch, P., Geboes, K., Marien, G., Hoffman, I., Hiele, M., Bossuyt, X., 2010. Diagnostic performance of IgG anti-deamidated gliadin peptide antibody assays is comparable to IgA anti-tTG in celiac disease. Clinica Chimica Acta 411, 931-935.

Viljamaa, M., Kaukinen, K., Huhtala, H., Kyronpalo, S., Rasmussen, M., Collin, P., 2005. Coeliac disease, autoimmune diseases and gluten exposure. Scandinavian Journal of Gastroenterology 40, 437-443.

Villalta, D., Crovatto, M., Stella, S., Tonutti, E., Tozzoli, R., Bizzaro, N., 2005. False positive reactions for IgA and IgG anti-tissue transglutaminase antibodies in liver cirrhosis are common and method-dependent. Clinica Chimica Acta 356, 102-109.

Villanacci, V., Ceppa, P., Tavani, E., Vindigni, C., Volta, U., 2011. Coeliac disease: the histology report. Digestive and Liver Disease 43 (Suppl. 4), S385-S395.

Vojdani, A., O'Bryan, T., Green, J.A., McCandless, J., Woeller, K.N., Vojdani, E., Nourian, A. A., Cooper, E.L., 2004. Immune response to dietary proteins, gliadin and cerebellar peptides in children with autism. Nutritional Neuroscience 7, 151-161.

Volta, U., De Giorgio, R., 2012. New understanding of gluten sensitivity. Nature Reviews Gastroenterology & Hepatology 9, 295-299.

Volta, U., Granito, A., Parisi, C., Fabbri, A., Fiorini, E., Piscaglia, M., Tovoli, F., Grasso, V., Muratori, P., Pappas, G., De Giorgio, R., 2010. Deamidated gliadin peptide antibodies as a routine test for celiac disease: a prospective analysis. Journal of Clinical Gastroenterology 44, 186-190.

Volta, U., Molinaro, N., Fratangelo, D., Bianco Bianchi, F., 1990. Class IgA antigliadin antibodies and monitoring of compliance to gluten-free diet in celiac disease. Annali Italiani Di Medicina Interna 5, 112-117.

Volta, U., Molinaro, N., Fusconi, M., Cassani, F., Bianchi, F.B., 1991. IgA antiendomysial antibody test. A step forward in celiac disease screening. Digestive Diseases and Sciences 36, 752-756.

Volta, U., Tovoli, F., Cicola, R., Parisi, C., Fabbri, A., Piscaglia, M., Fiorini, E., Caio, G., 2012. Serological tests in gluten sensitivity (nonceliac gluten intolerance). Journal of Clinical Gastroenterology 46, 680-685.

Vriezinga, S.L., Auricchio, R., Bravi, E., Castillejo, G., Chmielewska, A., Crespo Escobar, P., Kolacek, S., Koletzko, S., Korponay-Szabo, I.R., Mummert, E., Polanco, I., Putter, H., Ribes-Koninckx, C., Shamir, R., Szajewska, H., Werkstetter, K., Greco, L., Gyimesi, J., Hartman, C., Hogen Esch, C., Hopman, E., Ivarsson, A., Koltai, T., Koning, F., Martinez-Ojinaga, E., te Marvelde, C., Pavic, A., Romanos, J., Stoopman, E., Villanacci, V., Wijmenga, C., Troncone, R., Mearin, M.L., 2014. Randomized feeding intervention in infants at high risk for celiac disease. The New England Journal of

Medicine 371, 1304-1315.

Waldmann, T.A., 2006. The biology of interleukin-2 and interleukin-15: implications for cancer therapy and vaccine design. Nature Reviews Immunology 6, 595-601.

Waldmann, T.A., 2013. The biology of IL-15: implications for cancer therapy and the treatment of autoimmune disorders. The Journal of Investigative Dermatology Symposium Proceedings 16, S28-S30.

Walker-Smith, J.A., Guandalini, S., Schmitz, J., Shmerling, D.H., Visakorpi, J.K., 1990. Revised criteria for diagnosis of coeliac disease. Report of working group of European society of paediatric Gastroenterology and nutrition. Archives of Disease in Childhood 65, 909-911.

Wan, X.H., Lee, E.H., Koh, H.J., Song, J., Kim, E.K., Kim, C.Y., Lee, J.B., Kim, S.Y., Yao, K., Lee, J.H., 2002. Enhanced expression of transglutaminase 2 in anterior polar cataracts and its induction by TGF-beta in vitro. British Journal of Ophthalmology 86, 1293-1298.

Wang, N., Truedsson, L., Elvin, K., Andersson, B.A., Ronnelid, J., Mincheva-Nilsson, L., Lindkvist, A., Ludvigsson, J.F., Hammarstrom, L., Dahle, C., 2014. Serological assessment for celiac disease in IgA deficient adults. PLoS One 9, e93180.

Welander, A., Tjernberg, A.R., Montgomery, S. M., Ludvigsson, J., Ludvigsson, J. F., 2010. Infectious disease and risk of later celiac disease in childhood. Pediatrics 125, e530-536.

West, J., Logan, R.F., Card, T.R., Smith, C., Hubbard, R., 2003. Fracture risk in people with celiac disease: a population-based cohort study. Gastroenterology 125, 429-436.

West, J., Logan, R.F., Smith, C.J., Hubbard, R.B., Card, T.R., 2004. Malignancy and mortality in people with coeliac disease: population based cohort study. BMJ 329, 716-719.

White, L.E., Merrick, V.M., Bannerman, E., Russell, R.K., Basude, D., Henderson, P., Wilson, D.C., Gillett, P.M., 2013. The rising incidence of celiac disease in Scotland. Pediatrics 132, e924-931.

Wieser, H., 1996. Relation between gliadin structure and coeliac toxicity. Acta Paediatrica Supplement 412, 3-9.

Wieser, H., 2007. Chemistry of gluten proteins. Food Microbiology 24, 115-119.

Wilhelm, S.M., McKenney, K.A., Rivait, K.N., Kale-Pradhan, P.B., 2008. A review of infliximab use in ulcerative colitis. Clinical Therapeutics 30, 223-230.

Wilson, J.M., Jungner, Y.G., 1968. Principles and practice of mass screening for disease. Bol Oficina Sanit Panam 65, 281-393.

Wolf, I., Mouallem, M., Farfel, Z., 2000. Adult celiac disease presented with celiac crisis: severe diarrhea, hypokalemia, and acidosis. Journal of Clinical Gastroenterology 30, 324-326.

Woychik, J.H., Boundy, J.A., Dimler, R.J., 1961. Starch gel electrophoresis of wheat gluten proteins with concentrated urea. Archives of Biochemistry and Biophysics 94, 477-482.

Wright, D.H., 1997. Enteropathy associated T cell lymphoma. Cancer Survivor 30, 249-261.

Yokoyama, S., Watanabe, N., Sato, N., Perera, P.Y., Filkoski, L., Tanaka, T., Miyasaka, M., Waldmann, T.A., Hiroi, T., Perera, L.P., 2009. Antibody-mediated blockade of IL-15 reverses the autoimmune intestinal damage in transgenic mice that overexpress IL-15 in enterocytes. Proceedings of the National Academy of Sciences of the United States of America 106, 15849-

15854.

Zemskov, E.A., Janiak, A., Hang, J., Waghray, A., Belkin, A.M., 2006. The role of tissue transglutaminase in cell-matrix interactions. Frontiers in Bioscience 11, 1057-1076.

Zevit, N., Shamir, R., 2014. Diagnosis of celiac disease: where are we heading after the ESPGHAN 2012 guidelines? Journal of Pediatric Gastroenterology and Nutrition 59 (Suppl. 1), S13-S15.

Zhao, J., de Vera, J., Narushima, S., Beck, E.X., Palencia, S., Shinkawa, P., Kim, K.A., Liu, Y., Levy, M.D., Berg, D.J., Abo, A., Funk, W.D., 2007. R-spondin1, a novel intestinotrophic mitogen, ameliorates experimental colitis in mice. Gastroenterology 132, 1331-1343.

单词

Gluten 麦胶蛋白、Gliadins 醇溶蛋白、Glutenins 谷蛋白

鱼：玉梭鱼和油鱼

T. Aldsworth

英国考文垂大学，考文垂，英国

25.1 引言

一小部分油性鱼类，包括玉梭鱼，被观察到会引起一种令人极为不适但时间相对短暂的胃肠道紊乱症状，这种紊乱称为蛇鲭中毒或橙黄色蜡状腹泻（keriorrhea）。"keriorrhea"一词由伯曼等在1981年提出，字面上意为"蜡的流动"。蛇鲭中毒主要症状表现为严重的直肠失禁并伴有蜡状腹泻（油性腹泻）。所幸的是，研究数据表明与此类鱼有关的油性腹泻很少是致命的，只是会令人感到身体不适。尽管如此，加拿大卫生部门仍建议孕妇、儿童、老年人以及那些有肠道或吸收问题的人不要食用玉梭鱼和油鱼（Anonymous，2008）。而对于没有胃肠道问题的人，建议一次性食用量不超过170g，这样可以将患该病的风险降到最低。人们普遍认为玉梭鱼是一种特别多汁、味道鲜美的鱼，具有"入口即化"的口感。事实上，在很多市场和餐馆里，玉梭鱼有时会被错误地贴上"鲳鱼"的标签，此举意味着不知情的消费者可能会过度食用，而"过度食用"的含义将在下文中进行阐述。

25.2 病理学

关于发病率的报告因疫情而异，尽管不是所有的消费者都会出现不适症状，但过量食用玉梭鱼和油鱼的人症状发生率可达40%~60%。最常见的症状是严重的直肠失禁且经常伴有胀气和大量的油性腹泻。有意思的是，尽管发生油性腹泻，但机体失水却很有限（Ling et al.，2009）。据称，腹泻粪便颜色通常为橙色，有时也呈棕绿色，且粪便排出时不易察觉。许多消费者还会出现胃痉挛，有些人甚至还会出现恶心、发烧和呕吐的症状。

尽管一些消费者报告在食用此类鱼后30min内出现上述不适症状，但症状通常在食用后2~4h内开始出现。某些情况下，个别消费者报告说症状出现前已经过了24~48h，其中90h是迄今为止报告的最长间隔时间。在大多数情况下，症状通常在48~72h内消失，但偶尔会有消费者报告症状持续长达7d。因此，建议那些有潜在胃肠道和慢性疾病的人应该避免食用玉梭鱼和油鱼，以避免由于腹泻而引起并发症的风险。

目前尚不清楚为什么有些消费者会发生持续进展的令人不适的蜡状腹泻症状，而另一些人看起来却似乎不受影响。就此人们给出了各种各样的说法，可能有些人对蜡酯的存在更敏感，所以更容易出现疾病症状。究其原因很可能是与个体食用鱼量的多少、鱼的烹饪方式有关，意味着一些人尚未达到有毒的剂量。如前所述，建议鱼的摄入量不要超过170g，而有传闻称，烤鱼可能会导致大量的蜡酯从组织中排出，从而减轻症状的严重程度。也有人认为组织中的蜡酯浓度可能会随着季节而变化。但是到目前为止，尚未有确切的数据来证实这些说法。

尽管玉梭鱼和油鱼本身不是鲭科家族的成员，但它们的组织中仍然含有相对高浓度的组氨酸。有报道称，有些患者是因为摄入处理不当（例如温度）的玉梭鱼和油鱼而导致鲭鱼（组胺）中毒（第17章中详细讨论）且伴有油性腹泻。因此，尽管大多数患者的症状通常仅限于油性腹泻，但有些人也会出现鲭鱼毒素中毒的症状，这可能会产生更为严重的后果。

25.3　毒力因子

与油性腹泻致病相关的毒力因子的资料相对较少。而最重要的、也可能是唯一的致病因子是在玉梭鱼和油鱼肉中发现的蜡酯。这些蜡酯通常是包含 32~38 个碳原子的链，其中 34 个碳占主导地位（Ukishima et al.，1987）。蜡酯对人类来说是不可消化的，因此会积聚在直肠中，直至最终将其排泄成为身体的首要任务，这就导致了此类鱼在某些文化中被俗称为"蓖麻油鱼"。20世纪60年代进行的毒理学研究表明，当给老鼠喂食相对大量的蜡酯时，除了会引起油性腹泻外，体内蜡酯的积累会导致它们通过皮肤排出，从而发生脂溢。此外，老鼠在喂食含有玉梭鱼鱼肉或从鱼肉中提取的丙酮溶油的食物后，死亡率非常高（Mori et al.，1966）。

由于这种蜡酯（甘油三酯）的明显毒性，包括日本、韩国和意大利在内的一些国家或地区已经禁止销售供人类食用的玉梭鱼和油鱼。然而并非所有的国家和地区都认为玉梭鱼有毒，因此全球的监管规定也各不相同。美国食品和药物管理局（FDA）最初建议反对出售玉梭鱼供人类食用，但这一决定在几年后被推翻。目前美国允许销售玉梭鱼，但是 FDA 仍建议限制摄入，以最小化症状发生的风险，并建议禁止跨州销售这些鱼。2004 年欧洲食品标准局发表了一份意见，指出尽管采用适当的制备步骤可能会降低发病率，但目前尚无法确定玉梭鱼或油鱼的最大摄入安全量（Alexander et al.，2004）。到目前为止，玉梭鱼的销售还没有在全欧洲范围内得以禁止，尽管如此，如前所述，在一些欧洲国家已经禁止玉梭鱼的销售。目前，在澳大利亚和许多亚洲国家允许销售这种鱼。

目前尚不清楚蜡酯在鱼组织中的分布位置。有些人认为大部分酯位于紧靠皮下的肌肉中，较少位于靠近尾部的组织中。因此有人建议对鱼进行"深层剥皮"，换句话说，就是在剥皮过程中直接去除位于鱼皮下的一些肌肉，作为减少鱼肉中蜡酯浓度的一种方法。然而，还有一些证据表明蜡酯分布在鱼鳔周围，被鱼用来帮助调节浮力。因此，单独的深层剥皮可能不是有效地去除蜡酯的方式。其他资料认为，由于蜡酯的熔化温度相对较低，建议通过烧烤帮助减少蜡酯的浓度。但令人遗憾的是蜡酯是热稳定的，它们不会被烹饪温度所破坏。因此，在准备好鱼肉后，不宜用汤汁来制作任何类型的酱汁或肉汁。

25.4 玉梭鱼和油鱼的生物学

玉梭鱼（异鳞蛇鲭）属于蛇鲭科的两种鱼类之一（图25.1）。而另一成员则是蛇鲭科的棘鳞蛇鲭，这种鱼也以"玉梭鱼"的名义出售，但通常称为油鱼（图25.2）。这两种鱼都生活在深度200~700m的热带和温带海域，通常是金枪鱼渔场的副渔获物。

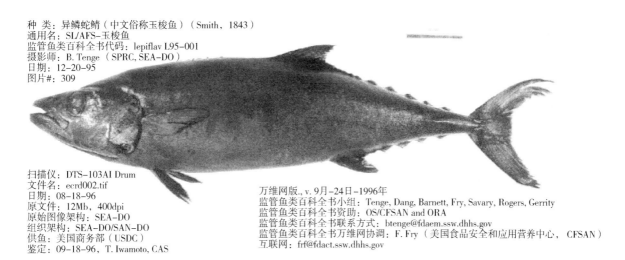

种　类：异鳞蛇鲭（中文俗称玉梭鱼）（Smith，1843）
通用名：SI/AFS-玉梭鱼
监管鱼类百科全书代码：lepiflav L95-001
摄影师：B. Tenge（SPRC，SEA-DO）
日期：12-20-95
图片#：309

扫描仪：DTS-103AI Drum
文件名：ecrd002.tif
日期：08-18-96
原文件：12Mb，400dpi
原始图像架构：SEA-DO
组织架构：SEA-DO/SAN-DO
供鱼：美国商务部（USDC）
鉴定：09-18-96，T. Iwamoto，CAS

万维网版.，v. 9月-24日-1996年
监管鱼类百科全书小组：Tenge, Dang, Barnett, Fry, Savary, Rogers, Gerrity
监管鱼类百科全书资助：OS/CFSAN and ORA
监管鱼类百科全书联系方式：btenge@fdaem.ssw.dhhs.gov
监管鱼类百科全书万维网协调：F. Fry（美国食品安全和应用营养中心，CFSAN）
互联网：frf@fdact.ssw.dhhs.gov

图25.1　异鳞蛇鲭

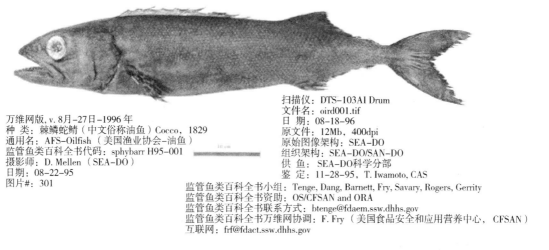

万维网版.，v. 8月-27日-1996年
种　类：棘鳞蛇鲭（中文俗称油鱼）Cocco，1829
通用名：AFS-Oilfish（美国渔业协会-油鱼）
监管鱼类百科全书代码：sphybarr H95-001
摄影师：D. Mellen（SEA-DO）
日期：08-22-95
图片#：301

扫描仪：DTS-103AI Drum
文件名：oird001.tif
日期：08-18-96
原文件：12Mb，400dpi
原始图像架构：SEA-DO
组织架构：SEA-DO/SAN-DO
供鱼：SEA-DO科学分部
鉴定：11-28-95，T. Iwamoto，CAS

监管鱼类百科全书小组：Tenge, Dang, Barnett, Fry, Savary, Rogers, Gerrity
监管鱼类百科全书资助：OS/CFSAN and ORA
监管鱼类百科全书联系方式：btenge@fdaem.ssw.dhhs.gov
监管鱼类百科全书万维网协调：F. Fry（美国食品安全和应用营养中心，CFSAN）
互联网：frf@fdact.ssw.dhhs.gov

图25.2　棘鳞蛇鲭

有时这种鱼会被误认为天竺舵鱼（双鳍鲳和灰柔鲳属鱼类）或鲳鱼（金钱鱼属——有时也被误称为天竺舵鱼）。天竺舵鱼和玉梭鱼一般是深海物种，鲳鱼则通常在澳大利亚海岸附近的浅水区被发现（Shadbolt et al.，2002），然而玉梭鱼和油鱼的蜡酯是不可消化的，可迅速导致油性腹泻，但天竺舵鱼和鲳鱼的油中富含二酰基甘油酯，它们更容易被人类消化，在"正常"饮食摄取量的情况下不会导致较高的胃肠不适发病率（Nichols et al.，2001）。因此，最为重要的是不能误认这些鱼，这样消费者就可以采取适当的行动来避免生病。不幸的是，由于误解、疏忽或可能的欺诈，目前相对便宜的玉梭鱼肉被错误地识别、贴错标签，成为更受欢迎、更昂贵的鱼肉，比如存在于食物链任何一个点上的鱼类——鲳鱼。

有人认为蜡酯来源于鱼的饮食成分，并且发现鱼也难以消化蜡酯。正是由于蜡酯不能被鱼消化，所以才会沉积在鱼的组织中。如前所述，蜡酯由 32~38 个碳原子组成，大多数由 34 个碳原子组成。蜡酯的脂肪醇部分通常有 16~20 个碳原子长，但也有报道称部分脂肪醇高达 22 个碳原子，而且除了有些是不饱和的之外，大多数是饱和的（Nichols et al.，2001）。Nichols 等（2001 年）发现主要的脂肪醇为 16：0，占脂肪醇总含量的 53%。相比之下，Mori 等（1966 年）的一项早期研究发现，脂肪醇的 C20 和 C22 水平较高，而 C16 和 C18 水平较低。Nichols 等推测这可能是鱼被捕获时的环境条件，或者可能是"分析因素"所造成的。蜡酯的脂肪酸部分还可以包含 16~22 个碳原子（Mori et al.，1966）。玉梭鱼肉含有 14%~25% 的油，其中至少 90% 是长链蜡酯（Nichols et al.，2001）。尽管 Mori 等（1966 年）已经证实了喂食大鼠高剂量的玉梭鱼或其萃取油会导致其死亡，但目前还没有确定玉梭鱼和油鱼蜡酯的毒性剂量。

25.5　玉梭鱼和油鱼的鉴别

一旦玉梭鱼或油鱼被剥皮并切成几份，就很难将其肉与其他鱼区分开来，因此很容易出现贴错标签的情况，而且这种情况在分销链的下游不会被发现。玉梭鱼和多脂鱼肉中蜡酯的比例之高非比寻常，因此，可采用气相色谱-质谱联用或薄层色谱法对可疑鱼肉中的油和蜡酯含量进行分析以确定其身份。一些研究小组已经尝试使用基于 DNA 的方法来确定可疑样本的身份。所采用的方法包括实时（或定量）聚合酶链式反应（PCR）、限制性片段长度多态性 PCR 和 PCR 测序等，并取得了一定的成功。另外，已经建立了一种使用 SDS-聚丙烯酰胺凝胶电泳（SDS-PAGE）测定可疑肉类蛋白质图谱的方法，但有人认为，在热处理过程中蛋白质的降解可能导致结果混淆（Ling et al.，2008）。

25.6　病例研究——一次与会议相关的疫情暴发

2001 年 10 月，澳大利亚在一次会议午餐中暴发了玉梭鱼中毒事件，随后公共卫生当局对暴发进行了调查，Yohannes 等报告了调查结果（2002 年）。在 44 名与会者中，有 20 人出现了胃肠道症状。进食后出现症状的中位数潜伏期为 2.5h，但范围在 1~90h，大多数病例发生在 24h 之内。症状中位持续时间为 22h，范围为 5~78h。80%的患者出现腹泻，其中 38%报告为油性腹泻。其他症状包括腹部绞痛（50%）、恶心（45%）、头痛（35%）和呕吐（25%）。与性别、年龄、体重指数等因素没有很强的相关性，实际上，与食用的其他大多数食物之间也没有相关性。最大的危险因素是吃鱼料理或薯片，虽然在那些未吃鱼和薯片的人中没有出现病例，但食用土豆制成的薯片不是一个合理的病因。因此，根据报告，食用鱼可能是这次暴发的原因。调查发现，餐饮机构已按照适当的食物处理程序处理了食物。另一方面，对鱼的化学分析表明，其肉中油脂含量约为 22%，其中 97%的油脂是蜡酯。有人指出，这种鱼的化学成分与玉梭鱼一致，而与销售发票上所声称的天竺舵鱼不一致。

25.7 结论

玉梭鱼和与其相关的油鱼，在它们的组织中积累了大量的蜡酯。这些蜡酯可以使鱼肉变得柔软和脆酥，使其更具吸引力。然而，对人而言蜡酯是不可消化的，因此在直肠中累积，直至累积足够剂量的蜡酯后，引起令人痛苦的蛇鲭中毒症状。蛇鲭中毒的主要症状是橙黄色蜡状腹泻（一种橙色油性腹泻），会伴随胃胀气和胃疼痉挛，某些情况下还会伴有呕吐和头痛。目前尚不清楚玉梭鱼和油鱼是否有一个安全的食用限量，也不清楚特定的制备方法是否能够减少蜡酯的影响，因此一些司法管辖区已选择禁止销售玉梭鱼和油鱼供人食用。然而，由于几乎没有事实上的证据来表明它们具有毒性，所以其他司法管辖区没有选择禁止其销售和消费，而是提醒消费者可能会受到不利影响，应在采取某些预防措施的同时限制其摄入量。

参考文献

Alexander, J., Autrup, H., Bard, D., Carere, A., Costa, L. G., Cravedi, J. -P., Di Domenico, A., Fanelli, R., Fink-Gremmels, J., Gilbert, J., Grandjean, P., Johansson, N., Oskarsson, A., Renwick, A., Ruprich, J., Schlatter, J., Schoeters, G., Schrenk, D., van Leeuwen, R., Verger, P., 2004. Opinion of the scientific panel on contaminants in the food chain on a request from the commission related to the toxicity of fishery products belonging to the family of Gempylidae. The European Food Standards Agency Journal 92, 1–5.

Anonymous, 2008. Escolar and Adverse Reactions. http://www. hc-sc. gc. ca/fn-an/securit/ facts-faits/ escolar-escolier-eng. php.

Berman, P., Harley, E. H., Spark, A. A., 1981. Keriorrhoea-the passage of oil per rectum-after ingestion of marine wax esters. South African Medical Journal 59 (22), 791–792.

Ling, K. H., Cheung, C. W., Cheng, S. W., Cheng, L., Li, S. -L., Peter, D. P. D., Ward, R. D., Graham, A., But, P. P. -H., 2008. Rapid detection of oilfish and escolar in fish steaks：a tool to prevent keriorrhea episodes. Food Chemistry 110, 538–546.

Ling, K. H., Nichols, P. D., But, P. P. -H., 2009. Fish induced keriorrhea. Advances in Food and Nutrition Research 57, 1–52.

Mori, M., Saito, T., Nakanishi, Y., Miyazawa, K., Hashimoto, Y., 1966. The composition and toxicity of wax in the flesh of castor oil fishes. Bulletin of the Japanese Society of Scientific Fisheries 32, 137-145.

Nichols, P. D., Mooney, B. D., Elliott, N. G., 2001. Unusually high levels of non-saponifiable lipids in the fishes escolar and rudderfish; Identification by gas and thin-layer chromatography. Journal of Chromatography A 936, 183-191.

Shadbolt, C., Kirk, M., Roche, P., 2002. Editorial: Diarrhoea associated with consumption of escolar (rudderfish). Communicable Disease Intelligence 26 (3), 436-438.

Ukishima, Y., Masui, T., Matsubara, S., Goto, R., Okada, S., Tsuji, K., Kosuge, T., 1987. Wax components of Escolar (*Lepdiocybium flavobrunneum*) and its application to base of medicine and cosmetics. Yakugaku Zasshi 107 (11), 883-890.

Yohannes, K., Dalton, C. B., Halliday, L., Unicomb, L. E., Kirk, M., 2002. An outbreak of gastrointestinal illness associated with the consumption of escolar fish. Communicable Disease Intelligence 26 (3), 441-445.

▌ 致谢

克里斯蒂娜·E. R. 多德（Christine E. R. Dodd）和蒂姆·奥尔德斯沃斯（Tim Aldsworth）想把本书献给英国诺丁汉大学食品微生物学荣誉教授威廉·韦茨（William Waites），如果没有他睿智的指导和友好的幽默，我们谁也不会对食品和食源性疾病产生如此浓厚的兴趣。我们还要感谢我们的家人，特别是格兰特利（Grantley）、罗伯特（Robert）和罗宾（Robin），感谢他们在本书编撰期间给予的宽容和支持。理查德·A. 斯坦（Richard A. Stein）想把本书献给他的父母和未婚妻阿迪·卡茨（Adi Katz）女士，感谢他们坚定的鼓励、激励和关爱。